国家卫生健康委员会"十四五"规划教材
全国高等学校教材
供研究生护理学专业用

新形态教材

高级健康评估

第 2 版

主　　　编	孙玉梅　章雅青
副 主 编	张立力　史铁英　李玲利
数 字 资 源 主 编	章雅青
数字资源副主编	张立力　史铁英　李玲利

人民卫生出版社
·北京·

图书在版编目（CIP）数据

高级健康评估 / 孙玉梅，章雅青主编. -- 2 版.
北京：人民卫生出版社，2025．5．--（第四轮全国高等
学校新形态研究生护理学专业规划教材）. -- ISBN 978
-7-117-37968-7

Ⅰ．R471

中国国家版本馆 CIP 数据核字第 20255X03W1 号

人卫智网	www.ipmph.com	医学教育、学术、考试、健康，购书智慧智能综合服务平台
人卫官网	www.pmph.com	人卫官方资讯发布平台

高级健康评估
Gaoji Jiankang Pinggu
第 2 版

主　　编：孙玉梅　章雅青
出版发行：人民卫生出版社（中继线 010-59780011）
地　　址：北京市朝阳区潘家园南里 19 号
邮　　编：100021
E - mail：pmph @ pmph.com
购书热线：010-59787592　010-59787584　010-65264830
印　　刷：人卫印务（北京）有限公司
经　　销：新华书店
开　　本：850×1168　1/16　　印张：18　　插页：1
字　　数：520 千字
版　　次：2018 年 3 月第 1 版　　2025 年 5 月第 2 版
印　　次：2025 年 6 月第 1 次印刷
标准书号：ISBN 978-7-117-37968-7
定　　价：79.00 元

打击盗版举报电话：**010-59787491　E-mail：WQ @ pmph.com**
质量问题联系电话：**010-59787234　E-mail：zhiliang @ pmph.com**
数字融合服务电话：**4001118166　E-mail：zengzhi @ pmph.com**

编 者（以姓氏笔画为序）

卢 絜　首都医科大学附属北京妇产医院

史铁英　大连医科大学护理学院/附属第一医院

吕 岩　中国医科大学护理学院

孙 玫　中南大学湘雅护理学院

孙玉梅　北京大学护理学院

李 萍　石河子大学医学院

李 琨　中山大学护理学院

李玲利　四川大学华西医院

张立力　南方医科大学护理学院

张会君　锦州医科大学护理学院

陆敏敏　复旦大学护理学院

陈新霞　山东大学护理与康复学院

施齐芳　西安交通大学医学部

秦莉花　湖南中医药大学护理学院

高学琴　哈尔滨医科大学附属第二医院

曹宝花　空军军医大学护理系

章雅青　上海交通大学护理学院

秘 书　吴觉敏　李 萍

数字资源编者

第四轮修订说明

全国高等学校研究生护理学专业规划教材自2008年第一轮教材出版以来，历经三轮修订，教材品种和形式不断丰富、完善，从第一轮的1种教材到第四轮的13种教材，完成了全国高等学校研究生护理学专业"十一五""十二五""十三五""十四五"规划教材的建设，形成了扎根中国大地、立足中国实践、总结中国经验、彰显中国特色的全国高等学校护理学研究生国家规划教材体系，充分展现了我国护理学科和护理研究生教育的发展历程，对我国护理学专业研究生教育教学发展与改革及高层次护理人才培养起到了重要引领作用。为满足新时代我国医疗卫生事业发展对高级护理人才的需求，服务"健康中国""数字中国"国家战略需求，人民卫生出版社在教育部、国家卫生健康委员会的领导与支持下，在全国高等学校护理学类专业教材评审委员会的有力指导下，在全国高等学校从事护理学研究生教育教师的积极响应和大力支持下，经过对全国护理学专业研究生教育教学情况与需求进行深入调研和充分论证，全面启动了第四轮全国高等学校新形态研究生护理学专业规划教材的修订工作，并确定了第四轮规划教材编写指导思想：强化思想政治引领，落实立德树人根本任务；满足人民需要，服务国家战略需求；紧扣培养目标，培育高层次创新人才；体现护理学科特色，突显科学性与人文性；注重学科交叉融合，打造高质量新形态教材。

第四轮规划教材的修订始终坚持以习近平新时代中国特色社会主义思想为指导，全面贯彻党的教育方针，全面贯彻落实全国教育大会和全国研究生教育会议精神，以及教育部、国家发展改革委、财政部发布的《关于加快新时代研究生教育改革发展的意见》(教研〔2020〕9号)的要求。认真贯彻执行《普通高等学校教材管理办法》，加强教材建设与管理，推进教育数字化，以提升研究生教育质量为核心，推动全国高等学校护理教育高质量、高素质、创新型、研究型人才的培养。

第四轮规划教材的编写特点如下：

1. **坚持立德树人　课程思政**　坚持以习近平新时代中国特色社会主义思想为指导，落实立德树人根本任务，深入推进习近平新时代中国特色社会主义思想和党的二十大精神进教材进课堂进头脑。树立课程思政理念，发挥研究生教育在培育高层次护理创新人才中的引领作用。牢记"国之大者"，坚持正确的政治方向和价值导向，严守研究生教育意识形态阵地，强化护理学专业研究生职业素养教育，重点培养研究生知识创新、实践创新能力，助力卓越护理人才培养，推动卫生健康事业高质量发展。

2. **坚持学科特色　专业引领**　立足学科前沿和关键领域，积极吸纳国内外的最新研究成果，科学选取、系统梳理具有护理学科特色的知识体系。在精准把握教材研究性与实践性的基础上，注重科学技术与人文精神的融合，展现护理学科丰富的人文内涵和属性，提升护理学专业研究生的科学素养和综合人文素质，满足人民群众全方位全生命周期的健康服务需求。加强老年护理、重症护理、安宁疗护等专科护理人才培养，为积极应对人口老龄化、全面推进健康中国建设提供坚实人才支撑。

3. 坚持交叉融合　守正创新　依据《教育部关于深入推进学术学位与专业学位研究生教育分类发展的意见》《研究生教育学科专业目录（2022年）》，坚持学术学位与专业学位研究生教育两种类型同等地位，紧扣两类人才培养目标，分类加强教材建设。调整优化教材结构与布局，紧盯护理学专业研究生教育多学科交叉融合发展的趋势，新增《老年护理理论与实践》《实验护理学》两本教材，适应护理学科发展趋势及新时代人才培养需求，更好地服务高层次护理创新人才高质量培养。

4. 坚持技术驱动　数智赋能　在教育数字化和数智出版深度推进的背景下，积极构筑新形态护理学专业研究生教材高质量发展的新基石。本套教材同步建设了与纸质教材配套的数字资源。数字资源在延续第三轮教材的教学课件、文本、案例、思考题等内容的基础上，拓展和丰富了资源类型，以满足广大院校师生的教育数字化需求，服务院校教学。读者阅读纸书时可以扫描二维码，获取数字资源。

本套教材通过内容创新、形态升级与质量保障，将为培养具有国际视野、科研能力和人文素养的高层次护理人才提供坚实支撑。也希望全国广大院校在教材使用过程中能够多提宝贵意见，反馈使用信息，以逐步完善和优化教材内容，提高教材质量。

主编简介

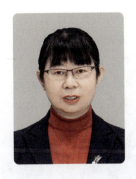

孙玉梅，博士，教授，硕士研究生导师。从事护理学专业教学和科研工作20余年，曾先后担任国家规划教材本科护理学类专业《健康评估》副主编、主编及研究生护理学专业《高级健康评估》主编等工作。负责的健康评估课程先后被评为北京市优质本科课程、国家级线上线下混合式一流本科课程；主讲的健康评估MOOC课程被评为国家精品在线开放课程/国家级线上一流本科课程；负责的高级健康评估被评为医药学研究生精品课程。主编的《健康评估》（第4版）先后被评为北京大学优秀教材、北京市优秀教材、首届全国教材建设奖"全国优秀教材（高等教育类）二等奖"。主要研究领域为混合式教学的理论与实践、慢性病病人的自我管理与认知功能。主持校级及省级教学研究课题10项，作为合作单位负责人及项目骨干先后参与国家重点研发项目、国自然面上项目、北京自然科学基金项目等10余项。以第一作者或通信作者发表学术研究论文70余篇。

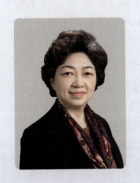

章雅青，博士，教授，博士研究生导师。中国医院发展研究院护理管理研究所所长；美国护理科学院Fellow（FAAN）。教育部高等学校护理学类专业教学指导委员会委员、全国高等学校护理学类专业教材评审委员会副主任委员、中国科普作家协会医学科普专委会副主任委员、全国研究生教育评估监测专家库专家等。负责高级健康评估、高级护理实践等研究生课程教学10余年，高级健康评估获首届全国医学专业学位研究生在线示范课程。主编、参编国家级规划教材5部，取得国家级教学成果奖1项、上海市级教学成果奖8项、上海护理科技奖9项。先后主持国家社科基金、国自然重点项目子课题、省部级课题20余项。在国内外学术期刊发表研究论文190余篇，其中被SCI、SSCI收录30余篇。国家级一流本科课程、精品在线开放课程各1门。全国宝钢优秀教师奖，上海学校思政课程教学名师等。

副主编简介

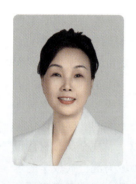

张立力，教授，博士研究生导师，博士后合作导师。从事护理教育工作34年，致力于护理教育与肿瘤护理研究。主要讲授健康评估和高级健康评估课程。负责的健康评估获得首批国家级线下一流本科课程，健康评估技能获得首批教育部课程思政示范课程。主持国自然、教育部、省自然等课题80余项，发表论文190余篇，以第一完成人获得华夏医学科技三等奖、广东省首届医学科技三等奖、中华护理学会科学技术三等奖；获广东省教育教学成果二等奖2项、首届全国优秀教材二等奖等奖项。获教育部课程思政示范名师、广东省南粤优秀教师、南方医科大学"教学名师"等荣誉称号。

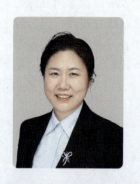

史铁英，教授，主任护师，博士研究生导师。美国护理科学院Fellow（FAAN）。现任大连医科大学护理学院副院长（主持工作）、大连医科大学附属第一医院护理部主任，兼任中华护理学会理事、中华护理学会护理伦理专业委员会副主任委员、辽宁省护理质控中心副主任、辽宁省护理学会副理事长、辽宁省护理学会消化专业委员会主任委员。曾荣获中华护理学会杰出护理工作者、辽宁省本科教学名师、辽宁省职工创新工作室领军人等称号。近年来，主持国家、省、市级教研课题30余项，发表SCI、核心期刊论文150余篇，作为课程负责人获批国家级一流课程1门、辽宁省思政示范课程1门，主编、副主编国家级规划教材8部，主编著作8部，以第一完成人获得辽宁省教学成果奖二等奖2项、三等奖1项。

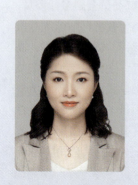

李玲利，博士，教授，主任护师，硕士研究生导师。美国护理科学院Fellow（FAAN）。现任四川大学华西医院护理部副主任。中组部第九批援疆护理专家、教育部学位与研究生教育发展中心评审专家、中华护理学会医院感染管理专委会副主任委员、四川省"卫生健康英才计划"领军人才、四川省护理学会产学研专业委员会候任主任委员等。承担护理学专业本科及研究生教学多年。主编或参编《护理研究》《高级健康评估》等教材和专著15部。主要研究领域为外科护理／护理管理／护理交叉研究，主持国家自然科学基金面上项目、四川省科技厅重点研发项目、四川省自然科学基金等科研项目20余项，以第一或通信作者发表论文70余篇，申请发明／实用新型专利／软著16项，获四川省医学科技奖一等奖、中华护理学会科技奖二等奖等。

前　言

　　高级健康评估是护理学专业学位硕士研究生的核心课程，相较于本科阶段的健康评估，其"高级"之处体现在学生需要基于健康评估的基本理论、基本知识和基本技能，能够进一步对护理对象进行全面系统而又重点突出的健康资料收集，深入分析和推理相关资料，并作出恰当的临床护理决策；同时，高级健康评估着重于学生的高阶思维能力培养，包括评判性思维、临床思维、临床决策能力等。高级健康评估是学生顺利实现专科护理实践目标的基础，同时更需要在专科护理实践中不断得以提升和强化。经过多年的探索，在全国高等学校护理学专业教材评审委员会组织下，于2016年由人民卫生出版社启动了《高级健康评估》首版教材的编写工作，在来自近20所院校的编委的共同努力下该教材于2018年正式出版，结束了国内高级健康评估没有相应教材的局面。

　　首版教材以护理学硕士专业学位研究生的培养目标为导向，充分体现健康的整体观，结合研究生的学习特点，突出教材的高阶性、创新性和挑战性。在内容组织及编写形式上，不拘泥于知识的系统性，更注重能力的培养。因而，采取案例分析的形式，逐渐展示临床工作中的健康评估资料收集与分析过程。该教材出版后受到了专业教师及学生的普遍好评和高度认可，为教师的教学设计提供了很好的范本和指引。

　　本版教材在传承第1版的组织架构及编写思路的基础上，为适应本轮教材的总体设计原则（纸质教材＋数字资源并重）以及研究生教育发展的需要，主要进行了以下几方面的修订：

　　1. 进一步扩增教材内容　根据专家建议，在特殊人群的评估前增加了"第十章　精神疾病病人的评估"，共计3个案例，分别为焦虑症病人的评估、抑郁症病人的评估、精神分裂症病人的评估。此外，呼吸系统疾病病人的评估（第二章）、循环系统疾病病人的评估（第三章）以及消化系统疾病病人的评估（第四章）各增加了一个案例，分别为机械通气病人的评估、冠心病病人的评估、上消化道出血病人的评估。

　　2. 进一步完善教材编写形式　纸质教材与数字资源并重，在数字资源中提供了教学课件、思维导图、练习题等内容，以帮助学员更好地理解和掌握相关知识，扩展视野，启发思维，养成深度学习的习惯，培养创新和探索精神。学生可以通过扫描纸质教材中的二维码获得相关的数字资源。

　　3. 进一步强化教材的品格塑造功能　在案例展示与分析过程中，不仅仅要注重学生专业知识和能力的培养，体现生理、心理与社会的整体护理理念，更要注重将家国情怀、救死扶伤等人文精神，以及严谨求实、勇于探索和创新的科学精神等有机融入其中，实现品格塑造与能力培养的有机融合。

　　首版教材的成功经验为本版教材的编写奠定了良好的基础，而教材编写是一个不断探索和完善的过程。本版教材的编写内容及形式方面有所变化和完善，增加了新的章节；同时，有许多新编委的加入，为教材的编写注入了新鲜的血液。为了高质量地完成本教材的编写任务，每位编者都付出了大量的心血和汗水！值此教材编写完成之际，对全体编委高度负责的态度、辛勤的工作以及相关院校的关心和支持表示最诚挚的谢意！此外，非常感谢吴觉敏和李萍秘书的辛苦付出！

由于时间以及编写经验所限，不当和疏漏之处在所难免，殷请广大师生和读者不吝赐教，惠予指正，以便及时更正和完善。

孙玉梅　章雅青

2025 年 2 月

主编说教材

目 录

健康评估（health assessment）是对一个人或是一个群体的健康状况做出判断，进而明确其可能存在的健康问题。它不仅包括健康资料的收集，还包括对所收集的健康资料进行分析和判断，以明确评估对象的健康状况、所存在的健康问题及其可能的原因，进而作出护理诊断。那么，哪些资料是与健康相关的？应该如何去收集？对于所收集的资料如何进行科学有效的分析，才能作出准确的判断？这些问题都属于健康评估的范畴。此外，在临床护理过程中，还要思考所实施的护理措施是否有效？评估对象又出现了哪些新的变化？这些变化有什么提示意义？是否需要调整护理计划？而这些问题的回答无不体现健康评估的价值。从中不难看出，健康评估贯穿于护理的全过程。此外，为了便于今后的查证和对比观察等，健康评估所收集的资料及其变化过程等需要以护理病历的形式记录成文。因此，科学、客观、简明地进行护理病历的书写也是健康评估非常重要的一个环节。值得一提的是，健康评估的基本知识、基本技能是必备条件，但并非是充分条件，在知其然的基础上，更需要知其所以然，这样才能做到对评估对象进行全面系统深入而又重点突出的评估。本章将在您已有的健康评估的基本知识、基本理论和基本技能的基础上，从健康评估的内容与方法、护理诊断的步骤与思维方法、护理病历的书写三个方面重新进行重点的梳理和探讨，以期能够在理论的高度对健康评估的内涵和实践意义有更深刻的理解和评判，为后续不同临床情景的案例分析做好铺垫。

第一节　健康评估的内容与方法

　　健康不仅仅是没有疾病或虚弱，而是指生理、心理及社会适应的完好状态。因此，健康评估的内容不仅包括生理功能状态的评估，还包括心理及社会功能状况的评估。那么，要怎样才能实现对护理对象健康状况的整体评估呢？一方面要根据健康的内涵考虑评估的具体内容有哪些（确定健康检测的指标）？这些内容适合用什么方法来评估？是否有其他可利用可借鉴的方法（确定检测的方法）？另一方面，还要思考如何根据所获取的资料进行准确而全面的评估（思维判断方法）？过去很长一段时间主要采用问诊和体格检查对评估对象的健康状况进行判断，所能获取的资料相对有限。而随着实验室、影像学等检查技术的不断发展，可以借助不同的仪器设备获取更全面客观的检查结果，实现对护理对象健康状况更精准地判断。此外，智能化可穿戴设备的普及，可实现对健康状况进行远程的动态监测。而借助互联网、物联网、人工智能等信息技术使得全人群全方位全生命周期的健康监测与健康管理成为可能（图1-1）。

　　本节将重点与大家一起回顾临床上常用的健康评估方法及其所涉及的主要评估内容。

一、问诊

　　问诊（inquiry）是护士通过对护理对象或知情者进行有目的、有计划的系统询问，从而获得护理对象健康相关资料的交流过程。问诊所获得的相关资料是问诊对象的主观描述，可统称为健康史（history of health）。健康史是明确护理对象的健康问题，确定护理诊断的重要依据。同时，

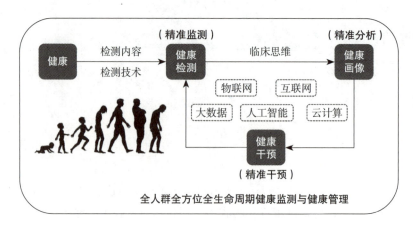

图 1-1　全人群全方位全生命周期健康监测与健康管理

也为随后的体格检查、实验室等其他检查的选择提供了线索和依据。问诊是启动护理的第一步，也是护士与护理对象建立积极的治疗性关系的重要时机。护士还可以借此向护理对象提供信息，有时交流本身也具有治疗作用。问诊看似简单，但全面系统、真实准确地问诊则需要掌握相应的技巧、熟悉问诊的内容以及丰富的临床经验和相应的理论知识作为基础。

（一）问诊的技巧与方法

问诊不仅仅是一种收集资料的手段，更是一门艺术。为使问诊有效进行，达到预期目的，护士必须遵循一定的原则，运用相应的方法与技巧。而这些方法与技巧的掌握并非一日之功，需要在实践过程中不断积累经验，才能够根据实际情况灵活运用。对于初学者来讲，由于缺乏相关的疾病知识和临床工作经验，在问诊时往往会无所适从，经过学习后熟悉了问诊的内容，掌握了一定的方法和技巧，可以比较顺畅地完成问诊，但更多地停留在程序化层面，对问诊内容的理解还不够深入，不能恰如其分、游刃有余地应对复杂的临床实际场景。

实际上，当我们对健康评估有了更深刻的理解，明确了问诊目的，结合已掌握的人际沟通技巧及相关的疾病知识，就可以实现全面系统而又重点突出地进行健康史采集的问诊目标。请思考和回忆一下，问诊过程中应遵循的基本原则有哪些？所采取的问诊方法和技巧是怎样的？有哪些需要特别注意的情况？

1. 问诊的基本原则　问诊的对象可能是护理对象本人，抑或是其家属或其他知情者。不论问诊对象有何不同，最为重要的是要营造一个相互信任、相互尊重，并能充分体现问诊者职业素养的良好沟通氛围。只有这样才可能建立良好的护患关系，获得最为全面准确的健康信息。最基本也是最重要的一点就是必须始终表现出对问诊对象的尊重、关心和爱护。问诊前须进行必要的解释和说明，征得问诊对象的同意后再进行问诊，如为护理对象的家属或其他知情者，在征得同意的同时应明确其与护理对象的关系。在问诊过程中，一定要站在护理对象或其知情者的角度考虑问题，理解其心理情绪反应，采取适宜的问诊方法和创造适宜的问诊环境等。此外，问诊环境须安静、舒适和具有私密性。注意保护护理对象的隐私，最好不要在有陌生人时开始问诊。必要时，应注意回避其家属或其他相关人员。还要注意努力营造一个宽松、和谐的问诊氛围，恰当地运用不同的沟通技巧，以确保资料的全面性、真实性和准确性。值得注意的是，要根据临床实际场景需要，灵活调整问诊策略，如危急症、重危病人，应进行重点评估的同时开展抢救工作，边抢救边评估。

2. 问诊过程的常用方法与技巧

（1）问诊前的准备：①问诊内容的准备：应熟练掌握问诊的主要内容及询问的先后顺序等。必要时，可将问诊提纲写在纸上，以免遗漏。②预测可能出现的问题：根据事先已了解的护理对象的基本情况，预测问诊过程中可能遇到的问题及需采取的相应措施。如护理对象的病情较重，应明确需要优先收集的内容，其他资料可以暂缓收集。③选择适宜的环境和时机：以确保问诊对象能够不受干扰地描述护理对象的健康状况，必要时可与问诊对象商量后确定。④做好解释说明及自我介绍：一般从礼节性交谈开始，然后说明自己的职责及问诊的目的。可以使用恰当的语言（包括肢体语言）表明自己愿意尽所能帮助护理对象解除或缓解病痛和满足要求。

（2）应循序渐进，逐渐展开：提问应先选择一般性易于回答的问题，如询问"您哪儿不舒服？""您这次就诊的主要目的是什么？"然后，再通过一系列问题逐步深入了解其本次患病的可能原因、有关症状的特点、处理经过等。在由一个部分过渡到另一个部分时，应注意承上启下，对前一部分可以进行小结，并说明下一部分的内容的重要性。

（3）采取恰当的提问形式：问诊过程中，应根据询问的目的以及问诊对象的具体情况选择适宜的提问形式。对于发病的过程、主要症状的表现、病情的演变、患病体验等常采用开放式提问，而对于某些可以简单地用"是""否""有""无"等回答的问题，如伴随症状的有无、相关疾病的有无等，则可采用闭合式问题。但应注意避免暗示性提问，即可暗示提问者倾向性的提问方式。如在询问病人疼痛的性质时，问诊对象往往不知如何准确描述，此时可以提供一些备选项，如"是酸痛、胀痛、绞痛、针扎样痛？"而不是直接询问"是针扎样痛吗？"此时，问诊对象可能会为了迎合提问者而随声附和。又如在询问护理对象痰液颜色时，应询问"痰液是什么颜色？"而不是"痰液是黄色的吗？"在询问敏感问题时，可采用委婉的提问方式，以消除问诊对象对回答这类问题的顾虑。例如，"很多病人会担心以后会不会影响性生活？不知您是不是也有这方面的顾虑？"

（4）避免使用医学术语：问诊过程中，应使用问诊对象能够理解的、熟悉的词汇和语言，避免使用医学术语。对于初学者，常常因无意中使用问诊对象可能无法理解的"症状（如心悸、黄疸等）""家族史"等专业术语，而影响问诊的有效进行和所获得资料的准确性等。

（5）采取接受和尊重的态度：对问诊对象给予恰当的肯定、赞扬和鼓励，可使问诊对象受到启发，积极提供信息。对护理对象不当的行为表现等首先要给予理解和接纳，然后再根据情况选择适宜的时机和形式予以说明、指导等，切不可使用责备的语气加以评判。当问诊对象回答不确切时，要耐心启发，并给予足够的时间来思考和回答问题。对不愿回答的问题，不要强迫其回答。若为重要的资料，则需向问诊对象做好解释，解除其顾虑。在问诊过程中，还要密切注意问诊对象有无躯体不适或情绪反应，以便能够及时予以适当调整。若遇到问诊对象离题或试图避免谈及某项问题等情况，应采取适宜的技巧帮助对方重回主题，切不可断然中断谈话或改变话题。

（6）恰当运用非语言性沟通技巧：如与问诊对象保持合适的距离、目光的接触、微笑与点头、必要的手势、触摸、沉默及倾听等。

（7）及时核实信息：常用的核实方法有澄清、复述、反问、质疑、解析等。

（8）问诊结束时，应有所暗示或提示：在问诊即将结束时，问诊者应有所暗示或提示，如看看表或对问诊内容作出结语等，切忌突然结束话题。同时，可告知问诊对象下一步体格检查等护理计划以及护理对象需要做的准备等。

3. 特殊情况下的问诊

（1）情绪异常：在问诊过程中，可能会遇到护理对象或家属出现愤怒、敌意、焦虑、抑郁、悲伤等情绪状况而影响问诊的正常进行。此时，护士应善于发现问诊对象所存在的情绪异常或变化，分析其可能的原因，进而采取有针对性的措施平息和安抚其情绪。对于愤怒或有敌意的问诊对象，提问应缓慢而清晰，问诊内容主要限于现病史。对涉及个人史及家族史或其他可能比较敏感的问题，询问要十分谨慎，或分次进行，以免触怒问诊对象。一旦问诊对象情绪失控，问诊者应注意自身安全的保护。对于焦虑的问诊对象，应耐心倾听并鼓励其讲出自己的感受，注意其语言的和非语言的各种异常的线索，以确定问题性质，并给予适当的宽慰和保证，但应注意分寸。对于抑郁者，可较多采用直接提问，并注意与问诊对象的情感交流，努力成为其朋友，以便逐渐找出其抑郁的原因，必要时应请精神科会诊。

（2）病情危重与临终病人：对于病情危重者，为争取时间，重点应放在对目前主要问题的评估，而且要边评估边给予抢救处理，对于与目前紧急情况无关或关系不大的资料可在以后补充完善。若因病情危重、病痛或治疗等导致语言表达受限时，可适当应用非语言表达方式，突出重点，以缩短交谈时间，其余资料可由亲属或其他来源获得。对于临终病人，首先应了解病人是否知晓病情与预后，然后根据病人的具体情况进行问诊，回答病人提出的问题时，应力求中肯可靠，同时给予病人情感上的支持。

（3）老年人与儿童：老年人因体力、视力、听力功能的减退，或存在反应缓慢、思维障碍等问题，可能对问诊有一定影响。小儿由于其生长发育的特点，多不能自述病情及其他健康史资料而主要由家长或监护人提供。有关注意事项详见第十一章老年人的评估和第十三章儿童的评估中相关内容。

（4）文化差异：在人际沟通方式及对疾病反应方面，不同文化背景的人存在文化差异，可能会影响问诊结果。护士应具有跨文化意识，注意自己与病人之间的文化差异，理解和尊重他人的文化，避免发生文化休克或文化强迫。

（二）问诊的内容

依据整体护理的理念，问诊的内容涉及与护理对象健康状况有关的生理、心理、社会等各个层面。但由于社会文化背景的差异以及临床实践场所的不同等，问诊的内容及其组织形式所采用的理论框架也有所不同。目前临床应用较多的是以下两种形式：生理－心理－社会模式和功能性健康型态模式。生理－心理－社会模式是在借鉴传统的生物医学模式的基础上，结合护理的专业特点和需要，增加并强调了心理与社会评估的内容，因此易于接受和掌握。功能性健康型态模式则以 Gordon 的 11 个功能健康型态为资料的组织框架，具有鲜明的护理专业特点，并有助于护理诊断的确定。不同功能性健康型态不仅包括问诊所获得的主观资料，也包括相应体格检查和辅助检查所获得的客观资料。但在国内还主要用于对问诊所获得的主观资料的组织。

综合各方面考虑，本教材主要采用的是生理－心理－社会模式，后续章节所涉及的情景案例以住院病人为主，因此，健康史主要包括：①一般资料；②入院原因，包括主诉与现病史；③日常生活状况；④既往史；⑤个人史；⑥家族史；⑦心理社会状况等。有关各部分的具体内容请参照人民卫生出版社出版的本科护理学教材《健康评估》（第 5 版）。

1. 与医生问诊内容的主要差异 在内容结构方面，不难看出与医生问诊内容的主要差异在于增加了"日常生活状况""心理社会状况"两个部分。

（1）日常生活状况：借鉴的是 Gordon 的功能性健康型态，用以突出对护理对象日常生活状况的关注，主要包括饮食与营养型态、休息与睡眠型态、排泄型态、日常活动与自理能力、嗜好等。值得注意的是，饮食与营养型态中的饮食习惯、休息与睡眠习惯、排便习惯、日常活动行为、嗜好等更多地体现的是护理对象的健康行为，归属于心理状况的范畴。

大家可能会注意到，医生问诊内容中也会涉及此方面的内容，并记录于现病史的最后，主要体现的是疾病的影响，即患病以后的变化，而在护理的健康史中则同时强调其日常的状况以及患病后的变化，从中既可看到其是否存在不健康的行为习惯，也可以看到疾病的可能影响以及病人所作出的调整等。也正是出于此目的，而将日常生活状况单独列为一项。

也有护理专家建议将病人患病后日常生活的变化等作为疾病严重程度的表现放在现病史中，而在日常生活状况中主要描述患病前的状况。在现病史中描述往往比较笼统和概括，不利于量化比较以及对原因的分析等。若描述过于详细，则可能冲淡现病史的其他内容。此外，日常生活的变化也可能受其他因素，如既往所患疾病等的影响，因此，还是建议在日常生活状况中对其变化过程及可能的原因进行描述，将有助于对病人的健康意识和行为作出更准确的判断。

（2）心理社会状况：心理社会状况的评估涉及的内容比较广泛，包括认知功能、情绪与情感、自我概念、应激与应对、健康行为、价值观与信念、角色功能、家庭与社会环境等。根据我国目前的实际情况，对有关内容进行了筛选和重新组织，主要包括情绪、对疾病的认识、应激与应对、工作与生活状况、家庭关系、经济状况等。

2. 主诉与现病史 主诉（chief complaint）是病人感觉最主要、最明显的症状或体征及其持续的时间。主诉是对病人此次就诊主要原因的高度概括，有助于快速了解病人的主要问题。常采用"症状/体征+时间"的形式进行描述。但有时病人并无明显的症状或体征，而是有明确的就诊目的，如"体检发现血象异常1周"等。现病史（history of present illness）是对病人此次患病过程的详细描述，包括起病情况与患病时间、病因与诱因、主要症状的特点、伴随症状、病情的发展与演变、诊疗与护理经过等。通过现病史的描述不仅可以了解疾病发生发展的信息，为明确疾病的诊断、寻找病因等提供依据，同时，从中也可以看出病人的健康管理信念与管理行为等。如有的病人起病后并没有在意，而是等到情况比较严重了才开始寻求帮助，而有的病人则有较强的健康管理意识，一旦出现不适就会及时就诊。

（1）询问的技巧：一般可以先询问病人"哪里不舒服""因何住院"，由此引出病人的主要不适，然后建议追问"不舒服是从什么时候开始的""当时是什么情况"等，这样可以由远及近逐渐问清病人自起病开始其病情发生发展、演变及应对的全部过程。也可以在询问主要不适之后，围绕其主要不适的特点进行询问，然后再逐步追问自起病以来的发生发展、演变及应对过程等。初学者往往缺乏对主要症状及其特点的问诊经验，或仅注意到主要症状的询问而忽略对起病情况、可能的诱因、发生发展过程的询问等。

（2）相关的疾病知识准备：要获得全面准确的现病史，相关的疾病知识及临床经验是非常重要的。现病史的询问过程实际上也是一个运用已有知识和经验对病人的病情进行不断分析和判断的过程。例如，对于一位发热的病人，首先要根据其发热的表现，包括热度、热型、热程、可能的诱因等信息分析判断其可能的原因，然后再通过其伴随症状等的询问不断缩小范围。若没有相关的疾病知识，则无法进行有目的的询问，只能是泛泛而谈。

（3）主诉的概括：有时病人的主要不适非常明显，很容易概括，但有时由于多个症状并存，对病人的影响均较突出，或者病人感觉最痛苦的症状可能并非疾病真正的主要症状，需要医护人员根据对病情的分析作出判断，切不可将所有的症状都一一列出，这就失去了主诉的意义。若有不止一个主要症状，则应按症状出现的先后顺序进行排列。同时应说明该症状出现的时间（即首次出现至就诊或入院的时间）。此外，可以选择一些表示程度、频率、部位等修饰词对主要症状进行适当的修饰，如"反复""间断""活动后""上腹部"等，也可用"加重""再发"等概括病情的变化。

（4）现病史的界定：现病史是指此次所患疾病的发生发展过程。看似简单，但有时需要根据以往的知识和经验仔细斟酌才能确定哪些内容属于现病史，哪些内容可能与现病史无关或关系不大。尤其是对于病情相对复杂而疾病诊断尚不明确者，在界定时往往是存在一定困难的。例如对于一位冠心病心绞痛的病人，在出现胸痛时，需要考虑此时的胸痛与以往发生的心绞痛的胸痛是否相关，抑或其他原因所致。若认为此次的胸痛是冠心病的表现，则应将之前出现的冠心病的表现看作现病史的一部分。若认为与冠心病无关，则病人既往冠心病的表现则会被看作既往病史。

对于慢性病病人而言，病情常反复发作，病程较长，在现病史询问与描述中会占有较长的篇幅。若医疗诊断明确且治疗措施无较大差异，则可以简单概括为"此后间断/反复发作，2~3次/年（发作频率），经同样处理好转"等，然后重点描述此次发作的情况。也有认为，可以将之前的发病过程放在既往史中进行描述，而在现病史中重点描述此次发作的情况。作出医疗诊断不是护理的工作目标，尤其是医疗诊断已经明确的情况下，护理评估的目的是明确病人可能存在的护理诊断/护理问题，因此，重点是评估病人目前的健康问题、严重程度、应对策略及演变过程等。病人既往发作过程中的应对策略及效果可以反映病人的健康管理信念和管理行为等，也是护理关注的重点内容，可以在既往史以及心理社会评估中进行描述。

（5）时间的描述：在病史的描述中涉及的患病时间是指起病至就诊或入院的时间。缓慢起病者，患病时间可按数年、数月或数日计算；急骤起病者，患病时间可按小时、分钟计算；起病时

笔记栏

间难以确定者，需仔细询问、分析后再做判断。因为在描述时都是采取几年前、几月前、几天前、几小时前、几分钟前等形式进行描述。但有时为了表现出不同季节、月份的可能影响，可以在括号中标注具体的纪元时间，如"5个月前（2024年12月10日）开始行第一次化疗"等。

3. 日常生活状况与既往史 对日常生活状况的了解有助于发现病人可能存在的不良生活行为，并可根据病人不同的生活习惯找出适宜的方法帮助其维持和恢复健康。而所患疾病又常常会引起病人日常生活行为的变化。如糖尿病病人，在确诊后，医护人员常常会建议其进行饮食习惯的调整以及适当进行运动等。那么，病人是否进行了相应的调整，调整的情况是否恰当，有无不足或过度的表现，都应该在日常生活状况中有所体现。因此，在询问过程中，往往会先询问病人平时的习惯及表现如何，然后再询问患病后有无变化。这里不仅涉及本次就诊疾病的影响，也涉及既往所患疾病的可能影响。因此，从这个角度来说，先询问既往病史，后询问日常生活状况更符合逻辑顺序。当然，在临床实践过程中，可以根据病人的具体情况确定询问的先后顺序。

若日常生活状况所涉及的内容刚好是现病史的主要表现，如腹泻的病人，已经在现病史中详细询问和描述了其腹泻的表现、可能的病因与诱因、病情变化等，因此，在排泄型态的记录中，可以将患病后的排便情况描述为"患病后的变化详见现病史"，而不必再重复描述。

4. 个人史与家族史

（1）个人史：主要是了解病人的生长发育过程，对于儿童来讲，尤其是婴幼儿，其出生及成长情况，包括母孕史、出生、喂养、生长与发育情况等都是非常重要的，具体可参照儿童评估的相关内容。而对于成年人来讲，则主要了解其出生与成长环境中有无对健康不利的因素存在，包括疫区及传染病病人接触史、预防接种史等；婚育史；女性的月经史等。

（2）家族史：家族史（family history）主要是了解其直系亲属，包括父母、兄弟、姐妹及子女的健康状况、患病及死亡情况。特别应注意询问有无遗传性、家族性、传染性疾病或同样疾病病史，以及直系亲属死亡年龄及死因等，以明确遗传、家庭及环境等因素对护理对象目前的健康状况与需求的影响。

二、体格检查

体格检查（physical examination）是指医护人员运用自己的感官或借助听诊器、电筒、体温计、血压计、叩诊锤等简单的辅助工具对检查对象进行细致的观察和系统的检查，以了解其身体健康状况的最基本的检查方法。由于体格检查主要是利用物理学特性通过视觉、触觉、听觉、嗅觉，以及听诊器等简单的辅助工具进行的检查，因而也被称为物理检查。随着医学技术的不断发展，借由物理学特性所进行的检查返范畴也不断扩展，物理检查已不再局限于传统的体格检查。而借由更便捷的辅助检查工具的不断更新，体格检查的范畴也将不断扩展。通过体格检查所发现的异常征象称为体征（sign），如淋巴结肿大、湿啰音和心界扩大等。

1. 体格检查的注意事项 体格检查不需要复杂的设备和程序，经济实用、易于实施，但具有很强的技术性，并需要有扎实的解剖学、生理学以及病理学等医学知识作为基础。而对检查结果的精准判断更需要丰富的疾病知识和临床经验来保驾护航。初学者必须经过系统严格的训练，反复实践才能熟练掌握。否则，不仅难以发现检查对象可能存在的异常体征，还可因动作不协调、手法不规范而给检查对象带来或增加不必要的痛苦。为了能够熟练进行体格检查，除检查前要准备好所需的检查器具、剪短指甲、洗手外，还要做到以下要求：

（1）尊重、关心和爱护检查对象：检查者应仪表端庄、举止大方、态度和蔼；检查前应说明目的，争取其合作；检查的环境应具有适当的光线和室温、安静舒适和具有私密性；适当的交谈可以转移被检查者的注意力、消除其紧张情绪，有助于更好地配合检查。

（2）检查方法要规范：充分暴露被检查部位；观察要细致、精确、全面而又重点突出；操作要规范，动作要轻柔。若病情危急，应在做重点评估后先行抢救，待病情平稳后再做补充。

（3）按一定的顺序依次进行：通常先观察一般状况，然后依次检查头、颈、胸、腹、脊柱、四肢、肛门、生殖器及神经系统，以免不必要的重复或遗漏；检查过程中，应避免反复改变被检查者的体位。

（4）手脑并用：根据护理对象的健康史所提供的信息预测可能的异常体征以及检查的重点；边检查边思考其解剖位置关系及可能的病理生理意义。

（5）动态观察：根据病情变化，随时复查，不断补充和修正检查结果。

2. 体格检查的基本方法 体格检查的基本方法包括视诊、触诊、叩诊、听诊和嗅诊。

（1）视诊（inspection）：是检查者通过视觉来观察被检查者的全身及局部状态的评估方法。全身一般状态如年龄、性别、发育、营养状况、姿势等，局部表现如皮肤颜色、胸廓外形、心尖冲动等。

在多数情况下，视诊可以通过检查者的眼直接观察，但对于眼底、鼓膜等特殊部位，则需要借助检眼镜、耳镜等仪器的帮助。视诊时，一定要有适宜的光线。最好在自然光线下进行。此外，侧面光线有助于对搏动及轮廓的观察。

视诊方法简单，适用范围广，但必须有丰富的医学知识和临床经验，否则，会出现视而不见的情况。

（2）触诊（palpation）：是检查者通过手的感觉来感知被检查者身体某部有无异常的检查方法。手的不同部位对触觉的敏感度不同，其中以指腹和掌指关节的掌面最为敏感。而对于温度的分辨则以手背较为敏感。触诊的适用范围很广，可遍及全身各部，尤其是腹部评估的重要方法。

触诊时，由于目的不同而施加的压力不同，由此可分为浅部触诊（light palpation）和深部触诊（deep palpation）。由于触诊可能会造成一定的不适，检查前应做好说明；协助被检查者取舒适的体位，触诊的手应温暖干燥，由健侧开始，渐及疑有病变处，动作由浅入深，并耐心指导被检查者做好配合动作。检查时，边注意手下的感觉，边询问有无不适，并注意观察被检查者有无痛苦表情。触诊腹部时，被检查者一般取仰卧位，双手置于身体两侧，双腿稍屈，以使腹肌放松。触诊脾或肾时可取侧卧位。

（3）叩诊（percussion）：是指检查者通过手指叩击或手掌拍击被检查部位的体表，使之震动而产生音响，根据所感到的震动和所听到的音响特点评判被检查部位脏器状态的检查方法。叩诊可用于分辨被评估部位组织或器官的位置、大小、形状及密度，如确定肺下界、心界大小、腹水的有无及量等。临床上使用较为广泛的是间接叩诊法（indirect percussion），而对于病变范围较大者，如大量胸腔积液等，可以采取直接叩诊法（direct percussion）。其中间接叩诊法是需要大家掌握的重点和难点。叩诊时，首先，要注意以腕关节与掌指关节的活动为主，避免肘关节及肩关节参加活动，这样才能保证叩击动作灵活、短促而富有弹性。其次，要注意手的姿势、叩击的方向与叩击的力量等。

由于叩诊部位的组织或器官的密度、弹性、含气量及其与体表的距离不同，叩诊时产生的音响强度（振幅）、音调（频率）及持续时间不同。临床上，根据叩诊音性质的不同而将其分为清音、浊音、实音、鼓音和过清音五种。换言之，不同叩诊音所反映的是叩诊部位组织脏器的状态不同。例如清音为正常肺部的叩诊音，提示肺组织的弹性、含气量、致密度正常。若肺组织的弹性下降，含气量增加，则其叩诊音为过清音。而含气的空腔脏器叩诊时所产生的叩诊音为鼓音，正常人主要见于腹部及胃泡区。若在胸部叩诊鼓音，则见于胸腔积气、肺内空洞的病人。根据组织脏器的致密度由高到低，含气量由无到有、由少到多所产生的叩诊音依次进行排列为：实音、浊音、清音、过清音、鼓音。

叩诊过程中，应注意尽量保持周围环境安静，以免噪声干扰对叩诊音的辨别；根据叩诊部位的不同，选择适宜的体位；病灶范围小、部位表浅者宜轻叩；病灶范围大、部位深者叩诊力量要稍重些；充分暴露被评估部位，肌肉放松，并注意对称部位的比较；除注意辨别叩诊音的变化外，还要注意指下振动感的差异。

（4）听诊（auscultation）：是检查者用耳直接或借助听诊器听取身体各部发出的声音进行检查的方法。广义的听诊包括听取被检查者发出语音、咳嗽、呃逆、嗳气、呼吸音、肠鸣音、关节活动音、呼叫等任何声音，这些声音均可为检查者提供有价值的线索。狭义的听诊则指借助听诊器或直接用耳经被检查者体表听取体内或有关部位所发出的声音。直接听诊法（direct auscultation）听得的体内声音微弱，目前仅用于某些特殊或紧急情况下。间接听诊法（indirect auscultation）除可用于心、肺、腹部听诊外，还可听取血管音、关节活动音、骨摩擦音等，使用范围很广。但在听诊前应注意检查听诊器是否完好，连接管路是否通畅，同时应注意根据听诊音的不同特点选择适宜的体件。膜型体件适于听取高调声音，如呼吸音、心音、肠鸣音等，听诊时应贴紧听诊部位的皮肤；钟型体件适于听取低调的声音，如二尖瓣狭窄时的舒张期隆隆样杂音，听诊时应注意不要贴紧皮肤，否则，由于绷紧的皮肤将发挥膜型体件的作用而影响对低调声音的听取。

为保证听诊效果，还应注意：①环境要安静、温暖，避免因肌束震颤而影响听诊效果；②采取适当体位，充分暴露被检查部位，并使肌肉放松；③听诊器耳件方向是否正确；④注意力要集中，听肺部时要摒除心音的干扰，听心脏时要摒除呼吸音的干扰。

（5）嗅诊（smelling）：是检查者用嗅觉来辨别发自被检查者的各种气味及与其健康状况关系的检查方法。这些气味可来自皮肤、黏膜、呼吸道、胃肠道、分泌物、呕吐物、排泄物、脓液或血液等。嗅诊时，检查者用手将发自被检查者的气味轻轻扇向自己的鼻部，仔细辨别气味的特点和性质。通过嗅诊可为临床护理提供有价值的线索，如酸性汗味见于服用水杨酸、阿司匹林等解热镇痛药者，呼出气有烂苹果味见于糖尿病酮症酸中毒者，脓液有恶臭者提示气性坏疽的可能等。

3. 体格检查的主要内容　根据检查目的和部位不同，体格检查可分为一般状态检查、头颈部检查、胸廓与肺部检查、乳房检查、心脏与血管检查、腹部检查、肛门与直肠检查、外生殖器检查、脊柱与四肢检查、神经系统检查。肛门与直肠检查、外生殖器检查的专科性比较强，不作为常规检查项目。此外，体格检查时，不同专科有不同的侧重点，其对应的检查项目更加详细，在记录时常以"专科检查"进行单独描述。

护士与医生在进行体格检查时，所采取的基本方法是相同的，但多数学者希望从检查项目的选择上能够与医生的有所不同，尽量体现护理的专业特点，然而在具体的实施过程中很难做到。一方面，目前对护理的工作范畴等尚无受到普遍认可的、清晰的界定；另一方面，对于常见疾病的诊断也是本科及研究生层次以上的护理专业学生的基本要求，也是今后发展开业护士的基础。因此，体格检查与辅助检查内容与临床医学专业的要求是基本一致的。

三、辅助检查

辅助检查是指通过医疗仪器设备所进行的实验室检查、心电图检查以及影像学检查等。过去由于医疗检查技术和手段有限，检查结果的可靠性及准确性难以保证，主要通过问诊和体格检查进行疾病的诊断，而实验室检查等仅作为辅助的检查手段，故而称为"辅助检查"。然而，随着医学技术的不断发展，实验室检查等所谓的"辅助检查"技术取得了迅猛的发展，也已成为疾病诊断不可或缺的客观依据来源。因此，在目前的许多教科书中，常以"实验室等其他检查"代替"辅助检查"。尽管如此，为方便描述，本教材依然沿用"辅助检查"一词用以表示问诊及体格检查以外，通过医疗仪器设备等进行的相关检查。

1. 实验室检查　是运用物理学、化学、生物学等实验技术，对检查对象的血液、体液、分泌物、排泄物及组织细胞等标本进行检验，获得反映机体功能状态、病理生理变化等资料，是健康评估的重要客观资料来源之一。由于实验室检查技术的不断更新，不同的检查仪器和设备之间存在差异，不同实验室所采用的参考范围会有所不同。此外，环境等因素的变化也会对正常参考范围产生一定的影响。在分析相关检查结果的临床意义时，应加以注意，同时要注意结合其他方面的资料进行综合分析。

2. 心电图检查 进行心电图检查和心电监护是护理工作的内容之一，护理人员除了能够准确描记被检查者的心电图以外，还需要正确识别临床常见的异常心电图，以便能够及时采取相应的处理措施。除常规的心电图检查外，还需了解和掌握动态心电图、运动负荷试验等其他心电图检查。

3. 影像学检查 主要包括放射学检查、超声检查和核医学检查等，是运用 X 线、计算机体层摄影（CT）、血管造影、磁共振成像（MRI）、超声、核医学等各种成像技术使人体内部结构和器官成像，借以了解人体解剖结构、生理功能状况和病理变化。不同的影像学检查方法有不同的要求和适用范围，在对相关结果的判读和分析过程中，应充分考虑到其各自的优势和局限性，以便可以作出更加科学准确的判断。

四、相关的评估量表

除了上述健康评估的方法以外，为了便于对护理对象某方面健康问题或健康风险进行更准确评判，各种不同的评估量表应运而生，并在临床实践中得到了越来越广泛的使用，如自理能力评估、压力性损伤风险评估、跌倒 / 坠床风险评估等方面的评估工具。这些评估量表不仅有助于初学者快速、准确地找到护理对象可能存在的健康问题或健康风险，同时也有助于量化评价和比较。某些量表主要是通过问诊获取的，可以呈现在健康史的对应部分，如自理能力评估（常用的 Barthel 指数）可以融入日常活动与自理能力中，而焦虑自评量表、抑郁自评量表等结果可以放在心理社会状况的情绪评估中。也有些评估量表是问诊（或者自评）、体格检查、辅助检查等结果进行综合后所得出的健康风险，建议在体格检查或辅助检查后以"风险评估"单独呈现。

我国的护理事业还处于不断发展和完善阶段，有关健康评估的内容、资料的组织形式等不可避免地会存在这样或那样不尽如人意的地方。希望大家可以在临床实践过程中，不断积累经验，在发现问题的同时，还要善于提出改进的方案，以使其越来越符合护理专业的特点和需要，促进护理事业的不断发展，更好地满足人们的健康需求。

第二节 护理诊断的步骤与思维方法

护理诊断（nursing diagnosis）是护士关于个人、家庭或社区对现存的或潜在的健康问题或生命过程的反应所做的临床判断，是护士选择护理措施以达到预期目的的基础，也是健康评估的目的所在。护理诊断的形成是护士对健康评估资料进行分析、综合、推理与判断，最终对护理对象所存在的健康问题及其反应作出判断的临床思维过程。这一思维过程一般包括整理资料、分析综合资料、确立与修订护理诊断、护理诊断的排序四个基本步骤。

一、护理诊断的步骤

1. 整理资料 健康评估的资料不仅包括护理对象的生理状况，还包括心理与社会状况；不仅有来自护理对象及其他知情者的主观资料，还包括通过体格检查、实验室及其他辅助检查所获得的客观资料。全面、真实、准确的资料收集是确定护理诊断的基础，为了确保所收集资料的质量，必须对与护理对象健康状况有关的主、客观资料进行归纳、整理，去伪存真，去粗存精。

（1）核实资料的真实性和准确性：在完成资料的收集后，必须对资料的真实性和准确性进行认真核实。注意有无前后叙述矛盾，主观资料与客观检查结果不符，模棱两可，存有疑问等情况。对于相互矛盾和不真实的资料一定要采取适宜的方式及时予以纠正；若有模棱两可、存有疑问的情况，则需要进一步询问、检查予以核实和确认。

（2）检查资料的完整性：根据不同的分类组织形式，逐项检查资料的完整性。初次收集资料时，由于受评估对象健康状况及时间的限制，往往很难保证资料完整无缺。此外，由于对共性问题注意多，而对个性问题的关注较少，使个性方面的资料不够充分和全面。在整理资料时，如发现有所疏漏，应收集补齐，同时应注意参阅评估对象以往的病案资料，如门诊病历、转院病历、转科病历等。

2. 分析综合资料　在确保资料真实可靠、全面系统的基础上，就可以对资料进行综合分析了，也就是对资料的临床意义以及相互之间的关系进行解释和推理的过程，以判断护理对象可能存在的或潜在的健康问题及可能的原因，为最终确立相应的护理诊断做准备。

（1）识别正常和异常：对照正常参考标准，对护理对象各方面的表现作出正常和异常的判断。在此过程中，应充分考虑到个人的、环境的、社会文化等方面因素对其健康状况的可能影响。如生活在高原地区的人们其血红蛋白的水平要高于平原地区的人们等。护士需要准确地掌握各种健康指标的参考标准，并能认识到不同个体健康状况的表现具有多样性与复杂性，才有可能作出较正确的判断。

（2）形成诊断假设：在明确护理对象正常与异常表现后，应将这些表现做进一步的分析与综合，分析彼此之间的区别与联系，进而形成一个或多个诊断假设。如证据不充分，则需要进一步收集资料，予以确定或排除。例如对于一位发热的病人，首先会提出"体温过高"的护理诊断，但还要分析其可能的原因，这样所提出的护理诊断才是完整的。经分析后认为其发热的原因是肺内感染，则可以初步拟定护理诊断"体温过高　与肺内感染有关"。在形成诊断假设过程中，除了要注意其现存的护理诊断，还要能够预测护理对象可能出现其他健康问题的风险，确定有无潜在的护理诊断或合作性问题，如"有压力性损伤的危险""有营养失调的危险：低于机体需要量""潜在并发症：大失血"等。除了注意生理方面的问题以外，还要注意护理对象有无心理、社会方面的问题，如"知识缺乏""健康自我管理无效""照顾者角色紧张""焦虑"等。此外，还要注意有无"……改善的趋势"方面的护理诊断，如"有健康素养改善的趋势""有家庭应对改善的趋势""有心理弹性增强的趋势"等。

在形成诊断假设的过程中需要注意：①对有关信息要综合考虑，切不可依据单一的资料或线索就草率得出结论；②即使有多个资料和线索支持，也要注意是否还需要其他的资料支持；③尽可能给出更多可能的诊断假设，以避免可能的遗漏。

3. 确立与修订护理诊断　对所形成的护理诊断假设通过反复的分析、综合、推理、推断进行评价和筛选：①所提出的护理诊断是否证据充分，是否需要进一步补充资料，以便予以确定或排除。②与护理对象健康有关的健康问题及相关因素是否已全面考虑，有无遗漏。③各护理诊断之间是否存在交叉、包含或矛盾等关系，护理诊断并非越多越好。

护理诊断正确与否，还需要在临床实践中进一步验证和评价，以便于作出必要的修订和调整。对新的发现、新的检查结果及时进行分析和判断，以明确是否需要补充新的护理诊断或修正原有的护理诊断。因此，需要对护理对象的健康状况进行动态评估，才能保持护理诊断的科学性和有效性。

4. 护理诊断的排序　临床上，一个护理对象常同时存在多个护理诊断和／或合作性问题，此时需要按重要性和紧迫性排出主次顺序。一般按照首优诊断、次优诊断、其他诊断的顺序排列，同时也应注意排序的可变性。在确定护理诊断的优先顺序时应注意以下几点：①应随着疾病的进展、病情的变化调整护理诊断的次序。②危险性护理诊断与合作性问题，虽然目前尚未发生，但并不意味着不重要，应根据其对健康危险的严重程度加以判断。③在遵循护理的基本原则的前提下，对护理对象主观感觉最为迫切的问题可以考虑优先解决。

所确立的护理诊断是否客观、准确，与资料的收集、整理和分析过程密切相关。对资料的整理、分析和判断过程是一个复杂的发现问题、分析问题和解决问题的临床思维过程，需要在实践过程中不断培养和提高。

二、护理诊断过程中常用的思维方法

护理诊断过程中，常用的思维方法有比较与类比、分析与综合、归纳与演绎、评判性思维。

1. 比较与类比　比较（comparison）是确定事物异同关系的思维过程与方法。比较可以在异类对象之间进行，可以在同类对象之间进行，也可以在同一对象的不同方面进行。比较思维是思维操作的基础。如将护理对象的资料与正常参考范围进行比较后可以推断其表现是正常或异常的。而类比（analogy）是指根据两个对象在某些属性上相同或相似，从而推出它们在其他属性上也相同或相似的思维过程和方法。类比以比较为基础，是相似物的相似性比较。通过类比，将一个对象的已知属性推演到另一个对象中去。例如我们知道水肿的病人容易出现压力性损伤，这个病人有水肿，因此，我们可以推测该病人也有压力性损伤的风险。

2. 分析与综合　分析（analysis）是将事物的整体分解为各个部分，然后分别加以研究的思维过程和方法。由于分析所着眼的是事物的局部，易导致认识的片面性。综合（synthesis）则是将事物的各个部分根据其内在的联系统一为一个整体而加以考虑的思维过程与方法。综合并非各个构成要素的简单相加，而是要抓住各要素之间的内在联系，从中把握事物整体的本质和规律。分析与综合相互依存，互为前提，并相互转化。分析—综合—再分析—再综合，如此循环往复，可使认识不断深化，从而全面、深刻地揭示事物的本质和规律。可以说，一切论断都是分析与综合的结果。在资料的收集、整理与分析过程中，首先是将相关资料分解为不同的组成部分，然后再将各个组成部分加以综合，形成对护理对象健康状况的整体看法。将整体拆分为各个部分，有助于对不同组成部分的认识和了解，但容易形成孤立片面的印象。因此，分析之后还需要将各个组成部分根据彼此之间的内在联系逐层进行综合，最终形成对护理对象健康状况的整体认识。

3. 归纳与演绎　归纳（induction）是从若干个别性事物中概括出一般性结论的思维过程和方法。演绎（deduction）是指人们以一定的反映客观规律的理论认识为依据，从该认识的已知部分推知事物的未知部分的思维方法。演绎是由一般到个别的思维过程与方法。归纳与演绎是相互联系、相互依存的整体。归纳中贯穿着演绎的成分，即归纳过程中所利用的概念、范畴等需要借助先前积累的一般性理论知识为指导；演绎依赖归纳的结果作前提，即作为演绎思维前提的一般原理或原则是来自归纳思维的概括与总结。

护士根据护理对象所具有的症状、体征及辅助检查结果提出护理诊断假设，属于从若干个别性事实得出一般性结论的过程，即归纳的思维过程，然后再根据相应护理诊断的诊断依据进一步评估和推理护理对象是否具有相应的特征表现，则属于由一般到特殊的演绎思维过程。例如一位病人有发热、咳嗽、咳痰，体格检查示体温 39.2℃，右下肺可闻及湿啰音，血常规检查示白细胞升高，以中性粒细胞升高为主，根据这些信息，我们会考虑病人存在肺内感染，这就是一个归纳的思维过程。其实这中间也暗含着比较与类比、分析与综合的思维过程。由此可见，不同的思维方法不是孤立的、非此即彼的关系。

4. 评判性思维　评判性思维（critical thinking）是一种基于充分的理性和客观事实而进行理论评估与客观评价的能力与意愿，它不为感性和无事实根据的传闻所左右，是以存疑的态度，通过比较、鉴别、判断等对相信什么或做什么作出合理决定的思维能力。评判性思维强调的是以充分的证据，合理地运用不同的思维方法对所获得的信息或知识的真实性和正确性作出判断，是护士需要具备的重要临床思维能力之一。要提高和培养自身的评判性思维能力，首先，要培养敢于怀疑和积极寻求证据的态度；其次，要能够正确运用各种科学思维方法，养成良好的思维品质；还要主动在生活及工作实践中加以运用，逐渐养成评判性思维习惯和提高评判性思维能力。

全面、系统、准确和真实的健康评估资料是确定护理诊断的前提和基础；灵活准确地运用不同的临床思维方法对资料进行分析综合是确定护理诊断的有效保证。护士需要认真学习、反复实践，不断提高健康评估能力和诊断思维能力，才能真正使护理工作做到系统化、整体化，并最终为护理对象提供优质护理。

第三节　护理病历的书写

护理病历（nursing case records）是有关护理对象的健康状况、所采取的护理措施及其效果等护理全过程的记录，包括文字、符号和图表等资料。我国目前护理病历的书写主要限于住院病人，根据所记录的内容不同，可分为入院护理评估单（表）、护理计划单、护理记录单和健康教育计划单等。其他情景下的护理病历书写的格式和内容会有所不同，但基本的原则是一致的。依据我国卫生部（现国家卫计委）2010年颁布的《病历书写基本规范》要求，其中的护理记录具有法律效力，属于医疗机构应病人要求可以复印或者复制的病历资料，对所记录的内容及格式等有较为详细的要求。对于入院护理评估单（表）、护理计划单和健康教育计划单等护理病历的其他部分未做统一要求，由各地区、各医疗机构根据实际情况自行决定。

随着信息技术和网络技术的发展，电子病历（electronic medical record，EMR）在临床上得到了日益广泛的使用。电子病历具有准确性和完整性高、信息量大、易于保存与提取、传输速度快等优势，为临床管理、教学、科研等提供了便捷的数据源，极大地提高了医院的工作效率和医疗质量，已经成为医院信息系统的核心，是信息技术发展以及数智时代的必然趋势。电子病历有其独特的优势，但在数据安全、隐私保护等方面也存在着值得关注的问题。电子病历在书写的基本原则、内容与要求等方面与纸质病历是相辅相成的，是纸质病历的延伸和拓展。本节将以纸质病历为蓝本，主要介绍住院病人的护理病历，因此，在描述时直接用"病人"代表护理对象。

一、护理病历书写的目的与意义

护理病历书写不仅是临床护理工作的重要内容，也是培养护士临床思维能力和提高业务水平的重要途径。其重要意义与目的在于：①有助于对护理对象的健康状况进行动态地观察、比较；②是护理工作过程和质量的反映；③是护理教学、科研的宝贵资料来源；④是医疗纠纷的重要参考资料。

二、护理病历书写的基本原则与要求

正是由于护理病历书写具有不可替代的重要意义和作用，因此，在书写过程中，必须遵循以下基本原则和要求：

1. 基本原则　首先，应符合相关的法律法规及医疗护理规范和行业标准。其次，应简洁实用，既可以为护理临床、教学、科研、管理等提供全面客观的资料，又有助于保障护患双方合法权益。要融科学性、规范性、技术性、实用性和可操作性为一体，体现护理专业特点和学科发展水平。

2. 基本要求

（1）内容应真实客观：切不可以主观臆断代替真实而客观的评估。

（2）描述准确、精练：要使用规范的医学词汇、术语及缩写，内容要力求准确、精练、重点突出、条理清晰。

（3）记录及时、规范：应按规范的格式、内容和要求及时记录，项目填写完整。

（4）字迹清晰、工整：书写过程中出现错字或别字时，用双横线画在错、别字上，保持原记录清晰、可辨，在画线的错字上方更正并注明修改时间和签全名。不得采用刮、粘、涂等方法掩盖或去除原来的字迹。

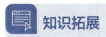 **知识拓展**

平行病历

　　平行病历（parallel medical records），也称为叙事病历（narrative medical records），是叙事医学发起者用于叙事写作训练的一种工具。叙事医学倡导医护人员应关注病人的故事及其背后的意义，通过倾听和理解病人的生活经历，才能提高医患沟通的质量，作出更加个性化的诊疗与护理方案，更好地为病人服务，是人文关怀在医疗实践中的具体体现。与标准化病历注重积累病人的临床症状、体征、相关检查结果、病情变化、诊疗与护理过程等不同，平行病历记录的是病人的患病体验、人生故事，以及医务人员的关注、倾听与反思，是从非技术层面、以一般性语言书写的人文记录。

三、护理病历的书写格式与内容

　　护理病历的书写格式可分为以下3种类型：①开放式：根据记录内容的要求采用描述性语言进行记录，自由度较大，对记录者的书写能力要求较高，有利于临床思维能力的培养。②表格式：将所要记录的内容以表格形式事先印制好，记录时只需在适合的备选项目上标记即可。可保证记录内容的全面、系统，不容易遗漏，又有利于资料的信息化管理。③混合式：采用表格式的同时留出一定的空间用以补充描述表格中未包含的有意义的信息。该形式既可保证资料记录的一致性，又可提供有价值的信息。为切实减轻临床护士书写护理文书的负担，使护士有更多时间和精力为病人提供直接护理服务，密切护患关系，提高护理质量，各医疗机构大都采用表格式为主、填写式为辅的混合式书写，但尚未形成统一的护理病历格式。

（一）入院护理评估单（表）

　　入院护理评估单（表）作为护理病历的首页，是对新入院病人首次进行的全面系统的健康评估记录，应在病人入院后24小时内完成。其内容包括病人的一般资料、健康史、体格检查、辅助检查及主要护理诊断等。在临床上，入院护理评估单多采用表格式为主的混合式形式。在教学中，则主要采取开放式书写形式，以培养和提升其独立撰写护理病历及临床思维能力。

　　1. 主要内容与组织构架　入院护理评估单的主要内容包括：一般资料、健康史、体格检查、辅助检查、风险评估、主要护理诊断等。这种组织形式主要采取的是之前所讲过的生理–心理–社会模式，而其中的心理社会评估主要体现在健康史部分，体格检查、辅助检查以及各种风险评估等则侧重于生理状况的评估。当然，其中有些指标也可反映病人的心理情绪变化等，如激素水平的变化等。这种资料的组织形式也有其局限性，有待于进一步完善。如日常生活状况中的大部分内容反映的是病人的行为习惯，应属于心理评估的范畴。对于所患疾病所采取的应对策略等也属于心理评估的范畴，但却分布于现病史与既往史中。由此可见，其内容的分类还是存在一定的缺陷的。但这也正说明人的生理、心理与社会属性是彼此密切相关的。当然，也可以借用 Gordon 的功能性健康型态进行资料的组织，但其中又带来了主观资料与客观资料相互嵌入融合的问题。希望大家在临床实践过程中，能够不断去思考和探索，不断完善入院护理评估单的组织构架和呈现形式，使其可以更好地服务于护理实践，体现护理专业的特点。

　　2. 撰写中常见的问题与注意事项

　　（1）主诉与现病史：这是大家在询问及书写中最容易出现问题的部分。在本章第一节中已经对主诉的提炼、主诉与现病史的关系、现病史的内容界定等进行了一定的分析和讨论。这里主要说明现病史撰写时需要注意的问题：①一定要交代清楚起病的情况，包括起病的时间、有无诱因和病因等。如果没有，应注明"无明显诱因"等。②明确主要症状的特点：例如发热者，一定要交代具体的体温以及其变化特点，若未测体温，则应注明"未测"。若有咳嗽，应描述咳嗽的严

笔记栏

重程度，有无咳痰，痰液的量及性状等。③有无伴随症状：在询问时应注意询问主要症状之外有无其他伴随症状，尤其是对鉴别其病情严重程度以及病因具有重要意义的可能伴随症状应重点询问。若无，也应予以描述具体无哪些伴随症状，而不是简单地描述为"无其他不适"。这说明你在当时询问时曾重点关注过这些相关的伴随症状，也反映了你的思路。此时，特别注意不要毫无用意和指向地写上很多未出现的症状。例如对于一位呕血的病人，应该重点询问有无头晕、心悸、反酸、嗳气、腹部不适等可能的伴随症状，而有无咳嗽、咳痰、胸闷、气短等则无明显的联系；但对于无法明确病人是咯血还是呕血，询问有无咳嗽、咳痰等则是必要的。④病情的演变、诊疗与处理经过的描述：在描述清楚病人起病时的主要病情表现后，应交代病人是如何考虑和处理的、效果如何，后来出现了哪些变化，包括原有症状的严重程度、波及范围等方面的变化，有无新出现的症状等。如"此后体温波动于……之间"，"此后疼痛程度逐渐加重，2小时前突然出现全腹剧烈疼痛"，"此后上述症状反复出现"。⑤描述要简洁明了，避免不必要的重复：可以用"未予重视""未在意""无明显效果""无发热、咳嗽、咳痰等"描述各种阴性的情形。对于相同的症状，可以用"上述症状"来代替具体的症状。病人所提及的未经确认的病名、药物名称等应用引号加以标注。

（2）日常生活状况：各部分先描述病人平时的习惯及表现，然后再说明患病后所出现的变化及可能的原因。如"因为频繁咳嗽，夜间睡眠受到影响，间断睡眠不足5小时""因活动后出现心慌气短，以卧床休息为主""患病后无明显变化"等。若病人患病后变化已经体现在现病史中，则可以表述为"患病后变化详见现病史"。可以将自理能力评估、跌倒/坠床风险评估结果写在"自理能力与日常活动"部分，也可以与其他风险评估结果一起写在体格检查或辅助检查的后面。

这里切记勿将病人住院后的变化写在入院评估单中。因为这是入院评估的记录，其截止时间是入院时。入院后的情况应体现在后面的护理记录中。

（3）既往史：若病人既往身体健康，无既往病史，可以描述为"既往体健，否认……病史"。其中所否认的疾病应是根据病人的具体情况而有所侧重的，不必一一列出。实际上，"既往体健"已经表明无既往病史，但为了避免因病人理解有误而出现的可能偏差，常需要再进一步询问有无某些疾病，如对于老年人要特别询问有无高血压、冠心病、糖尿病等老年人的常见疾病。有时可能是因为护理对象未进行常规体检，或症状不明显等未发现自己患有相关的疾病，也不排除护理对象有意隐瞒等特殊情况。正因如此，在描述时用"否认"比"无"更为准确。若有相关的病史，则应询问其具体的表现、治疗措施及转归等。如有时并无明显的症状而是体检发现，可描述为"5年前体检发现血糖升高……"对于慢性疾病，需要长期用药治疗和/或监测等，应说明病人是否能够遵照执行。从中可以发现护理对象是否存在健康维护行为无效或健康自我管理无效等护理诊断/护理问题。

（4）个人史：对于成年人、老年人及儿童来讲，其个人史的侧重点会有所不同，应根据不同人群的特点对重点内容进行描述。对于已婚者婚育状况的描述中，应说明其爱人的健康状况、生育子女的情况以及子女的健康状况。

（5）家族史：其中常会用到"健在"一词，一定要注意该词的明确含义，是没有疾病的生存状态。家族史除了描述父母的健康状况以外，还涉及兄弟姐妹的健康状况，因此，应先交代有几个兄弟姐妹，然后再描述其中有无患有家族遗传性疾病者。对于护理对象目前所患疾病尚未明确医疗诊断或有家族遗传倾向者，应注意描述家族成员中有无同类疾病病史者。由于子女的健康状况在个人史中描述，这里就不必再重复描述了。

（6）心理社会状况：正如在本章第一节中所述，心理社会状况评估包括的内容相对较多，结合目前临床的实际情况进行了删减，主要保留了情绪状态、对所患疾病的认识、应激与应对能力、家庭关系、社交状况、工作与生活环境、经济状况等。当然大家在临床实际工作中，可以根据病人的实际情况有所增补。如老年人或神经系统疾病的病人，往往需要注意其认知功能的评估等。在对情绪状况的描述中，除了可以描述护理对象的行为表现，也可以引用能表现其情绪状态的言语，如"真担心是不好的病""家里的孩子谁管啊"等。对于有焦虑、抑郁可能的病人，若进行了心理测评量表的评估，可以直接写明评估的结果。

（7）体格检查：由于是入院评估，应进行全身系统的检查，在书写时应按全身系统评估报告的书写形式进行逐项书写，具体书写格式与范例可参照《健康评估》（5版）。为了突出专科检查结果，可以单列一项"专科检查/情况"。此外，若护理对象有下列情况者，如吸氧、气管插管、气管切开、鼻饲、留置导尿、造瘘、引流、牵引等，也应在此部分给予描述。

（8）辅助检查：包括对医疗和护理诊断有支持意义的实验室、心电图和影像学检查等结果，应注明检查的时间。若相关的检查项目较多，可以按照检查的时间顺序进行陈述。

（9）风险评估等：随着临床护理的不断完善，对护理对象的各种风险评估越来越受到重视，并得到广泛的使用，如"住院病人跌倒/坠床危险因素评估""压力性损伤危险因素评估""导管滑脱危险因素评估""深静脉血栓形成风险评估""住院病人获得性肺炎风险因素评估"等。前两个风险评估结果可以放在日常生活状况的相应内容中，若有其他不适于合并在其他内容的风险评估结果可增设此部分内容，并注明相关风险评估工具的名称及评估结果。

（10）主要护理诊断：包括根据上述评估资料所确定的护理诊断及合作性问题。应注意护理诊断的名称应准确，表述应规范，并按首优、中优及次优的优先顺序进行排列。值得强调的是，这里所确定的护理诊断/护理问题都应该是在上述评估资料中找到诊断依据的，切不可主观臆断地提出没有诊断依据的护理诊断/护理问题。

（11）签名：书写入院评估单的护士应在主要护理诊断的右下角签全名，以示负责。

（二）护理计划单

护理计划（nursing plan）是针对护理对象所存在的护理诊断/护理问题而制订的护理目标与护理措施实施方案，是临床上进行护理活动、实施护理措施的依据。护理计划单则是护士为护理对象所制订的全部护理计划的书面记录。通过护理计划单可了解护理对象在整个住院期间存在的护理诊断/护理问题、实施的护理措施及护理效果，提示已解决的护理诊断/护理问题、出院时仍存在护理诊断/护理问题、需在出院后进一步采取的措施。主要内容包括护理诊断/护理问题确定的时间、诊断名称、诊断依据、护理措施及措施依据、（计划制订者）签名、停止时间、效果评价、（评价者）签名等。

护理对象在入院时就开始进行护理诊断的确立以及计划的制订，随着时间的推移、诊疗与护理的开展等，护理对象的护理诊断/护理问题会发生变化，原有的问题可能已经解决或需要修订，新的护理诊断/护理问题出现等，都会体现在护理计划单中。自2010年国家卫生部和各省卫生厅关于简化护理文书的政策出台后，各地区、各医疗机构不再规定护士必须书写护理计划单，护理计划单在各医院应用的范围正逐渐减小。但从提高临床护理工作质量与工作水平的角度来讲，这是必不可少的部分。尤其是随着电子化病历的普及，可以借鉴以往标准护理计划的形式，并纳入临床护理路径中，使护理计划单更加科学有效，使用更加便捷高效。

（三）护理记录

护理记录（nursing notes）是病人在住院期间健康状况的变化、所实施的护理措施及效果等的全面记录。一般可分为首次护理记录、日常护理记录以及出院护理记录。每次记录前应注明记录的时间，记录后应在右下角签全名。

1. 首次护理记录　即病人入院后的第一次护理记录，相当于入院护理评估单（表）及护理计划单的简化形式。由责任护士或值班护士在本班次内完成。内容包括：①一般资料，包括病人的姓名、年龄、性别、主诉、医疗诊断、入院时间等；②简要的现病史、有意义的其他健康史内容、主要的体征及重要的辅助检查结果；③拟实施的治疗方案；④所确立的主要护理诊断及拟实施的主要护理措施等。

笔记栏

2. 日常护理记录 是病人住院后病情的变化、所给予的主要诊疗与护理措施、效果等的记录。一般要求新入院病人当天要有记录；病情稳定的一级护理病人每周至少记录 2~3 次，二级、三级护理病人至少每周记录 1~2 次，若病情有变化随时记录；手术病人的术前、手术当日及术后第 1 天要有记录；遇有特殊检查、特殊治疗等应及时记录。记录内容包括：①病人的病情变化，包括症状、体征及辅助检查结果等，对于手术病人应注意记录麻醉方式、手术名称和留置导管情况等；②所实施的护理措施及效果评价；③特殊检查与治疗情况；④需注意的问题等。

3. 出院护理记录 对于即将出院的病人应做好出院护理记录。内容包括：①病人住院期间的简要病情介绍；②所采取的主要护理措施；③病人当前健康状况及健康问题；④出院后在服药、饮食与营养、休息与活动、功能锻炼和复查等方面的指导。该部分内容属于健康教育的部分，也可以"出院教育 / 指导"形式单独出现，而在记录中表述为"已做好出院指导"。

按照 2010 年国家卫生部下发的《病历书写基本规范》的要求，对于病情危重的病人，即生命体征不稳定，随时可能发生生命危险，医嘱告知"病危"或"病重"的病人，要有病重（危）病人护理记录。为了便于更清楚地了解病人的病情变化，其生命体征、出入量的重要信息以表格的形式呈现，所采取的措施及效果等可进行文字补充描述。

（四）健康教育计划

健康教育（health education）是通过有计划、有组织、有系统的社会和健康教育活动，促使人们自愿地改变不良的健康行为，消除或减轻影响健康的危险因素，预防疾病，促进健康和提高生活质量。对于住院病人，在住院的不同时期有不同的健康教育需求，可分为：①入院教育：主要包括科室环境和设施介绍，住院期间安全教育，责任医师和护士介绍，标本留取方法等。②住院期间教育：主要包括疾病指导、药物指导、检查（操作）指导、术前指导、术后康复指导等。③出院教育：包括营养和饮食指导、药物指导、功能锻炼方法指导、预防疾病复发和复诊的指导等。

为简化程序、便于操作、保证健康教育效果，临床上一般根据疾病特点，将病人及其亲属需要了解和掌握的有关知识和技能编制成标准健康教育计划。护士可参照标准健康教育计划为病人及其家属提供健康教育。此外，可依据病人的不同特点补充个性化的健康教育内容。

本章对健康评估的内容与方法、护理诊断的步骤与思维方法以及护理病历的书写等内容进行了复习和总结，请根据自身的学习经历和临床经验进行消化、理解、反思和提升，以便于对后面各章有关不同系统及特殊人群常见疾病的健康评估学习做好铺垫。只有这样，才能在后面的学习中触类旁通、不断内化和提升自己的健康评估能力，实现熟练地运用各种评估技巧为不同病人进行全面、系统、深入的健康评估，准确确定护理诊断 / 护理问题，以及高质量完成护理病历书写的目的。

（孙玉梅）

●●●● 思考题 ●●●●

1. 通过学习你对健康评估的内涵、范畴及方法等有哪些新的理解？

2. 为实现对病人深入系统而又重点突出的健康评估，你认为自己在哪些方面还需要进一步加强学习和实践？

3. 你作为内分泌病房的专科护士将接诊一位新入院的病人，病人的基本信息如下：胡女士，68 岁，身高 155cm，体重 65kg，5 年前体检发现血糖高，后经查诊断为 2 型糖尿病，曾先后住院治疗 2 次，本次因血糖控制不佳再次就诊后收治入院。

问题：
你认为对于该病人其健康评估的重点是什么？为什么？

笔记栏

呼吸系统疾病病人的评估

呼吸系统（respiratory system）由呼吸道和肺组成，其主要功能是进行气体交换，吸入氧气排出二氧化碳，为身体各个器官和组织提供必需的氧气，排出代谢废物，保证身体的正常运转。同时呼吸系统还有发音、嗅觉、神经内分泌、协助静脉血回流入心和参与体内某些物质代谢等功能。一旦呼吸系统出现问题，会严重影响身体健康，甚至危及生命。

呼吸系统疾病主要包括气管、支气管、肺和胸膜的疾病。由于环境的变化，尤其是空气污染的加重，以及吸烟等不良生活习惯、社会人口老龄化等诸多因素逐渐改变着呼吸系统疾病的流行病学和疾病谱。2021 年我国死因监测数据显示，因呼吸系统疾病死亡人数约占总死亡人数的8.67%，位于死亡顺位第 4 位。呼吸系统疾病发病率高，许多疾病呈慢性病程，使病人的肺功能逐渐损害，最终致残甚至危及生命。呼吸系统疾病中以支气管和肺部疾病较为常见，在临床实践中，以肺炎、慢性阻塞性肺疾病、哮喘、肺心病、肺癌最为常见。

呼吸系统常用诊疗技术主要包括支气管镜检查、机械通气、体外膜肺氧合等。支气管镜（bronchoscope）检查是呼吸系统疾病诊断和治疗的重要手段，它是利用光学纤维内镜或电子内镜从口腔、鼻腔、气管导管或气管切开套管进入气管及支气管管腔，在直视下进行检查及治疗的手段。通过支气管镜可对气管及支气管病变进行活检或刷检，钳取异物，吸引或清除阻塞物，支气管及肺泡灌洗行细胞学或液性成分检查，气管内注入药物，切除气管腔内的良性肿瘤等。机械通气（mechanical ventilation，MV）是在病人自主通气和 / 或氧合功能出现障碍时，运用机械装置（主要是呼吸机）使病人恢复有效通气并改善氧合的方法。通过机械通气可以改善病人的通气、换气功能及减少呼吸功耗。根据是否建立人工气道分为有创机械通气和无创机械通气。有创机械通气指通过人工气道（经鼻或口气管插管、气管切开等）进行机械通气的方式。无创机械通气是指无须建立人工气道的机械通气方式，包括气道内正压通气和胸外负压通气等。体外膜肺氧合（extracorporeal membrane oxygenation，ECMO），其核心部分是膜肺（人工肺）和血泵（人工心脏），临床上主要用于心脏功能不全和 / 或呼吸功能不全的支持，是治疗难以控制的严重心力衰竭和呼吸衰竭的关键技术。

呼吸系统疾病的常见症状有发热、咳嗽、咳痰、呼吸困难等，在健康史采集时，应注意询问其主要症状及伴随症状的特点及变化，所采取措施的效果；有无呼吸系统疾病的危险因素或诱发因素，如着凉、劳累、吸烟、空气污染等；既往有无类似的病史或相关病史；家族成员中有无类似病史者；对于慢性呼吸系统疾病的病人应注意了解其对疾病的认识和态度，尤其是疾病的自我管理行为，有无依从性差或健康管理无效等。在体格检查方面，需要观察生命体征、皮肤黏膜有无发绀等情况；胸肺部需要仔细而全面的体格检查。实验室检查及辅助检查方面，重点关注血常规检查、动脉血气分析、血电解质、肝肾功能；胸部 X 线和 CT 检查等。

本章分别选取慢性阻塞性肺疾病（chronic obstructive pulmonary disease，COPD）、肺结核（pulmonary tuberculosis）、支气管肺癌（bronchogenic carcinoma）、机械通气（mechanical ventilation）4 种不同临床情景的案例进行分析。

案例 1 以一位典型的 COPD 病人的健康史采集入手，通过情景逐步导入，完善病史、体格检查和辅助检查内容，促进学生在掌握 COPD 疾病相关知识的基础上丰富健康评估的内容与方法，并通过病情进展过渡至 COPD 急性发作期的诊断与评估，展示 COPD 稳定期和急性发作期的特点

笔记栏

和进程，帮助学生建立临床思维，强调分析病人所存在的护理问题的评判性思维能力提升。

案例 2 以一位肺结核病人为例，通过对病人症状、体征的观察与处理、抗结核药物副作用的观察以及出院评估等的全程、递进式分析和讨论，帮助学生掌握肺结核的评估要点，理解临床新进展，同时深刻体会到疾病相关知识对健康评估的重要意义。

案例 3 以一位肺癌病人的入院评估为切入点，分析其健康史采集、体格检查和辅助检查的重点，在收集资料的基础上，通过诊断性思维提出病人存在的护理问题，并按照时间和治疗进程，展示病人入院、术前、术后等几个重要时间点的评估情况，同时还包括胸腔闭式引流和化疗等治疗前后的评估要点，以帮助学生建立动态和整体评估理念，提高诊断性思维能力。

案例 4 展示了一位急性呼吸窘迫综合征病人入院后随着病情动态变化分别应用无创和有创机械通气支持的情景，重点介绍不同机械通气的适应范围、观察评估要点和相关并发症，以帮助学生全面掌握机械通气病人的健康评估与护理。

以上每个案例均以具体的临床实践过程为主线，由浅入深地展示健康评估的技巧和方法、评估重点以及资料的分析过程等，帮助您深入理解呼吸系统疾病病人的共性特点以及个性差异，能够根据病人的实际情况全面系统而又重点突出地进行健康评估，深刻体会其中所蕴含的专业价值、所需要的职业精神，并乐于成为临床护理队伍中的一员，奉献您的智慧。

第一节　慢性阻塞性肺疾病病人的评估

案例资料 2-1A

病人王先生，69 岁，退休工人。因"慢性咳嗽、咳痰 20 余年，喘息 3 年，加重伴呼吸困难半个月"，以"慢性阻塞性肺疾病"收治入院。

病人于 20 年前着凉后出现咳嗽、咳痰，经抗感染治疗后好转。此后每于季节变换、上呼吸道感染等情况致上述症状加重。3 年前出现喘息，活动后加重，于当地医院诊断为"慢性阻塞性肺疾病"，经抗感染、平喘、舒张气道等治疗后好转，未规律吸入药物治疗。半个月前自觉感染后出现阵发性咳嗽，咳黄色黏痰，喘息加重，活动后即感呼吸困难，影响日常生活。

请思考：

1. 上述现病史资料描述是否完善？尚需补充哪些资料？

问题解析：

1. 该病人的现病史还需要完善　慢性阻塞性肺疾病起病隐匿，呈缓慢渐进性进展，急性加重愈渐频繁的病程，其主要症状为咳嗽、咳痰、喘息和呼吸困难。因此，评估时需要注意 COPD 本次发作时起病急缓、可能诱因、病情严重程度等。

（1）主要症状及其特点：COPD 病人的主要症状是慢性咳嗽、咳痰和呼吸困难。早期可无明显症状，随病情进展日益显著；咳嗽、咳痰症状通常在疾病早期出现，后期则以呼吸困难为主要表现。因此，在病史采集过程中需要详细了解咳嗽、咳痰和呼吸困难情况。①慢性咳嗽：多为 COPD 的首发症状。咳嗽症状进展缓慢，迁延多年，以晨起和夜间阵咳较为显著。随着病情发展，白天和夜间均可有明显咳嗽，秋冬寒冷季节和受凉后症状加重。咳嗽常随体位改变而发生变化。②咳痰：多为咳嗽伴随症状。痰液多为白色黏液或浆液泡沫性，常于晨起时剧烈阵咳，咳出较多黏液或浆液样痰后症状缓解；急性发作伴细菌感染时，痰量增多，转为黏液脓性痰或黄绿色痰液，不易咳出。因此，需要仔细核实痰液的性质、颜色、气味、量及随体位变化情况。③气短或呼吸困难：早期仅于劳累时出现，而后逐渐加重，甚至发生于日常活动和休息时；活动后呼吸困难是

COPD 的"标志性症状"。④胸闷和喘息：部分病人有明显的胸闷和喘息，但并非 COPD 特异性症状，常见于重症或急性加重病人。因此，需要评估是否出现胸闷、喘息、呼吸困难，如出现呼吸困难，需进一步了解呼吸困难对日常生活及活动能力的影响，进而评价呼吸困难的严重程度。

（2）伴随症状：COPD 在急性加重期时可有痰中带血。如有咯血需排除癌症的可能性。严重者可出现体重下降。还应注意询问有无发热、恶心、呕吐、下肢水肿、胸痛、头晕等情况。

（3）诊疗经过与病情演变：COPD 多缓慢起病，具有病程较长、反复急性发作的特点。因此，在详细了解首次起病的情况后，应注意询问病情进展情况以及诊疗经过，包括发作的频率、每次发作的可能诱因、病情的严重程度、有无新的情况出现、每次就医及诊疗情况等。COPD 治疗多以药物治疗、氧疗、营养支持为主，因而需要了解支气管扩张药使用情况、氧疗情况和营养支持情况等。同时还应注意收集病人的遵医行为，是否能够遵医嘱用药，如有不遵医行为，应询问其原因。

现病史仅介绍病人于 20 年前首次发病，此后每年反复发作，早期以咳嗽咳痰为主，3 年前出现喘息。本次发病诱因为感染，出现呼吸困难。针对现有资料，需进一步核实咳嗽的性质、时间与规律、音色；痰液的性状、颜色、气味、痰量；呼吸困难的严重程度，对日常活动能力的影响；是否出现发热、咯血等伴随症状。此外，20 年病程的病情进展和相关诊疗情况不详，需进一步完善。

案例资料 2-1B

健康史补充和完善如下：

病人，男，69 岁，退休工人。

主诉： 慢性咳嗽、咳痰 20 余年，喘息 3 年，加重伴呼吸困难半个月。

现病史： 病人于 20 年前着凉后出现咳嗽、咳痰，为阵发性咳嗽，咳白色泡沫样痰，经抗感染治疗后好转。此后，每于季节变换、上呼吸道感染时反复出现咳嗽、咳痰，且症状逐渐加重，每年发病超过 3 个月。咳嗽和咳痰最初以清晨和夜间明显，逐渐发展为白天和夜间均明显，发作时自服抗感染、止咳、化痰药物，好转后停药。3 年前出现喘息，有呼气性哮鸣音，活动后加重，当地医院诊断为"慢性阻塞性肺疾病"，经抗感染、平喘、舒张气道等治疗后好转，出院后未规律吸入药物治疗。半个月前自觉感染后出现阵发性咳嗽，痰量较多，为黄色黏痰，不易咳出，喘息加重，平地行走约 100m 后出现气短，伴呼吸困难，夜间有憋醒，不能平卧，有恶心和腹胀，无呕吐，无发热和咯血，无胸痛和晕厥。

请思考：

2. 在下一步的健康史采集中，还需重点关注哪些信息？

3. 该病人目前可能存在的护理诊断 / 护理问题有哪些？

4. 为进一步明确护理诊断，该病人体格检查的重点是什么？

问题解析：

2. 下一步资料收集重点

（1）日常生活状况：①饮食与营养型态：COPD 病人在发作时会出现厌食和食欲减退，由于食欲减退以及消耗增加可导致营养不良，抵抗力下降，而营养不良、抵抗力下降又会增加其感染的危险而加重病情。因此，应注意询问病人进食情况以及有无体重下降。②休息与睡眠型态：COPD 病人因夜间咳嗽咳痰、呼吸困难会影响其休息与睡眠状态。③排泄型态：适当增加饮水有利于痰液的排出，因此，应注意评估其饮水及尿量等情况。④日常活动及自理能力：COPD 病人因疲劳、呼吸困难、氧供与氧耗失衡导致活动耐力下降，应注意评估其日常活动能力及自理能力。⑤个人嗜好：吸烟是 COPD 最主要的危险因素。几乎所有吸烟者均有肺功能迅速下降，15%～20% 吸烟者发展为 COPD，而 80% COPD 病人有吸烟史。因此，应注意询问病人的吸烟史，包括吸烟量和吸烟时间。另外，因长期饮酒可使病人机体抵抗力下降，需关注其饮酒量和时间。

（2）既往史：包括哮喘史、过敏史、结核病史，儿童时期呼吸道感染及呼吸道传染病史如麻疹、百日咳等。呼吸道感染是 COPD 发病和加剧的重要因素。儿童时期反复下呼吸道感染与成年后肺功能降低及呼吸系统症状有关。因此，应注意了解其既往史，尤其是儿童时期有无下呼吸道感染的病史。COPD 后期因出现低氧血症和 / 或高碳酸血症，可合并慢性肺源性心脏病和右心衰竭，因此，需要评估病人的慢性呼吸衰竭和肺源性心脏病史。

（3）个人史与家族史：引起 COPD 的危险因素除个体易感因素外，还包括环境因素，如烟草、燃料烟雾、空气污染、职业性粉尘等环境因素暴露也与 COPD 的发病密切相关。另外，COPD 有家族聚集倾向和遗传易感性。研究显示先天性 α- 抗胰蛋白酶缺乏是 COPD 的致病因素之一，国际 COPD 遗传学联盟最新研究发现 82 个与 COPD 有关的基因位点，不同的基因与 COPD 的不同病理和临床特征关联，从遗传基因学角度支持 COPD 存在异质性。因此，应注意了解病人家族成员中有无 COPD 病史者。

（4）心理社会方面：病人由于长期患病，导致自理生活能力下降和社会活动减少，以及可因经济收入降低易产生抑郁和焦虑等不良情绪。

3. 目前可能的护理诊断 / 护理问题

（1）气体交换受损　与气道阻塞、通气不足、通气 / 灌注失调有关。病人因反复气道炎症，气道黏膜充血、水肿、分泌物增多，导致肺泡弹性下降及气道阻力增加，肺泡内残气量增加。由于各部分的气道阻力以及肺泡弹性存在差异，出现通气 / 灌注比例失调。因低氧血症可引起肺血管收缩及血管壁重建等可引起肺动脉高压，进而引起肺心病，也可加重气体交换功能的障碍。因此，病人可表现出明显的呼吸困难，若出现夜间不能平卧，偶有憋醒的表现，应注意左心功能不全的可能。若存在左心功能不全而导致肺循环淤血，可增加气体弥散的距离而进一步加重气体交换受损。需进一步完善相关检查。

（2）清理呼吸道无效　与痰液黏稠、咳嗽无力有关。病人咳大量黄色黏痰，且不易咳出。此外，由于病人长期咳嗽、喘息会消耗大量机体能量，引起呼吸肌疲劳，从而引起机体衰弱、无力而不能咳出痰液，使痰液阻塞在气道内，清理无效。该病人自诉本次发病以来痰量较多，为黄色黏痰，不易咳出，后续体格检查应关注有关呼吸音的变化。

（3）活动无耐力　与气道阻塞等所致的氧供与氧耗失衡有关。气道阻塞、痰液不易咳出、呼吸肌疲劳等导致氧供不足，而呼吸频率加深、加快等可导致氧耗增加，因而病人出现疲乏无力。该病人主诉平地行走约 100m 后出现气短，在后续的评估中，还应注意评估其日常活动能力情况，以便对其活动耐力作出更准确的评判。

此外，尚需进一步完善资料，判断病人是否存在"营养失调：低于机体需要量"的问题。有无因夜间呼吸困难，不能平卧，存在"睡眠型态紊乱"的问题，以及因 COPD 反复发作，且症状进行性加重而出现"焦虑"等心理问题。

4. 体格检查重点内容

（1）全身状态：①生命体征：注意呼吸频率、幅度等变化。病人咳大量黄色黏痰，应注意其肺内感染的可能，因此，应注意体温有无变化。②皮肤和黏膜：COPD 合并低氧血症时可见皮肤和黏膜发绀。③水肿：COPD 合并肺心病时可见下肢水肿。

（2）胸廓和肺脏检查：该部分为体格检查重点。COPD 病人的早期体征可不明显，随着疾病进展，可见以下体征：①视诊：胸廓外形呈桶状胸，胸廓前后径增大，腹上角增宽；呼吸变浅、呼吸频率增快、呼气时相延长、辅助呼吸肌参与呼吸运动，部分病人在呼吸困难加重时采用缩唇呼吸方式和 / 或前倾体位，重症病人可见胸腹矛盾运动。②触诊：触诊时可有双侧胸廓扩张度受限，触觉语颤减弱或消失。③叩诊：叩诊可呈过清音，肺下界下移，均为肺过度通气所致。④听诊：双肺呼吸音减弱，呼气相延长，可闻及干啰音和 / 或湿啰音。

（3）心脏检查：注意心音的强度，有无 P_2 增强等。

（4）其他：低氧血症伴二氧化碳潴留时可见球结膜水肿；合并肺心病伴右心衰竭时除下肢水

肿外，还可见腹水和肝脾大、压痛等；合并肺性脑病时可有神经系统病理体征；因电解质紊乱及酸碱平衡失调可导致神经反射异常、肌力减弱、肌张力异常等。

 案例资料 2-1C

完善病人健康史资料及体格检查结果如下：

日常生活状况：

饮食与营养型态：病人平时 3 餐/日，喜吃肉食，少水果蔬菜，主食 2~3 两/餐，饮水 2 000ml/d 左右，以浓茶水为主。此次发病以来，食欲差，每餐进食量 1 两左右，以稀饭为主，饮水量 1 500ml/d 左右。近两周体重下降约 3kg。

休息与睡眠型态：近 3 年来睡眠质量有明显下降，多梦易醒，每晚可连续睡眠 5~6 小时，晨起后精神欠佳。此次发病后，因夜间咳嗽频繁，有时会憋醒，夜间睡眠 2~3 小时，白天总是处于半睡半醒状态。

排泄型态：平日二便比较规律，小便 5~6 次/日，大便 1 次/日。此次发病后，小便量有所减少，颜色加深，大便无明显变化。

日常活动及自理能力：平时完全自理，可协助完成日常家务劳动，易感乏力，不喜运动。此次发病后，咳嗽喘憋明显，平地行走约 100m 后出现气短，卧床休息为主，但吃饭、穿衣活动等可自理。

嗜好：吸烟 20 余年，20 支/日，现已戒烟 5 年。常于棋牌社吸二手烟。饮酒 10 余年，每日饮白酒半斤。

既往史：糖尿病病史 10 年，应用诺和灵 30R 降糖治疗中，血糖控制情况不详。高血压病史 10 余年，最高 170/110mmHg，未系统降压治疗。否认手术及输血史，儿童时期的患病史及预防接种史不详。

个人史：生于原籍并久居当地，无疫区及传染病接触史。无职业粉尘暴露史。适龄婚育，配偶体健，育有一儿一女，体健。

家族史：父母早亡，死因不详。兄弟姐妹均体健。否认其他家族性遗传疾病史。

心理社会状况：情绪不稳定，时而言语积极，时而表情淡漠，不喜言语，时而烦躁不安。知道该病是因受凉而起，但因反复发作，症状进行性加重，总说"治了也没用，好不到哪里去"。平时遇事有主见，每次病情发作都是自己先在家处理，病情严重才就医。自认为治病就是吃药，其他方法都没有意义。随着病情逐渐加重，体会到吸烟会加重病情，决心开始戒烟。家庭关系和睦，儿女均在外地工作，且已成家。平时性格较内向，不爱交往。享受城镇职工基本医疗保险，但长期反复发病，家庭经济受到影响，有一定的经济压力。

体格检查：

T 36.9℃，P 92 次/min，R 32 次/min，BP 130/80mmHg，H 168cm，W 80kg，肥胖体型。意识清楚，查体合作。全身皮肤黏膜无黄染、皮肤完整，无皮疹及皮下出血。全身浅表淋巴结无肿大。口唇发绀，眼睑、球结膜水肿，颈静脉怒张，扁桃体无肿大，气管居中。桶状胸，肋间隙增宽。呼吸规整，腹式呼吸运动为主。触诊胸廓扩张度活动受限，双侧语颤减弱、无胸膜摩擦感。叩诊过清音，肺下界位于锁骨中线第 7 肋间。双肺听诊呼吸音减弱，呼气相延长，可闻及散在干啰音，未闻及湿啰音及胸膜摩擦音。心前区无隆起，心尖搏动位于左侧第 6 肋间锁骨中线内 0.5cm，心浊音界不大，心率 92 次/min，律齐，$P_2 > A_2$，各瓣膜听诊区未闻及杂音，无心包摩擦音。腹部膨隆，柔软，未触及明显压痛和反跳痛。肝脾触诊不满意，腹水征阳性。双下肢中度水肿、无静脉曲张。肌肉无萎缩，肌力 5 级，肌张力无增强或减弱，深、浅反射对称引出，无亢进及减弱，病理反射未引出，脑膜刺激征（-）。

笔记栏

请思考：

5. 该病人应重点进行哪些辅助检查？

问题解析：

5. 辅助检查重点内容

（1）肺功能检查：肺功能检查是目前检测气流受限公认的客观指标，是 COPD 诊断的"金标准"，也是 COPD 的严重程度评价、疾病进展监测、预后及治疗反应评估中最常用的指标。FEV_1/FVC 是评估价气流受限的敏感指标。吸入支气管舒张剂后 $FEV_1/FVC < 70\%$ 是判断存在持续气流受限，诊断 COPD 的肺功能标准。在明确 COPD 的前提下，以 $FEV_1\%$ 预计值来评价气流受限的严重程度。肺总量（TLC）、残气容积（RV）、功能残气量（FRC）、残气容量与肺总量比值（RV/TLC）增高，肺活量（VC）减低，提示气流受限导致肺过度通气。

（2）胸部影像学检查：①X 线检查：COPD 早期 X 线胸片可无明显变化，随病情发展可出现肺纹理增多和紊乱等非特异性改变。X 线主要征象为肺过度通气，表现为肺野透亮度增高，双肺外周纹理纤细稀少，胸腔前后径增大，肋骨走向变平，横膈位置低平，心脏悬垂狭长，严重者常合并有肺大疱的影像改变。X 线胸片对确定肺部并发症和鉴别其他疾病（如肺间质纤维化、肺结核等）有重要意义。②CT 检查：高分辨率 CT 对辨别小叶中心型和全小叶型肺气肿以及确定肺大疱的大小和数量，有较高的敏感度和特异度，多用于鉴别诊断和非药物治疗前评估。

（3）脉搏氧饱和度（SpO_2）监测和动脉血气分析：当病人临床症状提示有呼吸衰竭或右心衰竭时应监测 SpO_2。若 $SpO_2 < 92\%$，应进行动脉血气分析检查。动脉血气分析对于判断低氧血症、高碳酸血症、酸碱平衡失调以及呼吸衰竭具有重要价值。

（4）其他：COPD 合并感染时，出现外周血白细胞增高、核左移、C 反应蛋白浓度升高；由于长期低氧血症，其外周血血红蛋白、红细胞和红细胞压积可明显增高；部分病人也可表现为贫血，与全身慢性炎症和铁利用障碍有关。此外，需进行心电图和超声心动图检查以明确 COPD 是否合并慢性肺动脉高压或慢性肺心病。

📄 案例资料 2-1D

病人辅助检查结果如下：

血常规：白细胞（WBC）7.8×10^9/L，中性粒细胞比例 78%，淋巴细胞比例 16.6%，单核细胞比例 5.3%，嗜酸性粒细胞比例 0.1%；红细胞（RBC）6.81×10^{12}/L，血红蛋白（Hb）201g/L；血小板计数 72×10^9/L。

动脉血气分析：pH 7.30；二氧化碳分压（$PaCO_2$）85mmHg；氧分压（PaO_2）46mmHg；氧饱和度（SpO_2）82%。乳酸 1.7mmol/L；实际碳酸氢盐（AB）42.8mmol/L；二氧化碳总量 45.4mmol/L。

纤溶测定：D- 二聚体 1.02μg/ml。

凝血常规：凝血酶原时间（PT）17.8 秒，活化部分凝血活酶（APTT）43.2 秒，国际标准化比值（PT-INR）1.44，凝血酶原时间活动度（PTA）58%。

肝功能：胆碱酯酶（CHE）4 259U/L，总蛋白（TP）59.4g/L，白蛋白（ALB）35.0g/L，总胆红素 28.4μmol/L，直接胆红素 11.3μmol/L，间接胆红素 17.2μmol/L。

心肌损伤标志物：心肌肌钙蛋白 T（TnT）0.024ng/ml，脑利钠肽前体（BNP）4 999pg/ml。

其他实验室检查：二氧化碳结合力（CO_2CP）40mmol/L，氯 96mmol/L，镁 0.70mmol/L。

肺功能检查：$FEV_1\%$ 预计值 21%；$FEV_1/FVC\%$ 34%；RV/TLC 77%；吸入支气管扩张药后：FEV_1 增加量 0.86L-0.74L=0.12L，FEV_1/FVC 43%，$FEV_1\%$ 预计值 24%。

笔记栏

胸部CT：双肺炎症。双肺下叶结节。纵隔淋巴结略大。心影增大，肺动脉高压、心包积液。左侧胸膜增厚。右侧胸腔积液。

超声检查：心脏彩超示右房、右室增大，左室舒张功能减退，主动脉钙化，肺动脉高压（中度），三尖瓣中度反流，心包积液（少－中等量）。双下肢彩超：双小腿肌间静脉扩张。胸腔彩超示右侧胸腔积液。腹部彩超提示肝实质改变（考虑肝淤血）、腹腔积液。

根据病人病史、体征和辅助检查结果，诊断为： 慢性阻塞性肺疾病急性加重期、Ⅱ型呼吸衰竭、慢性肺源性心脏病、心功能失代偿期、双肺肺炎、酸碱平衡紊乱——呼吸性酸中毒。

请思考：

6. 请分析该病人体格检查与辅助检查结果的临床意义。

7. 请分析该病人的临床分期及其严重程度。

问题解析：

6. 体格检查和辅助检查结果的临床意义 该病人呼吸频率加快，视诊发现桶状胸，肋间隙增宽；触诊双侧语颤减弱；叩诊呈过清音，肺下界下移，上述体征均提示肺泡内含气过多，为COPD通气过度的表现。触诊胸廓扩张度活动受限，且双肺听诊呼吸音减弱，呼气相延长，可闻及散在干啰音，提示气道阻力增高，存在呼气性呼吸困难。动脉血气提示Ⅱ型呼吸衰竭，为慢性阻塞性肺疾病急性加重期表现。

查体发现病人眼睑、球结膜水肿，颈静脉怒张，病程中有恶心、腹胀等情况，心脏彩超示右房、右室增大，肺动脉高压（中度），腹腔彩超提示肝实质改变（考虑肝淤血）；脑利钠肽前体明显升高，作为临床常用、最稳定的心功能损伤标志物，为心力衰竭早期诊断的筛选指标。综上，结合病史、症状及相关检查，考虑病人处于慢性肺源性心脏病、心功能失代偿期。

病人口唇发绀，血常规显示红细胞增多、血红蛋白升高，提示为继发性红细胞增多症。其原因为COPD病人在长期缺氧状态下，肾脏促红细胞生成素生成增加，促进原始红细胞的发育和成熟。有研究表明，COPD病人红细胞的凋亡和破坏减少，两者共同作用使红细胞数量异常增多，血液黏稠度增加；另有研究表明，COPD合并继发性红细胞增多症可引起凝血功能亢进，该病人纤溶测定和凝血常规均提示血液呈高凝状态，需警惕肺血栓栓塞的形成风险。

7. 该病人的临床分期及严重程度评估 慢性阻塞性肺疾病急性加重期（acute exacerbation of chronic obstructive pulmonary disease，AECOPD）是一种急性事件，COPD病人呼吸困难和／或咳嗽、咳痰症状加重，症状恶化发生在14天内，可能伴有呼吸急促和／或心动过速，通常是因为呼吸道感染、空气污染造成局部或全身炎症反应加重，或者因损伤气道的其他原因所致。其特征是病人呼吸系统症状恶化，超出日常的变异范围，并需要改变药物治疗方案。COPD病人平均每年发生0.5～3.5次的急性加重事件。

COPD急性加重期的严重程度需要结合病人体征和血气分析结果。

根据COPD急性加重期严重程度分级标准，该病人属于Ⅲ级。

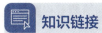
知识链接

COPD 急性加重期（AECOPD）的严重程度分级

基于体征和血气分析结果，AECOPD严重程度分为3级：

Ⅰ级 无呼吸衰竭：①呼吸频率20～30次/min；②不使用辅助呼吸肌群；③精神状态无变化；④低氧血症可通过鼻导管吸氧或文丘里面罩吸氧（吸入氧浓度FiO_2为28%～35%）

而改善；⑤ $PaCO_2$ 无增高。

Ⅱ级　急性呼吸衰竭但不危及生命：①呼吸频率＞30次/min；②使用辅助呼吸肌群；③精神状态无变化；④低氧血症可以通过文丘里面罩吸氧（吸入氧浓度 FiO_2 为24%～30%）而改善；⑤高碳酸血症，即 $PaCO_2$ 较基线升高，或升高至50～60mmHg。

Ⅲ级　急性呼吸衰竭并危及生命：①呼吸频率＞30次/min；②使用辅助呼吸肌群；③精神意识状态的急剧改变；④低氧血症不能通过文丘里面罩吸氧或吸入氧浓度 FiO_2 ＞40%而改善；⑤高碳酸血症，即 $PaCO_2$ 较基线升高，或升高＞60mmHg或出现酸中毒（pH≤7.25）。

 案例 2-1E

入院后治疗及病情发展变化：

入院后给予低流量（1L/min）吸氧、抗感染、平喘解痉、止咳化痰，雾化吸入舒张气道、脱水利尿等治疗，间断应用呼吸兴奋剂促进二氧化碳排出，解除呼吸抑制，并给予其他对症治疗，病人呼吸困难未见明显缓解，且出现意识改变，表现为嗜睡。第2天复查血气分析：pH 7.20，$PaCO_2$ 85mmHg，PaO_2 65mmHg，SpO_2 89%，AB 46.90mmol/L，病人Ⅱ型呼吸衰竭，药物及低流量吸氧治疗效果欠佳，给予无创呼吸机辅助通气。病人存在胸腔积液，行胸腔穿刺术引流胸腔积液，并留取样本明确积液性质。继续应用呼吸兴奋剂、脱水、利尿治疗。入院第8天病人病情明显好转，停用无创呼吸机辅助通气，给予低流量吸氧（2L/min）。血气分析示：pH 7.35，$PaCO_2$ 65mmHg，PaO_2 67mmHg，SpO_2 94%，AB 44.80mmol/L。入院第11天，病人病情稳定，要求出院，嘱其坚持长期家庭氧疗，规律吸入药物。出院后随访2个月期间无急性加重入院，无突发呼吸困难、喘息。

请思考：

8. 对于稳定期COPD病情的评估，应重点关注哪些方面？

9. 病人出院后随访应着重评估哪些方面？

问题解析：

8. 稳定期COPD病情评估重点

（1）症状评估：可采用改良版英国医学研究委员会（modified British medical research council，mMRC）呼吸困难问卷评估呼吸困难的严重程度；或采用慢性阻塞性肺疾病病人自我评估测试（COPD Assessment test，CAT）进行综合症状评估。

（2）肺功能评估：使用慢性阻塞性肺疾病全球创议GOLD分级，按照气流受限严重程度进行肺功能评估，即以FEV1占预计值%作为分级标准。

（3）急性加重风险评估：急性加重风险评估是依据前一年的急性加重次数，若上一年发生2次及以上中/重度急性加重，或者1次及以上因急性加重住院，均提示急性加重风险增加，为急性加重的高风险人群。

依据上述肺功能改变、临床症状和急性加重风险，对稳定期COPD病人的病情严重程度作出综合性评估，并依据评估结果选择稳定期的治疗方案。

（4）合并症评估：在对COPD病人进行病情严重程度的综合评估时，还应注意病人的各种全身并发症，如心血管疾病、骨骼肌功能障碍、骨质疏松症、焦虑/抑郁、睡眠呼吸暂停综合征、恶性肿瘤、代谢综合征、糖尿病、胃食管反流等慢性合并症。

9. 出院后访视原则　病人出院后1～4周随访时，应评价对家庭日常生活环境的适应能力，评估病人对治疗方案的理解程度，再次评价药物吸入技术及是否需要长期家庭氧疗，考查病人体

第二章　呼吸系统疾病病人的评估

力活动和日常活动能力，了解病人症状以及合并症的情况。12~16周进行再次随访时，除上述随访内容外，还应进行肺功能测定，分析动脉血气和血氧饱和度情况，有助于更为准确地判断是否需要长期氧疗。对反复发作的急性加重病人需要经胸部CT判断是否存在支气管扩张或肺气肿，再次评价病人是否存在合并症，并给予相应治疗。

（吕　岩）

第二节　肺结核病人的评估

 案例资料 2-2A

　　病人张女士，25岁，商场营业员。因咳嗽、发热5个月余，胸闷1个月余，咯血2天入院。

　　现病史：病人于5个月前无明显诱因出现咳嗽，发热，持续1周，自行服药后体温降到正常。2个月前再次出现咳嗽，伴明显午后潮热，自行服药有所缓解。1个月前出现胸闷、气促，15天前出现下肢麻木、疼痛，以关节疼痛为主，行走不利。2天前出现咯血，于当地医院就诊。痰结核菌涂片检查（+），胸部CT检查示右肺上叶尖段高密度影。发病以来乏力、食欲减退、体重下降。当地医院疑诊"肺结核"转至我院，门诊以"肺结核"收入病房。

　　请思考：

　　1. 该病人现病史的描述是否完善？还需补充收集哪些资料？

问题解析：

1. 现病史的描述还有待完善

（1）主要症状描述不完善：从现有资料可以看出，病人的主要症状包括咳嗽、发热、胸闷、咯血和关节疼痛，但对各症状的特点描述不清。①咳嗽：现病史只描述了病人5个月前无明显诱因出现咳嗽，但未描述咳嗽的频率、性质，有无痰液咳出，如有咳痰，则应描述痰液的性状、颜色、量等。肺结核最常见的症状是咳嗽、咳痰，通常为干咳或咳少量黏痰。继发感染时痰液可呈黏液脓性。如炎症累及毛细血管可出现痰中带血。②发热：现有现病史仅描述病人出现发热，但未描述发热特点、程度、持续时间等。发热是结核病最常见的全身性症状，多为长期午后潮热，即下午或傍晚体温开始升高，次日晨降至正常，伴有盗汗。③胸闷：现有症状仅描述胸闷、气促，未明确是否出现呼吸困难及呼吸困难的严重程度。肺结核炎症可累及壁胸膜，出现胸痛，随呼吸运动及咳嗽加重。严重者可出现大量胸腔积液导致呼吸困难。④咯血：现病史中只描述咯血1次，但未描述咯血量、颜色及性状等。肺结核是咯血的常见原因，个别病人因为首次咯血就诊发现。约1/3~1/2肺结核病人可出现不同程度的咯血，多数为少量咯血，大咯血比较少见，颜色多为鲜红色。咯血少量时，可仅表现为痰中带血，中等量以上咯血者可有喉痒、胸闷、咳嗽等先兆症状。对于痰中带血者，应注意排除与鼻咽部、口腔相关的出血。大量咯血需与呕血相鉴别。⑤关节疼痛：少数肺结核病人可有类似风湿热样表现，多见于青少年女性，常累及四肢大关节，在受累关节附近可见间歇性出现的结节性红斑或环形红斑。现有症状仅描述关节疼痛，未明确疼痛的部位、性质、特点和范围。

（2）伴随症状描述不完善：肺结核病人起病缓慢，病程较长，临床表现多样化，伴有倦怠无力、食欲缺乏、贫血、体重减轻等。因此，应注意对上述伴随症状进行详细询问。

（3）病情发展及诊疗经过描述不清楚：该病人从发病至入院历时5个月，首次发病于医院就诊，其后多为自行用药，用药情况不详。

笔记栏

案例资料 2-2B

补充资料：

现病史： 入院前 5 个月无明显诱因出现咳嗽、午后发热及夜间盗汗，体温最高达 38.3℃，持续 1 周以上，于当地诊所输液治疗后（具体用药不详）无明显好转，后自诉服双黄连口服液后体温降至正常，之后未常规监测体温。2 个月前再次出现咳嗽，以干咳为主，伴明显午后潮热及夜间盗汗，无咯血、心悸、胸闷、胸痛等症状，自测体温 38.4℃，因条件限制未完善相关检查。1 个月前出现胸痛、气促症状，活动后呼吸困难，取侧卧位休息，持续 1 周后减轻，仍有夜间潮热、盗汗症状。15 天前出现下肢麻木、疼痛，以关节疼痛为主，初为踝关节疼痛，而后逐渐发展为以膝关节疼痛、胀痛为主，自诉有关节紧箍感，行走不利，后又逐渐出现手腕关节疼痛，生活难以自理。2 天前咳嗽时出现咯血，为痰中带血。于当地医院就诊，痰结核菌涂片检查（＋），胸部 CT 检查提示"右肺上叶尖段高密度影"。发病以来乏力、食欲减退、体重下降。疑诊"肺结核"转至我院，门诊以"肺结核"收入病房。

请思考：

2. 下一步健康史采集中，还需要重点收集哪些资料？

3. 根据目前的资料，该病人可能存在哪些护理诊断 / 护理问题？

4. 其体格检查与辅助检查的重点是什么？

问题解析：

2. 下一步健康史需要重点收集的资料

（1）日常生活状况：肺结核病人常有食欲减退、同时由于结核活动所致的消耗增加，病人常有乏力、体重下降、消瘦等。因此，应注意询问病人进食以及体重下降的具体情况；有无因咳嗽或担心病情等而影响睡眠；若同时合并肠结核，可有排便型态的异常；有无烟酒嗜好等。

（2）既往史：既往有无结核病病史，有无导致抵抗力下降的疾病及其治疗情况，如糖尿病、HIV 感染等。

（3）个人史：包括结核接触史、卡介苗接种史、居住环境等。肺结核主要通过飞沫和空气传播，尤其在封闭环境下，频繁、长期接触肺结核病人易导致感染。结核分枝杆菌侵入人体后是否感染，取决于细菌的毒力和病人的抵抗力。当病人抵抗力较强时，即使感染过结核分枝杆菌，也仅有 5% 的感染者在首次感染后 1~2 年内发生继发性肺结核；另有 5% 左右的感染者会在首次感染后更长的时间因机体免疫力下降而发病；而 90% 左右的感染者可以终身不发病。育龄女性还应询问月经史，育龄女性病人可有月经不调，表现为经量减少和月经周期延长。

（4）家族史：家族是否有结核感染者及糖尿病史等。

（5）心理社会状况：询问病人在咯血时是否出现紧张、焦虑甚至恐惧等情绪改变，对所患疾病的认知程度及配合医疗护理的主观意愿，家庭经济情况及家庭支持状况。

3. 该病人可能存在的护理诊断 / 护理问题

（1）低效性呼吸型态 与肺结核有关。随病情进展，该病人出现反复咳嗽、胸闷、胸痛、气促、呼吸困难等症状。肺结核侵袭胸膜可引起胸痛，随呼吸运动和咳嗽加重。当肺结核病变广泛和 / 或累及胸膜炎时，出现大量胸腔积液而导致病人出现呼吸困难。需进一步完善相关检查。

（2）活动无耐力 与肺结核所致的消耗增加与摄入减少有关。该病人有明显的乏力，一方面与结核活动所致的毒血症状有关，另一方面也与肺结核导致的消耗增加、食欲减退而致营养不良有关。

（3）躯体移动障碍 与肺结核所致的关节疼痛有关。病人因下肢关节疼痛出现行走障碍。

（4）潜在并发症：大咯血、窒息。咯血量与受损血管的性质及数量有关。部分肺结核病人可因病变使毛细血管通透性增高，血液渗出而出现痰中带血，部分病人可因肺结核空洞壁肺动脉分支形成的小动脉瘤破裂，或继发的结核性支气管扩张形成的动静脉瘘破裂，产生大咯血。若血液不能有效排出而阻塞呼吸道可引起窒息。

（5）知识缺乏：缺乏肺结核预防及康复知识。病人5个月前首次发病，其后病情多次反复，均未予以重视，直到2天前出现咯血才来院就诊，提示其对自身的健康状况重视不够。

（6）有传染的危险　与开放性肺结核有关。肺结核主要通过呼吸道传播，其传染源为痰中带菌的开放性肺结核病人。目前该病人痰结核菌检查结果呈阳性，不能排除为开放性肺结核病人，为了避免可能的传染，应采取呼吸道隔离。

4. 体格检查与辅助检查的重点

（1）体格检查应重点注意：①体温的变化：肺结核病人可有发热，但多为长期的不规则低热，血行播散型肺结核或并发其他部位结核者可出现稽留热或弛张热。该病人有低热的表现，应注意其体温变化。②肺部检查：病变范围较小时可无任何体征。若范围较大的渗出性病变或干酪样坏死可出现肺实变体征，可有触觉语颤增强，叩诊浊音，听诊闻及管状呼吸音和细湿啰音等肺部体征。纤维条索形成肺萎缩或肺毁损者，可有气管向患侧移位，胸廓塌陷，叩诊浊音、听诊呼吸音减弱等体征。出现结核性胸膜炎时有胸腔积液的体征，可有胸膜摩擦音等。支气管结核可有局限性哮鸣音。③其他：若伴有肺外结核，可出现肝脾大、腹腔积液、脑膜刺激征等相应的体征，少数病人可有类似风湿热样表现，体格检查时应予以注意。

（2）辅助检查：①痰结核分枝杆菌检查：为确诊肺结核的最重要依据，检查方法包括痰涂片、痰培养和分子生物学检查；②胸部X线检查，必要时可借助胸部CT检查加以鉴别。③结核菌素试验（PPD）：该检查对儿童、青少年的结核病诊断有参考意义。成人结核病的诊断意义不大，若检查结果为强阳性，对结核病的诊断有提示意义。

📑 **案例资料 2-2C**

日常生活状况：平日饮食规律，每日三餐，主食4~5两/日，偶尔进食少量蔬菜水果。病后食欲减退，进食量较前减少，近1个月体重下降10kg左右。夜间可连续睡眠4~5小时，白天容易倦怠。二便无异常。因乏力明显，活动量明显减少，下班之后以卧床休息为主。无烟酒嗜好。

既往史：既往体健。

个人史：出生并长期居住于成都，8个月前来沈务工，居住环境狭小相对拥挤。预防接种史不详。否认疫区久居史。月经规律。

家族史：父母体健，兄妹2人，哥哥体健，否认结核病史。否认高血压、冠心病及糖尿病家族史。

心理社会状况：发病初自认为是"感冒"，虽自行服药效果不显著，误以为是工作劳累的缘故，未加以重视。出现胸闷气短后，因影响日常活动有些担心，但由于打工条件有限未系统就诊。咯血后很紧张，以"肺结核"收入院，担心住院费用。

体格检查：T 37.8℃，P 102次/min，R 25次/min，BP 114/78mmHg，H 160cm，W 45kg。慢性消耗性面容，面色苍白，肢体无力，神志欠佳，查体合作。全身浅表淋巴结未触及肿大。胸廓对称无畸形，胸骨无压痛，双侧呼吸动度对称一致，语颤对称一致，双肺叩诊呈清音，双下肺呼吸音减弱，右肺可闻及少量湿啰音。心律齐，各瓣膜听诊区未闻及病理性杂音。腹部触诊揉面感，轻度压痛，无反跳痛和肌紧张。肝脾肋下未扪及。双下肢无水肿。

辅助检查：

胸部CT：右肺中叶炎症；右肺上叶尖段可见点状影，右肺后段及背段可见散在小结节影，叶间胸膜可见增厚现象，近胸膜处可见斑块影；双肺胸腔积液，邻近肺组织轻度压迫性肺不张，心包少量积液。

全腹 CT：腹腔、盆腔大量积液，腹膜弥漫性增厚，局部呈小结节状，较明显强化；大网膜混浊，小肠系膜肿胀、密度增高，致小肠肠管聚集、分层样强化，部分小肠肠壁增厚；右侧附件区迂曲管状影，壁持续性强化，左侧附件稍增大；心膈角区、腹主动脉及下腔静脉周围、肠系膜根部多发增大淋巴结。

血常规：RBC 5.8×10^{12}/L，Hb 96g/L，WBC 10.03×10^9/L，中性粒细胞78.3%；红细胞沉降率 80mm/h。

PPD 试验：强阳性。

痰结核菌涂片检查：（＋）

结核杆菌抗体测定（金标法）：强阳性 +++。

超敏 C 反应蛋白：20mg/L；**红细胞沉降率**：80mm/h。

胸水常规、生化：蛋白（李凡他）阳性 ++P，细胞总数 $6\,553 \times 10^6$/L，单核细胞70%。白蛋白 25g/L，乳酸脱氢酶 440U/L，腺苷脱氨酶 38.0U/L。

请思考：

5. 分析上述体格检查与辅助检查资料的临床意义。

6. 请按照结核分类、病变部位、痰菌情况、化疗史、并发症、合并症顺序作出疾病诊断。

7. 根据上述资料有无新增护理诊断/护理问题？

问题解析：

5. 体格检查与辅助检查结果的临床意义

（1）体格检查：病人体型消瘦，呈慢性消耗性面容。肺部听诊发现双下肺呼吸音减弱，右肺可闻及少量湿啰音，肺实变体征尚不明显，提示病变范围相对较小。腹部触诊揉面感，为病变累及腹膜所致。此外，病人体温处于低热状态。上述表现符合继发性肺结核的体征特点。

（2）辅助检查：胸部 CT 示肺部渗出、增生等病灶同时存在，以右肺上叶尖段、背段为主。腹部彩超及胸部 CT 提示胸膜腔及心包腔积液。全腹 CT 示盆腔、网膜、肠道等多器官感染，多考虑结核病灶。PPD 皮肤试验强阳性，提示感染结核分枝杆菌；结核分枝杆菌抗体检测是人体感染结核分枝杆菌后出现的体液免疫亢进表现，测定结果呈强阳性对确认结核分枝杆菌感染具有重要的辅助价值。胸水常规及生化提示为渗出性液。此外，红细胞沉降率增快，C 反应蛋白升高，提示为活动性肺结核。

> **知识链接**
>
> ### 肺结核的快速分子诊断检测（Xpert MTB/RIF）技术
>
> Xpert MTB/RIF，即利福平耐药实时荧光定量核酸扩增技术，是一种检验结核分枝杆菌感染的新技术，检测过程仅需 2 小时，可望成为床边检测准确度较高的技术。其主要原理为应用实时荧光定量 PCR 方法，在提取 DNA 后序列分析利福平分枝杆菌株 rpoB 基因 81 个碱基的核心区域。通过检测 rpoB 基因是否发生突变，进而明确是否存在结核分枝杆菌以及是否对利福平耐药。用于检测结核分枝杆菌感染的标本类型可以是痰、肺泡灌洗液、胸腔积液等。
>
> 快速分子诊断检测技术具有检测快速、灵敏度和特异度高的优势，对于早期发现肺结核病和耐药结核病具有重要临床意义。

6. 诊断分析　该病例为青年女性，体型消瘦；病程持续数月；居住拥挤，饮食条件差，生活条件艰苦，以反复发热、潮热、盗汗典型结核中毒症状为主要表现。结合查体和辅助检查结果，作出如下诊断：①继发性肺结核，双肺，涂（＋）初治；②结核性胸膜炎；③肠结核；④结核性腹膜炎；⑤输卵管结核。

7. 护理诊断/护理问题的变化

（1）营养失调：低于机体需要量　与肺结核所致食欲减退、消耗增加有关。病人发病以来食欲减退，近1个月体重下降10kg左右，提示病人存在营养摄入低于机体需要量。

（2）焦虑　与缺乏相关知识、担心病情和住院费用有关。病人对于咯血感到紧张，担心会再次咯血。入院后担心住院费用。

根据对体格检查与辅助检查结果的分析，可以进一步明确，该病人体温略高于正常，暂不需要特殊处理，可不必考虑"体温过高"的护理诊断。痰结核菌涂片检查阳性等病原学结果提示病人有传染性，应予以呼吸道隔离，支持"有传染的危险"的护理诊断。

 案例资料 2-2D

入院后治疗和病情发展变化如下：

病人入院后仍有咳嗽、咳痰，痰量不多，可见暗红色血丝，伴乏力、食欲减退，嘱病人注意休息，加强营养。遵医嘱给予 2HRZE/4HR 抗结核治疗方案，向病人及其家属说明抗结核药治疗的注意事项以及遵医嘱用药的重要性和必要性，病人及其家属表示理解。

请思考：

8. 该病人抗结核治疗期间应注意评估哪些内容？

9. 用药期间，病人可能存在的护理诊断/护理问题有哪些？

问题解析：

8. 用药期间的评估重点

（1）药物的疗效观察：主要观察病人咳嗽、咳痰、乏力、食欲等症状的变化，体温及肺部体征的变化，痰涂片以及胸片的检查结果等。

（2）药物不良反应的观察：化疗为多药联合，且病程长，需注意观察和防治药物的毒副作用。常见不良反应多为肝功能损伤、胃肠道反应、药物过敏、高尿酸血症，以及神经和精神系统不良反应等。在用药期间应注意相关不良反应的观察，以便及时发现及时处理。

（3）用药行为：抗结核化疗必须遵循早期、规律、全程、适量、联合的原则，否则将不能达到有效治疗的目的，还会增加发生耐药及药物不良反应的风险。因此，在抗结核化疗过程中，应密切观察病人的用药行为，以便及时发现其不依从可能，做好监督和指导，以保障病人养成遵医嘱用药的行为习惯。

（4）家属的支持：病人出院后需要继续用药治疗，因此，家属的支持与督导作用非常重要。应注意评估家属对抗结核化疗相关知识的了解情况、对病人健康状况的关注以及参与督导的意愿和能力等。

9. 病人用药期间可能存在的护理诊断/护理问题　如上所述，由于多数抗结核药均有肝损害，因此，在用药期间一般常规给予保肝药物。肝损害明显者，需要及时调整用药方案。此外，还应注意胃肠道反应、高尿酸血症、过敏反应等。为此应提出合作性问题"潜在并发症：抗结核药的不良反应"。

由于抗结核治疗的疗程相对较长，随着治疗的进行，因症状得到有效改善，而容易出现懈怠心理，甚至出现自行停药等情况。因此，应注意有无"不依从行为"的可能。

此外，该病人为开放性肺结核，具有传染性，需要采取呼吸道隔离。有些病人为了避免传染他人，或者担心他人知道病情后会被疏远等，往往会采取主动回避社交活动等，可能存在社交孤立的问题，应注意评估和指导。

（吕　岩）

笔记栏

第三节　肺癌病人的评估

 案例资料 2-3A

　　病人霍先生，63 岁，退休职工。1 个月前，病人开始出现咳嗽、咳痰，偶有痰中带血，当时未在意，在社区诊所输注抗生素治疗，具体用药情况不详。因治疗无效，持续痰中带血，遂来医院就医。门诊 CT 显示左肺下叶软组织密度影，形态不规则，边缘模糊。为进一步诊治以"肺癌待查"收治入院。

请思考：

1. 为完善病人的现病史描述，还需要补充收集哪些资料？
2. 对于该病人，在健康史的其他方面应重点收集哪些资料？

问题解析：

1. 现病史描述不完善，还需要补充收集以下资料

（1）主要症状的特点：从现有资料看，病人的主要症状是咳嗽、咳痰，痰中带血，但对咳嗽、咳痰的特点描述不清。①咳嗽：未描述咳嗽的频率、性质；②咳痰：未描述痰液的性状、颜色和量。现病史中仅描述了病人痰中带血，但对痰中血的性状（血丝还是小血块？）、颜色（鲜红色还是暗红色？）、是否有咯血等情况交代不清。

（2）伴随症状：以咳嗽、咳痰、痰中带血为主要临床表现的疾病较多，包括呼吸系统疾病如肺癌、肺结核、支气管扩张症等，以及耳鼻咽喉、心血管疾病等，需要询问病人的伴随症状以明确其可能的病因。肺结核的主要表现除咳嗽、咳痰、痰中带血外，多伴有午后低热、盗汗、乏力、消瘦等。肺癌早期可无其他伴随症状，后期因气道阻塞、合并感染等而出现相应的症状。支气管扩张症的典型表现为慢性咳嗽、大量咳痰和间断咯血，同时还可能伴有呼吸困难和喘息、胸痛、乏力和发热等。如伴有鼻塞、咽痛、声嘶等症状，考虑鼻咽喉部疾病所致；如病人咳嗽，血痰呈粉红色泡沫状，伴有胸痛、心慌、气促等，应考虑心血管疾病。

（3）病因诱因：有时肺部感染与肺癌阻塞支气管引起的阻塞性肺炎较难鉴别，但如肺炎多次发作在同一部位，则应提高警惕，应高度怀疑可能是由肿瘤堵塞所致。现病史资料采集时，注意询问病人在出现咳嗽、咳痰症状前是否有淋雨、受凉、劳累等导致身体抵抗力下降的诱因，以排除由此而致的肺部感染。

2. 健康史中需收集的其他资料

（1）日常生活状况：①饮食与营养状况：需要询问病人的饮食习惯和喜好，有无喜食高脂肪、高盐、熏烤、油炸食品等不良的饮食习惯。②休息与睡眠型态：包括睡眠时间与睡眠质量，注意有无因咳嗽或担心病情等影响睡眠，有无入睡困难、多梦、早醒等睡眠障碍，有无睡眠习惯的改变。③日常活动与自理能力：需要询问病人体力活动状况、有无乏力等。④个人嗜好：是否吸烟、饮酒等。吸烟是呼吸系统疾病重要的危险因素之一，是否吸烟、吸烟时间、吸烟量是重点询问的内容。

（2）既往史：询问病人既往有无肺结核、COPD、慢性支气管炎、支气管扩张等呼吸系统疾病病史，有无其他疾病如高血压、糖尿病、心脏病病史等。

（3）个人史与家族史：了解病人是否有手术史、输血史等；了解其家族成员中有无癌症及高血压、糖尿病等其他疾病病史。

（4）心理社会状况：应注意评估病人对所患疾病的认识和态度，在痰中有鲜红色血丝时是否出现紧张、焦虑等情绪改变。评估病人的应对能力状况，生活中是否有重大应激事件发生，评估家庭关系及社会支持、有无经济压力等。

案例资料 2-3B

补充资料：

现病史：病人1个月前无明显诱因开始反复出现咳嗽、咳痰。表现为阵发性、刺激性干咳，痰量很少，多为白痰，伴有鲜红色的血丝，无发热、盗汗及胸痛等表现。在诊所自行输注抗生素治疗（具体用药情况不详），治疗效果不佳，持续痰中带血。近1周出现乏力，偶感胸闷，遂来医院就诊。门诊 CT 显示左肺下叶软组织密度影，形态不规则，边缘模糊。为进一步诊治以"肺癌待查"收治入院。

日常生活状况：平时生活较规律，喜面食，少食蔬菜水果，无入睡困难、多梦、早醒等，二便正常。平素主要活动为走路到附近菜市场（1千米左右）买菜，接送孙子上下学，无其他活动。偶饮少量白酒，吸烟40年，每天20支。近1个月以来，食欲及体重无明显改变，因咳嗽偶有夜间醒来，但睡眠尚可。近1周因感乏力，活动减少，卧床休息增多，余无明显变化。

既往史：3年前在职时，曾在单位组织下进行过一次体检，未发现明显异常。否认糖尿病、高血压、冠心病史，否认药物及食物过敏史。

个人史：生于并久居原籍，无疫区及传染病病人接触史，按计划进行疫苗接种。适龄结婚，育有1子，爱人及儿子体健。

家族史：父母健在，1兄1妹，身体健康，否认家族成员中有类似疾病病史以及糖尿病、冠心病等家族遗传疾病。

心理社会状况：病人持续痰中带血，不知道这是怎么回事，得知 CT 检查结果为"左肺下叶软组织密度影"后，反复询问患有肺癌的可能性有多大，表现为急躁、焦虑和恐惧。因为对疾病不了解，希望知道为什么会发病，有哪些治疗方法，治疗效果如何，治疗过程中应注意什么等，希望尽快得到治疗。病人为退休职工，家庭关系和睦，儿子儿媳孝顺。参加职工医保，住院医疗费用可报销70%，但因家庭收入有限，担心住院花费太多，会增加孩子的负担。

请思考：

3. 根据目前所获得的资料，你认为该病人体格检查的重点是什么？

4. 为明确诊断，需要进行哪些辅助检查？

问题解析：

3. 病人体格检查的重点　病人1个月前出现刺激性干咳、痰中带血，体格检查的重点应围绕呼吸系统及其他可能引发该类症状的器官系统进行。呼吸系统体格检查，应注意观察病人的呼吸频率、节律和深度，注意有无呼吸困难、呼吸急促或呼吸浅快等表现。检查胸廓的对称性，有无压痛或叩击痛，检查病人的触觉语颤，以评估肺部的实变情况。通过肺部叩诊音，判断是否有实变、空洞或胸腔积液等。听诊双肺呼吸音，注意有无干湿啰音、哮鸣音或胸膜摩擦音等。另外，需检查心率、心律和心音，以排除心衰等心血管疾病引起的咳嗽和痰中带血。观察口腔黏膜、咽喉部有无充血、水肿、破溃出血，必要时进行鼻腔检查，以排除鼻腔出血倒流至咽喉部引起的痰中带血。

值得注意的是，病人 CT 检查结果显示左肺下叶软组织密度影，形态不规则，边缘模糊，考虑肺部疾病（肺癌）的可能性大。一般而言，早期肺癌并没有明显的体征。晚期由于肿块压迫可能会导致各种症状的产生，如局限哮鸣音，在咳嗽之后不能消失；在淋巴结转移压迫或侵犯喉返神经时会出现声音嘶哑；除此之外，如有肺癌骨转移，可产生骨痛，脑转移可出现失明等，注意对可能受影响的部位进行检查。还需要进行浅表淋巴结的触诊，检查锁骨上淋巴结是否肿大，若有肿大，观察其质地、活动度、有无压痛等。

4. 病人辅助检查的项目　该病人长期吸烟，刺激性干咳，痰中带血持续不缓解，首先需要排查肺癌，辅助检查内容包括：

（1）血清学实验室检查：血清肿瘤标志物（TM）是肺癌诊断及疗效观察中常用的实验室检查手段。癌胚抗原（CEA）是目前肺癌诊治中最常用的标志物，其升高程度与癌细胞数量直接相关，敏感性≥50%。神经元特异性烯醇化酶（NSE）特异性地分布于神经元和神经内分泌细胞，是诊断肺部小细胞肺癌的首选。另外，肺癌早期有可能会出现淋巴细胞、中性粒细胞的减少，血沉有可能加快。

（2）影像学检查：X线胸部摄片是最常用和主要的检查手段，大部分肺癌可从X线胸部正侧位片上发现病灶，不仅可提供原发性肿瘤的范围，也可提供是否有远处转移的重要信息。胸部CT可发现一般X线检查隐藏区的病变（如肺尖、脊柱旁、心脏后、纵隔等处）。CT可以显示病灶的局部影像特征，同时还可以评估肿瘤范围、肿瘤与邻近器官关系、淋巴结转移状况，为制订肺癌的治疗方案提供重要依据。低剂量胸部CT是目前肺癌筛查最有效的手段，可以发现肺内的早期病变。有条件者可做更精确的影像学立体检查PET-CT，即正电子发射计算机断层显像。通过早发现、早诊断、早治疗，从而降低肺癌病人的死亡率。

 知识链接

PET-CT 在肿瘤诊断中的应用

PET-CT即正电子发射计算机断层显像，是将最高档PET扫描仪和先进螺旋CT设备功能的一体化融合，在早期发现病灶和诊断癌症方面具有较大的优势。①早期诊断肿瘤等疾病。由于肿瘤细胞代谢活跃，摄取显像剂能力为正常细胞的2～10倍，形成图像上明显的"光点"，因此在肿瘤早期尚未产生解剖结构变化前，即能发现隐匿的微小病灶（大于5mm）。②检查过程安全无创。检查所采用的核素大多数是构成人体生命的基本元素或极为相似的核素，且半衰期很短，所接受的剂量仅较一次胸部CT扫描的剂量稍高，安全高效，短时间内可以重复检查。③检查结果更准确。通过定性和定量分析，能提供有价值的功能和代谢方面的信息，同时提供精确的解剖信息，能帮助确定和查找肿瘤的精确位置。④实现全身快速检查，可直观地看到疾病在全身的受累部位及情况。⑤可确定性质，准确对肿瘤进行分期，评价治疗效果，准确判定肿瘤治疗后的复发情况。

（3）肺癌细胞学和组织病理学检查：临床可疑肺癌者，应连续送检痰液3次或3次以上做细胞学检查。通过痰细胞学检查找到随痰液咳出的肺癌脱落的癌细胞，有助于明确诊断。还可以通过支气管镜检查取活组织进行病理检查及取支气管分泌物涂片查癌细胞；另外，可以在CT引导之下经皮肺穿刺活检进行病理检查来进一步明确诊断。通过组织病理学检查可判断出肺癌的病理类型，如鳞癌、腺癌、小细胞癌等。

（4）骨扫描检查：对已经明确肺癌的病人，还可以进行骨扫描检查。骨扫描是一种全身性骨骼的核医学影像学检查，它是通过放射性核素检测骨组织的代谢异常，有助于判断肺癌是处于早期还是晚期，是否出现骨转移，经过治疗的肺癌病人可以通过有规律的骨扫描，观察癌症手术或治疗后是否发生骨转移。

 案例资料 2-3C

补充资料：

体格检查：T 37.2℃，P 70次/min，R 16次/min，BP 128/78mmHg，H 175cm，W 75kg。发育正常，神志清楚，言语流利，步入病室，自动体位，查体合作。双侧锁骨上未触及肿大淋巴结。胸廓对称，呼吸节律规整，触觉语颤双侧一致，无明显增强及减弱，双肺叩诊清音，双侧呼吸音清，未闻及干湿啰音及胸膜摩擦音。腹平软，肝、脾肋下未触及。双下肢无水肿。

实验室及其他检查：血常规：红细胞 $5.82 \times 10^{12}/L$，白细胞 $6.03 \times 10^{9}/L$，血红蛋白 $122g/L$，中性粒细胞 $4.43 \times 10^{9}/L$；淋巴细胞 $0.53 \times 10^{9}/L$；癌胚抗原 3.09ng/ml。CT 显示左肺下叶软组织密度影，形态不规则，边缘模糊。肝肾功能、心电图检查均无异常。

住院后完善胸部增强 CT 检查，发现左下肺病变不均匀强化，总体上符合肺癌表现，结合临床特征及 CT 特点，考虑肺鳞状细胞癌可能性大；与家属沟通病情，建议肺穿刺活检，进一步明确诊断，并告知肺穿刺活检必要性、风险等，家属表示理解，签署知情同意书后于 CT 定位下行经皮穿刺肺活检检查，病理结果示非小细胞肺癌，倾向鳞状细胞癌。随后完善彩超、头颅增强 MRI、骨扫描等检查，未发现有远处转移，与病人及其家属沟通后拟行外科手术治疗。

病人得知确诊为肺癌的消息后，情绪非常低落，担心时日不多，多次询问医生护士，"我还有多少日子了？"

请思考：

5. 根据现有资料，该病人目前存在哪些护理诊断 / 护理问题？

6. 该病人术前应重点评估哪些内容？

问题解析：

5. 病人目前存在的主要护理诊断 / 护理问题

（1）焦虑　与担心病情严重、担心治疗效果有关。因为反复频繁咳嗽，且痰量不多，用药后效果不明显等，也使病人意识到自己的病情不容乐观，反复询问患有肺癌的可能性有多大，且对疾病不了解，担心治疗效果，存在急躁、紧张、恐惧等不良情绪。确诊肺癌后，病人情绪低落，多次询问"我还有多少日子了？"提示病人存在对死亡的焦虑。护士应关注其情绪变化，采取有效措施改善其心理状况。

（2）活动无耐力　与肿瘤消耗增加有关。病人因癌症所致的消耗增加，易出现疲乏无力等表现。该病人近 1 周以来因感乏力而活动量减少，提示其已出现活动耐力下降。

（3）潜在并发症：咯血。如果肿瘤侵犯到了血管，可能会出现咯血的情况，甚至会出现窒息的情况。

6. 该病人肺癌术前的主要评估内容　病人血常规、肝肾功能、心电图及头颅磁共振成像检查等均未见异常，提示无手术禁忌证，彩超、头颅增强 MRI、骨扫描等检查未发现有远处转移，拟行外科手术治疗。术前应注意做好以下内容的评估：

（1）进一步完善相关的术前检查：包括血型、交叉配血、药物过敏试验、电解质检查、血糖检查等。

（2）评估病人术前准备的情况：病人是否掌握呼吸功能训练的方法。呼吸功能训练可改善血液及肺泡间的气体交换，促进气管内痰液排出，改善肺通气功能，加强心肺功能，提高手术耐受力，同时对于肺部手术术后并发症的预防至关重要，可以降低术后出现的肺部感染、肺不张等多种并发症。还需评估病人是否掌握床上排便的方法，以免术后因体位改变出现排便困难。

（3）心理社会状况的评估：重点是评估病人及家属对相关知识的了解情况以及心理情绪反应等。癌症从确诊到手术过程很短，病人短时间内无法接受癌症的事实，又因担心手术效果和未知并发症而感到焦虑、恐惧。在术前，护士可以主动询问病人所担心的问题，有针对性地进行解答；对于情绪波动较大的病人，要耐心倾听病人的内心想法，充分了解病人心理状态；同时积极提供术前注意事项，介绍手术室环境、手术过程及麻醉信息等，还可向病人介绍手术治疗成功的病例，增强其对手术的信心。

笔记栏

案例资料 2-3D

在完善术前检查，做好术前准备后，病人于入院第 3 天在全麻下行左肺下叶上段切除术，手术过程顺利，术毕病人带胸腔闭式引流管、输液管路、尿管安返病房。病人生命体征平稳，遵医嘱给予心电监护。胸腔引流瓶引流通畅，手术伤口干燥无渗血。术后 4 小时病人清醒，询问病人有无不适，病人诉伤口略感疼痛。向病人解释伤口疼痛的特点及处理原则，病人表示理解。

请思考：

7. 病人术后安置胸腔闭式引流瓶，需重点评估哪些内容？

问题解析：

7. 胸腔闭式引流的评估要点

（1）引流装置的评估：严格检查引流管是否通畅和整套胸腔闭式引流装置是否密闭。为确保病人的胸腔和引流装置之间为一密闭系统，需将连接胸腔引流管的玻璃管一端置于水封瓶水面下 1～2cm。贮液瓶内需保持 −10～−20cmH$_2$O 的负压。调压瓶内加入适量的无菌蒸馏水或生理盐水，根据所需负压将调压瓶中的调节管末端保持在水下 10～20cm 处。

（2）引流是否有效的评估：①评估引流瓶位置，液平面应低于引流管出口平面 60～100cm，引流管固定是否合适，是否有适宜长度的引流管，既要便于病人翻身活动，又要避免过长扭曲受压。②密切观察引流液量、色和性状，当引流出多量血液（100～200ml/h）时，应考虑有活动性出血，需立即通知医师。③观察引流是否通畅，可以定时捏挤引流管（由胸腔端向引流瓶端的方向挤压）。

（3）引流管拔除指征的评估：①病人无气急或呼吸困难。查体：叩诊无鼓音，或浊音消失，听诊呼吸音清晰，纵隔及皮下气肿无发展，且明显减少或基本消失。②咳嗽或深呼吸时，观察水封瓶内引流瓶内无气体或气泡逸出，水封瓶水柱波动不明显，提示肺已膨胀。24 小时引流液量小于 100ml。③X 线胸片示胸腔内无积气、积液，肺膨胀良好。

（4）并发症的评估：①疼痛：是胸腔闭式引流术后最常见的并发症，引流管压迫肋间神经可导致胸痛，可通过适当改变引流管的位置或用药物镇痛治疗。②皮下气肿：当引流管脱出或堵塞时，胸腔内的气体可进入胸壁的皮下，导致皮下气肿。轻微的皮下气肿无须处理，可自行吸收，较大的皮下气肿需切开排气。选用大小合适的引流管，以及保持引流管的通畅可有效预防皮下气肿的发生。③肺不张：胸腔闭式引流术后未进行有效咳嗽，或引流管堵塞会引起肺不张。需要指导病人术后有效咳嗽，帮助病人叩背、排痰以促进肺膨胀，经常检查引流管的通畅性，预防堵塞。④感染：引流伤口或胸腔内可能出现感染。需对置管穿刺点定期更换敷料，保持干燥、清洁。如发生胸腔感染，应根据病原学检查结果选择合适的抗生素进行治疗。同时，应加强全身支持治疗，提高病人的免疫力。

案例资料 2-3E

术后病理检查提示肺鳞状细胞癌，术中淋巴结清扫送检病理仅见左侧肺门淋巴结转移，纵隔淋巴结未发现肿瘤细胞。术后当天拔除尿管，第 4 天拔除胸腔引流管，在护士指导下，病人开始适当下床活动。病人身体状况恢复良好，痰中带血症状得到缓解；术后伴有咳嗽，应用止咳药物后症状逐渐得到缓解。手术成功切除肿瘤组织，病人情绪好转，睡眠状况改善，于住院 9 天后出院。

手术后第 3 周复查血常规、生化全项，未见异常，拟开始进行术后化疗。拟给予化疗共 6 周期。护士为病人详细说明化疗药物的不良反应和防治措施。随后遵医嘱给予"吉西他滨 2 000mg d1，d8 + 顺铂 50mg d2～3/40mg d4"化疗方案。

请思考：

8. 该病人化疗期间可能出现的不良反应及评估要点有哪些？

问题解析：

8. 该病人化疗期间可能出现的不良反应及评估要点

（1）胃肠道反应：化疗相关性呕吐（chemotherapy induced nausea and vomiting，CINV）是最常见的化疗不良反应。各类药物催吐强弱不同，顺铂为强催吐药，吉西他滨为弱催吐药。病人出现恶心、呕吐后会存在一定程度的焦虑，护士应对病人化疗后胃肠道症状进行评估，及时通知医生予以相应的治疗，并积极、耐心地向病人解释化疗的特殊反应，告知病人用药的必要性，鼓励病人完成治疗方案。

（2）肾毒性：抗肿瘤药中顺铂的肾毒性最大，每日剂量超过 90mg/m² 即可引发肾毒性症状。顺铂在肾的累积和剂量相关性肾功能不良是顺铂的主要限制性毒性。其肾的损害部位主要是肾小管，主要表现为肾小管功能损害和非少尿型急性肾功能障碍。肾的急性损害大多出现在用药后 10～15 天，血尿素氮（BUN）及血肌酐（Cr）会因此而明显增高，而肌酐清除率则相应有所降低，但这些肾功能损害大多为可逆性。如果反复应用或者大剂量长时期使用顺铂，也可导致永久性的轻度或中度肾损害。护士在病人化疗后期应严密观察病人尿量，监测生化全项检查结果，尽早判断病人是否存在肾损害。

（3）心脏毒性及致命性心律失常：吉西他滨和顺铂均会导致心律失常。大剂量顺铂导致的急性心律失常有室上性、室性心律失常及束支传导阻滞。在含顺铂的方案治疗期间，需积极纠正病人低镁血症和低钾血症，从而降低心律失常的风险。病人化疗过程中出现晕厥、心悸和胸痛症状时，应立即进行心电图检查以明确有无心律失常。

（4）神经系统损害：顺铂是最常见的能引起较严重神经毒性的化疗药物之一，引起的末梢神经中毒症状与累积剂量大小直接相关，主要表现为手脚的套样感，感觉减弱甚至丧失，有时还会出现肢端麻痹、手脚痉挛或躯干肌力下降等表现。顺铂引起的神经损害症状一般都难以恢复。对于化疗病人，护士应重视对病人感觉功能及运动功能的评估，注意病人有无感觉功能异常，如痛觉、触觉、温度觉减弱或消失等，有无肌力减退以及肌张力改变等。

（5）听力损害：注射顺铂后可出现耳鸣和听力下降等症状，顺铂引起的耳聋大多为不可逆。在安静病房内，护理人员应定时使用音叉评估病人听力，判断病人有无听力减退。

（6）骨髓抑制：骨髓细胞最容易受到化疗药物的影响。注射顺铂后可出现白细胞和血小板的下降，其发生概率与顺铂的疗程和剂量有关。化疗过程中护理人员要密切查看病人血象、骨髓象等信息，同时观察病人有无发热等感染的表现，或皮肤黏膜有无不明原因的瘀斑，尽早发现出血倾向，及时处理。

（7）其他：部分病人使用吉西他滨治疗后可出现皮疹、皮肤瘙痒等过敏反应，甚至在用药后数小时发生呼吸困难。其他相对少见的不良反应还包括口腔炎、流感样反应、水肿等。

化疗病人用药第 1 天的不良反应多不明显，但第 2 天开始逐渐出现明显的头痛、呕吐、口腔金属物感、掉发等，一般持续 2～3 天以后逐渐减轻，直至消失。在经历了一个周期的化疗后，病人在下一个疗程开始前对可能的化疗反应存在明显的焦虑、恐惧感。因此，做好病人化疗期间不良反应的护理及心理支持是非常重要的。

第一周期化疗结束后，完善病人各项辅助检查，血常规：白细胞 5.78 × 10⁹/L；中性粒细胞 3.96 × 10⁹/L；血红蛋白 132.0g/L；血小板 236 × 10⁹/L。化疗整个过程较顺利，未出现骨髓抑制的情况。结束本次化疗方案后，病人精神状态及食欲均好转，二便正常，除仍感乏力外，无其他特殊不适，予以出院，嘱病人出院后定期复查血常规及肝肾功能，两周后行下一个周期的化疗。

（曹宝花）

第四节　机械通气病人的评估

 案例资料 2-4A

　　病人秦先生，35 岁，自由职业。因"间断发热半月，干咳、气促 2 天"收入院。

　　病人 1 个月前赴新马泰旅游，回国后 1 周（半月前）不明诱因出现发热，体温 38.5℃左右，伴有乏力、肢体酸痛，口服感冒药后体温降至正常。1 周前再次出现发热，伴畏寒、头痛，行胸部 CT 检查提示"双肺弥漫性磨玻璃样改变，双侧少量胸腔积液"，予以抗感染治疗后效果差，仍有发热。2 天前出现干咳、气促，复查胸部 CT 提示"双肺病灶较前有明显增多，可见高密度片状影，下肺坠积部位可见融合、双侧少量胸腔积液"，自服"头孢地尼分散片"后症状无缓解，遂入院求治。

　　入院查体：T 37.8℃，P 88 次 /min，R 24 次 /min，BP 136/89mmHg。神志清楚，精神差。浅表淋巴结未触及肿大，皮肤和黏膜未见皮疹及出血点。颈静脉无充盈，口唇发绀。触觉语颤稍增强，双下肺叩诊稍浊，听诊呼吸音减弱，双肺可闻及少量湿啰音。心率 88 次 /min，律齐，各瓣膜听诊区未闻及病理性杂音。神经系统查体无阳性体征，双下肢无水肿。

　　辅助检查：血常规示白细胞 $6.31×10^9$/L，中性粒细胞 85.6%，血红蛋白和血小板正常。动脉血气示 FiO_2 33%，pH 7.43，$PaCO_2$ 30.3mmHg，PaO_2 80mmHg，SpO_2 93.90%，HCO_3^- 20.50mmol/L。氧合指数（PaO_2/FiO_2）：242mmHg。床旁纤维支气管镜检查示：气管通畅，左、右主支气管黏膜轻度充血，未见分泌物，左下叶基底段予以生理盐水灌洗后送检。白蛋白 28g/L，T 细胞亚群计数下降，C 反应蛋白（CRP）204mg/L。抗核抗体谱、抗中性粒细胞胞质抗体、肿瘤标志物、HIV 抗体、梅毒抗体、血糖、凝血四项、BNP、血沉、肝肾功能均正常。结核分枝杆菌斑点试验（T-SPOT）阴性。

　　根据病人病史、症状、体征及相关检查，在排除大面积肺不张、心源性肺水肿、弥漫性肺泡出血等疾病后，初步诊断为：①社区获得性肺炎（重症）（双肺）；②急性呼吸窘迫综合征（ARDS 轻度）；③呼吸性碱中毒。

　　请思考：

　　1. 试分析该病人诊断为急性呼吸窘迫综合征（ARDS）的依据。

　　2. 该病人目前最需要哪些紧急处理？

问题解析：

　　1. 该病人的诊断依据　　该病人诊断为急性呼吸窘迫综合征，依据如下：①急性起病，表现间断发热、干咳、乏力，肺 CT 出现病理改变，病情进展较为迅速；②呼吸急促，听诊双肺呼吸音减弱，可闻及湿啰音；③ CT 提示双肺弥漫性磨玻璃样改变；④鼻导管吸氧情况下，脉搏血氧饱和度低，血气分析提示低氧血症存在；⑤病史和查体可排除心源性因素。根据 ARDS 柏林诊断标准，结合氧合指数的情况，并排除其他原因（包括急性心力衰竭、液体过负荷等）导致的肺水肿及呼吸困难，考虑该病人为轻度 ARDS。

　　2. 该病人目前需要的紧急处理措施　　ARDS 的治疗原则包括积极治疗原发病，在控制感染的同时，给予氧疗和机械通气，以迅速纠正缺氧和改善通气。目前病人为轻度 ARDS，在适当给予镇痛和镇静以缓解呼吸窘迫的同时，给予无创机械通气治疗。

　　氧疗是纠正 ARDS 病人严重、顽固性低氧血症的基本手段，由于 ARDS 病人缺氧严重，常规氧疗难以奏效，因此机械通气是纠正缺氧的主要措施。机械通气可提供一定的肺泡内正压，开放塌陷的肺泡，减轻肺水肿和改善氧合。对于意识清楚的 ARDS 病人，若血流动力学稳定，可给予无创机械通气治疗，尤其是预计病情能够短期缓解或者合并免疫功能低下的早期轻度和中度 ARDS 病人，可首选无创机械通气和高流量氧疗。行无创机械通气可以避免人工气道的建立及其相关并发症的发生。治疗期间需密切关注呼吸及循环状态，若出现病情恶化，需立即调整治疗方案。

案例资料 2-4B

入院后予以无创呼吸机辅助通气。持续气道正压（CPAP）模式：压力 8cmH$_2$O，氧浓度 60%。经抗炎、激素冲击，维持水电解质平衡，纠正低蛋白血症及营养支持等治疗 5 天，病人仍有发热，体温渐升至 38.9℃，无寒战，间断咳嗽，咳黄白色脓痰。持续无创呼吸机辅助通气（CPAP 模式：压力 10cmH$_2$O，氧浓度 80%），气促较前加重，氧合指数降至 85mmHg。24 小时入量 3 010ml，出量 3 450ml，其中尿量 1 350ml。

查体：BP 90/70mmHg，呼吸急促，颜面潮红，双下肺仍闻及少量湿啰音。

其他检查：肺泡灌洗液培养 24 小时无细菌生长，未见抗酸杆菌、真菌孢子及菌丝。EB 病毒核衣壳蛋白 IgG 阳性，IgM 阴性，骨穿结果阴性。炎症标志物：CRP 177mg/L，白介素 -6（IL-6）17.3pg/ml，肿瘤坏死因子 -α（TNF-α）26pg/ml。

复查血常规示：白细胞 21.31×10^9/L，中性粒细胞 95.6%，血红蛋白 91g/L，血小板 126×10^9/L。降钙素原（PCT）8.5ng/ml。

请思考：

3. 根据目前的资料，该病人的护理诊断 / 护理问题有哪些？

4. 病人在进行无创机械通气过程中应监测哪些内容？

问题解析：

3. 该病人目前的护理诊断 / 护理问题

（1）气体交换受损　与非心源性肺水肿、通气 / 血流比例失调等有关。该病人在无创机械通气情况下，氧合指数呈进行性下降，进展为重度 ARDS，提示气体交换受损。ARDS 的病理改变为弥漫性肺泡损伤，主要表现为广泛性充血性水肿和肺泡腔内透明膜形成。因肺泡毛细血管内皮细胞和肺泡上皮细胞损伤，引起肺间质和肺泡水肿；肺表面活性物质减少，导致小气道陷闭和肺泡萎陷不张。其肺形态改变具有两个特点：一是肺水肿和肺不张在肺内呈"不均一"分布；二是由于肺水肿和肺泡萎陷，功能残气量和有效参与气体交换的肺泡数量减少。上述病理和肺形态改变导致严重通气 / 血流比例失调、肺内分流和弥散障碍，造成顽固性低氧血症和呼吸窘迫。

（2）低效性呼吸型态　与肺泡发生病理改变和肺形态改变，不能进行有效呼吸有关。该病人查体可见呼吸急促，且气促较前明显加重，提示存在低效性呼吸型态。ARDS 最早出现的症状是呼吸增快，并呈进行性加重的呼吸困难。其呼吸困难的特点是呼吸深快、费力，病人出现严重憋气和呼吸窘迫。

（3）清理呼吸道无效　与呼吸道感染、分泌物过多或黏稠、咳嗽无力及大量液体和蛋白质漏入肺泡有关。该病人在无创机械通气期间有间断咳嗽，咳黄白色脓痰，听诊双下肺闻及湿啰音，提示呼吸道分泌物较多。造成 ARDS 的直接肺损伤因素多为严重肺部感染，ARDS 本质是多种炎症细胞及其释放的炎性介质和细胞因子间接介导的肺脏炎症反应。同时，机械通气病人因长时间卧床、使用镇静药及肌松药，导致咳嗽无力，影响呼吸道分泌物排出。

（4）体温过高　与肺部感染有关。病人入院后体温持续升高，且血常规提示感染征象。

（5）有皮肤完整性受损的危险　与机械通气持续卧床等有关。

（6）潜在并发症：口咽干燥、器械相关压力性损伤、胃胀气、误吸、漏气等。与无创机械通气有关。

4. 无创机械通气监测内容

（1）生命体征和意识状态：意识和生命体征的变化是早期反映病人病情恶化的关键线索。

（2）呼吸系统症状和体征：包括呼吸困难程度、呼吸频率、胸腹活动度、辅助呼吸肌活动、呼吸音等。气促改善、呼吸频率减慢、辅助呼吸肌运动减轻等为治疗有效的指标。

笔记栏

（3）通气参数：包括潮气量、频率、吸气压力和呼气压力、吸气时间等参数，以及是否有漏气和人机协调性等。治疗过程中需根据病人病情变化和适应性随时调整各项参数指标，以达到治疗目标。

（4）动脉血气分析和血氧饱和度：监测 pH、$PaCO_2$、PaO_2、SpO_2 等指标，可判断缺氧的严重程度和改善情况、通气是否充分，进而提示治疗是否有效。

（5）气道湿化效果：气道湿化不足可导致人机配合度下降，上气道阻力增加，气道黏膜纤毛上皮细胞坏死，不利于痰液排出。若病人出现口咽干燥、痰液黏稠、不易咳出，提示湿化不足。

（6）不良反应：包括呼吸机不耐受、恐惧（幽闭症）、口咽干燥、胃胀气、误吸、面罩压迫致鼻面部皮肤压力性损伤、排痰障碍等。

实施无创机械通气治疗后应及时对临床病情及血气分析进行评估，判断疗效。若临床表现和血气指标改善，提示初始治疗有效，可继续行无创通气治疗；否则需尽快调整治疗方案，改为有创通气治疗，避免延误治疗时机。目前该病人在无创机械通气情况下，提高氧浓度后病情仍进行性加重，氧合指数降至 85mmHg，进展为重度 ARDS，提示无创机械通气治疗失败，需立即开放气道行有创机械通气，一方面持续呼气末正压利于促进塌陷肺泡开放，另一方面开放气道可促进气道分泌物的引流，有助于原发病的控制。

 案例资料 2-4C

经口行气管插管建立人工气道后，连接呼吸机进行有创辅助通气。间歇指令通气（SIMV）+压力支持通气（PSV）模式：吸气压 16cmH2O，呼气压 12cmH2O，氧浓度 80%。经纤维支气管镜清理气道，吸出少量黄白色分泌物。在机械通气基础上运用肺复张（RM），以期打开肺内闭陷的区域，观察氧合略有改善，血压尚稳定。继续经抗感染、抗凝、连续性肾脏替代治疗（CRRT）、维持水电解质平衡和营养支持等治疗，以调节免疫，保护脏器功能。

请思考：

5. 目前病人新增的护理诊断／护理问题有哪些？

6. 病人在进行有创机械通气过程中应着重评估哪些方面？

 知识链接

肺复张方法

适时采用肺复张方法，是有效机械通气治疗的第一步。ARDS 的病理生理特点决定应采取肺保护性通气策略，包括呼气末正压通气（PEEP）和小潮气量。PEEP 的目的是防止肺泡萎陷和通气／血流比例失调，而 PEEP 过高则会导致肺泡过度膨胀和损伤。采用肺复张方法使重度闭陷的肺段复张，需要最佳 PEEP。确定 PEEP 的方法可根据经验给予 $8\sim14cmH_2O$，或者较准静态压力容积曲线（PV 曲线）低位转折点高 $2\sim3cmH_2O$。PEEP 确定后为避免吸气末肺容积过高，需限制潮气量。研究表明潮气量 $<6ml/kg$，可降低呼吸机相关性肺损伤，与传统潮气量组（$10\sim15ml/kg$）相比，小潮气量治疗组死亡率下降 9%。其原因为 ARDS 肺是"婴儿肺"，常规潮气量可引起肺泡过度膨胀和气压伤。需要注意的是，因潮气量减少，每分钟通气量下降，$PaCO_2$ 升高，允许在一定范围高于正常水平，即"允许性高碳酸血症"，$PaCO_2$ 一般不宜高于 $80\sim100mmHg$，pH 不宜低于 7.20。

问题解析：

5. 病人新增的护理诊断／护理问题

（1）言语沟通障碍　与人工气道建立及持续机械通气有关。此外，病人还存在与正压通气和人工气道有关的潜在并发症。

（2）与正压通气相关的潜在并发症：呼吸机相关性肺炎、呼吸机相关肺损伤、氧中毒等。呼吸机相关性肺炎是机械通气病人常见并发症，与高龄、误吸、过度镇静、平卧位等因素有关，一旦发生会显著增加病死率，明显延长住院时间，增加住院费用。呼吸机相关肺损伤是指机械通气对正常肺组织的损伤或使已损伤的肺组织进一步加重，包括气压伤、容积伤、萎陷伤和生物伤。其中气压伤是因气道压力过高导致肺泡破裂，因程度不同可表现为纵隔气肿、气胸等，一旦发生张力性气胸，可危及病人生命，需加强观察。氧中毒是由于长时间吸入高浓度氧气导致的肺损伤，造成肺纤维化和肺不张，病人可表现为胸骨后灼热感、气促、进行性呼吸困难。ARDS 病人因难治性缺氧需要给予高浓度氧以维持足够氧合，因此机械通气过程中需密切观察有无氧中毒症状。

（3）与人工气道相关的潜在并发症：气管套管移位、人工气道堵塞、气管－食管瘘、喉损伤。人工气道建立后，因插管过深或固定不佳可使导管进入支气管，发生导管易位。或因导管扭曲、气囊滑脱后嵌顿导管远端开口、痰栓或异物阻塞管道、管道塌陷等原因发生人工气道堵塞，病人可表现为不同程度的呼吸困难，严重可导致窒息。此外，建立人工气道时可出现气管－食管瘘、喉损伤等机械损伤。

6. 有创机械通气评估要点

（1）生命体征与意识状态：注意观察病人的生命体征变化，尤其注意有无自主呼吸，自主呼吸与呼吸机是否同步；评估有无呼吸困难，人机对抗等；病人发生呼吸机相关性肺炎或原有肺部感染加重时，可出现体温升高。通过体温来评估病人肺部感染的情况，同时可根据体温升高程度酌情调节通气参数，适当降低湿化温度以增加呼吸道的散热。缺氧和/或二氧化碳潴留引起意识障碍的病人，机械通气后若病人意识障碍程度减轻，表明通气状况改善；若意识障碍程度加重，考虑机械通气支持是否得当，或病人病情是否发生变化。

（2）皮肤和黏膜：观察气管插管周围皮肤和黏膜的颜色、疼痛情况，皮肤刺激征象；及时发现并处理口腔溃疡、继发性真菌感染或伤口感染。注意皮肤的颜色、弹性及温度，了解缺氧和二氧化碳潴留改善情况，低氧血症会出现口唇及甲床发绀；皮肤潮红、出汗、浅表静脉充盈提示仍有二氧化碳潴留。

（3）呼吸系统：①观察呼吸道分泌物颜色、性质、量和黏稠度，为肺部感染的治疗和气道护理提供依据。②胸廓及肺部检查，包括胸廓外形、肺部叩诊音、呼吸音及干湿啰音的听诊等。③监测血氧饱和度、动脉血气分析及呼气末 CO_2 浓度，评估通气、氧合及机体酸碱平衡情况，指导呼吸机参数的合理调节。④行胸部 X 线检查，及时发现肺不张、呼吸机相关性肺损伤、呼吸机相关性肺炎等机械通气引起的并发症，了解气管插管的位置。

（4）循环系统：正压通气使胸腔内压增高，静脉回心血量减少，心脏前负荷降低，心排血量下降，组织灌注不足，可出现血压下降、心律失常、尿量减少等。因此，需注意监测心率、心律、血压和尿量的变化。

（5）消化系统：机械通气病人因长时间卧床、使用镇静药及肌松药、低钾血症等造成肠蠕动减弱，可出现便秘及腹胀，注意观察有无腹部胀气和肠鸣音减弱。同时观察病人有无呕吐，若呕吐咖啡色胃内容物或出现黑便，需警惕有无消化道出血。

（6）出入液量：心排血量下降、肾灌注压下降及缺氧可使肾供血不足，肾小球滤过率降低，抗利尿激素释放增加，导致肾功能不全，体内水钠潴留。需注意观察和记录病人的血压及 24 小时出入量，观察有无水肿及水肿的加重。

此外，还需注意检查呼吸机各项通气参数是否与医嘱要求设定的参数一致，各项报警参数设置是否恰当，报警器是否处于开启状态。

笔记栏

案例资料 2-4D

对病人进行俯卧位治疗，同时予以积极镇痛、镇静、肌松，此时呼吸状态好转，不再窘迫。

继续经口气管插管行呼吸机辅助通气。SIMV+PSV 模式：VT 280ml（4ml/kg），PEEP 8cmH$_2$O，PS 10cmH$_2$O，FiO$_2$ 60%，RR 22 次/min。SpO$_2$ 92%，心率 130 次/min，血压（去甲肾上腺素 15μg/min 泵入情况下）120/60mmHg。监测气道峰压 45cmH$_2$O，平台压 32cmH$_2$O。复查动脉血气分析示：pH 7.32，PaCO$_2$ 32mmHg，PaO$_2$ 63mmHg，Lac 4.0mmol/L。上述指标均提示病人情况有所改善。

病人体温仍维持在 38.5℃左右，且气道内吸出少量脓性分泌物，警惕呼吸机相关性肺炎的发生，需进一步加强监测，完善相关检查。

请思考：

7. 在实施俯卧位通气过程中，应注意加强哪些方面的监测？俯卧位通气过程中可能发生哪些并发症？

8. 呼吸机相关性肺炎的诊断依据包括哪些内容？发生呼吸机相关性肺炎后应重点监测哪些内容？

问题解析：

7. 实施俯卧位通气过程中的评估重点　俯卧位通气是重症 ARDS 肺保护及肺复张的重要手段。俯卧位可减少背侧肺泡的过度膨胀和肺泡反复塌陷复张，改善局部肺顺应性和肺均一性，改善氧合，避免或减轻呼吸机相关肺损伤。俯卧位持续时间长短与病人病情的严重程度及导致 ARDS 的原因有关，重症及肺内源性 ARDS 需要俯卧位时间长，一般认为每天持续时间＞16 小时才可能达到较好疗效。

病人在实施俯卧位通气治疗过程中，除加强俯卧位通气治疗前后生命体征的监测外，还需注意呼吸功能、循环功能、胃肠道功能等的变化。

（1）呼吸功能监测：①呼吸状态：评估呼吸节律和呼吸形态。通过听诊肺部呼吸音，判断气道通畅情况和有无气道感染。适时清除呼吸道分泌物，观察分泌物量、颜色、性状等。②通气参数监测：观察气道压力、潮气量变化。容量控制通气时，监测气道压力变化情况；压力控制通气时，监测潮气量是否达到目标范围；另外监测每分钟潮气量、呼气末二氧化碳是否在目标控制范围。③呼吸力学指标：监测 PEEP、VT、平台压等指标，呼吸系统顺应性是否改善是反应俯卧位通气疗效的重要指标之一。④血气指标：监测氧分压、二氧化碳分压等，评估氧合指标是否改善。

（2）循环功能监测：监测心率、心律、血压等。根据需要监测中心静脉压、肺动脉楔压、左室舒张末期容积等指标，以及动态监测每搏输出量变异、脉压变异、主动脉峰流速变异、上腔静脉塌陷指数、下腔静脉扩张指数等指标。

（3）导管监测：评估导管位置及功能，保持导管通畅。评估是否妥善固定，有无导管移位和意外拔管、意外滑脱的风险。

俯卧位通气常见并发症包括血流动力学紊乱、导管移位/扭曲/脱出、压力性损伤、颜面部水肿、误吸以及结膜出血、缺血性眼眶间隔综合征等、胃内容物反流/误吸等。

8. 呼吸机相关性肺炎的诊断依据及评估重点　呼吸机相关性肺炎（ventilator-associated pneumonia，VAP）是建立人工气道（气管插管或气管切开）并接受机械通气时发生的肺炎，包括发生肺炎 48 小时内曾经使用人工气道进行机械通气者。

目前诊断 VAP 的金标准是组织病理学有炎症反应和肺组织培养微生物阳性，但在临床实际工作中可行性不高。临床诊断标准为 X 线胸片出现新的浸润阴影或原有浸润阴影扩大，同时具备下列三项中的两项或两项以上即可建立临床诊断：①体温＞38℃或＜36℃；②外周血白细胞计数＞10×10⁹/L 或＜4×10⁹/L；③气管支气管内出现脓性分泌物。其中，影像学诊断是 VAP 的重要基本手段，应常规行胸部 X 线检查或胸部 CT 检查。

VAP 监测内容包括：

（1）生命体征：持续观察病人血压、呼吸、血氧饱和度、呼吸音等，观察有无出现呼吸急促、呼吸困难、发绀等。VAP 病人多有发热，应定时监测体温，高热病人在体温＞38.5℃时，抽取血培养。

（2）意识：观察病人是否出现意识模糊、昏睡和烦躁等。

（3）血气分析：及时了解病人通气状态、电解质和酸碱平衡情况。

（4）呼吸机状态：密切关注呼吸机各项监测指标和气道压力，常见吸气峰压增高的因素主要为呼吸道分泌物多且黏稠、气道异物堵塞等。

（5）其他方面：监测病人尿量、肾功能和循环功能变化；同时，复查血常规观察白细胞计数，观察呼吸道分泌物量、颜色、性状等。

为预防 VAP 发生，应着重加强人工气道管理和基础护理。人工气道管理包括有创机械通气气道内吸引、气道湿化管理和气囊管理；同时，注意翻身叩背、促进痰液引流，认真做好口腔护理工作。

案例资料 2-4E

第 9 天，病人体温逐渐下降，呼吸困难较前改善（氧合指数 145mmHg），CRRT 12 小时。

第 11 天，抗生素降阶梯治疗，停止 CRRT。

第 14 天，呼吸平稳，T 37.4℃，呼吸机模式 CPAP，压力 10cmH₂O，FiO₂ 35%，复查胸片病灶较前减少，遂预拔除气管导管，改为无创呼吸机序贯治疗。

第 18 天，胸部 CT 提示病灶较前明显吸收，改为鼻导管吸氧。

请思考：

9. 拔管指征包括哪些内容？拔管前后应重点评估哪些内容？

问题解析：

9. 拔管指征及评估重点　气管导管拔除指征包括：①神志清楚，痰液稀薄，咳嗽有力。②诱发呼吸衰竭的病因得到控制或显著改善；生命体征稳定；休克、上消化道出血、肝肾功能损害、严重肺部感染等并发症基本控制或明显改善。③在停机、吸氧条件下，自主呼吸时口唇及肢端黏膜无发绀，呼吸频率不超过 30 次/min，呼吸频率增加 ≤ 10 次/min，收缩压增高 ≤ 10mmHg。④自主呼吸时，VT ≥ 5ml/kg、VC ≥ 10ml/kg、最大吸气压（MIP）≤ -25cmH₂O。⑤在低流量吸氧条件下，自主呼吸 2 小时，动脉血 pH ＞ 7.3，PaCO₂ ≥ 60mmHg。

拔管前需仔细评估病人自主呼吸能否耐受呼吸负荷，原发病是否好转，生命体征及各脏器功能是否稳定。此外，应着重评估病人的气道保护能力和气道通畅程度。①气道保护能力：包括自主吞咽能力及气道自净能力，是保证病人在拔除人工气道后自主呼吸期间避免误吸以及自我清洁气道的重要功能。自主吞咽功能通过评估病人的意识状态和配合能力来判断；气道自净能力根据病人气道分泌物量以及咳嗽能力进行评估。②气道的通畅程度：可通过气管镜直视、喉部超声检查或气囊漏气试验判断和预测发生拔管后气道梗阻的风险。

拔管后除观察生命体征外，还需观察有无呼吸肌疲劳表现，有无口唇黏膜或肢端发绀，听诊呼吸音是否出现变化，尤其应立即判断病人是否发生拔管后喘鸣，即喉部有无吸气性干啰音，判断有无喉头水肿或气管狭窄。严重者于病人身旁即可听到，程度较轻者需用听诊器置于病人喉部判断。此外，拔管后还应关注病人的气道自净能力，尤其是气道分泌物多且咳嗽能力弱的病人，应加强气道净化治疗，包括气道温湿化、胸部叩击、体位引流等，必要时给予吸痰。一般于拔管后 2~4 小时和 24 小时复查动脉血气。病人于拔管后常有不同程度的咽喉疼痛和声音嘶哑，通常数日至 1 个月即可消失，与留置导管期间声门和喉返神经损伤有关。

（吕 岩）

•••• 思考题 ••••

1. 你作为接诊护士，正在接诊一位 55 岁的男性病人。该病人因咳嗽、咯血和胸痛 1 个月入院，入院诊断为"肺癌？"请思考对于该病人，你的问诊重点有哪些？

2. 病例分析题

病人，女性，70 岁。2 个月前无明显诱因出现午后低热，夜间盗汗，伴消瘦，未予以重视。1 个月前无明显诱因出现咳嗽、咳痰，自行服用止咳药（具体不详），症状略有缓解。6 天前咳嗽咳痰加重，伴发热，体温最高达 39.2℃，咳黄色黏痰，不易咳出。无夜间阵发性呼吸困难，无畏寒、寒战、大汗。自行口服头孢类药物（具体不详）3 天后，又于社区门诊静脉输注"头孢类"药物（具体不详）3 天，病情无好转，为进一步诊治入院。既往高血压病史 10 余年，糖尿病史 10 余年，血糖控制不佳，冠心病 5 年，冠脉支架置入术后 3 年。

查体：体温 38.6℃，脉搏 110 次 /min，呼吸 25 次 /min，血压 142/90mmHg。神志清楚，口唇发绀，浅表淋巴结未肿大。听诊左肺呼吸音减弱，可闻及少量湿啰音。心率 110 次 /min，律齐，未闻及病理性杂音。腹软，无压痛，肝脾肋下未触及，双下肢无水肿。

实验室及其他检查：白细胞计数（WBC）11.29×10^9/L，中性粒细胞百分比 72.7%；C 反应蛋白（CRP）> 200.0mg/L；空腹血糖（FBG）8.12mmol/L，餐后 2 小时血糖（2h-PBG）15.87mmol/L，糖化血红蛋白（HbA_1C）10.5%；总蛋白（TP）59.8g/L，白蛋白（ALB）25.8g/L。肺 CT：左肺炎症；双肺多发小结节；左侧少量胸腔积液。

问题：

（1）请写出该病人的主诉。

（2）该病人的现病史是否完善，有无需补充的内容？

（3）请分析该病人可能的医疗诊断有哪些？

（4）可能的护理诊断有哪些？

第三章

循环系统疾病病人的评估

循环系统是由心脏、血管和调节血液循环的神经体液所组成，其主要功能是将血液输送至全身组织器官，向组织提供氧、营养物质等，并运走组织产生的代谢废物。此外，循环系统还具有内分泌功能，如心肌细胞分泌心钠肽、脑钠肽和 C 型利钠肽，血管内皮细胞分泌内皮素、血管收缩因子、前列环素、一氧化氮等血管活性物质。

循环系统疾病包括心脏疾病和血管疾病，合称为心血管病，其中心脏疾病较为常见，包括心力衰竭（heart failure，HF）、各种类型的心律失常（cardiac arrhythmia）、冠状动脉粥样硬化性心脏病（coronary atherosclerotic heart disease）、原发性高血压（primary hypertension）、心脏瓣膜病（valvular heart disease）、心肌疾病、心包疾病等。据 WHO《2023 年世界卫生统计报告》显示，心脏病是全球首要死因，估计每年夺走 1 790 万人的生命。《中国统计年鉴 2022》显示，我国心脏病的死亡率为 165.27/10 万，占死亡构成比的 25.64%，居首位。《中国心血管健康与疾病报告 2022》也指出，我国心血管病发病率仍处于上升阶段，心血管病预估现患病人数为 3.3 亿，其中脑卒中 1 300 万，冠心病 1 139 万，心力衰竭 890 万，肺源性心脏病 500 万，心房颤动 487 万，风湿性心脏病 250 万，先天性心脏病 200 万，外周动脉疾病 4 530 万，高血压 2.45 亿。心血管病的疾病负担日益加重，已成为重大公共卫生问题。心血管病的防治工作需要多学科团队的共同努力，护理人员也在其中发挥着重要的职能。掌握常见心血管疾病的主要临床特点、对病人的身心影响、常见的病因和诱因以及主要的治疗原则等，做到准确、全面和预见性的健康评估，对开展心血管疾病的防治及危险因素的干预，具有重要意义。

在临床实践中，循环系统疾病的治疗除了药物治疗以外，各项诊疗技术也在广泛运用，包括人工心脏起搏器植入术、心脏电复律术、心导管检查术、射频消融术、经导管主动脉瓣置换术、经皮球囊二尖瓣成形术、经皮球囊肺动脉瓣成形术、经皮肺动脉瓣置入术、主动脉内球囊反搏术、冠状动脉造影术（coronary arterial angiography，CAG）、经皮冠状动脉介入治疗等。经皮冠状动脉介入治疗（percutaneous coronary intervention，PCI）包括经皮冠状动脉腔内成形术，经皮冠状动脉内支架置入术，冠状动脉内旋切术、旋磨术和激光成形术，是目前冠状动脉粥样硬化性心脏病血运重建治疗的重要手段。

循环系统疾病的常见症状有心源性呼吸困难、心源性水肿、胸痛、心悸、心源性晕厥等。在评估健康史时，应注意病人患病的起病情况，有无明显诱因，主要症状及其特点（如出现的部位、性质、严重程度、持续时间、发作频率、加重或缓解因素），有无伴随症状、并发症，症状是否进行性加重；既往的检查结果、治疗经过及效果；遵医行为的情况（包括药物治疗和非药物治疗）；目前病情对日常生活、饮食、睡眠、二便、体重、营养的影响；有无心血管病相关疾病，如糖尿病、贫血、甲状腺功能亢进、风湿热、慢性阻塞性肺疾病等；家族中有无与遗传相关的心血管疾病，如心肌疾病、冠心病、原发性高血压等；病人在患病后的心理状态、角色变化、社会支持等；病人的生活方式等。在体格检查方面，除重点进行肺脏与心脏的检查外，还需观察病人生命体征、面容与表情、体位、营养状态，有无杵状指/趾；皮肤黏膜的颜色、温度和湿度，注意有无水肿、发绀；有无腹水征、肝大、肝颈静脉反流征及肠鸣音异常等体循环淤血的相关体征等。实验室检查方面，需关注血液检查，如血常规、电解质、血脂、血糖、氨基末端利钠肽前体、心肌坏死标志物、肝肾功能、血培养、动脉血气分析等；心电图检查，包括常规心电图、动态心电图、运动心电图、遥测心电图等；动态血压监测；心脏影像学检查，如心脏超声、胸部X线检查、心脏CT检查、MRI检查、放射性核素检查、心导管术和血管造影等，用以确诊疾病以及评估疾病进展情况。

本章分别选取冠心病（coronary atherosclerotic heart disease）、原发性高血压（primary hypertension）、心脏瓣膜病（valvular heart disease）合并心力衰竭三种常见疾病为例，借助具体的临床情景，结合临床实践过程，采取情景对话、病程记录等方式，由浅入深地从不同侧面展示健康评估的过程，以便深入了解循环系统疾病病人的共性特点及个体差异，能够根据病人实际情况全面系统、重点突出地开展健康评估。

案例1以一位心肌梗死病人经急诊入心脏监护室后行经皮冠状动脉介入治疗为例，展示该病人从入院、术前、术后、出院到随访等几个重要时间点的病情转归情况。通过情景的逐步导入，可以了解冠心病行经皮冠状动脉介入治疗的病人诊疗过程，熟悉急诊入院情境下沟通技巧和健康评估的要点。此外，还对出院后的随访等进行了分析和讨论。

案例2以一位典型的原发性高血压病人为例，循序渐进导入案例资料，通过健康史采集、体格检查、辅助检查结果分析、自我健康管理能力评估等一系列知识点设计，培养学生基于专科特点的临床思维能力和评判性思维能力。

案例3以一位心脏瓣膜病合并心力衰竭的病人为例，通过专科拓展案例，培养学生基于护理专业的角度，运用整体评估观和评判性思维全面评估病人生理、心理及社会等方面反应，从而提出现存或潜在的健康问题的能力。

第一节　冠心病病人的评估

案例资料 3-1A

时间：2024 年 1 月 7 日 14：30

地点：心脏监护室

场景：护士小张正在接诊一位由急诊转入心脏监护室的病人，准备开始进行入院评估。该病人正在持续静脉滴注单硝酸异山梨酯。

病人的基本情况：何先生，72 岁，退休，中专文化程度，已婚。入院诊断为：急性广泛前壁心肌梗死、冠状动脉粥样硬化性心脏病、Killip 1 级、高血压 1 级（很高危）。

以下是护士小张与病人何先生的对话过程：

张护士："15 床，何先生，是吗？"

何先生看向护士小张，有气无力地回答："是的。"

张护士："您好，我是心脏监护室的护士小张，是您的负责护士，现在需要问您一些疾病方面的问题，希望得到您的配合，如果您觉得累，不能回答，您可以跟我说，我们可以休息一会儿再继续或家属补充也可以。"

何先生："好的。"

张护士："请问您是因为什么不舒服来看医生的？"

何先生："我主要是昨天下午开始胸痛，一直没好，就来看医生了。"

张护士："昨天开始胸痛？什么情况下开始的胸痛？疼痛位于胸部的哪个地方？疼痛持续了多久？除了胸部疼痛，还有其他地方痛吗？疼痛的程度是怎样的？"

何先生想了一会儿，回答："昨天吃完中饭，差不多1点开始痛的，在左边，从昨天一直痛到了现在。"何先生用手指向心前区部位。

张护士："疼痛的性质是怎样的？"

何先生："嗯……"何先生摇头表示不知道怎么描述。

张护士："是压榨样痛吗？"

何先生："噢，好像是的。"

张护士："有没有加重疼痛或减轻疼痛的因素？"

何先生："没有。"

张护士："除了胸部疼痛，其他地方还有痛或不舒服吗？"

何先生："没有。"

张护士："昨天是在饭后出现胸痛，其他情况如运动、寒冷、情绪激动等会引起胸痛吗？"

何先生："没有。"

张护士："那您有没有气急、胸闷、心慌、乏力、出冷汗这些症状啊？"

何先生："没有。"

张护士："那您从出现胸痛到看医生这段时间有没有采取什么措施呢？比如吃点药减轻疼痛之类的。"

何先生："没有。"

张护士："那您以前有没有类似的情况发生过？"

何先生："没有，这是第一次。"

张护士："那您来急诊查了血常规、心肌酶谱吗？"

何先生："啊……哦，具体项目我不清楚，但我在急诊查了血和心电图。"

张护士："您能把检查报告给我看一下吗？"

何先生："好的。"（报告显示：cTNT 2.07ng/ml，CK-MB 208U/L，NT-proBNP 1178pg/ml；心电图示 I 型房室传导阻滞，$V_1 \sim V_5$ 导联 ST 段上斜型抬高 $1 \sim 5$mm，T 波改变。）

张护士："麻烦急诊的病历卡给我看一下，谢谢。"家属把病历卡给护士。"您在用了这个药（单硝酸异山梨酯）后，胸痛的感觉好一点吗？"

何先生："好一点了。"

请思考：

1. 护士小张在上述问诊的过程中有哪些不足？

2. 根据上述问诊内容，请写出该病人的主诉和现病史。

3. 结合上述资料，提示该病人为"急性广泛前壁心肌梗死"的依据有哪些？

4. 护士小张接下来还需收集哪些方面的资料？

问题解析：

1. 问诊中不足　在上述护士小张对病人开展的问诊过程中，存在问诊技巧和内容的不足。在问诊技巧方面，对疼痛这一症状的询问，应循序渐进，逐渐展开，避免过多的问题堆砌在一起，导致病人难以反应，只回答了部分问题，部分问题未作回答，且小张也未重新追问；在询问疼痛性质时，病人往往难以准确描述，护士应提供一些备选项，如"压榨样疼痛、烧灼样疼痛、紧缩样疼痛、针刺样疼痛、刀割样疼痛"等，而不是直接询问"是压榨样痛吗？"在评估疼痛程度时，可借助疼痛尺等工具，用以较为准确地评估疼痛程度；在询问已经做的检查时，护士小张用了"血常规、心肌酶谱"等专业术语，为了便于问诊对象理解，在问诊过程中应使用病人能理解并熟悉的词汇和语言进行问诊。在问诊内容方面，病人存在疼痛，但小张并未对疼痛的严重程度进行进一步评估。

经询问，病人一开始的疼痛程度为重度，目前有所缓解为轻度。

2. 病人主诉和现病史 结合问诊内容和急诊检查结果，该病人的现病史为"病人于昨日下午 1 点午餐后出现心前区疼痛，呈压榨样，无气急、乏力、出汗，疼痛持续不能缓解，故来我院急诊，查 cTNT 2.07ng/ml，CK-MB 208U/L，NT-proBNP 1 178pg/ml；心电图示 I 型房室传导阻滞，$V_1 \sim V_5$ 导联 ST 段上斜型抬高 1～5mm，T 波改变。予单硝酸异山梨酯扩冠后，症状有所缓解，现为进一步治疗收入我科"。其主诉为"突发心前区疼痛 1 天"。

3. 诊断依据 该病人诊断为急性广泛前壁心肌梗死的依据包括：①缺血性心前区疼痛的临床症状；②心电图 $V_1 \sim V_5$ 导联 ST 段上斜型抬高 1～5mm 和 T 波改变；③血清心肌坏死标志物 cTNT 和 CK-MB 增高。

4. 尚待完善的资料 护士需要进一步完善健康史的评估，包括既往史、个人史、家族史、日常生活状况和心理社会状况等内容。日常生活状况的评估借鉴 Gordon 的功能性健康型态，主要包括饮食与营养型态、排泄型态、休息与睡眠型态、日常活动与自理能力、嗜好等。心理社会状态的评估包括认知功能、情绪与情感、应激与应对、对健康与疾病的认识、价值观与信念、家庭关系、经济状况等。此外，可以使用一些通用或专科的风险评估工具和量表协助评估，如跌倒风险评估、压力性损伤风险评分、营养筛查及评估等。在问诊结束时需对病人开展体格检查。

📄 案例资料 3-1B

补充资料：

既往史： 高血压病史 10 年，血压最高达 150/95mmHg，平时服用尼莫地平 20mg，Tid 降压，血压控制良好；否认高血脂、糖尿病、传染病等病史，否认输血史及外伤史，预防接种史不详，否认药物及食物过敏史。

个人史： 生于原籍，无疫区居住史及传染病接触史；已婚，育一子一女，子女体健，爱人于 3 年前因肺癌去世。

家族史： 父母均已过世，有一个妹妹，无糖尿病、高血压及冠心病等慢性病病史。

日常生活状况：

饮食与营养型态： 平时 3 餐／日，主食 2 两／餐。食欲较好，喜食高胆固醇、高脂肪、高盐食物，无咀嚼及吞咽困难。饮水约 1 500ml/d，以白开水为主。自患病以来，食欲可，体重无明显变化。

排泄型态： 排尿 4～6 次／日间，0～1 次／夜间。粪便黄、软，1 次／日。无腹泻、便秘及排便困难。

休息与睡眠型态： 平时睡眠规律，每晚睡眠 5～7 小时，睡眠不深。昨夜因心前区疼痛明显，睡眠不佳。

日常活动与自理能力： 平时日常活动完全自理，闲暇时可以协助做些家务。本次入院时病人由家属推轮椅入院，入院后需卧床休息。经入院 Barthel 指数评分，病人的自理能力为轻度依赖。

个人嗜好： 无烟酒、浓茶、咖啡及其他不良嗜好。

心理社会状况：

认知功能： 无感知觉、记忆力、注意力及定向力障碍，语言流畅，思路清晰，判断正确，无沟通障碍。

情绪与情感： 入院时因持续心前区疼痛且诊断为急性心肌梗死，病人有焦虑情绪，担心疾病的预后。

应激与应对： 以往遇到事情多与老伴商量，3 年前老伴去世时感到很难过，不太爱讲话。半年多就慢慢适应了。近期无重大应激事件。

对健康与疾病的认识：自觉健康状况良好，除了高血压外，无其他疾病，因而在饮食方面比较重口腹之欲，喜食浓油赤酱和高脂肪的食物。

家庭关系：子女孝顺，与儿子、儿媳同住，家庭关系和睦，儿子为主要照顾者，对病人日常情况了解清楚。女儿会经常看望。

社会关系：已退休，与周围邻居相处融洽，接触紧密。遇事能彼此帮忙。

经济状况：有退休金，享受城镇居民医疗保险。

通用或专科风险评估工具评估情况：

STRATIFY 跌倒风险评估为低风险；Braden 压力性损伤风险评估为无风险；NRS-2002 营养风险筛查总分为 1 分。

请思考：

5. 该病人可能会出现哪些并发症？

6. 目前病人的护理诊断/问题有哪些？其中需要最先处理的是哪个？

7. 该病人的体格检查重点是什么？

问题解析：

5. 可能出现的并发症 该病人心肌梗死面积较大，因而多种情况均可发生。包括：①心律失常，包括缺血性心律失常和再灌注心律失常。缺血性心律失常多发生在起病1~2天，24小时内最多见，主要为室性期前收缩、短阵室性心动过速，易恶化为心室颤动；再灌注心律失常以非阵发性室性心动过速或加速性室性逸搏心律、成对室性期前收缩、室性心动过速多见，严重者可发生心室颤动；也可出现缓慢心律失常，如窦性心动过缓、窦性停搏、房室传导阻滞等。②急性心力衰竭，以急性左心衰竭多见，是心肌梗死后心脏舒缩力减弱或不协调所致，在起病的最初几天内发生，重者可出现心源性休克。③休克，主要是心源性休克，是心肌广泛坏死、心排血量急剧下降所致，多发生在起病后数小时至1周内。④乳头肌功能失调或断裂，是因二尖瓣缺血、坏死等使收缩功能发生障碍。⑤室间隔穿孔，一般发生在心肌梗死后2周左右。⑥心室壁瘤，按其病理解剖可分为真性室壁瘤和假性室壁瘤。真性室壁瘤是由于坏死心肌收缩力下降或丧失，在心腔内压力作用下，向外膨出而形成，可导致心力衰竭、栓塞和室性心律失常；假性室壁瘤是由于心室壁破裂，破口周围由血栓堵塞或粘连，瘤壁由心包膜组成。⑦心脏破裂，多为心室游离壁破裂，引起心包积液致急性心脏压塞而猝死；偶有室间隔破裂，可导致心力衰竭、休克，甚至死亡。常在起病1周内出现，较少见。⑧栓塞，见于起病后1~2周，如为左心室附壁血栓脱落，可致脑、肾、脾或四肢等动脉栓塞；如为下肢静脉血栓脱落，可致肺动脉栓塞。

6. 目前的护理诊断/问题 根据所收集的资料，该病人的主要护理诊断/问题如下：

（1）急性疼痛：胸痛 与心肌缺血坏死有关。病人因急性心肌梗死，导致局部心肌缺血缺氧，心肌内积聚过多的代谢产物，刺激心脏内自主神经传入纤维末梢，经胸交感神经节和相应的脊髓段，传至大脑，产生痛觉。

（2）潜在并发症：心律失常、急性左心衰竭、休克、猝死。病人因发生急性广泛前壁心肌梗死，梗死面积较大，故可能发生多种并发症，一旦发生会危及生命。

（3）沐浴/如厕自理缺陷 与胸痛及卧床休息有关。病人因需卧床休息，故存在沐浴、如厕等自理缺陷。

（4）有便秘的危险 与活动少、不习惯床上排便有关。病人因需卧床休息，导致肠蠕动减少，且因为受到疾病等因素的影响，进食量也可能下降，故可能会发生便秘。

（5）焦虑 与起病急、病情危重、环境陌生等因素有关。病人因突然病发且住心脏监护室，

笔记栏

47

会担心病情的严重程度、治疗费用、疾病预后等一系列问题，故而容易出现焦虑。

（6）睡眠型态紊乱　与心肌缺血坏死致胸痛有关。病人入院前因心前区疼痛而致夜间睡眠不佳，且目前病人是住在心脏监护室，环境陌生、担心病情加之治疗等因素，也可对睡眠产生影响。

（7）知识缺乏与健康自我管理无效。"知识缺乏：缺乏……知识"是临床上比较常见的护理诊断，也是护士比较容易关注的护理诊断。该病人喜食高热量、高脂肪及高盐食物，很容易使人认为其存在"知识缺乏：缺乏冠心病相关保健知识"，但结合其患高血压病史10年，应考虑病人可能并非知识缺乏，而是知道相关的知识，但因有自己的想法而不依从，也可能是由于存在健康管理障碍，导致"健康自我管理无效"。因此，在评估过程中还应对病人没有调整健康行为或采纳相关建议的具体原因进行分析，这样才能准确判断病人所存在的护理诊断，并制订出切实有效的护理干预措施。

上述护理诊断/问题中，"急性疼痛：胸痛"是该病人的首优护理诊断。因此，应采取护理措施立即处理，措施包括：病人取平卧位或半卧位，安抚情绪，吸氧，建立静脉通道、遵医嘱用药、心电监护、进一步完善实验室检查等。

7. 体格检查的重点　该病人由于是从急诊转入心脏监护室，需要开展全身体格检查。在全身体检时，需结合病人的病情，重点关注生命体征、心肺检查（尤其是心肺听诊）的结果，以及时了解其病情严重程度和发现有无并发症的发生。

 案例资料 3-1C

体格检查：

T 37℃，P 73次/min，R 20次/min，BP 135/71mmHg。神志清楚，精神尚可，体型正常，呼吸平稳，营养中等，表情自如，自主体位，正常步态，应答流畅，查体合作。全身皮肤及黏膜无黄染，未见皮疹及出血点，无肝掌、蜘蛛痣。头颅无畸形，无倒睫，听力下降，外耳道无分泌物，鼻中隔无偏曲，口唇红润光泽。颈两侧对称，甲状腺未及，胸廓无畸形，双肺叩诊呈清音，听诊呼吸音清，心前区无隆起，心界不大，心率73次/min，律齐。腹部平软，肝脾肋下未及，肝肾区无叩击痛。四肢脊柱无畸形，活动自如，双下肢无水肿，足背动脉搏动可。

请思考：

8. 为了解该病人的病情变化，需继续开展哪些方面的评估？

---

8. 病情观察的主要内容　①注意病人胸痛的变化情况，有无并发症的相应症状或体征；②评估病人心电监护的结果如心率、心律、呼吸、氧饱和度、血压以及体温、脉搏、神志、表情、面色、出汗、尿量、心肺听诊情况等；③评估心电图、心肌坏死标志物、氨基末端利钠肽前体、血常规、电解质、肝肾功能、凝血功能、D-二聚体、血气分析的情况，以及心脏超声、X线的检查结果。

 案例资料 3-1D

病人入心脏监护室后完善各项检查。

辅助检查结果：血常规、肝肾功能、血糖及血气分析未见异常；血脂：总胆固醇5.53mol/L↑、甘油三酯4.38mol/L↑、低密度脂蛋白胆固醇3.98mol/L↑、高密度脂蛋白胆固醇1.15mol/L；凝血功能：凝血酶时间15.2s、凝血酶原时间12.5s；D-二聚体0.66mg/L；心肌坏死标志物和NT-proBNP见表3-1。心电图如图3-1所示。入院后心脏超声显示：左室多壁段收缩活动异常，心尖部室壁瘤形成。入院第四天床旁X线显示：两肺少许渗出。

表 3-1　病人入院后心肌坏死标志物和 NT-proBNP 变化

项目	日期					
	1月7日	1月8日	1月9日	1月10日	1月11日	1月12日
心肌肌钙蛋白 T/（ng·ml^{-1}）	2.71 ↑	2.42 ↑	3.18 ↑	3.22 ↑	2.99 ↑	2.60 ↑
肌酸激酶 /（U·L^{-1}）	2 428 ↑	1 315 ↑	518 ↑	237 ↑		
肌酸激酶同工酶（CK-MB）/（U·L^{-1}）	193 ↑	99 ↑	45 ↑	23		
NT-proBNP/（ng·L^{-1}）	3 357 ↑	7 008 ↑	9 062 ↑	5 147 ↑	4 026 ↑	3 373 ↑

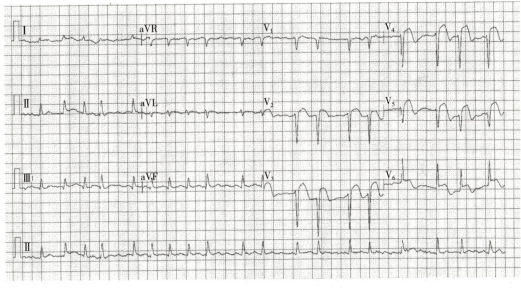

图 3-1　病人入院第 2 天心电图

请思考：

9. 如何解读该病人的心电图？

10. 结合上述辅助检查结果，该病人在入院后发生了什么病情变化？

问题解析：

9. 心电图解读　从该心电图上，可以发现 P 波消失，代之以形态、间距、振幅均不等的 f 波，心室率绝对不规则，为 112 次 /min，且 V$_1$ ~ V$_5$ 导联上 QRS 基本呈现 QS 波形，ST 段弓背向上抬高，T 波略有回落呈浅倒，V$_6$ 导联 T 波双向，提示心电图诊断为心房颤动伴快速心室率、急性广泛前壁心肌梗死。

10. 病人入院后的病情变化　从心肌坏死标志物的变化来看，病人呈现急性心肌梗死后的浓度达到高峰之后又下降的变化过程，其中心肌肌钙蛋白因为病人发生心力衰竭致心肌损伤呈现再次升高后回落；从 NT-proBNP 这一指标的不断升高来看，病人在入院后发生了急性心力衰竭，经过一系列治疗后该指标有回落，病情得到改善；从心脏超声来看，病人由于发生了急性广泛前壁心梗，因而左心室多壁段的收缩活动出现异常，且因为梗死面积较大，形成了心尖部室壁瘤；X 线的肺部渗出结果恰好佐证了病人出现急性心力衰竭后的肺部变化；心电图的结果提示病人在入院后发生了心房颤动。

笔记栏

案例资料 3-1E

病人入心脏监护室后给予吸氧、监护、抗栓（阿司匹林、替格瑞洛和磺达肝癸钠）、利尿（托拉塞米和螺内酯）、扩冠（硝酸异山梨醇）、改善心室重塑（沙库巴曲缬沙坦）、改善心衰（人重组脑钠肽）、强化降脂（阿托伐他汀和依洛尤单抗）、保护胃黏膜（泮托拉唑钠）等对症支持等治疗，出现房颤后予胺碘酮复律，病情稳定，于1月16日行冠状动脉造影。

完善术前准备后，病人被转入心脏介入手术室，以下是手术室护士与该病人的谈话。

（病人刚刚进入手术室）

护士：您好，现在医生要给您穿刺桡动脉做介入手术，穿刺不成功再选择股动脉。我现在要先把你裤子脱下来。

（一边上监护仪、操作，一边说话）

病人：（茫然状）

护士：如果有心悸、胸闷等不适，请及时告诉医生。

病人：呃……

（球囊扩张时，护士发现病人烦躁不安，怀疑胸痛加重）

护士：先生，你现在有什么不舒服？

病人：胸口痛。

护士：（对着医生大声说）病人胸痛加重。

（对着病人说）球囊扩张时可能会出现胸闷、心绞痛，医生会给你加药的。

（手术结束阶段）

护士：手术做好了，很成功，等下就可以送你回病房。

病人：我有点冷。

护士：（给病人盖上被子，推出病房）

请思考：

11. 对于上述护士与病人的对话，你有什么感受和看法？

问题解析：

11. 对护士与病人对话的看法 心脏介入手术室的护士在与病人交流中存在以下不足：①用词过于专业化。在交流中使用较多的专业术语，如"桡动脉""股动脉""心悸"等，病人很可能不理解这些专业术语的含义而茫然，进而失去交流的目的。②多为单向传达信息，忽略病人回应，并非真正的有效沟通。③对病人缺乏耐心、同理心，护理过程未体现人性化的护理理念，如术后未及时协助病人整理衣物、盖上被子等。④表述不严谨，如告诉病人"手术做好了，很成功"。

案例资料 3-1F

冠状动脉造影结果：冠状动脉分布右冠优势型。左主干未见狭窄，前降支中段完全闭塞，第一对角支未见狭窄，左回旋支中段狭窄30%；右冠状动脉中段狭窄30%，远段狭窄40%，左室后支中段狭窄70%，后降支近段狭窄50%。介入治疗靶病变，将导丝送入前降支中段进行球囊扩张后置入支架1枚，复查造影提示无残余狭窄，远端TIMI血流3级。手术成功，术中血压140/70mmHg，心率84次/min，手术成功，拔鞘管，以桡动脉压迫器封闭桡动脉穿刺部位。

术后病人转运至心内科病房。

请思考：

12. PCI 术后病人应注意观察哪些内容？为什么？

13. 此时，该病人可能的主要护理诊断 / 问题有哪些？

问题解析：

12. PCI 术后观察内容 PCI 术后应注意观察病人病情改善的情况以及有无并发症的发生等。PCI 术后病人可出现的并发症：①心脏局部并发症，包括冠状动脉夹层、血栓形成、急性闭塞和急性心肌梗死、各种心律失常等；②穿刺部位并发症，可出现血肿、假性动脉瘤和动静脉瘘等；③心脏外的并发症，包括迷走神经反射、脑血管意外、低血压、下肢深静脉血栓形成、肺栓塞、尿潴留、造影剂不良反应等。其中经桡动脉穿刺的主要手部并发症有桡动脉闭塞、前臂血肿和骨筋膜隔室综合征。因此，PCI 术后病人应注意做好以下内容的观察：

（1）胸痛症状的缓解情况：注意有无再次发生心肌梗死的可能。

（2）心电监护和实验室检查结果：心电监护是对 PCI 术后病人的常规监测项目，尤其是心率、心律、血压、心电波形，能反映病人的供血情况，判断有无心律失常、再发心肌梗死、低血压、休克等。同时，PCI 术后需复查肝肾功能、电解质、心肌坏死标志物、出凝血时间、NT-proBNP、D- 二聚体、C 反应蛋白等，以判断是否出现并发症。

（3）并发症的观察：①穿刺部位出血和血肿：术后 24 小时严密观察术区有无渗血或血肿，注意观察术区加压包扎是否有效，监测桡动脉搏动情况。②假性动脉瘤和动静脉瘘：多在鞘管拔出后 1~3 天内形成，前者表现为穿刺局部出现搏动性肿块和收缩期杂音，后者表现为局部连续性杂音，一旦确诊应立即局部加压包扎，如不能愈合行外科修补手术。③骨筋膜隔室综合征：是严重并发症，较少见。当前臂血肿快速进展引起骨筋膜室压力增高到一定程度时，可导致桡动脉、尺动脉受压，进而引发手部缺血、坏死。病人早期可表现为局部肿胀、张力增加，疼痛剧烈，呈进行性加重，肌肉被动牵拉痛、活动受限，局部血运障碍，肌力减弱和感觉障碍；晚期表现为无痛、皮肤苍白或大理石花纹、感觉异常、麻痹、无脉。出现此种情况，应尽快行外科手术治疗。④下肢深静脉血栓形成、肺栓塞和脑血管意外：术后应注意观察双下肢足背动脉搏动情况，皮肤颜色、温度、感觉改变，行走时有无疼痛和跛行。肺栓塞者，病人会表现出突然咳嗽、呼吸困难、咯血和胸痛。脑血管意外病人会出现瞳孔大小、神志意识的改变及嘴角歪斜等情况。发现异常要及时通知医生并积极配合给予抗凝或溶栓治疗。⑤低血压和休克：多为伤口局部加压后引起血管迷走反射所致。迷走反射性低血压常表现为血压下降伴心率减慢、恶心、呕吐、出冷汗，严重时心跳停止。应备好阿托品、多巴胺等抢救药品及除颤仪，连续心电监护，密切观察心率、心律、血压和呼吸变化，及早发现病情变化。⑥心肌梗死：由于病变处血栓形成导致血管急性闭塞所致。术后应观察病人有无胸闷、胸痛症状，监测血压和心电图变化，必要时复查心肌坏死标志物，以及时发现。⑦尿潴留：多由经股动脉穿刺后病人不习惯床上排尿而引起，术后应注意观察病人的排尿情况。⑧造影剂不良反应：少数病人可出现皮疹、畏寒甚至寒战，亦可发生急性肾损伤，严重过敏反应。术前应评估病人有无高龄、肾功能不全等因素，必要时在术前 3~12 小时开始静脉使用生理盐水进行水化并观察尿量；术后经静脉或口服补液，可起到清除造影剂、保护肾功能和补充容量的双重作用，需评估病人术后的入液情况；伴有慢性心力衰竭病人水化过程中需观察呼吸情况，听诊肺部，警惕诱发急性肺水肿。

（4）其他：①排便情况：谨防病人出现便秘，以免用力排便增加心肌耗氧。②情绪状态：病人的情绪状态可以影响心率、血压，以及对治疗的配合。

13. 目前病人可能的护理诊断 / 问题 由于病人在住院后接受了一系列治疗和护理后，其状态一直处于变动过程中，故其护理诊断 / 问题也会随着情况的变化而发生变动。

（1）**有出血的危险** 与使用抗栓药物、PCI 手术有关。PCI 术前、术中和术后均会使用抗栓

笔记栏

药物，使病人的出血风险增加；本病人的 PCI 术是经桡动脉的术式，如果局部压迫止血不到位或动脉损伤，均可导致局部出血或形成血肿。

（2）潜在并发症：急性心肌梗死、低血压、骨筋膜隔室综合征、对比剂肾病。

（3）舒适度减弱　与使用压迫器有关。PCI 术后，手术穿刺部位会用压迫器压迫止血，给病人带来一定程度的疼痛；随着压迫时间延长，可导致远端肢体即手部出现肿胀；随着舒适度的改变，对病人的睡眠可能也会产生影响。

（4）知识缺乏：缺乏 PCI 术后护理知识。PCI 术后，病人缺乏可以减少手术带来不适或并发症的知识，如如何观察伤口局部、减轻远端肢体肿胀、减少对比剂肾病发生、症状自我监测等。

上述护理问题中，多数病人会出现舒适度减弱和知识缺乏的问题，但对具体的病人仍需做进一步评估，并根据评估结果进行诊断。

 案例资料 3-1G

　　PCI 术后，病人病情稳定出院。出院带药：利伐沙班片、硫酸氢氯吡格雷片、阿托伐他汀钙片、依洛尤单抗注射液、沙库巴曲缬沙坦钠片、托拉塞米片、盐酸胺碘酮片、雷贝拉唑钠肠溶片。

请思考：

14. 如何对该病人开展出院前评估？

15. 针对评估结果，对该病人开展的健康教育应涉及哪些方面？

问题解析：

14. 出院前评估　出院前，护士可以通过交谈等形式对病人与家属开展相应评估，以了解其对冠心病的疾病知识、服药方式及注意事项、饮食和运动康复、情绪管理、随访等相关知识的掌握情况，并评估其对心血管事件的应对能力。也可采用一些量表如出院准备度量表（readiness for hospital discharge scale，RHDS）、老年人出院准备度量表（readiness for hospital discharge scale for older，RHDS-SF-OP）、心肌梗死病人出院准备度量表（readiness for hospital discharge after myocardial infarction scale，RHD-MIS）对病人及其家属开展相应评估，以了解病人对自身身体和心理状况的认知情况、应对疾病相关问题的知识掌握程度、自我管理能力、出院后能够获得的帮助和支持等。经评估，该病人及其家属对冠心病的相关知识均缺乏，应开展相应健康教育。

15. 出院健康教育　①疾病知识指导，告知病人及家属冠心病的病因、诱因、临床表现等，治疗病因，避免诱因，树立终身治疗的理念，积极做到冠心病二级预防 ABCDE 原则；告知发生胸痛时的应对措施，一旦发生疑似心肌梗死症状，尽快就医；随身携带硝酸甘油备用，注意硝酸甘油的存放和有效期。②用药指导，告知病人按时按量服药，不要漏服药物，须在医生指导下调整药物治疗，不要自行停药或减药。强调双联抗栓药物（利伐沙班＋氯吡格雷）治疗至少 1 年，其后门诊随访调整抗栓方案为长期单药抗栓治疗；服药期间，注意监测有无皮肤黏膜出血，出院后 1 周、1 个月、半年随访血常规、粪便隐血，有牙龈出血或大便发黑需及时就诊，切勿擅自停药。说明调脂药在治疗冠心病中的重要作用，指导病人依洛尤单抗的注射方法；应用调脂药物（阿托伐他汀＋依洛尤单抗）期间，定期随访血脂、肝功能、肌酶（建议出院后 1 个月、3～6 个月复查，控制低密度脂蛋白＜1.4mmol/L）；如有明显肌肉酸痛需及时就诊。服用降压药物（沙库巴曲缬沙坦）期间，注意监测血压、肾功能和电解质。服用利尿剂（托拉塞米）期间，注意监测血压、尿量，随访电解质、NT-proBNP，根据结果调整药量。服用抗心律失常药物（胺碘酮）期间，注意监测心率，定期复查心电图、肺功能、肝功能、甲状腺功能、眼科检查等。③饮食指导，告知病人控制饮食中热量摄入，尤其需改变其原有饮食习惯为低盐低脂饮食。④运动康复指导，告知病人可经心脏康复门诊进行相应评估后，确定康复运动指征。一般来说，运动形式以行走、慢跑、太极拳等有氧运动为主，可联合静力训练和负重等抗阻运动；运动强度和时间可根据个人情况逐渐增加，一般选择靶心率为最大心率70%～85%；运动频率为每周3～5天；个人卫生活动、家务劳动、娱乐活动等也对病人有益；在运动过程中注意监测心率、血压和症状的变化，如有不适，及时停止。⑤情绪管理，保持情绪稳定，避免大悲大喜。⑥定期随访。

由于健康教育涉及的内容多，除了跟病人和家属讲解相关知识以外，可以配合健康教育宣传单或让病人及家属关注微信公众号并阅读推文等形式，加强教育效果。

 知识链接

PCSK9 抑制剂

PCSK9 抑制剂是一类抑制前蛋白转化酶枯草溶菌素 9（PCSK9）的化合物，目前此类抑制剂是一类降脂新药。PCSK9 是一种神经细胞凋亡调节转化酶，参与肝脏再生，调节神经细胞凋亡，通过降低肝细胞中低密度脂蛋白受体的数量，影响低密度脂蛋白内化，使血液中低密度脂蛋白不能清除，从而导致高胆固醇血症。据《超高危动脉粥样硬化性心血管疾病患者血脂管理中国专家共识》推荐，所有超高危动脉粥样硬化性心血管疾病人群，应在控制饮食和改善生活方式的基础上，尽早开始并长期进行降脂治疗，方案包括他汀类药物、依折麦布、PCSK9 抑制剂（如阿利西尤单抗、依洛尤单抗）等单药或联合治疗；对他汀类药物联合依折麦布治疗4～6周后低密度脂蛋白胆固醇仍不达标者，建议联合 PCSK9 抑制剂；若出现肌病或肝功能受损，经评估明确为他汀类药物（任何种类或剂量）不耐受者，建议采用 PCSK9 抑制剂治疗。

案例资料 3-1H

出院 2 周后护士对该病人进行电话随访。以下是电话随访时的对话：

护士：您好，请问您是何先生家里吗？我是某某医院心内科护士小赵。

儿媳：你好，我是她儿媳，请问有什么事？

护士：我们打电话想问问何先生出院后的康复情况。请问他吃药情况怎么样？

儿媳：每天都按时吃了。

护士：每一种药都记得吃吗？您能给我复述一遍吗？

儿媳：记得……（讲述服药情况）

护士：平常活动情况怎么样？

儿媳：一般的生活能自理的，就容易累，活动一下后就要坐下来休息。

护士：晚上睡眠怎么样？

儿媳：睡眠还可以。

护士：能平躺下来睡吗？

儿媳：能。

护士：吃饭怎么样？

儿媳：还可以。

护士：体重怎么样？

儿媳：没有去称体重。

护士：平常饮食有没有根据出院手册上指导的，注意少油、少盐？

儿媳：注意了，但是他有时候又想吃，我们一起吃饭有时候拦不住。

笔记栏

护士：大小便怎么样？

儿媳：好的。

护士：平常测血压了没有？

儿媳：偶尔去诊所里面量一下。

护士：家里有血压计吗？

儿媳：没有。

护士：有没有胸闷、胸痛突然发作的情况？

儿媳：没有。

护士：还有其他不舒服的地方吗？

儿媳：也没什么，就是体力没有以前好了。

护士：最近有感冒吗？

儿媳：没有，天气一冷就注意加衣服。

护士：复查时间您还记得吗？知不知道怎么来复查？

儿媳：复查时间记得，就是不知道怎么预约挂号。

护士：好的……（就随访情况进行健康指导）

请思考：

16. 该护士的随访存在哪些不足？

17. 根据本次随访情况，病人目前的主要护理诊断／问题是什么？

18. 在下一次的随访中，评估的重点是什么？

问题解析：

16. 随访中不足　在出院随访中，护士对病人目前的主要病情及自我管理行为等进行了重点评估，发现病人及其家属存在健康自我管理无效，但未对其原因进行评估；此外，病人仍有明显的乏力，在活动后出现，但未对活动的类型、强度、持续时间等进行更详细的评估，需补充。心肌梗死后病人的焦虑情绪较普遍，多来自对疾病预后和生活质量的担心。而焦虑情绪本身可增加心脏的负担，但在随访中未对病人的情绪状态进行评估。

17. 主要护理诊断／问题　随访中该病人存在的主要护理诊断／问题如下：

（1）健康自我管理无效　与对疾病认识不足有关。从随访中可以发现病人及其家属仅服药依从性较好，但没有合理膳食，定期监测血压。病人平素喜食高胆固醇、高脂肪、高盐食物，出院后亦未能很好控制。出院前已经对病人及其家属进行了相关的指导，对相关知识应该是了解的，但并没有按照要求执行，分析认为可能与病人及其家属对合理膳食、定期检测血压的认识不足有关。应进一步强调饮食等自我管理的重要性，以引起病人及其家属的重视。当然也不能排除其他原因的可能性，比如其他家属的特殊要求、因为经济原因而没有购买血压计等，在随访中应进一步了解其未能执行的原因，并给予有针对性的支持和指导。

（2）活动耐力下降　与心肌缺血缺氧有关。病人 PCI 术后 2 周，心肌缺血缺氧情况尚处于恢复期，乏力症状还比较明显，但生活尚可自理，心功能在 Ⅱ ~ Ⅲ 级。

18. 下次随访关注重点　根据本次随访的情况，病人及其家属对出院后自我管理的重要性认识不足，只注重了用药而未能有效监测营养和血压情况，活动乏力明显。此外，随访中未关注病人的心理状态。因此，在下次随访中，除常规问题外，还应就以上问题进行重点关注，并对此次随访健康指导的效果进行评价，询问有无新出现的问题，制订相应的护理计划，将护理程序循环运用于病人的延续护理中。

（陆敏敏）

第二节　高血压病人的评估

 案例资料 3-2A

　　病人李先生，62岁，因"间断性头晕、头痛10年，加重3天"，门诊以"高血压"收入院。

　　病人于10年前出现头晕、头痛，在当地医院就诊，测血压160/95mmHg，诊断为"高血压"并住院治疗。出院后未按医嘱服用降压药物，只在头痛、头晕等症状出现时才服用。3天前与人发生争吵后再次出现头痛、头晕症状，且较之前明显加重，服药后症状缓解不明显。

　　病人吸烟饮酒多年，曾经是一名个体出租车司机，2年前老伴去世后不再开车，也不爱运动，平日在家看电视或者睡觉，很少走动，体重明显增加；既往无冠心病、糖尿病及肾脏疾病史；无药物过敏史；父母已故，父亲有高血压病史。

请思考：

1. 根据上述资料，需进一步补充的现病史评估内容有哪些？

2. 在健康史其他内容的采集中，你会更关注哪些信息？

问题解析：

　　1. 需进一步补充的现病史评估内容　高血压病人现病史评估重点应包括：①诊断高血压的时间；②血压水平：包括血压最高水平、既往血压维持水平和目前血压水平；③是否有伴随症状及程度，对其工作及生活的影响；④抗高血压药的使用情况及治疗效果；⑤对疾病的认知情况及服药依从性；⑥引起血压升高的诱因。根据上述资料，对该病人的现病史评估内容需进一步补充：

　　（1）病程特点：案例中描述病人10年前因头晕、头痛在当地医院就诊，当时测血压为160/95mmHg，诊断为"高血压"。现病史资料中未介绍在何种情况下起病、病程中的血压最高水平以及接受降压药物治疗后的血压维持水平。同时，案例中仅介绍3天前与人争吵后再次出现头痛、头晕症状，且较之前明显加重，但未介绍本次发病期间的血压情况。对高血压病人血压水平的评估，不仅可以帮助护士了解病人患病后的整体血压情况，判断目前疾病严重程度，更能为护理措施的制定提供依据。因此，应详细评估病人的血压水平，且在进行血压水平评估时，不仅要依据诊室血压的测量值，还要关注动态血压监测及家庭血压的测量值来综合判断。

　　案例中仅介绍病人间断性头晕、头痛10年，此次发病加重3天，未对既往及本次发病时具体头晕、头痛的程度、特点及持续时间，有无诱发因素，是否伴有视物模糊、眩晕、烦躁不安、胸闷等其他症状加以描述。同时，应判断病人的症状是否单纯由与人争吵引起，还是可能同时有其他诱因或伴有其他临床疾病。

　　（2）诊疗情况：案例中未介绍病人10年前发病时的病情；主要治疗手段及血压控制情况；出院后服用降压药物的种类、用法、降压效果、是否出现不良反应、为何间断服药，是对高血压疾病用药的认知问题、依从性问题还是由于经济问题。上述资料的收集不仅对病人治疗方案的选择至关重要，而且有利于评估病人遵医行为及认知水平，是后期制订护理措施的依据，因此，应增加相关内容的评估。

　　2. 下一步健康史采集应询问的重点信息　除补充完善现病史外，还应重点询问病人的既往史、日常生活状况、家族史和心理社会状况等。

　　（1）既往史：应重点评估病人既往的健康状况。由于高血压病理生理作用的主要靶器官是心脏和血管，长期高血压及伴随的危险因素可促进动脉粥样硬化的形成及发展。因此，应评估病人是否伴有心、脑、肾及视网膜病变及相应疾病的控制情况，并在此基础上进行心血管风险水平评估。案例中仅介绍病人既往无冠心病及糖尿病病史，未对既往是否存在其他心、脑、肾、视网膜病变及伴随的危险因素进行评估；同时，应详细评估病人既往有无能够引起血压升高的确定疾

笔记栏

55

病或病因，如慢性肾疾病、睡眠呼吸暂停综合征、原发性醛固酮增多症、肾动脉狭窄、嗜铬细胞瘤、皮质醇增多症、大动脉疾病和药物引起的高血压等，以排除继发性高血压。

（2）日常生活状况：高血压是一种生活方式疾病，70%~80% 高血压的发生与不良生活方式有关。不良生活方式是高血压发生的主要危险因素，改变不良生活方式不仅可以预防或延迟高血压的发生，还可以降低血压，提高降压药物的疗效，从而降低心血管风险。因此，评估病人日常生活中是否存在不良生活方式非常重要。案例中仅介绍病人吸烟饮酒史多年，不爱运动，体重明显增加，需进一步详细评估有无高盐、高脂饮食习惯；吸烟状况；日常活动的方式、强度、时间及频率；睡眠习惯等。

（3）家族史：原发性高血压具有家族聚集性，应评估病人直系亲属中有无高血压、糖尿病、冠心病和脑卒中家族史。在此基础上，更需询问一级亲属高血压的发病年龄，以判定其是否为心血管风险分层判定标准中的危险因素（一级亲属发病，男性年龄 < 55 岁，女性 < 65 岁）。案例仅介绍病人的父亲有高血压病史，并未介绍其父患高血压时的年龄，因此，需进一步收集资料。

（4）心理 – 社会状况：预防和缓解心理压力是防治高血压的重要措施。本案例介绍了老伴去世后，病人不爱运动，平日在家看电视或者睡觉，而未介绍其不愿外出与人接触是由于老伴去世这一事件导致的，还是本身性格或其他心理问题所致。应评估其出现此种现象的心理原因，了解病人对此事的接受能力及自身性格特点等。同时，病人独居，未介绍其家庭成员的关心程度及对疾病的认识。因此，应全面评估病人的性格特点和情绪状态、应激应对能力、社会支持及对疾病的认知情况等信息。

📄 案例资料 3-2B

病人于 10 年前无明显原因出现头晕、头痛，伴恶心，无其他不适，当时测血压 160/95mmHg，在当地医院用药（具体药物名称不详）治疗，出院时血压控制在 130/80mmHg 左右，医生告知其应长期口服硝苯地平和缬沙坦两种降压药物，并定期监测血压和肝肾功能情况，但病人自觉身体健康，无其他疾病，担心长期用药对身体有损害，且用药后定期复查费用高，遂未按医嘱服用降压药物，也没有定期到诊所测量血压，血压控制不佳，最高达 170/100mmHg。

2 年前老伴的去世对病人打击很大，加上唯一的儿子在外地打工，也不孝顺，病人一度处于抑郁状态，认为其父亲得高血压去世时才 50 岁，现在自己 62 岁，已经很知足了，遂不再开出租车，更加不关心血压水平，平日仅在家看电视或者睡觉，一日三餐不规律，多以咸菜为主，吸烟饮酒量增多（烟 25 支 / 日、酒 4 两 / 日），体重亦明显增加。3 天前与儿子电话中发生争吵，再次出现头痛、头晕症状，且较之前明显加重，并伴恶心，未发生呕吐，无胸痛、晕厥及视物旋转，自测血压 200/110mmHg，服药后血压波动在 180/110mmHg 左右，今日自觉头痛症状加重，遂被邻居送入院。

请思考：

3. 该病人现存的护理诊断 / 问题有哪些？按照首优原则如何对其进行排序？

4. 下一步体格检查的重点是什么？

5. 该病人需完善哪些辅助检查？

问题解析：

3. 病人现存的护理诊断 / 问题 该病人目前首要症状是头晕、头痛，且较前明显加重，并伴恶心、呕吐及视物模糊，测血压 200/110mmHg，因此，首先提出相关的护理诊断 / 问题是：①疼痛：头痛 与血压升高有关；②有受伤的危险 与血压升高致头晕有关；③潜在并发症：脑出血。

该病人 10 年前于当地医院治疗后，应长期坚持口服硝苯地平和缬沙坦两种降压药物，并需定期监测血压和检查肝肾功能，但病人自觉身体健康，无其他疾病，担心长期用药对身体有损害，且用药后定期复查费用高，遂未按医嘱服用降压药物，只在头痛、头昏等症状出现时到诊所测量血压

笔记栏

并服药。平日仅在家看电视或者睡觉，一日三餐不规律，多以咸菜为主，吸烟饮酒（烟25支/日、酒4两/日），体重亦明显增加。2年前老伴去世对病人打击很大，与儿子关系亦很紧张，主观保健意识差，消极面对生活。因此，进一步提出的护理诊断/问题包括：④知识缺乏：缺乏高血压防治的相关知识；⑤健康维护行为无效：缺乏对健康维护行为的了解与不愿意寻求医疗建议有关。

该病人血压增高明显，头晕、头痛的症状突出，因此认为潜在并发症：脑出血、疼痛属于首要问题；有受伤的危险可作为中优问题；而知识缺乏与健康维护行为无效有着密切关系，是长期健康管理的关键。需要帮助病人认识到自身的健康问题，并针对存在的问题采取积极的措施，进而形成主动调整自身行为的思维和习惯。

4. 下一步体格检查的重点 仔细的体格检查有助于发现靶器官损害情况以及继发性高血压线索。因此，体格检查的重点应包括：①血压：必要时测定立卧位血压和四肢血压，或者动态血压监测（ambulatory blood pressure monitoring，ABPM）；②有无靶器官损害的相关体征：应详细评估病人心、脑、肾等重要脏器损害情况，如听诊心脏、颈动脉、胸主动脉、腹部动脉和股动脉有无杂音等，评估有无视网膜病变（如出血、渗出或视盘水肿等）；③有无提示继发性高血压的相关体征：如触诊肾是否增大（提示多囊肾或嗜铬细胞瘤）、股动脉搏动是否消失或延迟出现、下肢血压是否低于上臂血压（提示主动脉缩窄）等。另外，案例中涉及病人体重增加，却未提及其体型及体重指数，而肥胖，特别是腹型肥胖是高血压发病的重要危险因素，因此，应对其身高、体重或腰围及腹围进行评估。

5. 需要完善的辅助检查 辅助检查可直接提供高血压的危险因素、有无靶器官损害以及寻找继发性高血压存在与否的主要证据之一。因此，对于该病人需要进行的相关辅助检查有：

（1）基本项目：血生化（血钾、钠、空腹血糖、血脂、尿酸和肌酐）、血常规、尿液分析（尿蛋白、尿糖和尿沉渣镜检）、心电图等。

（2）推荐项目：超声心动图、颈动脉超声、口服葡萄糖耐量试验、糖化血红蛋白、血高敏C反应蛋白、尿白蛋白/肌酐比值、尿蛋白定量、眼底、胸部X线摄片、脉搏波传导速度以及踝臂血压指数（ankle brachial index，ABI）等。

（3）选择项目：血同型半胱氨酸。对怀疑继发性高血压病人，根据需要可以选择以下检查项目：血浆肾素活性或肾素浓度、血和尿醛固酮、血和尿皮质醇、血游离甲氧基肾上腺素及甲氧基去甲肾上腺素、血或尿儿茶酚胺、肾动脉超声和造影、肾和肾上腺超声、CT或MRI、肾上腺静脉采血以及睡眠呼吸监测等。对有合并症的高血压病人，进行相应的心功能、肾功能和认知功能等检查。

 案例资料 3-2C

病人入院后体格检查及部分急诊辅助检查结果如下：

体格检查：体温36.7℃，脉搏86次/min，呼吸18次/min，血压180/110mmHg，身高165cm，体重102kg，腰围110cm；神志清楚，言语流利，查体合作，表情痛苦，口唇无发绀，浅表淋巴结未触及肿大，双肺呼吸音粗，未闻及干湿啰音；心律齐，心率86次/min，各瓣膜区未闻及病理性杂音；腹部平坦、柔软，无压痛及反跳痛；双下肢无水肿；生理反射正常，病理反射未引出。

心电图及头部磁共振成像检查结果显示无明显异常；眼底检查示视网膜动脉明显硬化狭窄，并有出血、视盘水肿；随机血糖7.8mmol/L。

请思考：

6. 根据案例资料，请评估该病人心血管风险水平等级。

问题解析：

6. 心血管风险水平评估依据 高血压的预后不仅与血压水平有关，而且与是否合并其他心血管

笔记栏

危险因素以及靶器官损害程度相关。因此，从指导治疗、判断预后及健康指导的角度应对高血压病人进行心血管风险评估。高血压病人的心血管风险水平分为低危、中危、高危和很高危四个层次。

知识链接

心血管风险水平分层

心血管危险因素和疾病史	血压 /mmHg			
	收缩压 130 ~ 139 和 / 或舒张压 85 ~ 89	收缩压 140 ~ 159 和 / 或舒张压 90 ~ 99	收缩压 160 ~ 179 和 / 或舒张压 100 ~ 109	收缩压 ≥ 180 和 / 或舒张压 ≥ 110
无	低危	低危	中危	高危
1 ~ 2 个其他危险因素	低危	中危	中 – 高危	很高危
≥ 3 个其他危险因素，靶器官损害，CKD3 期，或无并发症的糖尿病	中 – 高危	高危	高危	很高危
临床并发症，CKD ≥ 4 期，或有并发症的糖尿病	高 – 很高危	很高危	很高危	很高危

注：CKD 为慢性肾脏病

——《中国高血压防治指南（2024 年修订版）》

参考以上心血管风险水平评估内容，结合案例中病人现有资料，可对其心血管风险水平进行判定：高血压 3 级，很高危。依据如下：已知 3 级高血压、危险因素（男性，年龄 62 岁，早发心血管疾病家族史，肥胖，吸烟）和伴随疾病（视网膜病变）。

案例资料 3-2D

病人入院后仍有头晕，无恶心、呕吐、视物模糊等，护士协助其平卧于床，立即遵医嘱给予 5% 葡萄糖注射液 250ml + 硝普钠 25mg 静脉滴注，并向其说明所用药物的作用及注意事项，特别告知勿随意调节静脉滴注速度，病人表示理解。30 分钟后，护士巡视病房，发现病人静脉滴注速度明显加快，立即减慢滴速，通知医生，测血压 110/70mmHg，病人自述静脉滴注速度太慢，担心血压太高有危险，遂自行加快静脉滴注速度，但头晕症状反而加重，护士再次告知其随意调节滴速的危害性，病人表示知晓。

请思考：

7. 高血压病人应用硝普钠时的评估要点有哪些？该病人的表现对你有何启示？

问题解析：

7. 高血压病人应用硝普钠时护理评估要点　①要明确病人的降压目标，按照控制性降压原则评估降压效果，即初始阶段（一般数分钟至 1 小时内）降压的目标为平均动脉压的降低幅度不超过治疗前水平的 25%；在其后 2 ~ 6 小时内应将血压降至安全水平；情况稳定后的 24 ~ 48 小时内逐步将血压降至正常水平；②密切监测血压变化情况，并依据降压目标及病人的血压情况，控制输液速度；③评估病人对使用硝普钠重要性、药物作用与不良反应的认知情况及依从性；④评估病人有无用药不良反应，如头痛、颜面潮红等，并注意定时监测血药浓度，防止氰化物中毒。

由此案例可能引发的启示：案例中病人自行调节滴速后，头晕症状加重，血压下降至110/70mmHg，此时应及时停止用药并通知医生，密切观察病情变化，必要时配合医生予以相关处理。等病人病情平稳后，护士需要进一步评估并分析究竟是什么原因导致病人违背了用药原则。

分析此案例情况，案例中护士虽然按照用药指导原则向病人说明硝普钠的作用及注意事项，并特别告知勿随意调节滴速。但是，并未讲解自行调节速度可能给病人带来的危害，亦未对其是否真正理解，并自愿遵从进行评估，尤其没考虑该病人入院前的依从性就很低。这就提示我们在对病人进行健康指导时，不仅要评估病人认知状况，还要评估病人的依从性，要结合病人的个性特点（如老年人，没有家属陪同，文化程度低）选择不同的沟通方式。同时，应根据病人的具体情况选择相关护理理论为依据对其进行指导，如依据健康信念模式，对病人进行遵医行为的益处、随意调节滴速的危害性教育，使其能权衡利弊，真正接受护士的指导，提高其依从性。

案例资料 3-2E

经过系列检查，病人确定诊断为"原发性高血压，高血压3级，很高危组"，遵医嘱进行静脉滴注和口服降压药物治疗后，血压维持在（140～136）/（90～85）mmHg，头痛、头晕及视物模糊症状明显缓解，知晓遵医嘱服药和保持健康生活方式的重要性，能够按时服药，低盐饮食，戒烟酒，活动量明显增加，并打算出院后自行购买电子血压计定期测量血压。但情绪仍较低落，其儿子在住院期间仅打过一次电话。面对病情平稳即将出院的李先生，医护人员担心其出院后遵医行为差，遂电话与其儿子沟通病人的情况，说明家属支持的重要性，李先生的儿子表示以后会经常与父亲联系，多回家看看。在提供了出院用药处方后，医护人员告知病人出院回家后要定期复诊。

请思考：

8. 该病人出院前的护理评估要点有哪些？

问题解析：

8. 出院前的护理评估要点　由于高血压是一种慢性疾病，一旦确诊，就需要终身管理。病人除了就诊时与医生有短暂的交流，大部分时间需要进行自我血压监测与管理。因此，加强对高血压病人的健康教育，指导病人逐步掌握高血压的防治知识和技能，对其自觉地改变不良生活方式、提高治疗依从性、控制危险因素、减少并发症发生具有重要意义。高血压病人健康教育的重点内容包括药物应用指导、血压监测、生活方式指导、功能锻炼指导和心理指导等。因此，在病人出院之前，需要对其进行整体评估，找出其居家护理存在的问题及影响因素，从而为制订有针对性的居家康复方案提供依据。具体评估内容如下：

（1）疾病相关知识的掌握情况：高血压病人的健康指导应根据病人的文化程度、接受能力、社会支持、依从性及对疾病的认知情况，选择个体化健康教育的内容及方法。案例中的李先生初中文化程度，能够接受护理人员的指导，但其依从性较差，且缺少家属的支持和监督。因此，护理人员应系统评估病人在院期间高血压知识的掌握情况（什么是高血压，高血压的危害，高血压的危险因素，病人血压控制的目标值等），根据评估结果给予强化和出院教育。

（2）居家血压管理目标：一般高血压病人，应将血压降至140/90mmHg以下；老年（≥65岁）高血压病人，血压应降至＜150/90mmHg，如果能耐受，可进一步降至＜140/90mmHg；一般糖尿病或慢性肾疾病病人的血压目标可以再适当降低。案例中病人年龄62岁，无糖尿病及慢性肾疾病病史，且院内血压控制在（140～136）/（90～85）mmHg，因此，病人居家血压目标可确定在140/90mmHg以下。家庭血压值一般低于诊室血压值，正常参考值为135/85mmHg，相对应于诊室血压 140/90mmHg，该病人家庭血压理想目标值可为＜ 135/85mmHg。

（3）降压药物使用：案例中病人入院前存在不正确的用药行为，出院前应加强评估其服药意识、影响其正确服药可能的原因、是否知晓降压药物的用法及注意事项（药物的种类、剂量、用法、时间、作用及不良反应等）。

（4）家庭血压监测的评估：家庭血压测量是病人自我血压管理的核心内容，可真实反映病人的血压水平和严重程度，提高诊断准确性。案例中的病人在患病期间并未进行规范的家庭血压监测，因此，护理人员应评估病人对家庭血压监测重要性的认知程度，血压测量、记录方法及注意事项的掌握程度，应根据病人存在的问题加以解决，使其能够长期坚持进行家庭血压监测，如实记录血压测量结果，随访时提供给医护人员作为治疗参考。

（5）疾病相关的生活方式：①饮食与营养：病人平素三餐不规律，住院期间虽然能够遵从低盐饮食要求，但是否出院后能够长期进行合理饮食尚不确定。因此，应评估病人对合理饮食重要性、种类、长期坚持可能存在的障碍等进行评估，以找出问题并加以解决，进而提高其依从性。②增加运动：超重和肥胖与高血压患病率关联显著，减轻体重可以使血压降低，也可以改善降压药物的效果及降低心血管事件的风险。同时，体力活动不足是高血压的危险因素，适量运动可缓解交感神经紧张，改善内皮舒张功能，促进糖脂代谢，降低血压，减少心血管疾病风险。案例中病人日常活动量少，根据其身高及体重可知病人体重指数属于肥胖，在其出院前还需进一步评估其对活动的认知、依从性及对个体化运动处方的理解。③戒烟限酒：吸烟及过量饮酒是心血管事件的主要危险因素，案例中病人住院期间虽然戒除烟酒，但是否能长期坚持，尚需评估其意志、决心及对吸烟饮酒的危害性认识，应根据病人存在的相关问题进行有针对性的指导，使其最终能够真正戒烟限酒。

（6）心理与社会状况：案例中描述病人长期情绪低落，此种心理反应会使血压升高，并增加心血管风险。主要机制是：①情绪变化引起大脑皮质兴奋抑制平衡失调，交感神经活动增强，血管收缩，血压升高；②神经内分泌功能失调，诱发心律失常；③血小板活性反应性升高；④诱发冠状动脉收缩、粥样斑块破裂而引发急性事件。同时，病人与儿子关系不融洽，也是导致其情绪低落及依从性差的一个重要原因，因此，应重点对病人及其儿子进行心理及社会支持评估，找出解决突破口，让病人参与到社会活动中，提高血压管理的效果。

（高学琴）

第三节　心脏瓣膜病合并心力衰竭病人的评估

案例资料 3-3A

病人纪先生，77 岁，退休教师。6 年前于劳累后出现胸闷、气短，休息可缓解，夜间可平卧，就诊于当地医院，诊断为"心脏瓣膜病"，住院治疗好转后出院。近一周照顾患重感冒的老伴，连续几日休息和睡眠比较差，上述症状加重，洗脸、刷牙后即感气短、呼吸困难，不能从事体力劳动，伴咳嗽、咳痰、双下肢水肿，无咯血，无头晕及晕厥，无胸痛，担心疾病加重，来院就医。门诊以"心脏瓣膜病、心力衰竭"收治入院。否认既往高血压、糖尿病、冠心病及肺部疾病史，无猝死家族史。吸烟 30 余年，20 支 /d，5 年前曾尝试戒烟，后又复吸，否认饮酒史及特殊用药史。

请思考：

1. 上述信息有哪些提示意义？对于现病史还需补充哪些资料？为什么？

2. 在下一步的健康史采集中，你会更关注哪些信息？

3. 体格检查和辅助检查应重点评估哪些内容？

问题解析：

1. 所给信息意义及需要进一步补充的现病史资料

（1）病因及诱因：案例中描述病人6年前于劳累时出现胸闷、气短，在当地医院诊断为心脏瓣膜病，住院治疗好转后出院。既往无冠心病、高血压等疾病，因此，基本可排除其他原因引起的心力衰竭，但上述资料未明确病人是哪种类型的瓣膜病，且无相关的辅助检查结果。若病人或知情人不能准确提供，可以尝试查询有无既往病历记录等。病人本次发病诱因与6年前相同，均为劳累，符合心力衰竭的特点。

（2）主要症状特点及伴随症状：本次病人就诊的主要症状为心源性呼吸困难，因此应评估呼吸困难的特点及程度。近一周由于劳累导致其再次胸闷、气短，并出现呼吸困难，且伴咳嗽、咳痰，但未描述痰的颜色及性状等，无法确定是否合并有肺内感染，也未介绍夜间睡眠与呼吸的情况，无法确认或排除夜间阵发性呼吸困难的可能性。病人轻微活动后即出现呼吸困难、疲乏，说明此时病人体力活动严重受限，心功能可能为Ⅲ或Ⅳ级，病情呈进行性加重。病人双下肢水肿，提示可能已出现右心衰竭，但未介绍是否伴有恶心、呕吐、食欲减退、腹胀等其他体循环淤血的表现，在后面的体格检查应注意有无肝大、肝颈静脉反流征等体征。

（3）诊疗及护理经过：病人6年前在当地医院被诊断为心脏瓣膜病，但未给出确切的诊断类型，经住院治疗后好转出院，未介绍具体的治疗方案，包括所使用的药物、剂量及疗效等，出院后是否进行药物治疗，病人对治疗措施的认知及依从性等。病人近一周因照顾患重感冒的老伴，连续几日休息和睡眠比较差，出现上述症状，且程度较前加重，伴有咳嗽、咳痰、双下肢水肿，但未描述病人是否采取了相应的措施以及措施的效果。而上述资料的收集不仅对病人治疗方案的选择至关重要，而且有利于评估其遵医行为及认知水平，是后期制订护理措施的依据，因此，应增加相关评估内容。

（4）病情进展及目前状况：现病史中未介绍病人6年间上述症状的发作情况、病情是否有进行性加重趋势及对病人的影响。此次虽说明因劳累后胸闷、气短加重，出现呼吸困难，伴有咳嗽、咳痰、双下肢水肿入院，但未详细说明疾病的严重程度及对病人造成的身心影响。

📝 **知识链接**

NYHA 心功能分级

分级	症状
Ⅰ	活动不受限。日常体力活动不引起明显的气促、疲乏或心悸
Ⅱ	活动轻度受限。休息时无症状，日常活动可引起明显的气促、疲乏或心悸
Ⅲ	活动明显受限。休息时可无症状，轻微日常活动即引起明显的气促、疲乏、心悸
Ⅳ	休息时也有症状，任何体力活动均会引起不适。如无须静脉给药，可在室内或床边活动者为Ⅳa级；不能下床并需静脉给药支持者为Ⅳb级

——《中国心力衰竭诊断和治疗指南2024》

---

2. 下一步的健康史采集应重点评估的信息　除补充完善现病史资料外，还应询问病人的日常生活状况、既往史、家族史和心理社会状况等，重点应补充下列信息：

（1）日常生活状况：心力衰竭病人由于体循环淤血、有效循环血量下降、呼吸困难等，可对日常生活产生重要影响。因此，应对病人的日常生活状况，尤其是患病后的变化进行重点评估。①饮食与营养型态：病人平时的饮食习惯（尤其是有无高盐饮食、日常蛋白饮食摄入情况等）、每日的进食量及饮水情况。患病后饮食饮水有无变化，有无食欲减退、体重增加等。②休息与睡眠型态：评估病

笔记栏

人平时的休息与睡眠规律；近一周的睡眠时间，除照顾老伴影响睡眠外，是否因呼吸困难、咳嗽、咳痰等而影响睡眠的型态和质量。③排泄型态：首先应注意有无尿量减少，尿的颜色及性状有无变化。此外，也要注意有无排便困难，是否需要采取辅助排便的措施，以避免用力排便而增加心脏的负担。④自理能力及日常活动：自理能力及活动情况可反映疾病的严重程度，并为护士判断病人护理级别提供依据。病人目前轻体力活动即出现呼吸困难，提示心功能较差，应以卧床休息为主，以减轻心脏的负担。也应注意评估病人平时的日常活动状态，以便及时发现病人可能存在的不当的运动与休闲习惯。⑤不良生活方式：案例中仅介绍病人吸烟30余年，20支/日，5年前曾尝试戒烟，后又复吸，否认饮酒史及特殊用药史，未介绍此前复吸的原因，病情加重后是否仍在吸烟，有无再次戒烟的计划等。

（2）既往史：病人否认冠心病、高血压等引起心力衰竭的其他心脏疾病病史，但未介绍有无外伤史、手术史、传染病史及过敏史等。

（3）家族史：案例中没有介绍有无家族遗传病史等。

（4）心理社会状况：案例中描述该病人是退休教师，应重点评估病人对所患疾病的态度，对疾病知识的了解程度，对疾病的自我管理能力，对自我身体状况的认识，是否认同医护人员的建议并遵照执行等。评估病人的精神心理状态，如有无焦虑、抑郁、紧张、恐惧等心理表现。注意评估其家庭成员对疾病的认识程度及态度、在日常生活受限的情况下，家属对病人的支持情况、长期治疗有无家庭经济压力等。同时还应评估病人所在社区等医疗保健服务的情况等。

3. 体格检查及辅助检查的重点评估内容

（1）体格检查：心脏瓣膜病合并心力衰竭时，体格检查的重点应包括：①一般状态：如呼吸状况、脉搏节律，有无交替脉、短绌脉和血压降低；意识与精神状况；是否采取半卧位或端坐位。②心肺部检查：两肺有无湿啰音或哮鸣音；心脏是否扩大，心尖搏动的位置、强弱和范围，心率是否加快，有无心尖部舒张期奔马律、有无震颤及病理性杂音等。③有无皮肤黏膜发绀；有无颈静脉怒张、肝颈静脉反流征阳性；肝大小、质地；水肿的部位及程度，有无胸腔积液征、腹水征。

（2）辅助检查：除进行常规实验室检查，如血常规、尿常规、肝肾功能、血糖、血脂和电解质等，尚需要检测 B 型钠尿肽（B-type natriuretic peptide，BNP）及 N- 末端脑钠肽前体（N-terminal pro-B-type natriuretic peptide，NT-proBNP）水平，以判断心力衰竭的严重程度及预后。同时，应重点评估胸部 X 线结果，以了解心影大小及肺部情况。超声心动图是确诊心脏瓣膜病最敏感、可靠的方法，尤应关注超声心动图对各心腔大小、功能及瓣膜结构和功能的评估；同时超声心动图也能评测心脏的收缩或舒张功能，用以反映心力衰竭的情况。

 案例资料 3-3B

补充资料：

通过家属提供病人既往住院病历获悉，病人既往明确诊断为"心脏瓣膜病，二尖瓣关闭不全"，一直接受药物对症治疗，未进行介入或外科手术治疗。出院医嘱中要求低盐饮食，戒烟，避免劳累。病人药物治疗依从性较好，但未能成功戒烟。近一周劳累导致症状加重，并伴有咳嗽、咳白色泡沫样痰，双下肢水肿，自认为被老伴的感冒传染所致，因此服用了一些止咳药、感冒药以及利尿剂，症状未见改善。

既往史： 既往无高血压、冠心病病史，无传染病史，无重大手术外伤史，无药物及食物过敏史等。

日常生活状况： 病人饮食规律，平时每日3餐，喜食咸菜，食欲较好。近期出现食欲减退、腹胀、恶心等症状。平日饮水量为 1 500～2 000ml，以白开水为主。平素睡眠规律，每晚10点左右入睡，晨起时间约为5点，每日午睡30分钟左右。近一周照顾重感冒的老伴，不能午睡，且每晚入睡时间不定，睡眠不足 4 小时，本次发病后睡眠进一步变差，夜间被迫坐起，呼吸困难。二便正常，每日尿量 1 500ml 左右，晨起后大便一次，黄色软便，易排出，无腹泻、便秘及排便困难。病人 5 年前决定戒烟，但由于戒断反应较为强烈且周围邻居吸烟者较多，因此在戒烟 6 个月后复吸，本次发病后仍未戒烟。平日与老伴居住，生活自理。

家族史：子女、双亲及兄弟姐妹无同样疾病，无遗传性疾病，健康状况良好。

心理社会状况：病人为退休教师，平日与老伴一起居住，有稳定退休金，有城镇居民医疗保险，经济状况较好。育有一子一女，均已成家，本次住院，子女轮流悉心照顾。病人平日经常浏览有关健康管理方面的信息，自 6 年前因瓣膜病入院治疗后，对与此相关的治疗手段比较关注，对本次的住院治疗表现出积极心态，希望了解瓣膜病的最新治疗方法等。

体格检查：轮椅至病房，神志清楚，言语流利，查体合作，体温 36.6℃，脉搏 110 次/min，呼吸 22 次/min，血压 145/95mmHg。全身皮肤无黄染，浅表淋巴结未触及，颈软居中，双肺呼吸音粗，双肺可闻及细小湿啰音，心率 110 次/min，心律齐，二尖瓣听诊区可闻及收缩期吹风样杂音，无心包摩擦音，腹平软，全腹无压痛、反跳痛及肌紧张，肝、脾肋下未触及，肝颈静脉反流征阳性，双下肢中度水肿。

相关辅助检查结果：①心脏彩超：二尖瓣重度反流。彩色多普勒显示收缩期起自二尖瓣口至左房的五彩镶嵌的异常反流束，呈喷射状；连续多普勒显示收缩期二尖瓣口高速反流信号，占据全收缩期（见文末彩图 3-2）；②钾离子 3.1mmol/L，BNP 11 547pg/ml；③尿、便常规及凝血象等未见明显异常；④肺部 CT：间质性水肿；⑤心电图：窦性心律，ST-T 改变，呈典型"二尖瓣型 P 波"（图 3-3）。

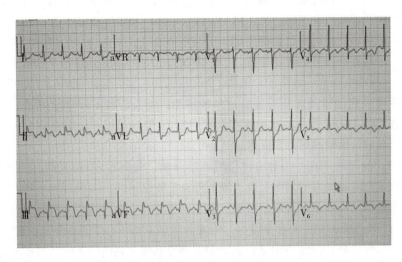

图 3-3　入院时心电图

请思考：

4. 心脏瓣膜病的常见病因有哪些？不同病因所致瓣膜病的病史采集有哪些特点？

5. 病人为什么出现低血钾？低血钾时应重点评估哪些内容？

6. 根据以上资料，病人存在哪些护理诊断/问题？

问题解析：

4. 心脏瓣膜病的常见病因及不同病因所致心脏瓣膜病的病史采集特点　心脏瓣膜病的常见病因包括炎症、退行性改变、先天畸形、缺血性坏死、创伤性等原因。不同病因所致的心脏瓣膜病在病史采集时需要关注的侧重点也有所差异。

（1）炎症：风湿性心脏病是导致心脏瓣膜病的最常见病因。病史采集时，应重点关注病人是否有反复链球菌感染、关节疼痛、皮肤红斑及心脏症状等。若存在这些症状，可能提示风湿性心脏病的可能性；感染性心内膜炎同样能引发心脏瓣膜病。如病人曾有静脉药物滥用、近期进行过牙科手术或其他侵入操作等危险因素存在，应仔细询问发热、乏力、体重下降等全身症状，同时关注血培养结果。

（2）退行性改变：退行性改变亦是心脏瓣膜病的常见原因，尤其是随着人口老龄化的趋势。在进行老年病人的病史采集时，应注意询问有无长期高血压、糖尿病等慢性疾病，以及家族中是否有类似心脏病史。退行性瓣膜病通常是逐渐发展的，了解症状是急性还是慢性起病有助于判断瓣膜病变的性质。

（3）先天性畸形：先天性心脏瓣膜异常也是不可忽视的病因。这类病变通常在出生时就存在，但可能在成年后才被发现。对于有先天性心脏病家族史或自身有相关症状的病人，应详细询问其生长发育过程中是否出现过呼吸困难、发绀等症状，并注意评估其体格检查中心脏杂音的变化。

（4）缺血性坏死：心肌梗死后遗症也可能导致心脏瓣膜功能异常。对于有急性冠脉综合征病史的病人，应注意了解其心肌梗死后的恢复情况，是否有心绞痛再发作，以及是否出现心力衰竭的症状。

（5）创伤性：重点询问可能导致瓣膜损伤的外伤经历，如交通事故、跌落、体育运动伤害等。

5. 出现低血钾的原因及评估要点

（1）低血钾的常见原因包括：①摄入不足：如消化道梗阻、昏迷、手术后较长时间禁食；②排泄增多：经胃肠道失钾（如严重腹泻、呕吐等伴有大量消化液丧失）和经肾失钾（如长期连续或过量使用利尿药、某些肾疾病、肾上腺皮质激素过多、镁缺失或碱中毒等）；③钾分布异常：细胞外钾离子向细胞内转移可降低血钾浓度，引起低钾血症，但全身总的钾含量并不改变。如糖尿病肾病病人由于代谢性或呼吸性碱中毒、胰岛素治疗、儿茶酚胺分泌等导致钾离子从细胞外向细胞内转移。

该病人无呕吐、腹泻以及大汗等丢失过多的情形；病人近期出现食欲减退，但并非不能进食，对钾的摄入影响不大（日常膳食中含有丰富的钾）。但病人近一周自服利尿药缓解症状，因此，这可能是引起其低血钾的最主要原因。

（2）低血钾时的评估重点：①对心血管系统的影响：低钾血症对心脏的主要影响为心律失常，钾缺乏增加室性心律失常的发生风险。随低钾血症程度不同，可表现为多种心律失常，如窦性心动过速、房性期前收缩及室性期前收缩、室上性或室性心动过速及室颤等。低血钾心电图一般最早表现为 ST 段压低、T 波压低、增宽、倒置并出现 U 波、Q-T 间期延长，随着血钾进一步下降，出现 P 波幅度增高，QRS 波增宽；②对中枢神经系统和肌肉的影响：轻度低钾血症常表现为精神萎靡、神情淡漠、倦怠，重者有反应迟钝、定向力减弱、嗜睡甚至昏迷。对骨骼肌的影响表现为四肢软弱无力，严重时可出现软瘫。

6. 病人现存的护理诊断/问题　根据目前所了解的病人的相关资料提出以下护理诊断/问题：①气体交换受损　与左心衰竭导致的肺淤血有关；②活动耐力下降　与心排血量下降及肺淤血有关；③潜在并发症：心律失常、急性左心衰竭；④体液过多　与右心衰竭致体循环淤血、水钠潴留有关；⑤健康自我管理无效　与长期吸烟并复吸、高钠饮食有关；⑥睡眠型态紊乱　与左心衰竭所致的夜间阵发性呼吸困难有关。

病人目前最主要症状为轻微活动即出现呼吸困难、结合其伴有咳嗽、咳痰，双下肢水肿，双肺听诊湿啰音等表现，分析认为病人因二尖瓣关闭不全导致左心衰竭，进而引起肺淤血而出现上述表现。换言之，病人的呼吸困难是源于左心衰竭所致的肺淤血引起的气体交换功能受损的表现。由于存在气体交换受损，加之二尖瓣反流导致的心排血量下降，所以病人易出现活动后呼吸困难。因此，首先提出护理诊断/问题"气体交换受损与左心衰竭导致的肺淤血有关"，"活动耐力下降 与心排血量下降及肺淤血有关"。同时，根据病人的病情提出"潜在并发症：心律失常、急性左心衰竭"。

病人近期出现双下肢水肿提示有体液过多，同时病人还存在食欲减退、腹胀、恶心、肝颈静脉反流征阳性等，均为体循环淤血的表现，提示病人有右心衰竭。故提出的护理诊断/问题"体液过多 与右心衰竭致体循环淤血、水钠潴留有关"。

病人6年前明确心脏瓣膜病诊断后，曾尝试戒烟，但半年后复吸，且此次发病后仍未成功戒烟，提示病人虽了解自身的疾病需要戒烟，但由于各种原因导致病人未能坚持，存在"健康自我管理无效"。

病人本次发病后睡眠差，夜间被迫坐起，呼吸困难，因此提出"睡眠型态紊乱"，除了与夜间阵发性呼吸困难有关以外，病人对因患病住院导致环境的改变也可能会是影响睡眠质量的重要原因，需要注意评估。

> **案例资料 3-3C**
>
> 经过系统的诊疗及护理，病人的病情得到有效控制并稳定。病人向主治医生及护士提出希望接受瓣膜病手术治疗，以进一步改善健康状况。之前通过很多渠道了解到一些瓣膜病治疗的信息，但是他不知道开胸治疗还是介入治疗手段效果好？到底哪种更适合自己？之前就一直犹豫不决，这段时间老伴和自己的身体状况都不好，觉得不仅给子女带来了负担，而且严重影响了生活质量，所以决定要采取积极的治疗手段，他希望能够和外科医生、介入医生、麻醉师、护士都一起聊一聊。
>
> 经综合评估决策，病人择期行经导管缘对缘修复术（transcatheter edge-to-edge repair, TEER），手术过程顺利，术后CCU持续监护观察24小时后，转回心内科病房进行心脏康复，术后3日出院。
>
> **请思考：**
>
> 7. 术前需要对病人进行哪些内容的评估？
> 8. 病人围术期的护理评估要点有哪些？
> 9. 术后病人如何进行心脏康复评估？

问题解析：

7. 病人术前的评估内容 ①术前需要综合评估病人的情况，包括手术史、过敏史、用药史、实验室检查、影像学检查、右心导管检查、心电图等重要脏器检查，全面了解病人基础情况；②超声心动图筛查评估二尖瓣退行性病变的程度、瓣膜运动情况、二尖瓣病变的类型和反流程度，同时排除心腔内异常；③判定手术可行性、手术预期获益程度（预期寿命＞1年），规避手术风险、降低不良事件的发生。

8. 围术期护理评估要点 全面的围术期护理评估，是确保手术顺利进行并降低术后并发症的风险的关键，包括：

（1）术前护理评估：①详细了解病人的手术史以及过敏史，评估有无麻醉药物和抗生素的过敏反应；②根据医嘱完善常规化验以及血型、备血和相关检查；③向病人及家属介绍TEER的麻醉方式，指导病人严格禁食8小时、禁饮2小时，给予留置导尿管；④做好皮肤准备，以减少感染风险；遵医嘱术前0.5~1h预防性使用抗生素；⑤评估病人当前的用药情况，根据医嘱有抗凝指征的病人术前停用抗凝药物；⑥评估病人的心理状态，提供必要的心理支持和教育，减轻术前焦虑。

（2）术中护理评估：①评估心导管室环境应符合外科无菌要求，保持室温22~24℃，湿度

65

50%~70%；仪器设备及物品摆放应满足摆放麻醉及超声心动图的要求且布局合理；②术中病人采取平卧位，严密监测病人生命体征以及有无房室传导阻滞、心脏压塞等并发症，并协助医生进行处理；同时，还需注意病人体温的维护，预防低体温的发生；③术毕评估病人的生命体征、意识状态、肢体活动度、穿刺部位、皮肤情况后，与CCU护士详细交接，包括术中植入夹合器数量、碘对比剂使用量、尿量、管道、术中特殊用药，监护仪器设备等。

（3）术后护理评估：①全面了解病人的手术情况，遵医嘱执行术后用药；②做好全身麻醉术后生命体征、心电图、血氧饱和度等指标的监测，加强基础护理；③术后密切监测感染指标变化，并根据机体状况尽早拔除留置管道。包括气管插管（气管插管尽早拔除）、临时起搏器、深静脉导管、导尿管、有创动脉血压导管等；④并发症的识别与防治：严密监测有无出血、心脏压塞、夹合器单叶脱位、夹合器脱落栓塞等并发症，备齐抢救设备及药物，若发生不明原因血压下降、意识变化等突发情况应立即汇报，协助医生采取必要的处理措施；⑤评估病人的恢复进程和早期活动，鼓励病人在医护人员的指导下尽早进行运动康复，以减少术后并发症的风险，如肺部感染和深静脉血栓形成。

9. 术后病人进行心脏康复评估内容 心脏康复包括医学评估、药物治疗、运动处方、均衡营养、精神心理干预、心血管危险因素控制、健康教育、生活方式指导等综合性干预措施，可降低再发心血管事件和死亡风险，提高病人生活质量和改善预后。该病人虽然接受了TEER治疗手段，但由于高龄，且合并心力衰竭、虚弱等多种疾病，及时有效的心脏康复，可帮助高危病人减少手术并发症发生率，并获得更佳的预后。

应建立由心脏瓣膜病医师、心脏康复医师、康复治疗师、护师、营养师、心理医师等多学科成员和家属组成的康复团队。康复团队应对TEER病人进行评估和危险分层，制订个体化康复方案，并且需要包括从住院到居家的连续性心脏康复管理计划，每个阶段的康复计划均包括评估、干预、结果和目标等核心内容，最终实现危险因素控制、改变生活方式和改善心功能。

（高学琴）

思考题

1. 李先生，73岁，因活动后胸痛半年入院。入院后冠状动脉造影显示左前降支近中段局限性狭窄95%，左回旋支近中段长病变，狭窄80%，各置入支架1枚。回病房后，病人出现头晕、乏力、出冷汗、面色苍白。

问题：为了判断该病人的病情，需要重点收集哪些资料？

2. 刘先生，42岁。主因"间断性头痛、头晕3年，加重1天"入院。病人3年前无明显诱因出现间断性头痛，头晕，非旋转性，未伴恶心、呕吐、耳鸣。至当地医院就诊，测血压为166/104mmHg，诊断为"高血压"，经治疗血压稳定后出院。

病人为个体餐饮店营业者，吸烟史7年，无饮酒史，日常饮食及作息时间不规律，近一段时间经常因生意忙碌到深夜，自觉头晕，头部胀痛，在妻子的劝说下到医院就诊。病人向医生表达了自己的想法，比较担心药物治疗副作用，上次出院后就一直没有继续服用降压药物，只是在感觉不适时测量一下血压，如果血压低于160mmHg就选择不用药了，吃一点儿止痛药或者休息缓解症状。

问题：

（1）该病人的健康史是否完善，有无需要补充的信息？

（2）该病人目前存在的主要护理诊断/问题有哪些？请说明诊断依据。

第四章

消化系统疾病病人的评估

消化系统由消化管和消化腺两部分组成，主要生理功能是摄取、转运和消化食物，吸收营养，为机体新陈代谢提供物质和能量来源。消化系统疾病包括器质性和功能性疾病，临床表现复杂多样，常见疾病有食管疾病（如反流性食管炎，食管癌等），胃和十二指肠疾病（常见有急性胃炎、慢性胃炎、消化性溃疡、胃癌等），结肠疾病（结肠炎、结直肠癌等）、肝胆疾病（肝炎、肝硬化、肝癌、胆石症、胆囊炎、胆管癌等），胰腺疾病（急慢性胰腺炎、胰腺癌），腹膜和肠系膜疾病（急慢性腹膜炎、肠系膜淋巴结结核等）。作为护理人员，应准确、全面、预见性地评估消化系统疾病病人，包括疾病的主要症状、体征，疾病发生发展特点，以及心理社会评估等，正确的评估结果对开展消化系统疾病的防治、护理，具有重要的临床指导意义。

消化系统疾病的临床表现有时不典型或缺乏特异性，病人较难描述清楚。护理人员应认真倾听病人的描述，给予必要的帮助，如询问和确认相关症状、提供备选答案等。要善于从病人复杂的症状描述中甄别出主要症状及其特点，应注意有无厌食或食欲减退、吞咽困难、恶心呕吐、反酸、嗳气、灼热感或烧心、腹痛、腹胀、腹泻、呕血、黑便或便血、里急后重、便秘、大便习惯改变以及体重减轻和消瘦等。同时，在健康史方面，需要重点关注病人的既往健康状况，尤其是过去有无消化系统疾病或与消化系统功能有关的问题，日常生活方式中是否存在相关的危险因素或诱发因素，有无与遗传相关的消化系统疾病家族史，以及病人过去和现在的用药情况等。这些信息都可能与目前所患疾病有着密切的关系。

在体格检查方面，应关注营养状况，如身高、体重、皮下脂肪厚度、皮肤色泽和弹性、毛发光泽度等；应重点关注腹部体征，如腹部外形，有无胃型、肠型及蠕动波，有无腹肌紧张、压痛、反跳痛，肝脏、脾脏是否增大，有无包块、移动性浊音等。对于怀疑有肝胆疾病者应注意有无皮肤黄染、皮下出血、蜘蛛痣与肝掌等。

实验室等辅助检查方面，应注意血常规与粪便常规检查（包括粪便的显微镜、细菌学和隐血试验等）以及肝功能、血脂、血糖和血电解质等检查，用以评估消化系统疾病的病因、病情严重程度以及进展情况等。

目前本系统重要的诊疗技术包括：

（1）实验室检查：除血常规与粪便常规检查、肝细胞损伤、肝脏合成功能和胆红素代谢等相关检查外，还有幽门螺杆菌检测包括无创检查中的 ^{13}C- 或 ^{14}C- 尿素呼气试验（Hp-urea breath test, Hp-UBT）和有创检查中的快速尿素酶试验、胃黏膜组织切片染色镜检及细菌培养等。

（2）消化道内镜诊断：胃镜（gastroscopy）、肠镜（colonoscopy）、胶囊内镜（capsule endoscopy）、小肠镜（enteroscopy）、超声内镜（endoscopic ultrasonography，EUS）以及经内镜逆行胆胰管造影术（endoscopic retrograde cholangiopancreatography，ERCP）等。

（3）影像学检查：超声检查（ultrasonography，US）、X 线计算机断层显像（computed tomography，CT）和磁共振成像（magnetic resonance imaging，MRI），放射性核素检查和正电子射线断层检查（PET）等。

此外，还有胃镜下置管术、食管扩张术、内镜下黏膜下剥离术及切除术等，选择性白细胞吸附治疗术、24 小时食管动力测压、24 小时胃酸测定、经皮经肝胆管造影及经皮经肝胆管引流等。

笔记栏

作为护理人员，应明确各项检查、诊疗的适应证、禁忌证、操作前准备和操作后护理。心理社会评估应包括评估病人对疾病的性质、过程、预后及防治知识的了解程度；病人的性格、精神和心理状态，以及病人的社会支持系统，如病人的家庭成员组成、家庭经济、文化、教育背景，以及对病人所患疾病的认识、对病人的关怀和支持程度等。

本章将分别选取肝硬化（hepatic cirrhosis）、急性胰腺炎（acute pancreatitis，AP）、结肠癌（colorectal cancer）和上消化道出血（upper gastrointestinal hemorrhage）四种常见消化系统疾病病人护理的案例，以具体的临床护理实践过程为主线，以文字病程记录、提问等方式展示健康评估过程，在病例的发生发展中贯穿护士的资料收集方法和重点，剖析常见护理问题和分析资料的思路等，并配以相应的数字信息内容，以提高学生的临床思维能力，帮助学生进一步理解疾病相关知识与临床技能在健康评估中的重要性，能够在已有护理知识理论与实践的基础上，对消化系统常见疾病病人进行全面、系统以及有针对性的深入评估。

案例1以肝硬化并发肝性脑病、上消化道出血的案例为主线，引导学生思考如何撰写病人的主诉、问诊的重点和分析病史的思路，深入浅出，具有代入感，有助于培养学生的临床思维能力。

案例2以重症急性胰腺炎病人的案例为主线，进一步思考急性腹痛的评估要点、上腹痛常见疾病的鉴别、血清相关指标在急性胰腺炎诊断中的意义，引导学生不断思考，熟练掌握评估方法与思维方式。

案例3是"结肠癌"病人的评估，除了问诊、体检等评估外，梳理不同疾病所致便血的特点、便血的诊疗思路，结直肠癌的诊断流程、腹腔镜结直肠癌手术及其进展等问题，并涉及评估术前、术后的护理内容，以及出院后随访的主要内容。

案例4是以十二指肠球部溃疡并发上消化道出血病人为例，区别于案例1的肝硬化并发的上消化道出血，引导学生思考对该病人的现病史问诊思路、上消化道出血病人出血严重程度的评估、出院前的护理评估要点等，知识拓展关于上消化道出血的诊疗思路、急性上消化道出血急诊诊治流程、内镜下上消化道出血的治疗方法等内容。

第一节　肝硬化并发肝性脑病病人的评估

案例资料 4-1A

病人李先生，63岁，退休。1个月前，因想念4岁的孙子，李先生和爱人钱女士到儿子家小住。5天前，在和小孙子玩游戏时，温和谦善的李先生突然脾气暴躁、胡言乱语，钱女士数次劝阻无效，后又发现平时开朗的李先生表情淡漠、沉默寡言和健忘，钱女士和儿子担心李先生的健康，遂于2023年8月16日晚陪伴病人到医院急诊。

请思考：

1. 根据上述资料，为了进一步明确该病人的可能病因，现病史中还需要补充询问哪些资料？为什么？

2. 根据上述描述，考虑该病人的主诉是什么？

问题解析：

1. 现病史需要补充询问的资料 从案例的描述中发现，病人于5天前无明显诱因的情况下突然出现脾气暴躁、胡言乱语，后又出现性格改变（平时开朗的病人变得表情淡漠，沉默寡言），因此引起了家属的关注而来就诊。也就是该病人发病的时间、起病急缓、主要症状的表现和诱因均已比较明确，但不确定有无其他伴随症状、病人的既往史，以及是否采取了相关的措施等。从病人的表现来分析，考虑病人出现了性格和行为的改变，为了明确其可能的病因，应注意有无头痛、头晕、肢体感觉或运动障碍，有无嗜睡、昏睡、昏迷等，有无烦躁不安、谵妄，有无恶心、呕吐、呕血、便血等，有无胸闷、气短、端坐呼吸等。对于病人的表现，家人开始是如何考虑和处理的？是否曾采取相关措施，其效果如何？

2. 该病人的主诉 根据案例资料的描述以及上述分析，该病人的主诉可以总结为"突发胡言乱语、性格改变 5 天"。"突发"表明了起病的急缓，"胡言乱语、性格改变"是对病人主要症状的概括性描述，体现了主要症状的特点。

 案例资料 4-1B

> **经上述问诊，完善现病史**：病人 5 天前突发脾气暴躁、胡言乱语后，开始变得表情淡漠、沉默寡言、健忘。来院就诊。自发病以来，病人无谵妄、嗜睡、昏迷，无头痛、头晕，无大小便失禁，无发热、腹痛，无眼睑、腰骶部水肿，无恶心、呕吐，无呕血、便血，无明显出血倾向，无胸闷、气促，无端坐呼吸等症状。
>
> 追问既往病史，有酗酒史 30 余年，每天约三两白酒；高血压病史 14 年，服用降压药物控制血压，自觉疗效可。5 年前（2018 年）因"腹胀、食欲减退伴乏力"于本院确诊"酒精性肝硬化、腹水、食管 - 胃底静脉曲张"，给予还原型谷胱甘肽、多烯磷脂酰胆碱等药物护肝，维生素 K_1 预防出血，呋塞米、螺内酯利尿，人血白蛋白及托拉塞米注射液退腹水，其间曾行腹膜腔穿刺术引流腹水。1 年前（2022 年 8 月）因"头痛、头晕、恶心、呕吐"于本院神经内科住院，确诊为"脑梗死、高血压"。出院后一直服用抗高血压药（氯沙坦、氨氯地平），血压维持在（128～150）/（80～95）mmHg。近半年来时有乏力、食欲下降。
>
> **请思考**：
> 3. 根据目前所获得的资料，你认为该病人最可能的医疗诊断是什么？
> 4. 为进一步明确该医疗诊断，问诊还有应重点关注的哪些问题？

问题解析：

3. 病人最可能的医疗诊断 病人突发胡言乱语、性格改变，无头晕、头痛、肢体运动障碍等表现；结合病人有"酒精性肝硬化、腹水、食管 - 胃底静脉曲张"的病史，应首先考虑病人肝硬化伴发肝性脑病的可能。根据病人目前的表现，考虑为肝性脑病Ⅰ期。肝性脑病Ⅰ期，也称前驱期，以轻度性格改变和行为异常，如出现欣快激动或淡漠寡言、喜怒无常、反应迟钝等为主要表现。扑翼样震颤（+），脑电图正常，一般可持续数日或数周，临床易被忽视。为此，目前最可能的初步医疗诊断：酒精性肝硬化失代偿期，肝性脑病Ⅰ期，食管 - 胃底静脉曲张。

4. 为明确该医疗诊断，问诊时还应重点关注的问题 肝性脑病（hepatic encephalopathy，HE）常见于各种原因所致的肝硬化病人，其发生常有明显的诱因，如上消化道出血、高蛋白饮食、感染、大量利尿或放腹水、使用镇静药、便秘等。该病人 5 年前诊断为"酒精性肝硬化、腹水、食管 - 胃底静脉曲张"，有上消化道出血的危险，但病人无呕血、便血等症状，无发热、腹泻等感染表现，亦无使用镇静药的情况。因此，应特别注意询问有无高蛋白饮食、便秘等其他诱发因素。

病人有酗酒史 30 余年，高血压病史 14 年，且 1 年前有过"脑梗死"的病史，因此，还应注意酗酒和心脑血管病方面的相关情况。

笔记栏

案例资料 4-1C

主要体检：扑翼样震颤（＋）

急诊检查：白细胞 7.85×10^9/L，中性粒细胞76.5%，血红蛋白（Hb）136g/L，血小板（PLT）85×10^9/L；PT 17.6s，INR 1.45；谷丙转氨酶（ALT）38.6U/L，谷草转氨酶（AST）39.7U/L，γ-谷氨酰转移酶23U/L，碱性磷酸酶73U/L，白蛋白（A）28g/L，总胆红素（TBIL）28.4mmol/L，葡萄糖6.1mmol/L，肌酸激酶236U/L，淀粉酶116U/L，血酮体（－）。腹部彩超：肝硬化图像，餐后胆囊、胰腺显示不清，腹水（＋）。心电图：正常，脑电图：正常。

医生予以"乳果糖"口服通便、"门冬氨酸鸟氨酸"抗肝性脑病、"多烯磷脂酰胆碱"保肝等对症治疗，病人意识转清，为进一步诊治，于2023年8月17日9am收治入院。

请思考：

5. 作为接诊护士，除了目前已知的资料外，你还会重点询问哪些日常生活状况？
6. 重点询问哪些心理社会状况的信息？

 知识拓展

扑翼样震颤

扑翼样震颤主要特点是姿势性震颤。当病人双手臂向前平伸，关节伸直且五指分开时，腕及指尖关节的伸肌会突然失力而垂落，然后恢复，失力－恢复交替，腕关节反复屈曲与伸直，状如扑翼，并伴有手指侧倾及细颤。这种震颤以不规则、无节律、振幅经常有变化为特点。另外，若嘱病人用力抓握检查者的两个手指，会感觉到松紧交替的扑翼样震颤。此征可见于所有代谢性脑病，包括肝衰竭、尿毒症及呼吸衰竭所致高碳酸血症。

问题解析：

5. 作为接诊护士，下一步应重点询问的信息

（1）日常生活状况：病人有酒精性肝硬化、食管－胃底静脉曲张、高血压及脑梗死的病史。因此，应重点询问：①饮食与营养型态，尤其是膳食类型是否根据所患疾病的要求进行了适当的调整，包括热量、蛋白质、钠盐的摄入，是否避免进食粗糙、辛辣、刺激性以及坚果类食物等，每日的饮水量，有无食欲减退、体重变化等。②嗜好：要注意病人饮酒与吸烟的情况，尤其是诊断为"酒精性肝硬化"之后，病人是否已经戒酒。③休息与睡眠型态，包括睡眠时间与睡眠质量，注意有无入睡困难、多梦、早醒等睡眠障碍。④日常活动状况：注意有无因疲乏、无力等而减少活动量，目前的自理能力如何，有无受伤的危险等。⑤排泄型态：包括大便是否规律，有无排便困难、便秘等，是否使用轻泻药，有无尿液性状改变、尿量减少等。

（2）个人史与家族史：重点了解其有无输血史、传染病病人接触史，家族成员中有无高血压、冠心病以及脑血管病等病史。

 案例资料 4-1D

日常生活状况：

饮食与营养型态：病人每日三餐，喜肉食，不喜蔬菜及水果，口味偏咸，体重维持在70kg左右，饮水量2 000ml/d左右，以白开水为主。3年前开始出现食欲减退，进食量减少，以清淡饮食为主，适当补充蛋白质，体重无明显变化。

休息与睡眠型态：平时睡眠较规律，夜间可连续睡眠6~7小时，无入睡困难，偶有多梦、早醒，发病后未见明显异常。

排泄型态：小便5~6次/d，量约1 500ml/d，尿色清亮淡黄，无尿频、尿急、尿痛等；大便规律，1次/日，偶有排便费力，未使用过轻泻药。

日常活动状况：平时生活完全自理，早晨及晚上分别在小区散步20~30分钟。自5天前发病以来，以静坐为主，未再出门活动，日常生活可自理。

嗜好：饮酒史30多年，每日约饮白酒150g；有吸烟史40年，超过20支/d。5年前诊断酒精性肝硬化后开始戒酒、戒烟，目前已完全戒除4年余。

个人史：

出生与成长情况：生于原籍，长于原籍。否认疫水接触史，否认疫区久居史。否认冶游史。否认传染病和输血史，预防接种史不详。否认手术和外伤史。

婚育史：已婚33年，爱人60岁，退休，身体健康。育有一子。

过敏史：青霉素（＋），否认其他药物及食物过敏史。

家族史：

父母已故，父亲患脑梗死，母亲患有高血压、冠心病，2兄1妹及1子均体健，否认其他家族性遗传性疾病史。

6. 重点询问的心理社会状况 首先，应注意评估其认知功能状况，有无视觉、听觉、味觉、嗅觉等感觉功能障碍，注意力、理解力、记忆力等有无下降；其次，应注意其对所患疾病的认识和态度，是否认同医护人员的建议并遵照执行，平时的应对能力如何，近期是否有重大的应激事件，生活环境、家庭关系及社会支持如何，有无经济压力等。

📄 案例资料4-1E

心理状况：无错觉、幻觉；无记忆力、注意力、语言能力等障碍；无焦虑、抑郁、失望、沮丧、恐惧、愤怒等情绪；对自己感到满意、有价值感；14年前发现高血压后根据医生建议进行了饮食控制，但未戒烟戒酒。5年前诊断"酒精性肝硬化"后戒除了烟酒。虽然身体状况不如以前，但总体感觉控制得还可以，能够坦然面对。不知这次是怎么回事，希望尽快康复出院。平时遇事多与家人商量，近期无重大应激事件。

社会状况：研究生毕业，工程师，已退休；家庭关系和睦，患病后家属给予极大的关心和照顾；家庭居住条件较好，三室一厅；常与朋友相聚。经济状况好，住院医疗费报销80%，无明显经济负担。

📄 案例资料4-1F

体格检查：

T 37.2℃，P 75次/min，R 20次/min，BP 146/92mmHg。神志清醒，慢性病面容，对答切题，口齿清晰，查体合作，巩膜、皮肤轻度黄染，可见肝掌，颈部可见2个蜘蛛痣，无全身浅表淋巴结肿大，双侧乳房发育，双肺呼吸音清音，无干湿啰音，HR 75次/min，律齐，无杂音，腹部较平坦，无腹部压痛，无腹部反跳痛，无肌紧张，肝、脾肋下未触及，

笔记栏

无腹壁静脉曲张，移动性浊音（＋），双下肢有凹陷性水肿。

请思考：

7. 目前所提供的病例资料中，支持其"肝性脑病"的诊断依据有哪些？

8. 该病人的体格检查与辅助检查是否全面？还有哪些需要补充的资料？

问题解析：

7. 该病人肝性脑病的诊断依据　主要包括：①起病情况及主要症状的特点：如前所述病人"突发胡言乱语、性格改变"符合肝性脑病Ⅰ期的特点。②有肝硬化的既往病史，腹部彩超提示肝硬化。③给予乳果糖、天冬氨酸鸟氨酸等治疗后意识转清。④体格检查及实验室检查异常：慢性病容、肝掌、蜘蛛痣符合慢性肝病的特点；皮肤黄染、胆红素增高、AST增高等；实验室检查可见血小板减少、PT时间延长、低蛋白血症；移动性浊音阳性、双下肢水肿，上述情况符合肝硬化伴发肝性脑病的特点。但应进一步进行认知功能和相关检查。

8. 肝性脑病病人体格检查及辅助检查的重点　体格检查与辅助检查的目的是进一步明确病人的病情严重程度、可能的病因等。

肝性脑病的主要表现为意识障碍、神经系统表现和脑电图异常：

（1）意识障碍的评估：意识状态包括意识内容与觉醒状态两部分，其中觉醒状态是意识活动的基础。上述资料中，描述了病人意识状态改变主要表现为性格改变和行为异常，应进一步评估更严重的意识障碍，如意识模糊、幻觉、错觉等。因病人尚未出现此类症状，故符合肝性脑病Ⅰ期的表现特点。如果病人无性格改变和行为异常，无神经系统病理症，脑电图正常，只在心理测试或智力测试时有轻微异常，则被称为轻微肝性脑病（0期、潜伏期）。临床上最常应用的检测方法为数字连接试验（number connection test，NCT）。若怀疑病人出现明显的意识障碍，则需要对其定向力、意识内容以及觉醒状态等进行评估，以确定其意识障碍的程度和类别。

（2）神经系统表现：重点为肌张力、震颤以及神经反射的变化，肝性脑病病人可以出现肌张力增强或减弱、深反射亢进或减弱、病理反射阳性以及扑翼样震颤等。

（3）脑电图检查：脑电图对肝性脑病的诊断及预后判断均有一定的意义，典型改变为节律变慢，出现每秒4～7次的δ波或三相波；昏迷时，两侧同时出现对称的高波幅的δ波，每秒少于4次。

该病人的体格检查与辅助检查中对上述资料的描述较为欠缺，仅涉及意识状态的部分表现，即意识清醒，问答切题，未对其认知功能进行更精确的评估，尚缺乏神经系统检查结果，应予以补充完善。此外，肝性脑病病人应进行血氨的检测。急性肝性脑病血氨多正常，慢性尤其是门体分流肝性脑病血氨多增高。

此外，还应注意其原发病的表现，根据其相关病史认为导致该病人发生肝性脑病的原发病应为酒精性肝硬化。因此，应注意其肝硬化的体征和实验室检查指标。体格检查中所描述的"慢性病容""巩膜及皮肤黄染""肝掌""蜘蛛痣""移动性浊音阳性""双下肢水肿"等符合肝硬化病人的体征特点。病人存在体液过多，表现为腹水及双下肢水肿，因此，应补充腹围及体重，监测腹水及水肿情况。还应注意有无门静脉高压所致的腹壁静脉曲张、内分泌紊乱所致的男子乳腺发育等。

体格检查中描述病人肝、脾肋下未触及，提示脾无肿大，也不排除因腹水导致腹肌紧张而使触诊不满意的情况，因此，应注意结合腹部B超的检查结果。病人的实验室检查提示存在血小板减少、凝血功能下降，应注意有无皮下出血及瘀斑等。肝硬化腹水病人常易出现自发性腹膜炎，应注意其体温及血象的变化。目前病人的体温及血象基本正常。实验室检查提示病人存在低蛋白血症、胆红素升高，需要继续监测。

病人除了有肝硬化病史以外，还有高血压、脑梗死病史，目前检查结果显示其血压尚可，应继续注意监测。

 案例资料 4-1G

补充检查：

病人无定向力障碍，能正确进行加法计算，知道"$100-7=93$"，但不知道"$93-7=？$"身高 172cm，体重 71kg；生理反射存在，病理反射未引出；数字连接试验（＋）。

血氨（NH_3）检验报告： 血氨 168.5μmol/L。

请思考：

9. 根据目前资料，你认为该病人目前的主要护理诊断 / 护理问题有哪些？

10. 该病人的入院护理病历及首次护理记录书写内容及其注意事项有哪些？

问题解析：

9. 该病人目前的主要护理诊断 / 护理问题

（1）急性意识障碍　与肝功能受损导致血氨增高、干扰脑细胞能量代谢和神经传导有关。病人因突发胡言乱语、性格改变而入院，经治疗后，目前意识清醒，但依然存在认知功能障碍（计算能力障碍、数字连接试验阳性），检查提示血氨增高。

（2）活动无耐力　与肝功能减退、营养摄入不足有关。病人时有乏力、食欲下降；实验室检查提示肝功能受损。

（3）体液过多　与肝功能减退、门静脉高压引起水钠潴留有关。有酒精性肝硬化病史，腹水、双下肢轻度压凹性水肿 5 年。

（4）营养失调：低于机体需要量　与肝功能减退、门静脉高压引起食欲减退、消化与吸收障碍等有关。病人食欲下降，低蛋白血症，腹水。

（5）知识缺乏：缺乏疾病发生发展及预防的知识。病人表示不知道这次发病的原因，希望了解更多的知识，以尽快康复和预防再次发生等。

（6）有感染的危险　与机体抵抗力低下、门腔静脉侧支循环开放等因素有关。有肝硬化、高血压病史数年，食欲减退；白蛋白下降，提示营养失调，免疫力下降，因此，易发生感染，包括自发性腹膜炎的可能等。

（7）潜在并发症：上消化道出血。病人有酒精性肝硬化、食管 - 胃底静脉曲张等病史。

10. 病人的入院护理病历与首次护理记录书写内容及注意事项

（1）入院护理病历：入院护理病历是病人入院时所进行的全面、系统健康评估的记录，应体现整体护理的理念，包括生理、心理及社会各层面健康状况的评估，以及由此所确定的病人的主要护理诊断。由于评估所获得的资料包括健康的不同维度及不同的资料性质（主观的、客观的）等，这给资料的收集和组织提出了较高的要求，一般而言，国内比较习惯按照生理 - 心理 - 社会的模式，先主观、后客观地进行资料的整理和记录。

病人入院后，需要根据病人的主要护理诊断 / 护理问题，制订相应的护理目标和护理计划。在以后的护理过程中，应根据病人的病情变化，动态评价护理目标的实现情况、有无新增或调整护理诊断 / 护理问题及其护理计划等。

（2）首次护理记录：首次护理记录可以看作是病人入院护理病历与护理计划的简化形式，应对病人的主要病情（包括有重要意义的阳性或阴性的症状、体征以及辅助检查结果等）进行清晰地描述，而病人不存在的健康问题可以省略。其目的是重点突出，有助于医护人员用最短的时间了解病人所存在的主要健康问题。

笔记栏

在护理病历的书写过程中应注意体现其科学性、准确性、实用性、有效性等基本原则。在保证基本原则的基础上，做到简洁明了，逻辑清晰，真实、准确地反映病人的病情及其变化过程等。

案例资料 4-1H

以下是病人入院第 3 天的护理记录：

2023-8-19　10am

病人病情平稳，意识清楚，今排大便一次，无排便困难，未诉特殊不适。查体：T 36.8℃，BP 125/88mmHg，精神可，查体合作，计算力无障碍，数字连接试验（-），扑翼样震颤未引出，全身皮肤黏膜无黄染，无全身浅表淋巴结肿大，有肝掌、蜘蛛痣，乳房有发育，心、肺无特殊，肝、脾肋下未及，无腹壁静脉曲张，移动性浊音（+），双下肢轻度压凹性水肿。生理反射存在，病理反射未引出。复查血氨：98.36μmol/L。

病人目前无肝性脑病症状和体征，无排便异常，停护理诊断"急性意识障碍"，病人无明显乏力症状，但考虑其仍存在体液过多以及肝功能异常状况，嘱其继续以卧床休息为主，以免增加肝负担。继续目前治疗、护理方案，密切观察病情变化。

李　静

请思考：

11. 该护理记录存在哪些优点和不足？

问题解析：

11. 该护理记录的优点与不足　护理记录是病人在住院期间健康状况的变化、所实施的护理措施及效果等的全面记录。记录内容要真实、全面而又应重点突出，能体现病人健康状况的动态变化、护理过程的连续性以及记录的完整性。该护理记录首先描述了病人的病情，然后对病情进行了分析，并据此说明停止了护理诊断"急性意识障碍"，之后记录了给予病人的护理措施"继续以卧床休息为主"以及"继续目前的治疗与护理方案"等。在病情介绍部分，先介绍病人的一般情况，即"病情平稳，意识清楚"，之后描述了大便情况以及"无特殊不适"，均属于主观资料，接着是客观资料，即体格检查和辅助检查结果。描述的逻辑层次比较清楚，通过与入院时的情况比较可以发现病人的很多阳性体征已转为阴性，血氨也有所下降。此外，记录之前有记录时间，记录后有签名，书写项目比较完整。

所存在的不足之处：①对部分资料描述缺失：该病人有"营养失调：低于机体需要量""体液过多"，因此，病人的饮食、饮水以及尿量是非常重要的，应有所交代。从记录的时间来看，应该是当日的第一次记录，因此，应描述病人的食欲情况是否已经好转，早餐的进食情况以及饮水情况等。一般来讲，在当日的第一次记录中，可以常规描述病人夜间睡眠情况，晨起精神状态。进而可根据病人的特点重点描述主观的资料，包括二便、饮食、饮水，相关症状的变化情况等。此外，病人是否存在疾病相关知识缺乏，比如对于肝性脑病的防护知识是否了解。入院之时，由于病人的意识状态刚刚转清，并未对其相关知识进行评估。此时，应补充评估病人的相关知识以及对病情的看法、有无顾虑等。②部分描述不明确：比如"无特殊不适"，是指没有任何不适？还是除了之前有的不适之外，没有其他不适？那之前存在的不适有无变化？该病人之前存在乏力、食欲减退等，目前这些症状是否已经完全消失？还是有所减轻，或者没有变化？此外"继续目前的治疗、护理方案"的描述也有不妥，由于病人的病情稳定，护理诊断有所变化，护理方案也会有所调整。此时，可以根据病人的需求开始进行有关知识的指导。但目前不确定病人是否存在相关的护理诊断。

笔记栏

案例资料 4-1I

　　病人住院第 7 天下午（2023 年 8 月 23 日），老伴带着孙子前来探望，并买了病人喜欢吃的瓜果和花生等零食。病人晚饭后吃了点老伴带来的零食，睡前自觉上腹稍有不适，但未告知护士。次日凌晨 4 时，病人出现恶心，呕吐 1 次，呕吐物为暗红色血，呼叫护士。

　　请思考：

　　12. 作为值班护士，应如何评估病人的情况？

问题解析：

　　12. 值班护士的评估要点　根据病人的病情，应考虑食管 - 胃底静脉曲张破裂所致的上消化道出血（upper gastrointestinal hemorrhage）的可能。首先应评估病人的神志；观察呕吐物的颜色、量和性状；测量生命体征，尤其是血压、脉搏和呼吸；通知值班医生；建立静脉通路，以备及时用药和补液等；注意病人有无再次呕血的征兆，并做好相应的急救准备；待病情稳定后，注意评估和分析病人的呕血原因以及因此给病人带来的可能影响。

　　在评估过程中，应注意以下问题：

　　（1）明确是否为呕血：首先应注意排除口腔、鼻咽部出血和咯血，或吞咽后再呕出。该病人有肝硬化、食管 - 胃底静脉曲张的病史。因此，首先考虑为食管 - 胃底曲张静脉破裂所致的呕血。

　　（2）可能的诱因：该病人晚饭后曾进食老伴带来的零食，可能是导致呕血的诱因。病人睡前曾出现不适，但未在意。应注意询问病人进食的具体食物，是否知晓自己的进食禁忌。若不知晓，应进行相应的指导；若已知晓，应了解其不依从的可能原因，以便给予更有针对性的说明和解释，以及必要的支持和帮助。

　　（3）出血量的评估：可以根据呕血量、生命体征的变化以及有无周围循环衰竭的表现等进行估计。

　　（4）判断出血是否停止：根据病人的一般情况、症状、体征，结合实验室检查等情况进行判断。消化道活动性出血的表现有：①反复呕血或黑便，稀薄便，甚至呕血，解暗红色粪便；②心率增快，血压下降；③虽经补液、输血等，但周围循环衰竭的表现（主要是血压不稳定）未见明显改善，或虽暂时好转而又恶化；④补液与尿量足够的情况下，血尿素氮持续或再次增高；⑤血红蛋白浓度、红细胞计数与血细胞比容等持续下降，网织红细胞计数持续升高。因此，应注意上述表现的观察，以判断出血是否被有效控制。

 案例资料 4-1J

　　补充病史：病人出现恶心，呕吐 1 次，呕吐物为暗红色血，量约 400ml，伴头晕，无意识不清。查体：神志清楚，对答切题，面色较苍白，四肢厥冷，P 99 次 /min，R 22 次 /min，BP 118/74mmHg。

　　急查血常规：血红蛋白 116g/L，血小板 70×10^9/L，遵医嘱给予生长抑素（思他宁）治疗食管静脉曲张出血、"埃索美拉唑"抑酸、"头孢替安"抗感染及对症支持治疗。未再出现恶心、呕吐及呕血。

　　医生护士都曾告知其应进食柔软食物，避免进食粗糙、坚硬食物等。但病人自己有爱吃瓜子等零食的习惯，觉得注意细嚼慢咽应该没什么问题。这次也是吃了几颗花生，嚼得比较仔细，睡前感觉上腹有些不舒服，想着问题不大，也没敢跟护士报告。没想到一下出了这么多血，感到很紧张，以后一定会严格遵守医护人员的要求。经护士安抚后，病人安然入睡。

　　8 月 24 日上午 7 点，病人排柏油样黑便一次，呈糊状，量约 200ml，无头晕、恶心、呕吐等。查体：生命体征未见异常，余同前。实验室检查：红细胞计数 $3.28 \times 10^{12}/L$，血红蛋白 115g/L，白细胞计数 $6.31 \times 10^9/L$，中性粒细胞 56.0%，血小板 $80 \times 10^9/L$；总蛋白 59.9g/L，白蛋白 31.9g/L，前白蛋白 82.6MG/L，谷丙转氨酶 31.6IU/L，谷草转氨酶 56.7U/L，γ- 谷氨酰转移酶 127.0U/L，碱性磷酸酶 89U/L，总胆红素 28.70μmol/L，直接胆红素 14.0μmol/L，空腹血糖 5.50mmol/L，血清胆汁酸 79.4μmol/L。超敏 C 反应蛋白 4.66mg/L，血氨 21μmol/L。胃镜：发现食管静脉破裂出血，提示上消化道出血。

请思考：

13. 目前病人新增的护理诊断 / 护理问题有哪些？

问题解析：

13. 目前病人新增的护理诊断 / 护理问题 该病人有呕血及黑便，胃镜检查提示食管静脉破裂出血。血常规检查显示其血红蛋白、白细胞及血小板均较入院时有所下降，考虑为上消化道出血所致。

根据病人目前的表现，新增以下护理诊断 / 护理问题：

（1）潜在并发症：出血性休克、肝性脑病。病人存在食管 - 胃底静脉曲张，此次因进食不当引起上消化道出血，目前虽无继续出血的指征，但不排除再次出血以及休克的可能。此外，上消化道出血是肝硬化病人出现肝性脑病的常见诱因，因此，应注意观察有无再次出现肝性脑病的可能。

（2）不依从行为 与对疾病相关知识认识不足以及健康管理信念不足有关。病人明确有 5 年的肝硬化病史，医护人员曾先后告知应注意进食柔软食物，避免进食刺激性、粗糙、坚硬的食物，但其依然心存侥幸。此次发生呕血后，病人表示以后一定遵从医护人员的指导。但病人是否能够真正做到依从，还需要继续观察和监督。

（3）焦虑 与突然出现呕血等病情变化有关。病人呕血后感到非常紧张，表示以后一定要遵从医护人员的指导。但病人的焦虑程度等还需要进一步评估。

从案例资料中分析，病人的家属可能存在照顾病人的相关知识缺乏，不了解或者没有重视病人饮食方面的注意事项。在护理过程中，应注意评估，并给予相应的指导。

该病人经过禁食、卧床休息、持续低流量吸氧、及时补充血容量等对症支持治疗、健康指导与心理支持等，于 2023 年 8 月 29 日好转出院。

（章雅青）

第二节 急性胰腺炎病人的评估

📄 案例资料 4-2A

病人魏先生，65 岁，退休。

病人于入院前 2 天因中上腹部疼痛，呈渐进性加重，伴恶心、呕吐，到当地医院就诊。查血清淀粉酶 806U/L，CT 提示"急性胰腺炎"，随即给予胃肠减压、奥曲肽等治疗，效果不佳，并出现发热，体温 39.1℃，全腹疼痛，呼吸急促，腹胀加重，无排气、排便，行腹腔穿刺抽出血性腹水，遂转至我院急诊，诊断为"重症急性胰腺炎"。为进一步诊治收入院。

请思考：

1. 上述现病史的描述是否完善？

问题解析：

1. **现病史的描述有待完善** 现病史中描述病人于入院2天前出现上腹部疼痛，呈渐进性加重，显示了疼痛出现的时间、疼痛的起始部位及性质，但没有描述起病的情况，有无诱因、是否存在牵涉痛等。病人伴随恶心、呕吐，但呕吐物的量、性状及气味等没有描述。资料中显示，"给予胃肠减压、奥曲肽等治疗，效果不佳，并出现发热，全腹疼痛，呼吸急促，腹胀加重"，但并没有说明是什么时间或多久以后开始加重，并出现了新的症状等。资料中描述"腹胀加重"，意味着之前就已经出现了腹胀，但前面没有提及。对于病人就诊后的相关检查、处理措施以及病情的变化情况描述比较清楚。

案例资料4-2B

补充资料：

现病史： 病人于2天前在饱食、进食高脂餐后出现中上腹部疼痛，呈渐进性加重，向左侧腰背部放射，伴腹胀、恶心、呕吐，呕吐物为黄色胆汁及少量胃内容物。当地医院就诊，查血清淀粉酶806U/L，CT提示"急性胰腺炎"，随即给予胃肠减压、奥曲肽等治疗，效果不佳。1天前上述症状逐渐加重，并出现发热，体温39.1℃，全腹疼痛，呼吸急促，烦躁，尿少，尿量约300ml/24h，腹胀加重，无排气、排便，行腹腔穿刺抽出血性腹水，遂转至我院急诊，诊断为"重症急性胰腺炎"。为进一步诊治收入院。

请思考：

2. 根据上述问诊情况，考虑该病人的主诉是什么？

3. 对于该病人，还需要重点评估的内容有哪些？

问题解析：

2. **该病人的主诉** 根据现病史描述可以看出病人的主要症状为腹痛，1天前病情逐渐加重，上腹痛扩展为全腹痛，并出现了发热、呼吸急促、尿量减少等表现，遂转来我院就诊。因此，该病人的主诉可概括为"中上腹疼痛2天，加重伴发热1天"。值得注意的是，对于急危重症病人，病情变化比较快，发病时间可精确到小时，甚至分钟。

3. **还需重点评估的内容** 该病人的病情危重，为了及时给予救治，除了上述信息以外，还要重点评估以下内容：①急性腹痛的症状特点及其引起中上腹痛的病因，如胆道系统疾病、消化性溃疡等；②病人的情绪状态及家庭支持情况等。③生命体征及意识状态，注意有无血压下降、呼吸及心率增快等；④观察有无周围循环衰竭的表现，包括皮肤黏膜色泽、温度、湿度及弹性有无变化，有无口干、尿量减少等；⑤监测血氧饱和度和血气分析等；⑥血常规、血生化、腹部B超及CT等影像学检查结果。⑦观察尿管、胃肠减压管等引流管是否固定妥当、保持通畅，引流液的量、颜色与性状等。

知识链接

急性腹痛的评估要点

急性腹痛的病因及其临床表现错综复杂，需迅速做细致的病史采集、体格检查和必要的辅助检查，以助诊断。

评估要点：①急性腹痛与发病年龄、性别、婚否、职业的关系；②病人既往史和起病诱因；③急性腹痛的部位；④急性腹痛的性质与程度；⑤有无牵涉痛及其表现；⑥急性腹痛与伴随症状的关系；⑦病人生命体征的变化；⑧各项辅助检查结果；⑨急性腹痛对病人日常生活的影响：如情绪改变、饮食规律改变、工作受影响程度；⑩各项治疗内容及疗效。

注意：如果腹腔内病变不能解释，则应考虑腹外病变可能：①胸部病变（肺炎、心绞痛、心肌梗死）；②全身性疾病：败血症、糖尿病酮症酸中毒、尿毒症、癫痫发作、结缔组织病、腹型紫癜等。

案例资料 4-2C

既往史：10年前体检发现"胆囊炎""胆囊结石"，无特殊发作史。15年前发现"高血压"，血压最高达170/110mmHg，长期服用尼群地平控制血压，平日未规律监测血压。

心理社会状况：平时性格开朗外向，朋友较多，遇事能独立处理。目前情绪有些焦躁，担心有生命危险，希望知道病情的严重程度、能告知下一步的检查和处理措施、自己需要做哪些配合和准备，希望家人陪护。病人的妻子及子女均在医院轮流陪护，家庭经济状况良好，医疗费用90%报销，无经济负担。

其他：日常生活规律，无烟酒嗜好，否认药物及食物过敏史，定期参加体检，父母已故，否认家族性遗传病史。

体格检查：T 38.8℃，P 118次/min，R 28次/min，BP 145/95mmHg，神志清楚，精神萎靡，查体合作，屈膝体位，急性面容，皮肤黏膜中度发绀，双肺叩诊呈浊音，双肺呼吸音粗，双下肺可闻及明显的干湿啰音，心率118次/min，心律齐，各瓣膜听诊区未闻及病理性杂音。全腹膨隆，未见胃肠型及蠕动波，腹肌紧张，全腹压痛明显，反跳痛（+），肝、脾未触及，肝区、肾区无叩击痛，肠鸣音消失。

实验室及其他检查：

血常规：WBC 25.5×10^9/L，N 92.2%，L 7.7%。

血生化：血淀粉酶678U/L，尿淀粉酶3 746U/L，血糖18.2mmol/L，血清脂肪酶2 580U/L，血钾3.3mmol/L，血钠135mmol/L，血氯95mmol/L，血钙1.45mmol/L，肌酐369μmol/L，C反应蛋白198mg/L，乳酸脱氢酶638U/L，谷丙转氨酶256U/L，谷草转氨酶92U/L，总胆红素浓度40.8μmol/L，直接胆红素浓度33μmol/L，碱性磷酸酶178U/L，γ-谷氨酰转移酶308U/L，血清降钙素原1.0ng/ml。

血气分析：pH 7.38，PaO_2 53mmHg，$PaCO_2$ 30mmHg，SaO_2 80%。

腹部B超：腹腔胀气，胰腺显示不清，腹腔少量游离积液（图4-1）。

胸部正位片：双侧胸腔少量积液（图4-2）。

腹部CT平扫：胰腺肿胀，胰周渗出，肾前筋膜增厚，右侧结肠旁沟积液，胆总管直径1.0cm，胆总管下端泥沙样结石可能（图4-3）。

请思考：

4. 该病人实验室及其他检查结果的临床意义是什么？

5. 该病人诊断为重症急性胰腺炎的依据是什么？

6. 该病人目前的主要护理诊断/护理问题有哪些？

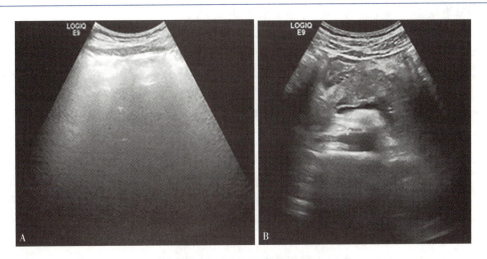

图 4-1　病人的腹部 B 超

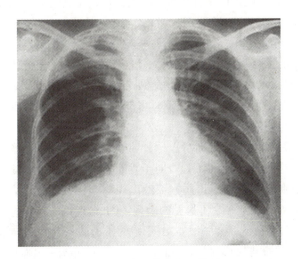

图 4-2　病人的胸部正位片

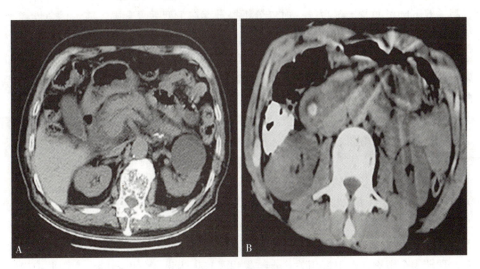

图 4-3　病人的腹部 CT 平扫

笔记栏

问题解析：

4. 病人实验室及其他检查结果的临床意义 实验室及其他辅助检查是急性胰腺炎的诊断、鉴别诊断、分型、病因识别、病情和预后判断的主要参考依据。

（1）血常规：WBC 25.5×10^9/L，N 92.2%，L 7.7%，病人白细胞明显增高，且以中性粒细胞增高为主，提示病人炎症反应明显，有合并感染的可能。

（2）血、尿淀粉酶，血清脂肪酶：是诊断急性胰腺炎常用的敏感指标。该病人血淀粉酶678U/L，尿淀粉酶3 746U/L，血清脂肪酶2 580U/L，明显增高。

（3）血糖：该病人血糖18.2mmol/L，考虑为反应性高血糖，是病情危重的参考指标之一。

（4）肝功能：对于判断胰腺炎的病因有积极意义。该病人谷丙转氨酶256U/L，谷草转氨酶92U/L，总胆红素浓度40.8μmol/L，直接胆红素浓度33μmol/L，碱性磷酸酶178U/L，γ-谷氨酰转移酶308U/L，均高于正常参考范围，提示有胆汁淤积。结合其既往病史，考虑为胆道疾病所致。胆道疾患可能是引发本次胰腺炎的主要原因。

（5）其他实验室检查：该病人肌酐369μmol/L，血钾3.3mmol/L，血钙1.45mmol/L，C反应蛋白198mg/L，血清降钙素原1.0ng/ml，乳酸脱氢酶638U/L，提示存在血肌酐升高、电解质紊乱（低钾血症、低钙血症）、C反应蛋白及乳酸脱氢酶增高等，是病情危重的表现。

（6）血气分析：pH 7.38，PaO_2 53mmHg，$PaCO_2$ 30mmHg，SaO_2 80%，提示为Ⅰ型呼吸衰竭，考虑病人并发急性呼吸窘迫综合征。

（7）腹部B超：显示腹腔胀气，胰腺显示不清，腹腔积液。分析认为是由于急性胰腺炎刺激，引起胰周肠管局限性阶段性扩张或梗阻，全消化道运动功能减退所致。

（8）胸部正位片：显示双侧胸腔少量积液。可能由于腹腔膈下炎症刺激所引起，也可能是腹腔积液通过膈肌食管裂孔所致。

（9）CT平扫：显示胰腺肿胀，胰周渗出，肾前筋膜增厚，右侧结肠旁沟积液，胆总管直径1.0cm，胆总管下端泥沙样结石可能。CT检查对于判断病因、评估胰腺炎严重程度有重要意义。

5. 诊断重症急性胰腺炎的依据 该病人突然出现持续性中上腹疼痛，向腰背部放射，伴恶心、呕吐，血淀粉酶增高，符合急性胰腺炎的表现。CT检查也支持"急性胰腺炎"的诊断。经保守治疗后，效果不明显，腹痛逐渐加重，由开始的中上腹部疼痛，转变为了全腹疼痛，并伴有发热、呼吸急促、腹胀等，腹腔穿刺抽出血性腹水，提示可能为出血坏死型胰腺炎（重型胰腺炎）。入院后的实验室检查提示有血糖增高、电解质紊乱、肝功能异常、血肌酐升高、血钙下降等；血常规提示有白细胞增高，且以中性粒细胞增高为主，提示细菌感染；病人有呼吸急促、双肺呼吸音粗、双下肺可闻及干湿啰音，血气分析提示存在Ⅰ型呼吸衰竭，应考虑急性呼吸窘迫综合征的可能；影像学检查提示有胸腔及腹腔积液，C反应蛋白增高，考虑病人的炎症反应比较明显。上述表现均支持重型急性胰腺炎的诊断。重型胰腺炎病人由于炎症反应、坏死组织的吸收、合并感染或脓肿形成等可出现发热，甚至是高热。病人出现腹胀，无排气与排便，肠鸣音消失，提示存在肠麻痹的可能。

该病人既往有胆囊炎、胆囊结石病史，此次发病可能是由于胆囊结石移行入胆总管堵塞胆胰共同通道，造成胆道内压增高，胆汁反流入胰管引起急性胰腺炎。而高脂饮食易刺激胰腺分泌或造成肝胰壶腹括约肌痉挛。病人起病前曾进食高脂饮食，应是引起本病的重要诱因。

6. 目前该病人的主要护理诊断/护理问题

（1）气体交换受损 与急性呼吸窘迫综合征有关。病人呼吸急促、发绀，血气分析提示低氧血症。如前所述，考虑为并发急性呼吸窘迫综合征的表现。

（2）急性疼痛 与胰腺及其周围组织炎症、水肿或出血坏死有关。病人2天前突然出现中上腹部疼痛，现转为全腹疼痛，根据相关检查结果提示病人为重症急性胰腺炎，因此提出"急性疼痛"的护理诊断。

（3）体温过高　与胰腺炎症、坏死和继发感染有关。病人出现发热，院前体温达到 39.1℃，目前体温仍有 38.8℃。

（4）营养失调：低于机体需要量　与频繁呕吐和食物摄入量不足有关。

（5）有体液不足的危险　与摄入不足及体液丢失过多有关。病人禁食，伴恶心、呕吐，同时因为发热及炎症反应等导致体液丢失过多，应考虑"有体液不足的危险"。

（6）恐惧　与病情进展迅猛有关。病人腹部疼痛呈渐进性加重，病情进展快速，表情痛苦，情绪焦躁，担心有生命危险。

（7）知识缺乏：缺乏疾病诊疗及康复的相关知识。病人希望了解为什么会发病，治疗过程中应注意什么，可能存在相关疾病知识的缺乏。

 知识链接

急性胰腺炎的诊断

诊断标准：①与急性胰腺炎符合的腹痛（急性、突发、持续、剧烈的上腹部疼痛，常向背部放射）；②血清淀粉酶和／或脂肪酶活性至少＞3 倍正常上限值；③增强 CT/MRI 或腹部超声呈急性胰腺炎影像学改变。临床上符合以上 3 项特征中的 2 项，即可诊断急性胰腺炎。

根据病情严重程度可分为轻症急性胰腺炎（mild acute pancreatitis，MAP）、中度重症急性胰腺炎（moderately SAP，MSAP）、重症急性胰腺炎（severe acute pancreatitis，SAP）、危重急性胰腺炎（critical acute pancreatitis，CAP）（表 4-1）。

表 4-1　急性胰腺炎的程度诊断

项目	MAP	MSAP	SAP	CAP
器官衰竭	无和	≤ 48 小时内恢复 和／或	＞ 48 小时 或	＞ 48 小时 和
胰腺坏死	无	无菌性	感染性	感染性

 案例资料 4-2D

根据病人综合评估情况，立即行气管插管，呼吸机持续辅助呼吸，同时继续给予镇静、抑酸、抑制胰液分泌、抗感染、控制血糖、禁食、持续胃肠减压等治疗，并予输血治疗。动态监测体温、心率、呼吸、血压、血氧饱和度、中心静脉压、血糖变化，监测神志变化、尿量、胃液性质及肠鸣音等。

入院第 8 天，病人神志清楚，生命体征相对稳定，尿量正常，X 线提示胸腔积液较前减少，血气分析结果正常，予以拔管脱离呼吸机，脱机后病人生命体征平稳，腹痛缓解，无心慌、气短。病人及其家属情绪逐渐稳定，焦虑减轻。

入院第 20 天置鼻空肠营养管，给予肠内营养乳剂、混合奶等，但病人于入院第 21 天出现高热，遂加强抗感染治疗，效果不明显。

请思考：

7. 病人拔管后应重点评估哪些内容？

8. 病人出现高热的可能原因是什么？

笔记栏

问题解析：

7. 病人拔管后应重点评估的内容　拔管后应严密观察生命体征、神志、口唇、面色、呼吸道症状，有无气促，呼吸音有无减弱或增强，心率、心律等情况，注意病人有无声音嘶哑、呛咳、吸气性呼吸困难等，监测血氧饱和度，30分钟后复查血气分析。

8. 病人出现高热的可能原因　病人出现高热，首先考虑有感染的可能。病人拔除了气管插管，还有中心静脉导管、导尿管等侵入性导管。除此之外，肠道细菌和内毒素移位是导致重症急性胰腺炎并发感染、脓血症的重要原因之一。病人在抗感染治疗的基础上出现发热，加强抗感染治疗后无明显效果，应考虑胰腺及其周围组织继发感染的可能。建议进行腹部B超或CT检查，以排除或明确有无胰腺及周围组织感染的可能，必要时，应进行细菌培养及药物敏感试验，根据培养结果选择敏感抗生素。

经复查CT显示胰腺组织坏死，散在气体表现。于入院第24天B超引导下行腹腔脓肿置管引流术，术中见脓腔中有土黄色脓汁涌出，放入多侧孔引流管，持续引流，使脓汁流出，定期行囊肿内冲洗。该病人通过一系列的治疗后，病情明显好转，体温恢复正常，生命体征平稳，血、尿淀粉酶均正常，腹痛、腹胀症状基本消失。病人及其家属情绪稳定，对疾病及相关知识有所了解，掌握了出院后饮食、运动、用药等方面的知识，于住院46天后病人痊愈出院。

（章雅青）

第三节　结肠癌病人的评估

案例资料 4-3A

病人冯先生，72岁，农民。于1个月前开始反复出现便血，呈暗红色糊状便，偶有右下腹隐痛，自行口服抗生素后症状略有缓解，但数日后即再度出现便血，症状一直持续至今。为进一步诊治于2024年1月15日收治入院。

请思考：

1. 该病人的现病史描述有哪些不足，还需要补充收集哪些资料？

问题解析：

1. 现病史描述不完善，还需要补充收集以下资料

（1）主要症状特点：从现有资料看，病人的主要症状是便血，便血的特点描述应包含颜色、量、性状和频率等。病人诉其粪便颜色为暗红色，呈糊状便，暗红色血便常见于溃疡性结肠炎、结肠息肉、肠道肿瘤等疾病引起的出血，血液在肠道内停留一段时间后随粪便排出即可呈暗红色；血液与粪便混合也是肠道炎症性疾病或者肠道肿瘤、息肉等疾病的共性特点，同时由于炎症、肿瘤等刺激肠壁分泌，粪便中往往伴有黏液。需要询问便血的量，便血量不同提示肛肠疾病的严重程度不同。询问了解便血的性状，是滴血、喷射状还是与粪便混合？滴血多为肛周疾病，但内痔发展到一定程度时，也可出现喷射状出血。还要询问便血的频次，是偶尔还是经常。

（2）伴随症状：病史中提及病人"偶尔伴有右下腹隐痛"。腹痛是便血最常见的伴随症状，收集有关腹痛的性质、部位和持续时间有助于判断其可能的病因。如慢性反复上腹痛，呈周期性和节律性，出血后疼痛减轻，可见于消化性溃疡。腹痛时排血便或脓血便，便后腹痛减轻，常见于细菌性痢疾、阿米巴痢疾或溃疡性结肠炎等肠道炎症。而结直肠肿瘤可能由于肿瘤压迫、炎症反应或肿瘤所致的肠梗阻引起腹痛，随肿瘤位置不同，腹痛多发生在左或右下腹。

便血的其他伴随症状，如伴有里急后重及肛门坠胀感，通常提示痢疾、直肠炎及直肠癌等肛门、直肠疾病。伴有发热则要考虑有无败血症、流行性出血热、钩端螺旋体病等传染性疾病或肠道淋巴瘤、白血病等恶性肿瘤。便血伴腹部肿块者，应考虑结肠癌、肠结核、肠道恶性淋巴瘤、肠套叠等疾病的可能性。根据具体病因，便血还可能伴有便秘、腹泻、消瘦、贫血等其他症状。

（3）病因诱因：需要收集病因和诱因的相关信息，某些全身性疾病，如白血病、血小板减少性紫癜、血友病、维生素K缺乏、肝脏疾病、尿毒症等，也可出现便血的情况；食管－胃底静脉曲张破裂出血，大部分有肝硬化病史，发病前可能进食坚硬食物或排便用力增加腹压，可导致曲张的静脉破裂；而一些非甾体抗炎药、抗血小板、抗凝等药物使用过量也会刺激胃肠黏膜引起出血，需询问病人有无服用该类药物。还可以询问病人便血前有无食用不洁、刺激性或动物血类食物，有无饮酒等。

（4）病情发展及诊疗经过：现病史中描述了1个月前开始出现便血，自行口服抗生素后症状略有缓解，但数日后即再度出现便血，需追问后续是否采取过相应的措施，效果如何等。

 知识链接

不同疾病所致便血的特点

1. 肛周病变　如痔疮、肛瘘、肛裂、肛周脓肿等肛周病变，可出现便血。多为鲜红色血液，出现于便时或便后。排出大便干结时明显，可伴有肛周的疼痛等，一般可进行直肠指检或通过肛门镜检查进行判断。

2. 结直肠肿瘤　可有便血，多为暗红色血液，如果是直肠肿瘤，也可以出现鲜红色血液。可伴有腹痛、腹胀、消瘦和/或贫血等症状，一般通过腹部CT、肠镜检查进行鉴别。

3. 缺血性肠病　最常见的表现是突发左下腹痉挛性疼痛，伴有明显便意，在之后的24h内便血，为鲜红色或暗红色，血与粪便混匀，出血量不大，极少需输血。

4. 溃疡性结肠炎以及阿米巴痢疾等　一般会伴有腹痛、里急后重、排便不尽感。可通过大便常规、大便培养等检查进行判断。

5. 其他　肠结核以及克罗恩病（Crohn disease）病人也可以出现暗红色血便，一般会伴有脐周或者是右下腹部疼痛，腹胀，腹鸣，腹泻反复发作。肠结核病病人同时也会有肺结核等结核病，可以进行腹部CT及肠镜等检查进行鉴别。其他如结肠憩室或炎症、结肠毛细血管扩张症等也可以出现便血。

 案例资料 4-3B

补充资料：

现病史：病人1个月前无明显诱因开始反复便血，血量不多，血液与粪便混合，呈暗红色糊状便，有时可见黏液便。偶尔伴有右下腹隐痛，其腹痛无放射痛及转移，与进食和体位无关。未予重视，自行口服抗生素左氧氟沙星后症状略有缓解，但数日后再度出现便血，大便3~4次/日。自感腹胀、乏力、消瘦，1月内体重下降约5kg。追问病史，病人自诉近两年来排便不规律，经常性有大便稀薄，不成形，排便次数增多，曾在乡镇卫生院诊断为结肠炎，服用柳氮磺吡啶治疗效果不佳。发病以来，无恶心、呕吐、呕血、腹泻和便秘，无肛门停止排气排便，无肛门疼痛、里急后重，无发热、头晕、心悸、黑矇、出汗、口干，无出血倾向。门诊行结肠镜检查示右半结肠处有一不规则肿块。为进一步诊治，门诊以"结肠癌待查"于2024年1月15日收治入院。

笔记栏

请思考：

2. 对于该病人，在健康史的其他方面应重点收集哪些资料？

问题解析：

2. 健康史中需收集的资料

（1）日常生活状况：①饮食与营养型态。病人近 1 个月体重下降 5kg，因此，应关注其食欲和饮食习惯是否有改变。询问病人近期的饮食是否根据所患疾病要求进行了适当调整，包括脂肪、蛋白质、碳水化合物及膳食纤维的摄入情况，是否避免进食粗糙、辛辣、刺激性以及坚果类食物等。②排泄型态：除现病史中提及的大便次数、量、颜色、性状以及近来排便习惯改变外，需询问病人有无尿液性状改变、尿量减少等。③休息与睡眠型态，包括睡眠时间与睡眠质量，注意有无入睡困难、多梦、早醒等睡眠障碍，有无睡眠习惯的改变。④日常活动与自理能力：询问病人自理能力如何，注意有无因患病等而减少活动量，有无受伤的危险等。⑤个人嗜好：是否吸烟、饮酒，有无浓茶、咖啡及其他不良嗜好。

（2）既往史：重点询问病人既往是否有消化系统疾病病史，有无其他疾病如高血压、糖尿病、心脏病史等。

（3）个人史与家族史：了解病人有无手术外伤史、输血史、传染病病人接触史，家族成员中有无高血压、糖尿病、心脏病及癌症等病史。根据病人的现有资料，应重点询问病人遗传性非息肉病性结直肠癌、家族性腺瘤性息肉病、黑斑息肉综合征、幼年性息肉病等家族病史，结直肠癌具有一定的家族聚集性，若本身有结直肠癌的家族史，则其直系亲属患结直肠癌的概率要高于正常人群。

（4）心理社会状况：应注意评估病人对所患疾病的认识和态度，是否认同医护人员的建议并遵照执行，平时的应对能力如何，近期是否有重大的应激事件，生活环境、家庭关系及社会支持如何，有无经济压力等。

案例资料 4-3C

补充资料：

日常生活状况：

饮食与营养型态： 平时饮食规律，食欲尚可，喜面食与高脂饮食，少水果蔬菜，口味偏咸。体重通常维持在 75kg 左右，饮水量约 2 000ml/d，喜饮茶。发病以来，食欲尚可，1 个月内体重下降 5kg。

排泄型态： 平时大便规律，黄、软，每日 1 次，无腹泻便秘和排便困难。近两年大便性状改变，1 个月前无明显诱因开始反复便血，详见现病史。排尿无异常，5~6 次/d，量约 1 500ml/日，尿色清亮淡黄，无尿频、尿急、尿痛等。

休息与睡眠型态： 平时睡眠较规律，睡眠时间 5~7 小时/d，偶有起夜。平素无入睡困难，偶有多梦、早醒，睡眠质量可，发病后睡眠质量有所下降，因担心疾病，有时入睡困难或醒来无法入睡。

日常活动与自理能力： 平日协助做农活，日常生活完全自理，无其他运动形式。病后活动型态与自理能力无明显改变，偶感乏力。

个人嗜好： 既往吸烟 20 余年，1 包/d。不饮酒。无饮用浓茶、咖啡习惯。

即往史：

有高血压病史 10 年，每日服用缬沙坦片一片（80mg），未规律监测血压。无糖尿病病

笔记栏

史，无痔疮、溃疡性结肠炎、大肠息肉病、大肠腺瘤、Crohn 病、血吸虫病等相关病史。

个人史与家族史：

生于原籍，久居本地，无疫区、疫水接触史，疫苗接种史不详。否认输血史及外伤史。否认药物、食物过敏史。父母已故。适龄婚育，育有二子一女，配偶及子女体健。否认家族成员中有家族遗传病病史和同类疾病病史。

心理社会状况：

因反复便血，担心可能得了什么不好的病，本次住院后，经常询问护士，"到底是怎么回事，为什么会不停便血？""不知道能不能治好"，希望尽快得到治疗，但对疾病预后及治疗过程充满担忧。平时性格较内向，不爱交往。一般遇事多能独立处理，遇有困难的事情多与家人商量。家庭关系和睦，与子女关系融洽。患病后家人给予了较好的关心和照顾。家庭经济主要靠种地收入，子女提供一定经济支持。享受新型农村合作医疗，住院医疗费报销比例为 60%，担心疾病花费较大，害怕成为家庭负担。

请思考：

3. 该病人体格检查与辅助检查的重点是什么？

问题解析：

3. 体格检查和辅助检查的重点

（1）该病人体格检查应重点关注：①腹部体检。注意有无压痛、肌紧张和反跳痛，有无胃肠型和蠕动波，是否能扪及包块；②直肠指检。为排除肛门直肠相关疾病，可行直肠指检，关注有无直肠异常占位、肛门有无出血；③病人便血 1 个月余，注意观察有无贫血貌，皮肤黏膜有无苍白等。

（2）该病人辅助检查应重点关注以下内容：①大便常规加隐血试验，可作为简单的筛查指标，大便隐血试验对消化道出血的诊断有重要价值，同时也是消化道恶性肿瘤早期诊断的一个筛选指标。②血常规，结直肠癌病人因为有慢性出血，常可以引起贫血，因此进行血常规检查以了解病人有无贫血。③肿瘤标志物检查，结直肠癌缺乏相关的特异性肿瘤标志物，癌胚抗原（carcinoembryonic antugen，carcinoma embryonic antigen，CEA）及糖类抗原 199（carbohydrate antigen，CA-199）不能作为结直肠癌的早期诊断依据，但可用于辅助诊断，术前如果这两个标志物升高应注意有无肝脏、肺的转移。④肠镜检查。可以观察肠道病变，明确病变的性质，是明确诊断结直肠癌的重要检查方法。因此，本病例行肠镜检查，可观察到是否有肠道肿瘤，检出肿瘤的位置和大小范围，同时也可取组织进行病理学检查。⑤其他检查。还可进行腹部 CT 检查、磁共振检查和超声检查。CT 检查可以明确病变侵犯肠壁的程度，向壁外蔓延的范围和远处转移的部位，是术前常用的检查方法。磁共振检查可以用来判断癌症分期，以及明确是否有远处转移。

案例资料 4-3D

补充资料：

体格检查：T 36.9℃，P 68 次 /min，R 18 次 /min，BP 120/78mmHg，H 172cm，W 69kg。发育正常，营养良好，神志清楚，自动体位，表情自然，步态稳健，对答切题，查体合作。贫血貌，睑结膜和口唇略苍白。全面皮肤黏膜无黄染、瘢痕、皮疹、皮下出血、皮下结节，毛发分布正常，无肝掌、蜘蛛痣。全身浅表淋巴结无肿大。双肺呼吸音清，未闻干湿啰音及胸膜摩擦音。心率 68 次 /min，律齐，各瓣膜听诊区未闻及病理性杂音。腹部平坦，无腹

笔记栏

85

壁静脉显露，无胃肠型、蠕动波；腹壁柔软，右下腹部轻压痛，无肌紧张、反跳痛，未扪及包块。肝、脾、胆囊肋下未触及。墨菲征阴性，移动性浊音阴性。肠鸣音正常，4次/min，未闻及振水音及血管杂音。直肠指检未及异常占位，退出时指套无染血。

实验室及其他检查：

血常规：WBC 10.82×10^9/L，N 68%，RBC 3.57×10^{12}/L，Hb 92g/L。

便常规：大便呈暗红色，不成形，带有黏液，红细胞5～10/HPF，白细胞10～15/HPF。大便隐血试验：阳性（+++）。

肿瘤标志物：CEA 50.78μg/L，CA-199 145.9U/ml。

腹部CT：盲肠占位性病变，未见肝及其他部位远处转移。

肠镜检查：近回盲部结肠占位，几乎环肠腔一周，触之易出血，肠镜不能通过该病变区域。

活检病理学检查：结肠腺癌。

请思考：

4. 根据上述资料，病人目前存在哪些护理诊断/护理问题？

问题解析：

4. 病人目前存在的主要护理诊断/护理问题　根据病人目前的病情提出以下护理诊断/护理问题：

（1）排便异常　与结肠癌导致的肠道功能异常有关。表现为大便呈暗红色糊状便，隐血试验阳性。

（2）贫血：轻度至中度　与结肠癌导致的慢性失血有关。血常规结果显示红细胞（RBC）和血红蛋白（Hb）均低于正常值。

（3）营养失调：低于机体需要量　与肿瘤导致的消化吸收不良、食欲减退以及肿瘤生长消耗营养有关。病人1个月内体重下降5kg，体力有所减弱。

（4）疼痛：腹痛　与结肠癌所致的癌肿刺激有关。病人自述近1个月来偶有右下腹隐痛，体格检查发现其右下腹部轻度压痛。相关辅助检查也支持结肠癌的诊断。

（5）焦虑　与缺乏相关知识、担心病情有关。病人对便血感到紧张和恐惧，担心病情发展，也担心治疗效果。

（6）知识缺乏：缺乏结肠癌的病因、治疗与康复的相关知识。病人对疾病和健康认识不足，不了解发病的原因、疾病预后和治疗效果。其他方面，未能认识到规律监测血压的重要性，吸烟20余年未戒，没有认识到不喜蔬菜及水果、口味偏咸的饮食习惯对健康的负面影响。

案例资料 4-3E

病人诊断结肠癌明确，根据病人目前情况拟行腹腔镜结肠癌根治术（右半），向病人及其家属进行说明手术的目的、可能的并发症及术后康复等方面的相关信息，病人及其家属表示理解，同意择期手术，已签字。

术前检查已完毕，无明显手术禁忌。护士协助病人完成备皮、配血、呼吸道、肠道等术前准备。

病人入院第3天（2024年1月18日）于全麻下行腹腔镜结肠癌根治术（右半），微创手术顺利，手术用时2小时30分，术中出血20ml，麻醉满意，无输血。病人意识恢复后无特殊不适，安返病房，携带胃肠减压管、腹腔引流管和尿管。予心电监护、鼻导管吸氧 3L/min。查生命体征平稳，体温 37.5℃，呼吸 17 次 /min，脉搏 68 次 /min，血压 125/80mmHg，血氧饱和度 98%。胃肠减压通畅，引流出黄绿色液体，手术切口敷料干燥，腹腔引流通畅，流出血性液体，导尿管通畅。

术后予禁食、胃肠减压、预防感染、护胃、静脉营养支持、维持水电解质平衡等有效治疗措施，病人逐渐康复。

术后第二天病人能够自主排尿，拔除导尿管，下床活动，术后第三天肛门开始排气，无腹胀、呕吐等不适症状，拔除胃管，开始予流质饮食，逐渐过渡到半流质饮食，大便正常，无腹痛。

请思考：

5. 该病人术后存在的主要护理诊断 / 护理问题有哪些？

6. 该病人腹腔镜结肠癌切除手术后放置引流管，重点需评估哪些内容？

问题解析：

5. 病人术后存在的主要护理诊断 / 护理问题

（1）舒适度减弱 与留置各类导管和创伤性反应有关。相对于传统手术方式，腹腔镜结肠癌根治术具有创伤小、疼痛轻、并发症少、恢复快、住院时间短的特点，但病人术后留置胃肠减压管、腹腔引流管、尿管以及手术造成的创伤后反应等，都可能导致病人不适感增加。

（2）自理缺陷 与术后留置各类导管有关。病人因术后留置导管及管道牵拉等原因，导致沐浴、穿着、进食、如厕等自理能力有所下降。

（3）营养失调：低于机体需要量 与术后禁食、肿瘤所致的消耗增加有关。病人术后禁食、癌症消耗等，可能存在营养失调的危险。

（4）有体液不足的危险 与术后禁食和摄入不足有关。病人手术创伤，术后禁食、摄入不足，可能存在体液不足的危险。

（5）潜在并发症：术后出血、吻合口瘘、腹腔内感染的危险。病人为老年男性，还可能出现肺部感染、泌尿系统感染或深静脉血栓形成等潜在并发症。

6. 腹腔引流管重点评估内容 结肠癌腹腔镜手术之后会产生创面，容易出血及产生渗出物，在腹腔内放置引流管进行引流，可及时将腹腔内残留和继续产生的渗液排出体外，避免形成积液导致感染，防止术后发生腹腔脓肿。其评估内容包括：

（1）观察并记录引流液的量、性状和颜色。通常渗血颜色比较淡，呈淡血性的或者淡黄色，如果引流出的血液颜色较深或呈鲜红色，液体量比较大可能是内部脏器出血。如果引流管内有肠液、粪水样的液体引出，有臭味，可能是吻合口瘘。

（2）经常检查引流管有无扭曲、压迫或堵塞。术后要注意引流通畅，避免引流管挤压和弯曲，定期更换引流管周围的纱布，避免感染。

案例资料 4-3F

术后 5 天引流液量逐渐减少，颜色变清，无感染、出血等，予以拔除腹腔引流管。治疗效果满意，达到术前预期效果，术后第 7 天顺利出院。

术后病理示：（右半结肠）溃疡型高至中分化腺癌，两侧切缘未见癌累及。

术后 1 月复查肿瘤指标正常，CEA 0.50μg/L，CA-99 5.68U/ml。

笔记栏

87

> **请思考：**
>
> 7. 病人出院后随访的主要内容有哪些？

问题解析：

7. 病人出院后随访的主要内容

（1）饮食与营养状况：本例病人术后 7 天出院。结肠癌术后饮食及保养总的原则是进食清淡、易消化食物。注意少食多餐，合理饮食。少食或不食辛辣、刺激及不易消化的食物。随访时可通过询问了解病人及其家属对如何增加营养，进食和禁食的种类、性质、量等合理饮食知识的掌握情况。

（2）疾病复查情况：本例病人结肠癌分期为 T2N0M0，手术成功，切除了原发肿瘤，减轻了肿瘤负荷，建议转肿瘤科继续治疗。在术后的随诊中，建议病人每 3~6 个月复查一次 CEA 等肿瘤指标，每 6~12 个月进行一次全腹部 CT 检查，明确肿瘤复发转移情况，必要时可进行肠镜检查。询问病人及其家属是否了解要定期复查，多久复查一次，如有不适该如何处理。

（3）对复发、转移症状的认知：复发、转移常伴有临床症状，对术后病人进行定期随访和详细体检有重要意义。告知病人复发、转移的敏感表现。如大便习惯及性状有无改变；查体时应注重锁骨上和脐部淋巴结触诊；腹部主要检查是否有包块，是否有肝大、黄疸；直肠指检；女性病人应行盆腔检查以对卵巢和盆腔进行评定。

（4）相关远期反应状况：结肠癌自身及治疗相关的远期反应包括慢性腹泻，乏力失眠、认知功能障碍、情感或社交障碍等，对病人的生活质量有重要影响，因此应该成为重点关注的内容，在术后的随访中应该密切注视。

（曹宝花）

第四节　上消化道出血病人的评估

> **案例资料 4-4A**
>
> 病人张先生，35 岁。大专文化，公司销售员。就诊时，跟医生诉说："我 3 天前开始出现恶心、呕吐，吐出来的都是黑褐色的东西，一天之内连续吐了 3 次，每次量都不少，解出的大便也黑乎乎的，人也越来越没力气了。"
>
> **请思考：**
>
> 1. 根据上述资料，思考对该病人的现病史问诊思路？

问题解析：

1. 该病人现病史的问诊思路　考虑到病人提到的恶心、呕吐以及黑褐色呕吐物、黑色大便，提示可能存在消化道出血的可能。应详细询问这些症状的发生时间、频率、持续时间、呕吐物的性质以及大便的颜色、质地、是否有血液或黏液等，以了解症状可能的病因。病人提到"人也越来越没力气了"，这可能与上消化道出现导致贫血、营养不良或电解质紊乱有关。应询问病人是否有其他不适，如头晕、心悸、发热、体重变化等。胃十二指肠溃疡、胃炎、胃癌、食管疾病、肝硬化致食管-胃底静脉曲张等引起上消化道出血时，血液在胃酸的作用下会变成黑褐色，并通过呕吐和排便排出体外。下消化道出血通常会出现鲜红色或暗红色血便，在某些情况下，如出血部位较高且血液在肠道内停留时间较长，也可能出现黑便。但下消化道出血一般不会导致黑褐

 笔记栏

色呕吐物，除非同时伴有上消化道出血或呕吐时混入了下消化道的血液。其他如血友病、血小板减少症、弥散性血管内凝血等凝血系统疾病，可能导致消化道出血，进而出现黑褐色呕吐物和黑便。白血病等恶性肿瘤，也可能伴有消化道出血的症状。

因此，为了明确该病人可能的病因，还应注意询问原发病的相关表现，如有无上腹部疼痛史、疼痛性质、有无节律性和季节性、有无腹胀、反酸、嗳气、食欲减退等，同时询问这些症状的性质、部位、发作频率和与进食的关系。是否服用非甾体抗炎药及抗酸药、铁剂、铋剂或其他含有色素的药物，这些药物因素可能导致呕吐物和粪便颜色变黑。停药后，此类症状通常会自行缓解。还需询问有无特殊食物食用习惯等，摄入大量黑褐色食物，如巧克力、咖啡、浓茶、血制品、黑米、黑豆等，也可能导致呕吐物和粪便颜色变黑，改变饮食习惯后症状会消失。另外，还需要询问病人诊疗经过与病情的演变，是否曾采取相关措施，效果如何等。

 案例资料 4-4B

补充资料：

3 天前，病人连续多天加班后出现剑突下隐痛，随后出现黑便，呈间断性，性状稀烂，每次量不多，未在意，2 天前，病人出现恶心、呕吐，呕吐物为咖啡渣样物，混有胃内容物，量约 500ml，今日再次出现呕咖啡渣样物，量约 200ml，伴有头晕、乏力。呕血前腹痛加剧，出血后减轻。近一周来未进食巧克力、血制品、黑米、黑豆等，未饮用咖啡、浓茶。追问病史：病人近 2 年来常有上腹部疼痛，为烧灼样痛，无向他处放射，多于餐后 3 小时左右出现，持续几分钟到二三十分钟，进食后可缓解，偶有夜间痛醒，有反酸、嗳气，多于秋季复发，持续 1~2 周。1 年前，曾于当地医院就诊，行胃镜检查，结果显示十二指肠球部前壁可见一大小约 0.5cm×0.8cm 的溃疡灶，周边黏膜充血、水肿明显，表面覆有黄白苔。遵医嘱服用奥美拉唑，20mg，1 次／日，症状缓解，4 周后停药。

请思考：

2. 根据目前已知的相关资料，你认为该病人可能的病因是什么？

3. 下一步健康史应重点收集哪些资料？

问题解析：

2. 该病人可能的病因 从目前已知的资料获悉，病人系青年男性，上腹部疼痛病史 2 年，疼痛有季节性及规律性，多于餐后 3 小时左右出现，持续几分钟到二三十分钟，进食后可缓解，有夜间痛；伴反酸、嗳气等胃酸过多症状，口服抑酸剂可缓解；有间断黑便及呕咖啡样物；呕血前疼痛加剧，出血后减轻。符合十二指肠溃疡的表现。十二指肠溃疡引起的上腹部疼痛通常具有慢性、周期性和节律性的特点。疼痛多位于中上腹偏右侧，可表现为钝痛、烧灼样疼痛、隐痛或刺痛等。这种疼痛常在餐后 3~4 小时或半夜出现，进食后可得到缓解，被称为"饥饿痛"或"夜间痛"。疼痛可能持续数分钟到数小时不等，缓解后再次发作。由于胃酸分泌过多或胃肠蠕动减慢，病人常伴有消化不良的症状，如胃胀、饱胀感、嗳气、反酸等。但要明确诊断，还需要进行胃镜等辅助检查。

3. 下一步健康史资料收集的重点

（1）日常生活状况：①饮食与营养型态。病人于 1 年前经胃镜检查确诊为十二指肠溃疡。不良的饮食习惯是消化性溃疡的常见原因。饮食不规律，会扰乱胃肠道的正常节律，使其得不到充分的休息，久之易发生消化性溃疡。喜食刺激性食物，如经常食用诸如浓茶、辛辣及坚硬难消化的食物，会持续刺激胃酸及消化酶的分泌，长此以往会损伤胃肠黏膜，导致消化性溃疡。因此，要重点询问病人饮食习惯。发病后是否根据疾病状况进行了适当调整。②排泄型态。询问平时排

89

便次数、量、颜色、性状及近来的改变情况。③休息与睡眠型态。消化性溃疡疼痛可能影响病人的睡眠与休息，因此应注意病人的睡眠时间与睡眠质量，有无睡眠习惯的改变。④日常活动与自理能力。病人有乏力的表现，需询问对病人日常活动的可能影响。⑤个人嗜好。香烟中的尼古丁可直接刺激或损伤胃黏膜。饮酒量和时间也应引起重视，长期饮酒会损伤胃黏膜。

（2）既往史：许多药物都对胃黏膜有刺激或损伤作用，尤其是阿司匹林、保泰松、布洛芬、吲哚美辛以及泼尼松等，长期服用会刺激胃肠黏膜，易导致溃疡。因此，需重点询问病人是否有风湿性疾病、感染性疾病、心血管疾病及其他疼痛病史，重点关注是否服用上述相关药物。询问有无高血压、糖尿病、高血脂及传染病病史，有无凝血系统疾病。

（3）个人史与家族史：遗传因素可能在某些个体中对消化性溃疡的易感性起到一定的作用。但研究表明，消化性溃疡的家族史可能是幽门螺杆菌感染的"家庭聚集"现象，这意味着在一个家庭中，多个成员可以同时感染幽门螺杆菌并出现消化性溃疡。因此，应注意询问病人的家族中是否有消化性溃疡或其他胃肠道疾病的病史。

（4）心理社会状况：高度紧张、焦虑、长期工作压力过大等会令胃酸分泌量增加，从而刺激胃黏膜，导致消化性溃疡可能。因此，需要了解病人日常生活和工作状况及日常心理应对能力。同时，由于呕血黑便给病人造成心理紧张，应了解病人对所患疾病的认知和态度。还需要了解病人家庭关系、社会支持、经济状况等。

 案例资料 4-4C

健康史补充：

日常生活状况：

饮食与营养型态：病人平时通常 3 餐 / 日，食欲尚可，主食 1~2 两 / 餐。但因工作关系，在外应酬比较多，有时忙起来饮食不规律，两餐时间间隔比较长，或者随便对付。喜肉食，少水果蔬菜。饮水 2 000ml/ 日，喜喝咖啡和浓茶。自患病以来，食欲减退，体重无明显变化。

排泄型态：平时大便黄、软，每日 1 次，无腹泻便秘和排便困难。患病后大便呈黑色，性状稀烂，2~3 次 / 日。排尿无异常，4~6 次 / 日，量约 1 500ml/d。

休息与睡眠型态：平时睡眠尚规律，习惯晚睡，睡眠时间 5~7h/ 日，睡眠质量尚可。

日常活动与自理能力：平日生活完全自理，由于工作忙，较少进行户外活动，偶尔休息日爬爬山。近几日因呕血黑便及行内镜下止血治疗，以卧床为主。

嗜好：吸烟 15 年，10 支 / 日左右。饮白酒 10 余年，每周 2~3 次，每次 200ml。

既往史：否认有高血压、糖尿病、高血脂及传染病等病史，否认输血史及外伤史。无非甾体抗炎药服用史。

个人史与家族史：生于西安，久居本地，无疫区、疫水接触史，按计划接种疫苗，否认药物、食物过敏史。父母体健。适龄婚育，育有一子一女，分别为 6 岁和 2 岁，子女均体健。否认家族成员中有家族遗传病病史和同类疾病病史。

心理社会状况：病人言语比较平和，但很担心自己的病情，表示"我还年轻，不会得了什么大病吧？"对所患疾病的认识方面，平时有上腹部隐痛，知道"胃不好"，但认为不是什么大病，未在意。1 年前诊断出十二指肠球部溃疡后，知道应注意规律和清淡饮食，减少饮酒次数和饮酒量，但平时应酬起来就顾不上了，腹痛了才又意识到。平时身体较好，没想到会有溃疡加重出血，患病后心理负担较重。病人为公司销售员，有销售指标，工作有一定的压力，有时情绪会比较急躁。平时工作中与同事关系融洽，积极乐观，遇事能处理，有困难及时求助。病人家庭关系和睦，患病后家人给予极大的关心和照顾。夫妻二人均有薪酬收入，并享受职工医保，无经济负担。

请思考：

4. 该病人体格检查与辅助检查的重点是什么？

问题解析：

4. 体格检查与辅助检查的重点

（1）体格检查的重点：根据案例描述，结合病人有十二指肠球部溃疡病史，临床表现为腹痛、反酸、嗳气等，同时还有呕血、黑便症状，其可能的病因为十二指肠溃疡伴出血。临床上，病人发生胃十二指肠球部溃疡急性大出血时，即可出现呕血、柏油样黑便等症状，该症状会导致血细胞、红细胞和血红蛋白的比容下降过快，从而使脉率变快、血压降低，严重者还可能出现休克前期症状或者休克状态。消化性溃疡还可能发展为溃疡穿孔。因此，体格检查应关注生命体征监测，注意有无脉率加快、血压下降；关注皮肤黏膜的颜色，注意有无贫血貌；腹部检查需听诊肠鸣音次数，触诊腹壁紧张度，明确有无压痛、反跳痛等。

 知识链接

胃十二指肠溃疡穿孔的主要症状与体征

　　胃十二指肠溃疡穿孔是活动期胃十二指肠溃疡向深部侵蚀、突破浆膜的结果。急性穿孔后，具有强烈刺激性的胃酸、胆汁、胰液等消化液和食物进入腹腔，引起化学性腹膜炎和腹腔内大量液体渗出。穿孔一般多突然发生于夜间空腹或饱食后，主要表现为突发性上腹部刀割样剧痛，并迅速波及全腹，但以上腹部为重。病人疼痛难忍，并有面色苍白、出冷汗、脉搏细速、血压下降、四肢厥冷等表现，常伴恶心、呕吐，有时伴有肩部或肩胛部牵涉痛。若消化液沿右结肠旁沟流入右下腹，可引起右下腹疼痛。当腹腔内大量渗出液稀释漏出的消化液时，腹痛略有减轻；继发细菌感染后腹痛可再次加重。从体征上看，病人呈急性面容，表情痛苦，蜷曲位、不愿移动；腹式呼吸减弱或消失；全腹有明显的压痛和反跳痛，以上腹部为明显，腹肌紧张呈"木板样"强直；肝浊音界缩小或消失，可有移动性浊音；肠鸣音减弱或消失。

（2）辅助检查的重点：为明确诊断，判断是否有消化道出血和贫血状况，辅助检查的重点为血常规，特别是血红蛋白检查，注意有无贫血征象；粪常规，检查大便隐血是否阳性。胃镜检查，胃镜是诊断胃十二指肠溃疡最准确的检查方法，可以明确疾病的诊断、出血部位，同时也可以进行内镜下止血治疗。另外，幽门螺杆菌（Hp）感染是引起消化性溃疡最常见的病因，90%~100% 的十二指肠溃疡病人有 Hp 感染，Hp 可使胃酸分泌增高，胃酸和胃蛋白酶侵袭胃十二指肠黏膜，导致黏膜自身消化，进而发生炎症坏死、脱落，最终形成消化性溃疡。因此，可进行 ^{13}C 或 ^{14}C 尿素呼气试验，检测幽门螺杆菌感染是否阳性。

案例资料 4-4D

体格检查：T 36.9℃，P 96 次 /min，R 20 次 /min，BP 95/65mmHg。神志清楚，应答切题，自主体位，查体合作。呈轻度贫血貌，疲乏无力，睑结膜无苍白，巩膜无黄染。未见肝掌及蜘蛛痣，锁骨上淋巴结未触及，双肺呼吸音清，未闻及干湿啰音；心率 96 次 /min，律齐，未闻及杂音；腹部平坦，未见胃肠型和蠕动波，触软，剑突下有压痛，无反跳痛及肌紧张，未触及包块，肝脾肋下未触及，无移动性浊音，肠鸣音 6 次 /min，双下肢无水肿。

实验室及其他检查：

血常规：白细胞（WBC）$11.19×10^9$/L，中性粒细胞比例（NE）54.5%，红细胞（RBC）$3.58×10^{12}$/L，红细胞压积27.5%，血红蛋白（Hb）102g/L。

粪常规：红细胞满视野，隐血阳性。

幽门螺杆菌试验：阳性。

胃镜：十二指肠球部可见一椭圆形溃疡，直径约 1.0cm×1.5cm，边缘规整，底部充满白色渗出物，周围黏膜充血、水肿，溃疡底部凹凸不平，可见裸露的血管、新鲜血凝块及暗红色的出血点。

请思考：

5. 根据以上资料，该病人目前主要存在的护理诊断 / 护理问题有哪些？

6. 如何对上消化道出血病人出血严重程度进行评估？

问题解析：

5. 该病人目前存在的护理诊断 / 护理问题

（1）疼痛　与胃十二指肠黏膜受侵蚀及酸性胃液的刺激有关。病人诊断为十二指肠球部溃疡，可能是由于过多或过强的胃酸和消化酶对黏膜产生酸蚀作用所致，而溃疡又进一步破坏黏膜层，暴露神经血管等，对刺激、酸性环境和消化液产生过度敏感，从而引起疼痛。溃疡引起的炎症和黏膜受损又导致周围肌肉的痉挛，加剧疼痛感。另外，病人食用某些食物，特别是辛辣食物和咖啡因，可能会刺激溃疡，引发或加重疼痛。

（2）活动无耐力　与出血、贫血有关。病人自感乏力，表示"这两天越来越没有力气了"。由于消化道出血，导致病人血红蛋白量下降，身体无法获得足够的氧气和能量，从而影响个体的运动能力和耐力水平。贫血使病人呼吸、心跳加快，肌肉无力，身体功能下降，进一步加重身体疲劳感。

（3）有体液不足的危险　与溃疡出血导致体液丢失有关。病人十二指肠溃疡出血导致的呕血和黑便，直接造成体内血液和液体的丢失，同时还可能因疼痛、恶心、呕吐而减少液体摄入。入院后病人采取了暂时禁食的治疗措施，也导致液体摄入减少。

（4）焦虑　与疼痛以及担心病情有关。病人上腹部疼痛已有 2 年，本次又突发上消化道出血，反复呕血与黑便，担心自己的病情，担心疾病预后不良，因此出现紧张焦虑情绪。

（5）潜在并发症：失血性休克、窒息、十二指肠穿孔等。该病人出现呕血、黑便，考虑溃疡基底的血管被侵袭，血管破裂后出血，若出血量大、出血速度快，可能导致失血性休克，同时可能出现呕血误吸入气管的情形，有窒息的危险。若溃疡向深部发展，可穿通十二指肠壁，有形成十二指肠穿孔的危险。

（6）健康管理无效　与忽视疾病的预防与康复有关。病人平时即有上腹部隐痛，知道"胃不好"，但认为不是什么大病，并未引起足够重视。虽然知道"胃不好"与饮食有一定的关系，知道应注意规律饮食，减少饮酒次数和饮酒量，但平时应酬起来就顾不上了，有时两餐时间间隔比较长，或者随便对付，饮食不定时、不定量。喜肉食，少水果蔬菜，喜喝咖啡和浓茶，有烟酒嗜好，说明病人缺乏正确的健康信念，对健康的自我效能感较低。因此，需要加强病人在饮食方面的自我管理能力。

6. 上消化道出血病人出血严重程度估计 上消化道出血病人病情严重度与失血量呈正相关，因此判断出血量是估计其病情严重程度的重要依据。根据病情的严重程度，上消化道出血可表现为呕血与黑便、失血性周围循环衰竭、贫血及血常规变化、氮质血症、发热等症状。成人每日消化道出血大于5~10ml，大便隐血试验即表现为阳性；每日出血量50~100ml可出现黑便；胃内储积血量250~350ml可引起呕血。但因呕血与黑便混有胃内容物与粪便，而部分血液贮留在胃肠道内未排出，故难以根据呕血或黑便量判断出血量。临床上通常根据综合指标判断失血量的多少。根据伴随症状、脉搏和血压、休克指数（心率/收缩压）等指标将出血量分为轻度、中度、重度出血（表4-2）。

表4-2 消化道出血严重程度判断

分级	失血量	血压	心率	血红蛋白	症状	休克指数（心率/收缩压）
轻度	<500ml	基本正常	正常	无变化	头昏	0.5
中度	500~1 000ml	下降	>100次/min	70~100g/L	晕厥、口渴、少尿	1.0
重度	>1 000ml	收缩压<80mmHg	>120次/min	<70g/L	肢冷、少尿、意识模糊	1.5

案例资料 4-4E

急查胃镜提示十二指肠球部溃疡出血、慢性浅表性胃炎，遂立即内镜下行止血治疗。治疗后收住院继续观察治疗。遵医嘱监测其生命体征，予卧床休息，吸氧，给予艾司奥美拉唑、胶体果胶铋干混悬液、奥曲肽等药物用以抑酸止血、保护黏膜、补液支持等治疗。

请思考：

7. 内镜下止血治疗后病人应注意观察哪些内容？

问题解析：

7. 内镜下止血治疗后病人应注意观察的主要内容 注意病人是否出现恶心、腹痛，观察大便的形状和颜色。如果出现腹痛、明显恶心、大便次数增多、大便颜色偏黑甚至发红，提示病人有活动性出血，需要及时处理。

案例资料 4-4F

经内镜下止血及抑酸止血、保护黏膜、补液支持等治疗，一周后病人病情好转，做好健康指导后办理出院，门诊随访复查。

请思考：

8. 该病人出院前的护理评估要点有哪些？

问题解析：

8. 该病人出院前护理评估要点 胃十二指肠溃疡病人需要长期进行疾病自我管理，注重健康的生活方式。因此，在病人出院前，需要对其进行整体评估，找出健康管理中存在的问题及影

笔记栏

响因素，指导病人掌握上消化道出血的防治保健知识、控制危险因素，提高生活质量。具体评估内容如下：

（1）疾病相关知识的掌握情况：病人自身的知识水平、态度和信念、接受能力、对疾病的认知等影响病人的疾病自我管理能力。案例中张某大专学历，能够查阅疾病相关知识，本身也了解疾病与饮食之间的关系，能够接受护理人员的指导，但其态度和健康信念不佳，依从性较差，影响了自我管理行为的坚持程度。护理人员应系统评估病人在住院期间胃十二指肠溃疡伴出血相关知识的掌握情况（如什么是消化性溃疡？消化性溃疡的发病机制、治疗方法和注意事项，溃疡出血的危险因素和防治方法等），根据评估结果给予强化和出院指导。

（2）社会支持系统：社会支持是影响胃十二指肠溃疡等慢性病自我管理效果的重要因素。病人在自我管理过程中需要得到来自家庭的支持和帮助，对其自我管理能力的提升和改善具有重要作用。案例中张某家庭和睦，此次患病期间家人也给予了较好的照顾和鼓励，但就结果看，病人并未形成良好的饮食习惯，护理人员要评估并教育家属为病人提供健康的饮食支持，提高其依从性，增加病人积极应对疾病的能力。

（3）上消化道出血相关表现日常监测：病人在家时也要留意大便性状、颜色，确定是否有便血，观察大便颜色是否发黑、是否由黑变红等。还要注意腹痛症状有无加重，是否感觉到头晕、乏力、黑矇、心慌等。如果发生以上情形要及时就医。

（4）疾病相关的生活方式：良好的生活方式和正确的饮食有助于预防上消化道出血。①饮食。病人平时饮食不规律，在住院经期间经教育表示认识到合理饮食的重要性，种类上需避免粗糙、辛辣、刺激性食物，但对出院后是否能够长期规律和合理饮食尚不确定。因此，要评估病人对长期坚持合理饮食可能存在的障碍，找出问题，协商解决的方案，进而提高其依从性。②戒烟限酒。烟酒可直接刺激和损伤胃十二指肠黏膜。案例中病人应酬较多，需要评估其对烟酒危害性的认识，评估其戒烟限酒的意志力和自我效能感。应根据病人面临的实际情况给予针对性指导，找出问题的征兆和解决方法，真正做到戒烟、少饮酒，避免对胃肠的刺激。③规律作息。案例中病人工作压力较大，习惯晚睡，住院期间虽认识到此类作息的危害性，但出院后能否养成良好的作息习惯仍不确定。需要评估和指导病人规律作息，避免劳累，保持良好的睡眠，做到劳逸结合。④心理评估。案例中病人由于疾病状况和担心愈后出现了紧张焦虑情绪。要评估其心理应对能力，结合疾病知识宣教，做好心理护理，使其保持良好的心理状态，提高心理应对能力。

（5）其他：有胃十二指肠溃疡的病人，尽量停用非甾体抗炎药，否则有可能引起上消化道大出血。若确实必须服用，可向医生咨询后加服保护胃黏膜的药物。出院前需评估病人对此类药物应用的了解情况，避免不慎服用，导致大出血危及病人的生命。

（曹宝花）

思考题

1. 男性，52岁。因睡觉昼夜颠倒，并时常胡言乱语1个月，被家人送至医院，初步拟诊为肝性脑病。请利用思维导图的形式展示你的问诊思路。

2. 男性，57岁。昨晚饱餐后出现持续性上腹部疼痛，向腰背部放射，今晨至医院就诊，急诊初步诊断为"急性胰腺炎"。作为接诊护士，请写出该病人的现病史的问诊要点。

3. 男性，45岁。因突发大量呕血和黑便被送至医院，初步诊断为上消化道出血。就诊过程中，病人神情紧张，面带焦急，反复询问自己所患疾病会如何治疗，预后怎样，自己的情况属于哪种程度。考虑到病人存在的心理应激反应，护理人员应如何进行心理评估和干预？

笔记栏

第五章

血液系统疾病病人的评估

ER 5
本章数字资源

　　血液系统由血液和造血组织组成，造血组织包括骨髓、胸腺、肝、脾、淋巴结、胚胎及胎儿的造血组织。血液系统疾病指原发或主要累及血液、造血组织的疾病，简称血液病。血液病的种类较多，包括各类红细胞疾病、白细胞疾病，造血干细胞、出血及血栓性疾病。其共同特点多表现为外周血中的细胞和血浆成分的病理性改变，机体免疫功能低下以及出血、凝血机制的功能紊乱，还可出现骨髓、脾、淋巴结等造血组织结构及其功能异常。因此，血液一般检查以及骨髓检查是血液系统疾病常用的检查方法。

　　血液系统的常见症状和体征有出血或出血倾向，发热，骨、关节疼痛，贫血。对于出血或有出血倾向的病人，应重点评估病人出血的主要表现形式，包括发生的急缓、主要部位与范围，有无明确的原因和诱因，有无内脏及颅内出血的表现或危险因素，女性病人有无经量过多或淋漓不尽等，既往以及家族成员中有无相关病史或类似病史等。对于发热病人，应评估病人发热出现的急缓、热度及热型特点；有无感染的诱因，如过度疲劳、受凉、与感染性疾病病人的接触史；可能的感染源，注意有无皮肤黏膜损伤、各种治疗与护理导管的留置，肺内感染、泌尿系感染等的症状或体征。对于贫血的病人，应注意评估病人相关的病因、诱因，包括有无饮食结构不合理导致的各种造血原料摄入不足、有无特殊药物使用史或理化物质接触史、有无吸收不良或丢失过多的原因等；注意病人的一般表现，如头晕、头痛、脸色苍白、心悸、气促、呼吸困难，有无神经精神症状、出血与感染的表现、尿量与尿液颜色的改变等的症状与体征。对于骨、关节疼痛的病人，应注意评估疼痛的部位，双侧是否对称，对日常活动的影响，有无关节肿胀，有无外伤等。血液系统疾病病人在确诊前后常会出现较大的心理负担，应注意对其心理社会状况的评估。

　　本章将通过缺铁性贫血（iron deficiency anemia，IDA）和急性白血病（acute leukemia，AL）病人的案例分析，深入学习和领会血液系统疾病病人健康评估的重点内容、注意事项以及资料分析的方法和策略，进而实现对血液疾病病人进行全面系统的健康评估。

　　案例 1 以一位缺铁性贫血病人为例，对缺铁性贫血病人的入院评估、诊断要点及住院期间的评估重点等进行分析，帮助学生理解如何根据病人的个体化情况进行全面、系统的健康评估以及根据健康评估资料准确提出病人的护理问题。

　　案例 2 以一位急性白血病病人为例，通过对病人入院评估、护理诊断的要点、住院期间化疗不良反应的观察与处理等的深入分析和讨论，希望可以帮助学生对急性白血病的病因、临床特点、主要的评估与护理原则等有更清楚的认识，同时深刻地体会到疾病相关知识对健康评估的重要意义。

第一节　缺铁性贫血病人的评估

案例资料 5-1A

　　病人张先生，72 岁，退休人员，门诊以"贫血原因待查"于 2023 年 3 月 15 日收治入院。

　　病人近 1 个月无明显诱因出现乏力、心悸、气短、面色苍白，无晕厥，表现为活动耐量下降，上下楼或活动后上述症状加重，因忙于家庭琐事，一直未就诊。2 天前病人因心慌

笔记栏

就诊于心内科门诊，查血常规示：WBC 11.37×10^9/L，RBC 2.77×10^{12}/L，Hb 52g/L，PLT 538.00×10^9/L，MCV 65fL，MCHC 27%。心电图示：窦性心动过速，心率108次/min，心电轴左偏，大致正常心电图。心脏彩超示：左房增大，二尖瓣轻度关闭不全，LVEF 59%。门诊以"贫血原因待查"收入血液科。

请思考：

1. 你会如何分析案例资料中所提供的信息？你认为该病人最可能的医疗诊断是什么？
2. 该病人出现贫血的可能原因有哪些？现病史需补充收集哪些信息？
3. 该病人的健康史还需重点询问哪些内容？

问题解析：

1. 该病人最可能的医疗诊断　病人无明显诱因出现乏力、心悸、气短，可能首先会想到的是心肺功能异常，但病人有面色苍白，应考虑到贫血的可能，血常规提示红细胞计数及血红蛋白明显低于正常参考区间，根据其血红蛋白检查结果，该病人已处于重度贫血状态。病人的心率较快，考虑为贫血的代偿性反应。心脏彩色超声检查示左房增大，二尖瓣轻度关闭不全，考虑为贫血致机体代偿，左房增大，进而导致二尖瓣相对关闭不全而致收缩期轻度反流。该病人的红细胞平均体积及红细胞平均血红蛋白浓度均低于正常参考范围的下限，提示为小细胞低色素性贫血。小细胞低色素性贫血多见于缺铁性贫血、铁粒幼细胞贫血及珠蛋白生成障碍性贫血。该病人为老年男性，而珠蛋白生成障碍性贫血属于先天性贫血，可不予考虑。缺铁性贫血及铁粒幼细胞贫血均可发生于老年人，铁粒幼细胞贫血的发病率较低，而缺铁性贫血临床上较常见。因此，首先考虑缺铁性贫血的可能。病人的白细胞及血小板计数高于正常参考区间，考虑有急性感染或炎症、缺铁性贫血及肿瘤的可能。结合前面的分析，考虑缺铁性贫血的可能性较大（表5-1）。

表5-1　贫血的细胞学分类

类型	MCV/fL	MCHC/%	常见疾病
大细胞性贫血	>100	32~35	巨幼细胞贫血、伴网织红细胞大量增生的溶血性贫血、骨髓增生异常综合征、肝疾病
正常细胞性贫血	80~100	32~35	再生障碍性贫血、纯红细胞再生障碍性贫血、溶血性贫血、骨髓病性贫血、急性失血性贫血
小细胞低色素性贫血	<80	<32	缺铁性贫血、铁粒幼细胞贫血、珠蛋白生成障碍性贫血

注：MCV，红细胞平均体积；MCHC，红细胞平均血红蛋白浓度。

2. 该病人贫血的可能原因　缺铁性贫血可见于铁需求量增加而摄入不足、铁吸收障碍或铁丢失过多。其中慢性失血是成人缺铁性贫血最常见、最重要的原因。男性病人常见于痔出血、各种原因所致的消化道出血。因此，应进一步询问病人有无痔疮，有无食欲减退、恶心、呕吐，有无腹痛、黑便等以及可能导致消化道出血的既往病史。

铁粒幼细胞贫血有遗传性和获得性之分，该病人为老年人，可除外遗传性的可能。获得性铁粒幼细胞贫血可分为原发性和继发性，继发性多见于抗结核药、抗肿瘤药等使用时间过长等。因此，应注意询问有无相关药物的用药史。

经进一步询问，病人近半年来时有腹胀，间断便秘，大便发黑，无腹痛、发热，体重无明显变化，未在意。由此推测，消化道慢性出血是导致其发生小细胞低色素性贫血的主要原因。具体病因需进一步完善病史及相关检查加以明确。

3. 需重点询问以下内容

（1）日常生活状况：患病后病人的饮食习惯、睡眠、排便习惯等的变化及生活自理能力与活动耐力状况等。

（2）既往史：与血液病相关的疾病史以及可能影响病人康复和治疗效果的相关疾病史，如肝脏疾病、慢性肾脏病与胃肠道疾病等，或有无继发性血液系统的异常改变。

（3）个人史与家族史：病人的工作与居住环境、工作性质等，有无长期特殊药（毒）物和 / 或放射性物质接触史。若病人为女性，需考虑病人的月经史和妊娠分娩史，有助于贫血原因的诊断。同时还需了解家族中有无类似疾病或相关疾病史，如血友病有明显的家族遗传倾向。

（4）心理社会状况：心理状况如病人的情绪状态如何，是否焦虑紧张，有无对治疗、护理措施的恐惧感，有无对医院环境及医务人员或病房其他人的恐惧感等，对疾病治疗的态度及行为表现，患病对病人日常生活的影响，是否存在角色适应不良和应对无效。社会状况如病人的家庭成员组成、经济收入，家庭成员对病人所患疾病的认识程度以及对病人的关心及支持程度，有无基本的医疗保障，病人出院后继续就医的条件，居住地的初级卫生保健或社区保健设施等。病人出现症状持续 1 个月后才到医院就诊，需要了解病人延迟就医的原因，是因为缺乏相应的知识、健康管理信念不足，还是由于经济原因等。

> ### 📄 案例资料 5-1B
>
> **补充资料：**
>
> **现病史**：病人自觉半年前开始时有腹胀、便秘，有时大便发黑，呈柏油样，无恶心、呕吐及食欲减退，无反酸、嗳气、腹痛、腹泻及发热，体重无明显变化，未在意。1 个月前无明显诱因出现乏力，上下楼或活动后明显，有时伴有心慌、头晕，无头痛及肢体麻木无力，无发热、咳嗽、咳痰及呼吸困难等，时有腹胀、便秘及黑便，自觉发生频率及严重程度无明显变化。2 天前因乏力明显就诊于我院心内科门诊，查血常规示：WBC 11.37×10^9/L，RBC 2.77×10^{12}/L，Hb 52g/L，MCV 65fL，MCHC 27%，PLT 538.0×10^9/L。心电图示：窦性心动过速，心电轴左偏，大致正常心电图。心脏彩超示：左房增大，二尖瓣轻度关闭不全，LVEF 59%。诊断为"贫血"，建议血液科详查，为进一步诊治收入院。
>
> **日常生活状况**：病人近半年来时有腹胀、便秘，但饮食型态无明显变化，每日进食规律，3 餐 / 日，喜肉食，无忌口。近 1 个月以来睡眠时间较前有所延长，午饭后会休息半小时以上。小便无明显变化，大便详见现病史。日常生活完全自理，平时日常活动不受限，目前上下楼梯时需要协助，ADL 评分（Barthel 指数）95 分，无烟酒嗜好。
>
> **既往史**：既往体健，否认消化性溃疡、肝病、痔疮等相关病史，否认高血压、心脏病及糖尿病病史。
>
> **个人史**：生于辽宁，久居本地，无疫区及传染病病人接触史，预防接种史不详。适龄婚育，育有 2 子 1 女，子女体健。
>
> **家族史**：父母健在，1 弟及 1 妹均体健，否认家族及遗传病史。
>
> **心理社会状况**：言语平和，情绪稳定，原以为是心脏的问题，结果发现贫血，而且可能是消化道出血导致的。一直认为自己不吸烟、不饮酒，生活规律，身体非常健康，出现一些小问题，未在意，这次也没想太多，认为开点药可能就好了，没想到还要住院做各种检查，心里有些紧张，不知道自己应该注意些什么问题，希望尽快明确病因。焦虑自评量表（SAS）评分为 52 分，考虑有轻度焦虑。平素乐观开朗，遇事可独立处理，入院后可以很快适应环境，只是对病情有些担心，但既然来了，就一定好好配合，不管结果如何都会积极面对的。病人家庭关系和睦，善于交际，朋友较多，在遇到困难时能够得到家人和朋

友的帮助和支持。家庭经济状况良好，医疗费用可报销 80%，无经济负担。

请思考：

4. 根据现病史的描述，该病人的主诉应该是什么？

5. 体检及辅助检查的重点内容是什么？

问题解析：

4. 该病人的主诉　该病人就诊的主要症状是乏力，乏力出现的时间是 1 个月，因此，主诉应该概括为"乏力 1 个月"。但经过对病情的分析和判断后，进一步的追问发现病人在半年前开始间断出现腹胀、便秘，并伴有黑便。分析认为慢性的消化道出血可能是导致其发生贫血的主要原因。要解决其贫血的问题，还要从根本上找到其消化道出血的原因进行治疗和护理。因此，对于该病人的主诉概括为"间断便秘、黑便半年，乏力 1 个月"更为恰当。

5. 该病人体格检查及辅助检查的重点　病人重度贫血，应注意其营养状况、皮肤黏膜颜色，有无反甲、毛发枯燥等缺铁性贫血的特征性表现。心电图检查及彩色超声检查显示病人心率加快、左房增大等，应注意对心脏的评估，尤其是心率、节律、心音以及有无病理性杂音等。病人半年以来间断出现腹胀、便秘等，腹部评估也是体格检查的重点之一，尤其是要注意腹部的叩诊音，有无压痛、腹部包块等。

辅助检查方面，应进一步完善血常规检查，该病人血小板为 538.0×10^9/L，异常增多，怀疑骨髓增生异常综合征或病理的血小板增多等血液系统疾病，所以进行骨髓检查以进一步明确贫血的诊断。病人有间断腹胀、便秘及黑便半年，无反酸、嗳气及腹痛等，考虑消化道肿瘤的可能性比较大，应予以明确。因此，应进行肿瘤标志物的检查。根据体格检查等相关结果，确定优先考虑的疾病类型，选择进行胃镜或肠镜检查。

 知识链接

骨髓增生异常综合征

骨髓增生异常综合征（myelodysplastic syndromes，MDS）是一组起源于造血干细胞的异质性髓系克隆性疾病，其特点是髓系细胞发育异常，表现为无效造血、难治性血细胞减少，高风险向急性髓系白血病（acute myelogenous leukemia，AML）转化。MDS 伴原始细胞增多亚型是指骨髓中原始细胞达 5%～19%，较其他亚型向 AML 转化的风险进一步提高。

MDS 患者常用危险度分层系统包括国际预后评分系统（international prognostic score system，IPSS）、WHO 5 分型预后积分系统（WHO adapted prognostic scoring system，WPSS）和修订的国际预后积分系统（revised international prognostic scoring system，IPSS-R）。此外，安德森癌症中心（MD Anderson cancer center，MDACC）分层系统除了常用主要参数外，还引入了年龄、体能状态等参数。

 案例资料 5-1C

补充资料：

体格检查：

T 36.6℃，R 13 次/min，P 108 次/min，BP 127/70mmHg，身高 172cm，体重 66kg，发育正常，营养状态中等，神志清楚，重度贫血貌，表情自如，自主体位，查体合作。全身皮肤黏膜无黄染及发绀，无皮疹及皮下出血，无肝掌及蜘蛛痣，全身浅表淋巴结无肿大。无眼睑水肿，结膜无充血，睑结膜苍白，巩膜无黄染，瞳孔等大等圆，对光及调节反射灵敏，外耳道无异常分泌物，粗测听力减退。口唇苍白，口腔黏膜无溃疡，牙龈无肿胀、无出血，咽部黏膜无充血，扁桃体无肿大。颈软，颈静脉无怒张。胸廓无畸形，胸骨无叩痛。双肺呼吸音清，未闻及干湿啰音。心率 108 次 /min，律齐，各瓣膜听诊区未闻及杂音，无心包摩擦音。腹部平坦，无腹壁静脉显露，无胃肠型和蠕动波，腹部柔软，无压痛、反跳痛，未触及包块。肝、脾肋下未触及，Murphy 征（－）。脊柱生理弯曲存在，无侧弯，无压痛及叩击痛，活动度正常，四肢关节无畸形及活动受限，双下肢无水肿。四肢肌力 5 级，肌张力无增强或减弱，生理反射存在，病理反射未引出，脑膜刺激征（－）。

辅助检查：

2023 年 3 月 14 日

血常规：WBC 11.37×10^9/L，RBC 2.77×10^{12}/L，Hb 52g/L，PLT 538.00×10^9/L，MCV 65fL，MCHC 27%。

心电图示：窦性心动过速，心率 108 次 /min，心电轴左偏，大致正常心电图。

心脏彩超示：左房增大，二尖瓣轻度关闭不全，LVEF 59%。

2023 年 3 月 15 日

血常规：WBC 9.95×10^9/L，N 75.50%，L 16.10%；RBC 2.81×10^{12}/L，Hb 53g/L；血细胞比容（HCT）19.80%，平均红细胞体积（MCV）70.50fL，平均红细胞 Hb 含量（MCH）18.90pg，平均红细胞 Hb 浓度（MCHC）268.00g/L，网织红细胞血红蛋白浓度 13.5pg；PLT 512.00×10^9/L。

肝功能：血清总蛋白（TP）52.5g/L；前白蛋白（PA）159mg/L；白蛋白（ALB）29.2g/L；铁蛋白 3.50ng/ml，叶酸 12.80ng/ml；血清四铁：总铁结合力 372μg/dl、未饱和铁结合力 366μg/dl ↑、铁饱和度 2% ↓、铁 6μg/dl ↑。

癌胚抗原 5.35ng/ml。

胃镜检查预约中。

初步医疗诊断：缺铁性贫血，消化道出血：消化道恶性肿瘤？血小板增多原因待查，血小板增多症？

请思考：

6. 病人的医疗诊断及诊断依据是什么？

7. 根据上述资料，你认为病人可能存在哪些护理诊断 / 护理问题？为什么？

问题解析：

6. 病人的医疗诊断及诊断依据　初步诊断病人为缺铁性贫血（iron deficiency anemia，IDA），诊断依据包括：①症状与体征：乏力、重度贫血貌、口唇及结膜苍白；②血常规检查：病人红细胞与血红蛋白的减少不成比例，血红蛋白减少较红细胞减少更明显，血象提示小细胞低色素性贫血，为缺铁性贫血的典型表现；③微量元素测定：铁蛋白、血清铁及铁饱和度低于参考值下限，未饱和铁结合力高于参考值上限。

病人间断黑便半年，呈柏油样，考虑上消化道出血的可能，癌胚抗原轻度上升，应警惕消化道肿瘤的可能。

病人两次血常规均显示血小板增多。临床上，以继发性血小板增多（secondary thrombocythemia）较为常见，血小板多在（400~800）$\times 10^9$/L，很少超过 $1\,000 \times 10^9$/L，血小板的形态、功能及寿命正常，骨髓内巨核细胞轻度升高。导致继发性血小板增多的原因很多，如急慢性炎症、感染、肿瘤、脾切除术后等，其中以感染，尤其是呼吸道感染最为多见。此外，各种类型的贫血，尤其是缺铁性贫血也可

笔记栏

引起继发性血小板增多。原发性血小板增多症（primary thrombocytosis）为骨髓增生性疾病，表现为血小板持续增多、血栓形成和 / 或出血以及骨髓巨核细胞异常增生、脾大等，好发于 40 岁以上的成年人。该病人存在缺铁性贫血，血小板在 500×10^9/L 左右，考虑为贫血所致的继发性血小板增多的可能性大。

7. 病人可能存在的护理诊断 / 护理问题　根据病人目前的病情提出以下主要护理诊断 / 护理问题：

（1）活动耐力下降　与贫血引起全身组织缺氧有关。病人自诉活动后乏力明显，上下楼或活动后上述症状加重，需要帮助。经分析已经明确病人的乏力是重度贫血的表现。

（2）焦虑　与预后不清有关。病人目前已知自己贫血，但原因仍有待进一步检查，对于疾病的预后不清楚，比较焦虑。

（3）知识缺乏：缺乏疾病有关的防护知识。病人表示不知道自己该注意哪些问题，希望了解更多的疾病相关知识。病人此前对自己的健康状况比较放心，因而忽略了身体所出现的不适，存在健康管理无效的表现。目前已经意识到自己的问题，希望更多地了解相关的知识，也可以考虑提出"有健康自我管理改善的趋势"的护理诊断。

（4）有受伤的危险　与贫血致病人体质虚弱有关。病人由于重度贫血，活动耐力明显下降，上下楼等需要帮助，有时会出现头晕等，因此，应注意病人有受伤的危险。

（5）潜在的并发症：贫血性心脏病。病人重度贫血，且心脏彩超示：左房增大，二尖瓣轻度关闭不全，LVEF 59%，可能出现并发症贫血性心脏病。

（6）潜在并发症：药物的不良反应 / 输血反应。病人为缺铁性贫血，会给予口服铁剂，而服用铁剂会产生恶心、呕吐、胃部不适等不良反应。病人为重度贫血，为及时纠正贫血，减轻贫血的不良影响，会给予输血治疗，因此，有发生输血反应的可能。

 知识链接

贫血性心脏病

各种原因导致病人的血红蛋白 < 70g/L 所致的慢性贫血，导致心排血量增加、心脏增大或心功能不全，称为贫血性心脏病（anemia heart disease，AHD）。主要为心脏及血管活动明显增强的症状及体征，多表现为心动过速、动脉和毛细血管搏动增强、心脏射血量增加、心脏左右心室增大或心功能减退、多种血流动力学杂音。慢性、严重的贫血则会导致贫血性心脏病乃至急性心力衰竭发生。老年贫血病人以心绞痛为首发症状较多见。

输注浓缩红细胞可在短时间纠正贫血，这类心力衰竭病人心脏已处于高容量负荷状态，为防止心脏负担再次加重，最好不要输全血，而且输血最好是少量多次输入，速度一定要慢，同时还可给予呋塞米和血管扩张药，以迅速减轻心脏容量负荷。

因本型心力衰竭血液载氧量下降，心肌处于缺氧状态下，加上利尿所致的低血钾，易产生洋地黄中毒。洋地黄药物只有当利尿药、血管扩张药和少量多次输血无效时才用，并且宜小剂量使用。如果病程短，及时纠正贫血后，可显著改善心力衰竭症状，降低病死率。

 案例资料 5-1D

病人入院后的处理及病情变化

2023 年 3 月 15 日

病人乏力明显，已明确诊断为缺铁性贫血，血常规：RBC 2.81×10^{12}/L，Hb 53g/L，Hct 19.8%，有输红细胞指征，为改善症状，提高携氧能力，配输 A 型 Rh 阳性滤白悬浮红细胞 2U，输血开始时间 15 日 10：45，输血速度开始 15 分钟 30 滴 /min，无不适反应调整到 50 滴 /min，结束时间 15 日 14：00，输血共用 3 小时 15 分钟，输注过程顺利，输注后乏力症状改善。同时予蔗糖铁 200mg 隔日一次静脉补铁治疗，辅以复方消化酶、瑞巴派特、乳果糖改善消化功能，对抗铁剂不良反应。为排除其他相关疾病，故拟完善骨髓穿刺术进一步明确，指导诊治。入院查：癌胚抗原 5.35ng/ml 轻度上升，不排除胃肠道疾病可能，可完善胃肠镜检查，进一步明确诊断。目前对病人进行血液内科护理常规，二级护理，普食，留陪护。

请思考：

8. 对于该病人，目前评估的重点是什么？

问题解析：

8. 该病人目前评估的重点

（1）输血病人的评估重点：①输注前，评估病人的血型、输血史、过敏史，以便于预测其可能的不良反应，并采取相应的措施。该病人既往无输血史及过敏史，在输注过程中及输注结束后，应做好相关反应的观察。②输注时，注意调节输血速度，开始输入时速度宜慢，每分钟不超过 20 滴，观察 15 分钟后，如病人无不适，可根据年龄与病情适当调节。③输注后，注意观察病人有无过敏反应以及输血后的效果，如口唇、眼睑、甲床的颜色等。

（2）药物疗效及不良反应的观察：该病人目前主要是纠正贫血，除了输血以外，还需要补充铁剂。除了注意及时监测病人贫血的纠正情况，还应密切观察并预防服用铁剂的不良反应。应告知病人服用铁剂时可能出现恶心、呕吐、胃部不适等不良反应。为预防或减轻胃肠道反应，可采取饭后或餐中服用，反应过于强烈者宜遵医嘱减少剂量或从小剂量开始服用；避免铁剂与牛奶、咖啡、茶同服，为促进铁的吸收，避免同时服用抗酸药以及 H_2 受体拮抗剂，可服用维生素 C、乳酸或稀盐酸等酸性药物或食物；服铁剂期间，粪便会呈现黑色，应向病人解释此为铁与肠内硫化氢作用而生成黑色的硫化铁所致，以消除病人顾虑。向病人强调要按剂量、按疗程服药，定期复查相关辅助检查以保证有效治疗、补足体内贮存铁，避免药物过量引起中毒或相关病变发生。

📝 知识链接

骨髓穿刺术前指导

骨髓穿刺术前应向病人解释本检查的目的、意义及操作过程，取得病人配合，并协助病人采取适宜的体位。若于胸骨、髂前上棘做穿刺，取仰卧位，前者还需用枕头垫于背后，以使胸部稍突出；若于髂后上棘做穿刺，取侧卧位或俯卧位；棘突穿刺点则取坐位，尽量弯腰，头俯屈于胸前使棘突暴露。

🔍 案例资料 5-1E

2023 年 3 月 17 日

病人饮食、睡眠尚可，自觉乏力有所减轻，偶有腹胀，大便 1 次 / 日，为成形黑色软便。查体：P 110 次 /min，T 36.5℃，BP 120/70mmHg，神志清楚，贫血貌，结膜苍白，巩膜、皮肤无黄染，双肺呼吸音清晰，未闻及干湿啰音及胸膜摩擦音，心率 110 次 /min，律齐，各瓣膜听诊区未闻及杂音及心包摩擦音，腹部平坦，未见胃肠型和蠕动波，腹软，无压痛、反跳痛，腹部无包块，双下肢不肿。

昨日行骨髓穿刺，今日结果如下：取材、涂片、染色良好。骨髓增生活跃，粒：红

=2.42：1。粒细胞系统增生明显活跃占 58%，各阶段粒细胞比值呈成熟加速，形态大致正常。红细胞系统增生明显活跃，占 24%，以中晚幼红细胞为主，其胞体小，胞质量较少，色偏蓝，全片见巨核细胞 56 个，见产板巨细胞 14 个。血片：可见幼稚粒细胞。以成熟粒细胞为主。成熟红细胞中心淡染区扩大，铁染色示：细胞内铁（－），细胞外铁（－）。血小板成堆分布。

胃镜：大体提示胃体小弯、胃角、胃窦小弯及后壁见一隆起病变，大小约 8cm×6cm，累及幽门，表面糜烂坏死，周边黏膜呈堤状隆起。局部取病理，病理结果：胃（窦）黏膜活检组织示低分化腺癌，十二指肠球部及球后黏膜未见异常。免疫组化结果：Her-2（1+）。

请外科会诊协助诊治，考虑胃癌，向家属交代病情，病人家属表示知情理解，与家属沟通后，考虑到后续的手术及化疗配合，告知病人病情。病人表示生老病死是自然规律，对诊断结果也有所预期，感谢家人及医护人员能够实情告知，想知道后续的治疗有哪些，预后如何。

下午巡视病房时，发现病人侧身躺在床上，翻看着手机中的照片，情绪比较低落。

请思考：

9. 骨髓穿刺结果的临床意义是什么？

10. 根据病人目前的情况，考虑新增的护理诊断 / 护理问题有哪些？

11. 此时重点应评估哪些项目？为什么？

问题解析：

9. 该病人骨髓穿刺结果的临床意义　该病人的骨髓穿刺结果显示骨髓增生程度正常，粒红细胞比例正常，粒细胞系统基本正常。红细胞胞体小，胞质量较少，色偏蓝；成熟红细胞中心淡染区扩大，铁染色（－），均符合缺铁性贫血的特征。全片巨核细胞总数偏多，产血小板型巨核细胞比例偏低，但绝对数正常。因此，认为该病人血小板为贫血所致的反应性增多，可排除原发性血小板增多症。

10. 该病人目前新增的护理诊断

（1）抑郁　与罹患胃癌有关。病人的胃镜检查及病理结果提示胃癌。病人知悉诊断后表示能够接受，但巡视时发现病人情绪低落，应考虑病人有抑郁情绪的可能，应进一步评估确认。

（2）知识缺乏：缺乏胃癌的治疗及康复知识。病人表示希望知道后续的治疗以及可能的预后等。

11. 此时重点评估的项目　病人得知胃癌诊断后可能会出现焦虑、抑郁甚至绝望等负性心理反应，因此，护士应注意评估病人可能出现的心理波动，运用倾听、解释等技巧适当地疏导病人，同时还应注意家属的支持，及时取得家属的配合。

经与病人沟通后，病人表示到了这个年龄，生老病死总要面对，虽然不愿接受自己患有癌症这个事实，但也会积极配合治疗，争取早日出院。经输血等治疗后，目前病人病情平稳，乏力症状明显缓解，血常规检查 RBC 3.93×10^{12}/L，Hb 97g/L。于 2023 年 3 月 17 日转入外科继续治疗。

（史铁英）

第二节　急性白血病病人的评估

案例资料 5-2A

病人孙女士，55 岁，退休人员。主因"头晕、乏力半月，伴双下肢瘀点、瘀斑 2 天"于 2023 年 4 月 2 日收入病房。

现病史：病人半月前无诱因出现头晕、乏力，爬 2 层楼梯后加重，伴有气促。偶有心慌、胸闷，未在意。2 天前洗澡时发现双下肢散在分布瘀点、瘀斑，左下肢最大瘀斑大小约

笔记栏

$3cm \times 4cm$，无鼻出血、牙龈出血。今日就诊于我院门诊，查血常规示：红细胞 1.8×10^{12}/L，血红蛋白 63g/L，白细胞 27.09×10^9/L，血小板 6×10^9/L，镜检见大量原始细胞。为进一步诊治以"急性白血病？"收入血液科。

请思考：

1. 该病人诊断急性白血病的主要依据有哪些？
2. 请分析该现病史描述的优点和不足之处。
3. 对于该病人的健康史，下一步应重点询问的内容有哪些？为什么？

问题解析：

1. **该病人诊断急性白血病的主要依据**　病人半个月前开始出现头晕、乏力，活动后加重的症状，结合血红蛋白值可初步判定为贫血的表现；血常规示白细胞明显高于正常，且镜检见大量原始细胞，同时伴有贫血及血小板减少，符合急性白血病的表现。病人双下肢出现散在瘀点、瘀斑，考虑为血小板减少所致。目前尚需进行骨髓形态学、细胞化学、免疫学、染色体及基因检查等，以确定急性白血病的类型。

2. **该现病史描述的优点与不足**　现病史描述的优点：现病史中介绍了起病情况（无明显诱因）与患病时间；主要症状的特点、严重程度及加重或减轻的因素，有无伴随症状等；起病后的处理（未在意）；病情的变化（发现了新的异常）等。在病人出现皮下瘀斑时，同时还描述了"无鼻出血、牙龈出血"，这对判断病情的严重程度以及并发症的预测等是非常重要的。此外，描述比较简洁明了，逻辑清晰。

但也存在着一定的不足之处：急性白血病病人由于原始白细胞的大量增生，使得正常白细胞、红细胞及血小板明显减少。因红细胞减少而出现贫血，并引起乏力；因血小板减少而容易发生各组织脏器的出血，因为正常白细胞减少、免疫功能受损而容易继发感染。该病人有贫血及出血的表现，在有关出血的表现中，除了要注意有无鼻出血、牙龈出血以外，还应注意有无黑便、便血、血尿等其他部位出血的可能。此外，还应询问病人有无发热等继发感染的表现。这对明确病因、判断病情严重程度进而确定护理诊断都是非常必要的。

3. **健康史下一步需重点评估的内容**　对于白血病待查的病人除现病史外应重点评估病人既往有无其他疾病及用药情况，以了解可能为白血病病因的药物；评估病人的日常生活状况，了解病人居住环境及职业有无长期接触放射物质或化学毒物史；评估家族中有无类似疾病者；评估病人是否知道所患疾病。若知道白血病诊断，需了解病人对疾病的认识及心理活动，有无不接受此诊断或产生震惊、恐惧、悲哀等负性情绪。此外，还要了解家庭主要成员对疾病的认识，对病人的态度，能否正确处理家中突发的应激，家庭经济情况，有无亲友、单位组织的帮助等。

📄 案例资料 5-2B

补充资料：

日常生活状况：饮食、睡眠规律，病后无改变。体重无明显增减。3 天前大便时带少量新鲜血 1 次，小便如常。日常活动可自理，ADL 评分 100 分，无饮酒史，吸烟史 20 余年，平均 20 支 / 日，未戒。

既往史：30 年前曾行"痔疮切除术"，1 年前体检发现高血压，血压最高 180/90mmHg，血压高时曾自行服用"硝苯地平 10mg"，近 1 个月监测血压正常，波动在（110～140）/（60～90）mmHg，3 个多月前染发 1 次。否认食物、药物过敏史。

笔记栏

个人史：生于大连，久居本地，无疫区及传染病病人接触史，预防接种史不详。无化学性物质、放射性物质、有毒物质接触史。

家族史：父母健在，否认家族成员中同类疾病病史及家族遗传病史。

心理社会状况：病人的情绪紧张，护士巡视病房时发现病人默默流泪，询问原因了解到病人对疾病的治疗效果及预后感到担心，多次询问医护人员其所患疾病严重程度以及是否能够治愈。另外，医院环境陌生让病人感到不适应，病人家庭经济条件较差，对疾病治疗的态度不积极。病人与丈夫、儿子及儿媳同住，家庭关系良好，家人对病人的病情非常关心，并希望积极治疗，但对病人所患疾病的认识不足。

请思考：

4. 根据目前的资料，该病人可能存在的护理诊断／护理问题有哪些？

5. 下一步体格检查的重点是什么？

问题解析：

4. 病人可能存在的护理诊断／护理问题

（1）活动耐力下降　与贫血引起全身组织缺氧有关。病人自诉活动后乏力明显，血常规示红细胞 $1.8×10^{12}/L$，血红蛋白 63g/L，提示病人中度贫血。由于贫血引起全身组织缺氧，表现为活动后乏力。

（2）潜在并发症：感染。病人的正常白细胞减少，免疫力低下，极易发生感染。

（3）潜在并发症：大出血／颅内出血。病人外周血中存在大量的白血病细胞，导致血小板数量极低，易发生致命性脑出血、消化道大出血等。因此，应注意监测病人的病情变化。

（4）有受伤的危险　与贫血导致的头晕、乏力有关。病人半个月前无诱因出现头晕、乏力，活动后加重，因此，有受伤的危险。

（5）焦虑　与担心疾病预后有关。病人有难过的表现，并表示对疾病的治疗和预后感到担心等。病人家庭经济条件较差，对疾病治疗的态度不积极。但病人默默流泪，追问预后等也可能是对治疗失去信心而出现抑郁情绪的表现，应注意加以鉴别。此外，焦虑与抑郁常相伴而行。因此，还需要更进一步地评估以确定病人的情绪状态，以便于采取更有针对性的护理。

（6）知识缺乏：缺乏急性白血病的治疗与预后的相关知识。病人不断询问病情以及治疗的相关情况，一方面是其焦虑的表现，同时也反映出其对疾病的不了解，因为疾病的不了解可能会更加重其焦虑情绪。此外，病人的家属也缺乏疾病的相关知识，应同时做好指导，以便做好支持与配合。

5. 该病人体格检查的重点　鉴于病人目前的病情，体格检查方面应重点注意病人贫血的表现，有无感染、脑出血及其他部位大出血的可能。因此，体格检查的重点包括：①生命体征及意识状态；②皮肤黏膜的颜色、皮下出血的情况；③口腔有无溃疡、牙龈有无肿胀；④肺部及腹部的听诊；⑤神经系统检查，注意有无感觉及运动功能障碍，有无神经反射异常及脑膜刺激征等。

案例资料 5-2C

补充资料：

焦虑自评量表（SAS）评分 56 分，抑郁自评量表（SDS）评分 62 分。

体格检查：T 37.2℃，R 18 次/min，P 96 次/min，BP 117/66mmHg，身高 163cm，体重 55kg。

发育正常，神志清楚，贫血貌，自主体位，言语清晰，查体合作，全身皮肤黏膜无黄染，双下肢散在瘀点、瘀斑，左下肢见一最大瘀斑约 3cm×4cm，全身浅表淋巴结无肿大。瞳孔等大等圆，对光反应灵敏。口唇苍白，口腔无溃疡，牙龈无肿胀，扁桃体无肿大。颈软，颈静脉无怒张。胸廓无畸形，胸骨无压痛。呼吸规整，双侧听诊呼吸音清。心率96次/min，各瓣膜听诊区未闻及杂音，无心包摩擦音。腹部柔软，无压痛及反跳痛，肝、脾肋下未触及，肠鸣音4次/min，无增强及减弱。双下肢无水肿。肌力5级，无感觉障碍，生理反射对称引出，病理反射（－），脑膜刺激征（－）。

辅助检查：

4月2日血常规： 白细胞27.09×10^9/L，红细胞1.8×10^{12}/L，血红蛋白63g/L，血小板6×10^9/L，镜检见大量原始细胞。

请思考：

6. 上述体格检查结果有何临床意义？

7. 根据目前补充资料，该病人的护理诊断有无变化？

问题解析：

6. 该病人体格检查结果的临床意义　病人体格检查的主要阳性结果为：贫血貌，口唇苍白，双下肢散在瘀点、瘀斑，余均为阴性。阳性结果支持病人存在贫血及出血。而阴性结果是否就没有特别的意义了呢？其实阴性结果也具有非常重要的临床意义。病人全身浅表淋巴结无肿大，提示淋巴系统白血病的可能性低；病人无口腔溃疡及牙龈肿胀，故其患急性单核细胞白血病的可能性也较小，可缩小诊断范围。病人生命体征正常、肺部未闻及干湿啰音等，提示目前无感染征象；病人血压正常，支持病人所述近1个月血压正常的描述；病人意识清楚、瞳孔等大等圆、言语清晰、无感觉及运动功能障碍、无锥体束征及脑膜刺激征，提示目前无脑出血；病人无肠鸣音活跃，提示无明显的消化道出血。

7. 该病人护理诊断的变化　病人的焦虑、抑郁自评评分均高于正常参考值，提示病人同时存在焦虑、抑郁的护理诊断。根据补充的资料，其余护理诊断无改变。

案例资料 5-2D

病人入院后给予血液科常规护理，根据门诊血常规结果显示，病人有出血的可能，故给予卧床休息、嘱家属24小时陪护、保持排便通畅等护理措施。由于病人血小板极低（6×10^9/L），给予配输B型Rh阳性滤白血小板1个治疗量，输血开始时间4月2日19:10，输血速度开始15分钟，30滴/min，无不适反应调整到50滴/min，结束时间4月2日20:20，输注过程顺利，无输血反应。同时予酚磺乙胺、卡巴克洛止血，益血生口服升血细胞。病人血小板严重低下伴中度贫血，随时有大出血风险，出现颅内出血、消化道出血等危及生命的可能，密切观察病人病情变化。

病人及家庭成员对白血病的病因、预防出血、治疗及预后等知识不了解，同时由于病人家庭经济条件较差，经济负担较重，对疾病的治疗及预后表现出明显的顾虑和担心。护士就白血病相关知识对病人及家属进行了指导。病人及其家属已明确表示愿意配合治疗。同时，与医生就病人的经济状况等进行了沟通，在尽量降低治疗费用的同时最大限度地保证治疗效果。

请思考：

8. 根据病人目前的情况，住院期间的评估重点是什么？

问题解析：

8. 病人住院期间的评估重点

（1）病情观察：①头晕、乏力的症状有无改善；②有无发热等感染迹象；③有无牙龈出血、便血等消化道出血的表现；④有无突然头痛、意识改变等颅内出血的表现；⑤体格检查：皮肤黏膜苍白的程度，双下肢瘀斑、瘀点的变化，有无肌力、肌张力及神经反射异常等；⑥血常规等辅助检查结果。

（2）输血及药物治疗的效果及不良反应的观察：包括有无发热反应、过敏反应、溶血反应、与大量输血相关的反应（循环负荷过重、出血倾向、枸橼酸钠中毒反应）以及输血相关传染等。

（3）病人的心理社会状况：包括病人情绪的变化、对疾病相关知识的掌握情况、家属的支持等。

 案例资料 5-2E

病人入院第 2 日（2023 年 4 月 3 日）

病人夜间出现畏寒、高热，体温最高 39.4℃，伴咳嗽、咳白痰，给予物理降温，同时行血培养检查，并给予头孢米诺联合替硝唑抗感染治疗。病人晨起精神差，饮食欠佳。查体：重度贫血貌，皮肤、巩膜无黄染，全身浅表淋巴结未及肿大，双下肢散在分布瘀点、瘀斑，未见新发瘀点、瘀斑。心率 92 次 /min，律齐，未闻及杂音，腹软，无压痛，肝、脾肋下未及，双下肢无水肿。

实验室检查结果：WBC 31.03×10^9/L，中性粒细胞 9.58×10^9/L，L 8.61×10^9/L，M 18.28×10^9/L，RBC 1.79×10^{12}/L，Hb 53g/L，PLT 7.00×10^9/L。网织红细胞比例 0.48%，网织血小板 1.70%。尿常规及便常规：正常。凝血时间：正常。肝炎病毒、梅毒及 HIV 标志物检查：抗 –HBc（＋），余阴性。肝功、肾功及电解质正常。空腹血糖（GLU）6.46mmol/L，乳酸脱氢酶（LDH）60IU/L，β_2 微球蛋白正常。心电图检查：窦性心律，电轴不偏，左心室高电压。心脏彩超：左心系增大，升主动脉增宽。

骨髓穿刺细胞学：骨髓增生明显活跃。粒细胞系异常增生占 93.5%，以原始粒细胞为主，占 54%，其形态特点为胞体大小不等，可见异常中幼粒细胞。血片：可见各阶段幼稚粒细胞，其中原始粒细胞占 75%，成熟红细胞大小不一，血小板少见。经骨髓细胞学涂片及免疫分型初步考虑急性粒细胞白血病 M2 型。告知病人家属急性粒细胞白血病 M2 型属血液系统恶性肿瘤，预后差，治疗可能不缓解，易复发或难治，并有感染致脓血症、颅内出血、消化道出血等高风险，可危及生命，需待染色体、基因等检查回报进一步评估预后。家属表示知情理解，同意化疗，并愿意承担化疗药物相关不良反应及化疗过程中可能存在的相关风险。

遵医嘱给予 HCAG（H—高三尖杉酯碱，C—阿柔比星，A—阿糖胞苷，G—粒细胞集落刺激因子）化疗方案，诱导缓解治疗（具体剂量：HHT 2mg d1～8，AcL-A 20mg d1～4，Ara-C 40mg d1～8，G-Csf 300μg d0 至血象恢复正常），辅以护胃止吐、保肝、保护细胞等支持治疗。

请思考：

9. 该病人发热的可能原因是什么？

10. 该病人目前评估的重点有哪些？

问题解析：

9. 该病人高热的可能原因　急性白血病病人高热往往提示有继发感染。感染主要是由于病人正常白细胞明显减少所致，以细菌感染为主，可发生在各个部位，以口腔炎、咽峡炎、牙龈炎最常见，可出现溃疡或坏死；肺部感染、肛周炎、肛周脓肿亦常见，严重者可引起败血症。最常见的致病菌为革兰氏阴性杆菌，如肺炎克雷伯菌、铜绿假单胞菌、大肠埃希菌、产气荚膜梭菌等；革兰氏阳性球菌如金黄色葡萄球菌、表皮葡萄球菌、粪链球菌、肠球菌等感染也不少见。由于病人伴有免疫功能缺陷，可发生病毒感染，如单纯疱疹病毒、带状疱疹病毒、巨细胞病毒感染等。该病人高热、咳嗽、咳白痰，无其他伴随症状，考虑呼吸道感染的可能性较大。

10. 该病人的评估重点　除了之前所要观察的重点内容以外，病人目前开始进行化疗，应注意做好化疗的效果、不良反应等观察。

（1）输注静脉及穿刺局部的观察：化疗药物对血管的刺激性较大，多次注射可引起静脉炎，出现条索状红斑、硬结或压痛，严重者可因血管内膜增生而导致静脉闭塞；若发疱类化疗药物（如阿柔比星）注射至血管外或从血管外渗，则可导致皮下组织坏死；若刺激性化疗药物发生外渗，则可引起轻度组织炎症和疼痛。因此，在使用化疗药物过程中，应注意观察输注静脉及穿刺点周围组织的可能变化，以便及时发现异常，及时予以处理。

（2）化疗药物不良反应的观察：①胃肠道反应：主要表现为恶心、呕吐、食欲减退等，其反应出现的时间及严重程度与药物种类有关，同时也存在较大的个体差异。一般在第 1 次用药时反应较强烈，以后逐渐减轻。阿糖胞苷、三尖杉酯碱等药物易引起恶心、呕吐等消化道反应。②骨髓抑制：为多数化疗药物的共有反应，一般在化疗 7～14 天时抑制作用最强，多在 1 周左右恢复，但存在个体差异。③口腔溃疡：白血病细胞易浸润口腔黏膜，应评价病人口腔情况，加强口腔护理，减少溃疡面感染的概率，促进溃疡愈合。④心脏的毒性作用：高三尖杉酯碱、柔红霉素等可以引起心肌及心脏传导的损害，用药前后应注意监测心率、心律及血压的变化，若病人出现胸闷、心悸，应立即通知医生，并做好配合处理。

 知识链接

化疗相关口腔黏膜炎的评估

由于化疗影响上皮细胞的正常更新和代谢，引起口腔黏膜上皮组织损伤而出现的炎症或溃疡性病变，称为化疗相关口腔黏膜炎，表现为口腔黏膜的红斑、水肿、糜烂和溃疡。对于化疗患者，应在治疗全程进行动态口腔评估。包括化疗前应进行口腔黏膜炎的风险因素及口腔黏膜情况评估；化疗期间应每日评估口腔黏膜 1 次，出现口腔黏膜炎应每日至少评估 3 次，评估至愈合或治疗结束后 2 周；以及指导出院患者居家期间进行自我评估。评估内容包括评估口腔黏膜炎的风险因素，以及使用 WHO 口腔黏膜炎分级标准，评估口腔黏膜炎的严重程度。

（3）化疗效果的观察：及时了解病人的头晕、乏力、发热等症状变化，贫血的程度，有无新的皮下出血，血常规的变化等。

案例资料 5-2F

病人入院第 3 天（2023 年 4 月 4 日）

病人一般情况可，乏力较前明显改善，今排便一次，饮食尚可，夜间间断睡眠 4～5 小时。经目前抗感染治疗后，仍有发热，但已无明显咳嗽、咳痰，体重 54kg，较前略减轻，皮下出血情况较前缓解。查体：T 37.5℃，BP 113/60mmHg，余同前。肺 CT 检查示：双肺渗出性改变；左肺上叶小结节。骨髓细胞学涂片及免疫分型初步诊断为急性粒细胞白血病 M2 型，PCR 检测报告回报 AML1/ET0（+），属血液系统恶性肿瘤。复查血常规：WBC $20.97×10^9$/L↑，中性粒细胞比例 45.70%↓，中性粒细胞 $9.58×10^9$/L↑，红细胞计数 $1.61×10^{12}$/L↓，血红蛋白 53g/L↓，血小板计数 $3.00×10^9$/L↓。糖化血红蛋白 6.4%，空腹血糖 7.61mmoL/L。医嘱予输注红细胞及血小板，纠正病人贫血症状。嘱加强个人防护，密切关注病人血常规等病情变化，预防出血并发症。

请思考：

11. 请分析该病人上述各项检查指标的临床意义。

问题解析：

11. 该病人各项检查指标的临床意义　病人血常规：白细胞 $20.97×10^9$/L，较前明显下降，提示化疗有效;血红蛋白(Hb)53g/L,较前无明显变化,仍属于重度贫血;血小板计数(PLT)3.00×10^9/L,较前继续降低。分析原因可能与化疗导致的骨髓抑制有关。当血小板计数低于2.0×10^9/L即有脑出血的危险,此病人血小板计数极低,应严密观察。骨髓穿刺细胞学:骨髓增生明显活跃。骨髓细胞学涂片及免疫分型初步诊断为急性粒细胞白血病M2型,属血液系统恶性肿瘤。病人空腹血糖高于正常,考虑与病人处于应激状态有关。

 案例资料 5-2G

　　病人入院第10天,经积极抗感染,促粒系、巨核系增生及间断输注红细胞与血小板,予HCAG方案治疗后,乏力明显减轻,无发热、咳嗽、咳痰,无消化道及颅内出血等其他部位表现。体格检查:生命体征平稳,贫血貌,双下肢陈旧出血点,双肺呼吸音粗,未及干湿性啰音。复查血常规:白细胞1.53×10^9/L,中性粒细胞0.45×10^9/L,血红蛋白55g/L,血小板计数44×10^9/L。考虑病人病情稳定,可以出院,继续强化巩固治疗,门诊随诊监测血象变化,病人及其家属担心出院回家后病情恶化,询问护士如何预防与观察。

　　请思考:

　　12. 该病人目前的主要护理诊断/护理问题有哪些?

　　问题解析:

　　12. 该病人目前的护理诊断/护理问题　该病人经相关治疗后,乏力等不适症状明显改善,血常规检查结果也支持化疗有效,但病人依然存在贫血、血小板减少(较前有明显提升,但仍处于较低水平)。双肺呼吸音粗,提示肺内感染尚未完全恢复,应注意观察。病人出院后还需要继续强化巩固治疗。病人及其家属也表示对出院后的防护知识不了解,同时也担心出院后病情会恶化等。由此可见,病人目前尚存在以下护理诊断:①知识缺乏:缺乏有关急性白血病治疗及预防感染和出血的知识;②活动耐力下降 与急性白血病所致的贫血有关;③焦虑与知识缺乏、担心病情恶化有关;④潜在并发症:感染、出血。

（史铁英）

● ● ● ● 思考题 ● ● ● ●

　　1. 病人,女性,41岁。长期月经过多,临床表现为疲倦、头晕、记忆力下降、食欲减退、毛发枯、易脱落,反甲。辅助检查:血清铁蛋白10g/L,血涂片可见红细胞体积较正常小,形态不一。初步诊断:缺铁性贫血。

　　问题:

　　(1) 该病人的医疗诊断依据是什么?

　　(2) 该病人出现贫血的原因是什么?你会重点询问哪些信息?

　　2. 病人,女性,20岁。急性白血病。辅助检查:白细胞43×10^9/L,红细胞2.7×10^{12}/L,血红蛋白67g/L,血小板10×10^9/L。

　　问题:

　　(1) 该病人出血的主要原因是什么?

　　(2) 对于该病人,此时应着重观察病人什么?

ER 6
本章数字资源

第六章

内分泌系统疾病病人的评估

内分泌系统是由内分泌腺和分布于人体各组织的激素分泌细胞以及它们所分泌的激素组成的一个体液调节系统。内分泌腺的结构特点是腺细胞排列成索状、团状或围成泡状，不具有排送分泌物的导管，但毛细血管丰富。腺细胞分泌的每种激素作用于一定器官或器官内的某类细胞，称为激素的靶器官或靶细胞。人体主要的内分泌腺有下丘脑、垂体、甲状腺、甲状旁腺、胰岛、肾上腺以及性腺等。

内分泌系统与神经、免疫和生殖系统等紧密相连，相互作用，在神经支配和物质代谢反馈调节基础上释放激素，从而调节人体的代谢过程、脏器功能、生长发育、生殖衰老等生命现象，维持人体内环境的平衡。激素一般以相对恒定的速度或一定节律释放，由靶细胞发挥生理效应，其中任何环节出现异常（包括内分泌腺体异常，激素的分泌异常、前激素转换异常、靶细胞对激素的反应异常等），均可表现为内分泌疾病。

内分泌疾病根据腺体的功能可分为功能亢进与功能减退，例如甲状腺功能亢进症（简称甲亢）、甲状腺功能减退症（简称甲减）。根据其病变发生在下丘脑、垂体或周围靶腺，分为原发性（靶腺病变）和继发性（下丘脑或者垂体病变），例如原发性甲减、继发性甲减。此外，因医疗目的而应用药物或激素所导致者，则称为医源性内分泌疾病。

内分泌疾病的诊断包括功能诊断、定位诊断和病因诊断等。一些典型的内分泌疾病病人常具有特殊的面容（如甲亢、甲减、肢端肥大症、库欣综合征等）和病理性特征（如甲状腺肿大、眼部特征、异常毛发分布、生殖器幼稚等）。

内分泌系统疾病病人的常见症状有身体外形的改变、生殖发育及性功能异常、进食或营养异常、排泄功能异常等。在健康史的采集过程中，应详细了解病人患病的起始时间、有无诱因、发病的缓急、主要症状及其特点等；还应注意评估病人有无进食或营养异常、排泄功能异常和体力减退等；有无冠心病、高血压等相关疾病病史；由于面容及形象改变等可能引起的心理情绪变化。体格检查亦应依据不同疾病而有不同的侧重：生命体征、皮肤黏膜有无色素沉着、水肿情况；头颈部检查注意有无突眼、甲状腺肿大等甲亢的表现；检查胸部有无溢乳，腹部有无紫纹；有无骨质疏松症导致的脊柱、骨关节变形，外生殖器有无发育异常等。辅助检查中，激素及其动态功能测定等实验室检查可用于内分泌腺的功能诊断，如高血糖和糖化血红蛋白（HbA1c）增高是诊断糖尿病的指标；X 线、B 超、CT 及 MRI 等影像学检查及放射性核素检查可对产生激素的内分泌腺进行形态定位和病变定性；自身抗体检测如促甲状腺激素受体抗体（TRAb）可诊断甲状腺毒症的病因，胰岛素抗体（IAA）可诊断 1 型糖尿病的病因。

本章选取糖尿病（diabetes mellitus）、甲状腺功能亢进症（hyperthyroidism）这两种常见的内分泌系统疾病进行案例分析，每个案例以临床实践为主线，以健康史、病程记录等方式展示健康评估过程中的资料收集方法和内容，对案例资料进行健康评估的思路分析和常见问题的剖析，展示健康评估的技巧和方法、评估重点以及资料的分析过程等，帮助学生深入理解内分泌系统疾病病人的疾病特点和个体差异，提高对病人进行全面系统的健康评估的临床思维和判断能力。

案例 1 以糖尿病酮症酸中毒（diabetic ketoacidosis，DKA）急诊入院为例，展示该病的起病、入院、出院、随访等病情转归情况。通过案例导入与分析，使学生了解糖尿病病人的诊疗过程，

笔记栏

熟悉糖尿病急性并发症糖尿病酮症酸中毒的评估要点，随着病人病情的变化不断调整评估重点，以及在出院前和随访过程中，就出现的问题进行针对性的评估和健康教育，使学生掌握糖尿病病人护理评估的全过程。

案例 2 以一位甲状腺功能亢进症的病人为例，通过对病人入院、住院期间、转科、术前、术后以及出院前等不同时段的评估重点、主要护理诊断/护理问题的讨论与分析，以期帮助学生掌握甲状腺疾病的相关知识，提高对甲亢病人的健康史、体格检查及辅助检查等方面的评估方法和技能，并进行资料的分析、整理，确定护理诊断，提高学生的临床思维能力。

第一节　糖尿病病人的评估

 案例资料 6-1A

2024 年 1 月 26 日　4pm　急诊室

病人王先生，67 岁，退休干部。糖尿病病史 10 年。2 小时前出现神志不清、呼之不应，家属紧急送入医院。

请思考：

1. 对于该病人应重点评估哪些信息？

问题解析：

1. 该病人评估的重点　该病人因昏迷由家属送入急诊，此时护士不能直接对病人进行问诊评估，但可从其家属获取相关疾病信息。该病人有糖尿病病史 10 年，突然出现神志不清、呼之不应，考虑糖尿病相关性昏迷的可能性较大。糖尿病相关性昏迷包括糖尿病酮症酸中毒、糖尿病高渗性昏迷、乳酸性酸中毒、低血糖症等。此外，该病人为老年人，亦有脑血管意外、肺性脑病、肝性脑病、尿毒症等与糖尿病无相关性的昏迷的可能。因此，应注意通过病人家属了解该病人糖尿病的诊治及血糖控制情况，昏迷前有无感染、胰岛素治疗中断或不适当减量、进食碳水化合物不足、各种应激、酗酒以及某些药物（如糖皮质激素、拟交感药物等）等诱因；除糖尿病以外，有无高血压、高血脂、慢性阻塞性肺疾病、尿毒症等其他疾病病史。同时应检查病人意识障碍的程度，呼吸的频率、节律及幅度，呼出的气味等。2 型糖尿病病人在一定诱因作用下也可发生 DKA，根据病史及主要的体征特点可初步判断。必要时，可进行尿糖、尿酮、血糖、血酮及二氧化碳结合力、血气分析等实验室检查。

 案例资料 6-1B

病人急诊入院后，护士即刻建立静脉通路，开展抢救工作，同时向病人家属询问相关病史。该病人 10 年前无明显诱因出现多尿、多饮、多食、体重下降，在外院诊断为"2 型糖尿病"，给予口服消渴丸、格列齐特缓释片、二甲双胍等药物治疗，平素未监测血糖，控制情况欠佳。6 年前因血糖控制不佳改为胰岛素治疗，平时空腹血糖 6.9mmol/L，餐后血糖 10mmol/L 左右。2 天前，出现食欲减退，伴恶心、呕吐，呕吐物为胃内容物。2 小时前出现神志不清，呼之不应，急诊入院。入院后查 T 37℃，P 119 次/min，R 30 次/min，BP 138/85mmHg，浅昏迷，呼吸深大，呼出气有烂苹果味。急诊查血常规：红细胞 4.87×10^{12}/L，白细胞 11.0×10^9/L，中性粒细胞 78%，血小板 187×10^9/L；血糖 28.3mmol/L，血 pH 7.15，钾 3.60mmol/L，钠 142mmol/L，氯 103.5mmol/L，钙 2.18mmol/L；尿糖（+++），尿酮体（+++）。

医生考虑为"糖尿病酮症酸中毒"，予以大量补液（5 000ml/24h）、小剂量胰岛素持续静脉滴注、5% NaHCO₃ 100ml 纠正酸中毒、静脉补钾、抗感染等综合治疗，4 小时后病人意识逐步清醒，12 小时后病人心率恢复至正常。为进一步诊治收入病房。

请思考：

2. 上述病史的描述是否完善？有无需要补充的资料？

3. 该病人的医疗诊断和诊断依据是什么？

4. 根据上述信息，你认为病人急诊入院时可能存在的主要护理诊断／护理问题有哪些？

5. 作为接诊护士，除了上述资料外，还需要补充询问哪些资料？

问题解析：

2. 病史需进一步补充完善 上述病史对病人 10 年来患糖尿病的情况进行了描述，从中可以看出其糖尿病逐渐进展的过程。但是，案例资料中未描述主要症状的变化以及有无其他伴随症状，如发热、胸闷、心悸、头晕、头痛、乏力、倦怠、嗜睡等全身伴随症状。也未描述此次病人出现食欲减退、恶心、呕吐以及发生神志不清等症状有无相关的诱因，如感染、胰岛素治疗不适当减量或中断、饮食不当、创伤、麻醉、手术、严重刺激引起应激状态等。在随后的病史询问时，病人家属叙述说，病人 2 天前受凉，之后开始咽喉疼痛，流水样鼻涕，在家自行服用感冒药，症状无明显改善，之后出现食欲减退，并伴恶心、呕吐，呕吐物为胃内容物，无咖啡色液体，无黑便。此补充病史提示病人有诱发因素（感染）的存在，感染是 DKA 最常见的诱因。

3. 该病人的医疗诊断和诊断依据 该病人的初步诊断为"2 型糖尿病，糖尿病酮症酸中毒，上呼吸道感染"。诊断依据：该病人糖尿病病史 10 年，2 型糖尿病诊断明确，曾服用口服降血糖药，但未监测血糖，血糖控制欠佳，目前使用胰岛素治疗，随机血糖 28.3mmol/L；病人 2 天前，出现食欲减退，伴恶心、呕吐，呕吐物为胃内容物，其原有糖尿病症状加重，2 小时前出现神志不清，呼之不应，呼吸深大，呼出气有烂苹果味，随机血糖 28.3mmol/L，尿糖（+++），尿酮体（+++），血 pH 7.15，符合糖尿病酮症酸中毒的特点；病人 2 天前有受凉后出现流涕、咽痛不适，符合上呼吸道感染症状，虽体温 37℃，但血常规示：白细胞升高（11.0 × 10⁹/L），中性粒细胞 78%，考虑为上呼吸道感染。上呼吸道感染是糖尿病酮症酸中毒的常见诱发因素，可增加病人发生 DKA 的风险，需要密切关注。

 知识链接

糖尿病酮症酸中毒

1. 诱因 DKA 最常见的诱因是感染。其他诱因包括胰岛素治疗中断或不适当减量、各种应激、酗酒以及某些药物（如糖皮质激素、拟交感药物等）。

2. 临床表现 早期三多一少症状加重；酸中毒失代偿后，疲乏、食欲减退、恶心呕吐、多尿、口干、头痛、嗜睡、呼吸深快，呼气中有烂苹果味（丙酮）；后期严重失水，尿量减少、眼眶下陷、皮肤黏膜干燥，血压下降、心率加快，四肢厥冷；晚期不同程度意识障碍，昏迷。

3. 实验室检查 尿糖、尿酮阳性；血糖增高，一般为 16.7～33.3mmol/L，血酮体升高，＞1.0mmol/L 为高血酮，＞3.0mmol/L 提示可有酸中毒。剩余碱负值增大，阴离子间隙增大，血 HCO₃⁻ ＜ 15mmol/L。CO₂ 结合力降低，酸中毒失代偿后血 pH 下降＜ 7.3。

笔记栏

4. 病人急诊入院时存在的主要护理诊断／护理问题　根据上述资料，分析认为病人急诊入院时所存在的主要护理诊断／护理问题有：

（1）急性意识障碍　与糖尿病酮症酸中毒有关。病人2小时前突然出现神志不清，呼之不应，呈浅昏迷，呼吸深大，呼气中有烂苹果味。根据病人的既往病史、主要体征及实验室检查结果考虑为糖尿病酮症酸中毒的表现。

（2）体液不足　与病人食欲减退、恶心、呕吐以及高血糖高渗状态等有关。病人近2日出现食欲减退、恶心、呕吐等症状，可导致液体摄入不足及丢失增加。同时高血糖、高血酮和代谢产物引起渗透性利尿，酮体从肺排出带走大量水分，而导致水和电解质的丢失增加，引起水电解质代谢紊乱。因此，应注意可能存在体液不足。目前资料显示病人入院时有心率加快，经大量补液后，病人心率恢复正常，因此考虑心率较快也为体液不足的表现。

（3）营养失调：低于机体需要量　与病人摄入减少、丢失增加有关。病人因食欲减退而摄入减少，因呕吐而导致丢失增加，同时由于胰岛素分泌不足可引起糖、蛋白质及脂肪的代谢紊乱而致营养物质的利用障碍。

（4）潜在并发症：酸碱平衡失调。病人已明确为糖尿病酮症酸中毒，但在治疗与护理过程中，仍需要密切观察病人的酸碱平衡纠正的情况，因此，提出潜在并发症：酸碱平衡失调。

（5）有感染的危险　与高血糖有关。病人原有糖尿病症状加重，白细胞数及中性粒细胞比例升高，应加强体温监测。

5. 病房的接诊护士还需要补充询问的资料　上述资料主要涉及的是病人现病史的主要内容。作为病房的接诊护士，还应补充询问以下方面的资料：

（1）日常生活状况：病人患2型糖尿病10年，应重点询问：①饮食与营养型态：发现糖尿病后饮食有无变化，目前的饮食情况，包括每日餐次、进食量、饮食种类，如热量、糖类、蛋白质和脂肪的摄入等，是否控制进食高热量、高脂肪的食物等；对营养状况的自我感知，有无食欲及体重等方面的变化；皮肤有无破损，如皮肤破损后是否容易愈合等。②排泄型态：尿量及其变化，有无尿频、尿失禁、尿潴留等，尿中有无泡沫等。③休息与睡眠型态：睡眠质量如何，有无多梦易醒，有无疲乏无力等。④日常生活活动与自理能力：有无规律的身体锻炼活动，生活自理能力如何。⑤个人嗜好：病人有无烟、酒、麻醉品或其他特殊嗜好等。

（2）既往史：评估病人过去的健康和疾病情况，有无高血压、冠心病、脑血管疾病等慢性病病史，其自我管理行为及疾病控制情况；有无肝病、结核、疟疾等传染病史；有无手术史、外伤史、输血史以及住院经历等。有无对食物、药物或其他接触物的过敏史。

（3）个人史与家族史：询问病人有无遗传性、家族性、传染性疾病或同样疾病病史，重点了解子女、爱人以及家族成员中有无糖尿病、高血压、冠心病以及脑血管病等病史。引起糖尿病在内的很多慢性疾病的病因可归纳为遗传因素和环境因素，询问其家庭及家族成员中有无相关疾病病史者，有助于判断病人是否存在可能导致相关疾病的环境及遗传因素。

（4）心理社会状况：评估的内容包括认知功能、情绪、自我概念、对疾病的认识、应激与应对、价值观与信念、职业状况、生活与居住环境、家庭关系等。应重点评估病人对糖尿病的疾病知识的了解程度，对疾病的自我管理能力，对自我身体状况的认识等。评估病人的精神心理状态，如面部表情、姿势、衣着，谈话是否连贯，对言语的组织和反应，手势、步态等。患病后有无焦虑、抑郁、紧张、恐惧等心理表现，有无缺乏信心。注意评估其家庭成员对疾病的认识程度及态度、对病人的支持情况、家庭经济状况等，长期治疗有无影响家庭生活及造成经济负担沉重等。同时还应评估病人所在社区的医疗保健服务的情况等。

案例资料 6-1C

补充资料：

日常生活状况：病人10年前发现糖尿病后并未严格控制饮食，每日3餐，主食5~6两，喜食油荤及辛辣，喜食蔬菜水果，体重开始有所下降，半年下降5kg左右，后基本稳定在70kg左右。2天前受凉感冒后食欲减退，主食2~3两/d。平时睡眠质量较好，可连续睡眠7~8小时/d，无入睡困难、失眠、早醒等。近2天睡眠时间增多，夜间可连续睡眠9~10小时/d，白天也经常小睡。大小便规律，大便1次/d，小便5~6次/d，量约2 000ml/d，色淡黄。平时生活完全自理，缺乏运动锻炼，以做家务为主，可外出购物买菜。近2天以卧床为主，日常生活可自理。有吸烟史40年，每日吸烟1包，节日聚会偶有饮酒。

既往史：病人平素身体健康。无高血压、心脏病等慢性病史，否认肝炎、结核等传染病史。无外伤、手术史，无输血史。2年前因搬运重物不当导致腰椎间盘突出，未予特殊治疗，半年后自行缓解，未再发作。

个人史：病人生于本地，无外地居住史，无流行病疫水疫区接触史，预防接种史不详。无性病和冶游史。适龄结婚，配偶身体健康，育有1子1女，现已成年，均体健。

家族史：病人父亲死于心肌梗死（年龄不详），母亲85岁时自然去世。家族中无类似疾病，无冠心病、高血压、糖尿病，无遗传性以及家族性疾病史。

心理社会状况：近年来自觉眼睛视物模糊。因其邻居患糖尿病之后发生眼睛失明，病人有些担心自己的眼睛。这次又因为血糖控制不好而出现昏迷入院，因此感到紧张和焦虑，担心自己的病情会越来越重。病人在10年前出现多尿、多饮、多食症状后，虽然诊断糖尿病，并进行口服降血糖药治疗，但自我感觉无特殊不适，平素不重视监测血糖，不知自己血糖控制欠佳，使得血糖水平一直在波动。病人年轻时在机关单位从事文案工作，喜静，现已退休。个人喜欢看书写作，经常在写作时吸烟（护士和家属都劝说其戒烟，但效果不好）。平时没有运动锻炼的习惯，常在爱人催促下才偶尔散步。病人感觉这次的教训很大，表示以后一定会遵照医生护士的建议进行规律的血糖监测，并进行饮食控制和运动锻炼，做好自我管理，也表达了希望了解更多这方面的相关知识的愿望。家庭经济条件良好，住院费用医保报销80%，无经济负担。

请思考：

6. 根据上述资料，病人新补充的护理诊断/护理问题有哪些？

7. 该病人体格检查及辅助检查的重点是什么？

问题解析：

6. 病人新补充的护理诊断/护理问题

（1）焦虑　与担心疾病预后有关。病人之前对疾病的严重性缺乏足够的认识，没有对疾病进行有效的自我管理，近来出现视物模糊不清，因其邻居患糖尿病之后眼睛失明，病人开始担心自己眼睛的问题。此次又因为昏迷而住院，因此，对自己病情的进展表现出担心和紧张的情绪。

（2）健康维护行为无效：病人不能控制自己的吸烟行为，不能参加运动锻炼。病人在患病过程中，护士及家属多次劝其戒烟，但效果不好，病人依然没能采取戒烟行动。分析认为可能与病人并不认为吸烟会对自己的健康、对糖尿病的发生和发展产生不良影响有关，因此抱无所谓的态度而不予重视。病人喜静，退休后其生活方式更是久坐，平时没有运动锻炼的习惯，也没有进行规律的血糖监测和饮食控制。希望病人此次住院后，经过医护人员的健康教育和指导，可以帮助病人认识到吸烟的危害，采取更为积极的健康态度，努力戒烟，并积极进行糖尿病的自我管理。

（3）知识缺乏：缺乏糖尿病急慢性并发症的预防和自我护理知识。糖尿病的急性并发症指糖尿病酮症酸中毒和高渗高血糖综合征，慢性并发症有微血管病变（如糖尿病肾病、糖尿病视网膜病变等）、动脉粥样硬化性心血管疾病、神经系统并发症（如中枢神经系统并发症、周围神经病变、自主神经病变等）、糖尿病足等。病人已有10年多尿、多饮、多食伴消瘦的病史，但平素未监测血糖，血糖控制情况欠佳，使得血糖水平一直在波动，说明病人对自身健康状况不够关注。此次住院后，病人表示以后要严格遵照医嘱进行血糖监测及饮食与运动的自我管理，希望了解更多的相关知识。但需要注意的是病人患病10年来，血糖一直控制不佳，也可能存在健康管理无效或不依从行为的可能。在今后的护理过程中，应注意观察，以便可以及时发现可能的问题并给予有针对性的护理干预。

（4）久坐的生活方式 与病人缺乏健康管理意识有关。病人退休前，在机关做文案工作，经常伏案久坐，无规律的运动习惯，常在爱人催促下才偶尔散步。退休后，病人仍然喜欢读书写作，缺乏运动。经过此次急诊住院的经历，希望病人在医护人员的健康指导下，提高自身的健康观念，加强对糖尿病的疾病认识和自我管理。

7. 该病人体格检查与辅助检查的重点

（1）体格检查：针对该病人应重点检查一般情况、营养状况、皮肤和黏膜、眼部、心血管系统、泌尿系统、神经和肌肉系统等内容。一般情况的检查，注意病人意识、精神状态；测量生命体征，如体温、脉搏、呼吸、血压；测量身高、体重。营养状况评估病人发育、营养是否正常，有无肥胖或消瘦。皮肤黏膜有无湿度和温度的改变；有无皮肤干燥、粗糙、溃疡、感染；有无足背动脉搏动减弱或消失；有无皮肤感觉异常、肢体麻木；颜面和下肢有无水肿等。检查眼部有无白内障、屈光不正、视力减退。检查心脏大小，有无心律失常、心脏杂音。检查肺部，评估呼吸节律、频率、气味等。检查神经和肌肉系统，有无肌张力及肌力减弱、腱反射异常以及间歇性跛行等。通过对各系统的体格检查可初步确定病人是否存在与糖尿病无相关性的昏迷，例如脑血管意外、肺性脑病、肝性脑病和尿毒症等。存在糖尿病慢性并发症者，心血管、神经系统等体检时可见异常。

（2）辅助检查：重点应包括：①血常规，注意白细胞、中性粒细胞的变化；②血糖、HbA1c、尿糖、尿酮体等监测；③酸碱平衡及电解质的变化，注意血钾、钠、氯、钙的变化；④肝肾功能，注意甘油三酯、胆固醇、血肌酐、尿素氮等的变化，以及心电图检查等，以了解有无糖尿病性肾病、动脉粥样硬化等糖尿病慢性并发症；⑤视力、眼底及足部检查等，以了解有无糖尿病视网膜病变、糖尿病神经病变等。

📑 案例资料 6-1D

体格检查：T 36.8℃，P 86次/min，R 24次/min，BP 130/80mmHg。意识清醒，发育正常，营养中等，平车推入病房，自主体位。全身皮肤干燥、弹性差，无明显色素沉着、无黄染、无肝掌，无水肿、皮疹、瘀点、瘀斑。毛发生长、分布无异常。全身浅表淋巴结未及肿大。双侧瞳孔等大等圆、对光反应灵敏。咽部充血，双侧扁桃体Ⅰ度肿大。颈软，颈静脉无充盈，肝-颈静脉回流征阴性。胸廓无畸形，呼吸24次/min，节律规整，幅度双侧对称，无明显增强及减弱，呼吸音粗、未闻及干湿啰音。心前区无隆起，心率86次/min，律齐，心脏各瓣膜区未闻及病理性杂音。腹软平坦，无压痛，无反跳痛，腹式呼吸存在，肝、脾肋下未及，胆囊区无压痛，Murphy征阴性，移动性浊音阴性。双肾区无叩击痛。肛门及外生殖器未见异常。脊柱四肢无畸形，四肢关节无红肿、水肿。双下肢感觉功能正常，四肢肌力4级，肌张力无增强或减弱，生理反射存在，病理反射未引出。

辅助检查：住院后查血常规：红细胞 5.13×10^{12}/L，白细胞 8.9×10^9/L，中性粒细胞

72%，血小板 176 × 10⁹/L；空腹血糖 11mmol/L，糖化血红蛋白 11.2%；血 pH 7.35；血生化检查：总胆固醇（CHOL）4.94mmol/L，高密度脂蛋白胆固醇（HDL-C）0.89mmol/L，低密度脂蛋白胆固醇（LDL-C）3.40mmol/L，甘油三酯（TG）1.51mmol/L，尿素氮（BUN）8.9mmol/L，肌酐（CRE）62μmol/L；尿常规：尿糖（++），尿酮体（+）。

病人入院后继续给予补液、降糖、抗感染等治疗。入院第 2 天尿酮体转阴，血酮体正常，病人恢复进食，给予胰岛素治疗，早 30U、晚 20U 皮下注射。病人焦虑情绪明显减轻，并积极主动了解血糖监测、饮食控制以及运动方案等方面的知识，并表示出院后一定坚持戒烟，加强运动锻炼，积极控制饮食。5 天后病人病情平稳出院。

请思考：

8. 病人体格检查及辅助检查结果的临床意义有哪些？

9. 病人在住院期间，护士应对该病人进行哪些关于糖尿病管理的健康评估和指导？

10. 病人出院后随访的主要内容有哪些？

问题解析：

8. 病人体格检查与辅助检查结果的临床意义　体格检查显示病人意识转清，呼吸频率及幅度未见异常，辅助检查显示血 pH 7.35，提示酸中毒得到纠正；空腹血糖、尿糖及尿酮体均有明显改善；心率恢复正常，提示病人体液不足得到有效纠正；咽部充血、扁桃体Ⅰ度肿大、双肺呼吸音粗，支持呼吸道感染；肾功能尿素氮升高而肌酐正常，提示病人肾前性脱水。血常规显示白细胞计数下降至正常范围。糖化血红蛋白 11.2% 提示病人过去 2～3 个月血糖水平较高，血糖控制较差。

9. 针对该病人糖尿病管理的健康评估与指导内容　主要包括：①糖尿病健康教育：提供个性化教育，改变不健康的生活方式、戒烟戒酒，让病人和家属了解糖尿病的病因和诱因、各种急慢性并发症，认识糖尿病并掌握自我管理技能。②饮食治疗：评估和指导病人控制总热量、平衡膳食、定时定量、合理餐次分配、少吃盐，恢复并维持理想体重。③运动锻炼：评估病人目前的身体状况是否适合运动，并与病人共同讨论，根据病人年龄、体力、病情、有无并发症以及既往运动情况等决定运动方式、时间及运动量。④药物治疗：评估病人用药情况，给病人讲解口服降糖药的副作用、注射胰岛素的方法及低血糖反应的观察。⑤血糖监测：根据病人血糖水平讲解其糖尿病综合控制目标，如空腹血糖 4.4～7.0mmol/L、非空腹血糖 ≤ 10.0mmol/L、糖化血红蛋白 < 7.0% 等，让病人能确实达到控制的目标值。⑥心理护理：医护人员应重视病人的心理健康状态，对病人进行心理评估，提供必要的心理咨询和治疗服务，指导病人正确处理疾病所致的压力，保持良好的心理状态。

 知识拓展

惠普尔三联征

惠普尔三联征又称 Whipple 三联征，是由多种原因引起的血糖浓度低于正常的一种临床综合征，以交感神经兴奋和中枢神经系统功能障碍为突出表现，其典型临床表现有：①自发性周期性发作低血糖症状（如心慌、头晕、出汗、脸色苍白、饥饿、全身软弱无力、视物模糊、反应迟钝等）、昏迷及其精神神经症状，每天空腹或劳动后发作；②发作时血糖低于2.8mmol/L，一般引起低血糖症状的血浆葡萄糖阈值为 2.8～3.9mmol/L，反复发作的低血糖病人，这一阈值可向更低的血糖浓度偏移；③口服或静脉注射葡萄糖使血糖水平恢复正常后，低血糖症状迅速缓解。

笔记栏

10. 病人出院后随访的主要内容　指导病人进行病情监测，包括血糖监测、其他心血管疾病危险因素和并发症的监测。

（1）血糖监测：基本指标包括空腹血糖、餐后血糖和糖化血红蛋白。建议病人应用便携式血糖计进行自我血糖监测。HbA1c 用于评价长期血糖控制情况，可每 3～6 个月定期复查 HbA1c，了解血糖总体控制情况，及时调整治疗方案。

（2）心血管疾病危险因素监测：评估并治疗其他心血管疾病危险因素，监测血压。

（3）并发症监测：每年 1～2 次全面复查，了解血脂以及心、肾、神经、眼底等情况，尽早发现有关并发症，给予相应处理。

第二节　甲状腺功能亢进症病人的评估

 案例资料 6-2A

病人李女士，34 岁，教师，已婚。

5 年前病人开始出现多食易饥、消瘦、乏力、怕热、多汗，时有心悸、气促、失眠、性情急躁。经门诊检查，发现甲状腺肿，T_4 20μg/dl，T_3 3ng/ml，摄 ^{131}I 率 3 小时 60.2%，24 小时 78.9%，诊断为"甲状腺功能亢进症"，给予甲巯咪唑每日 30mg 口服，2 个月后好转，继续服药 8 个月，病情稳定，自行停药。停药半年后上述症状再次出现，体重较之前减轻。1 周前出现胸闷、气急、心悸。遂来医院急诊，体检：心率 150 次/min，心律不齐，心电图显示心房颤动。静脉注射去乙酰毛花苷 0.4mg，15 分钟后心率降至 100 次/min，心律仍不齐。口服维拉帕米 2 天后心律转为窦性。次日复查仍为心房颤动，心率 140 次/min。甲状腺增大，可闻血管杂音。为进一步诊治门诊以"甲状腺功能亢进症"收治入院。

请思考：

1. 上述病史的描述是否完善？有无需要补充的资料？

2. 该病人的主诉应该是什么？

3. 在下一步的健康史采集中，应更关注哪些信息？

问题解析：

1. 病史的描述有待完善　甲状腺功能亢进症简称甲亢，其病因中 80% 以上是弥漫性甲状腺肿（Graves disease）。病史中描述了 5 年前病人开始出现多食易饥、消瘦、乏力、怕热、多汗，时有心悸、气促、失眠、性情急躁，但未描述有无诱发因素。Graves 病受到遗传、环境等多种因素的影响。外部因素包括感染、碘摄入量和环境毒素；内部因素包括基因以及应激、妊娠、性别等。对于该病人应注意询问有无精神创伤、感染等应激状态或其他诱因等。在病史中除详细询问病人患病的起始时间、主要症状及其特点，如有无疲乏无力、怕热多汗、多食多饮、体重减轻、急躁易怒等，还应详细描述病人有无其他甲状腺毒症（thyrotoxicosis）表现，如有无胃肠蠕动增快、排便次数增多、腹泻等消化系统表现；有无周期性瘫痪、重症肌无力等；有无月经减少或闭经等；有无多言好动、注意力不集中、视力下降、畏光流泪、眼球突出等。询问有无甲亢危象征兆，如高热、大汗、心动过速、烦躁不安、谵妄、呼吸急促、恶心呕吐、腹泻等。病人因停药半年后再次复发，但未描述是否采取了相应的措施及其效果等，应询问其检查、治疗情况和疾病控制情况等。病人 1 周前出现胸闷、气急、心悸，未描述是否存在感染、严重精神刺激等诱因。针对以上问题需补充完善病史的描述。

2. 该病人的主诉　从病史的描述中可知，病人 5 年前开始起病，同时存在多食易饥、乏力、怕热、多汗等多种症状，这些症状是甲状腺毒症表现中的高代谢综合征。病人有时还伴有心悸、失眠、性情急躁等，这些症状也均为甲状腺分泌过多对神经精神和心血管系统造成的影响。应如何概括其主要症状，达到既简单明了，又能很好地反映病人的主要病情特点呢？建议从中选择最具代表性的突出表现作为其主要症状。分析该病人的表现，"多食易饥、怕热、多汗"可以较好地反映其高代谢的表现。这些症状虽经治疗后好转，但病人自行停药后半年再次复发，从病史的描述中并不清楚后来的变化情况，但从 1 周前的发病及检查结果等推测病情没有得到很好的控制，导致病情逐渐加重，出现了心房颤动的表现。病人因为心房颤动而出现胸闷、气急、心悸等症状，其中心悸是心率增快的表现，而胸闷、气急则是由于心排血量减少所致的气体交换受损的表现，选择其一作为主要症状即可。因此，根据目前病史的资料，可以将主诉概括为"多食易饥、怕热、多汗 5 年，胸闷、心悸 1 周"。

3. 下一步应询问的重点信息　护士除进一步完善现病史外，还应补充询问以下方面的资料：

（1）日常生活状况：病人 5 年前出现多食易饥、消瘦、乏力、怕热、多汗等，诊断为"甲状腺功能亢进症"。此次病情加重，还应重点询问：①饮食与营养型态：既往饮食习惯、饮食结构和进食情况，目前的饮食情况，包括每日餐次、进食量、饮食种类等；对营养状况的自我感知，有无食欲及体重等方面的变化等。②排泄型态：包括排便、排尿的次数、量、性状和颜色，有无腹泻、便秘等异常改变及可能的原因。③休息与睡眠型态：评估病人睡眠、休息及放松的方式与习惯，如平素睡眠有无规律、每日睡眠时间、晚间入睡及晨起的时间、是否午睡等，此次患病后有无睡眠规律和睡眠质量的改变等。④日常生活活动与自理能力：有无规律的身体锻炼活动，生活自理能力如何。⑤个人嗜好：病人有无烟、酒、麻醉品或其他特殊嗜好等。评估患病对日常生活的影响，有无睡眠、活动量及活动耐力的改变。

（2）既往史：评估病人过去的健康和疾病情况，有无高血压、冠心病、脑血管疾病等慢性病史，其自我管理行为及疾病控制情况，有无肝病、结核、疟疾等传染病史，有无手术史、外伤史、输血史以及住院经历等。有无对食物、药物或其他接触物的过敏史。

（3）个人史：主要包括的内容有：①出生及成长情况：询问出生地、居住地与居留时间，有无疫源地和地方病流行地区居住史，有无传染病接触史等。②月经史：询问病人月经初潮年龄、月经周期和经期的天数、经血的量和颜色、经期症状、有无痛经和白带异常及末次月经日期。③婚育史：询问病人婚姻状况、结婚年龄、配偶的健康状况、性生活情况、妊娠与生育次数和年龄，人工或自然流产的次数、有无死产、手术产、产褥感染等。

（4）家族史：主要了解直系亲属，如父母、兄弟、姐妹及子女的健康状况、患病及死亡情况。询问有无遗传性、家族性、传染性疾病或同样疾病病史，重点了解爱人、子女以及家族成员中有无甲状腺疾病、糖尿病、高血压、冠心病等病史。Graves 病有显著的遗传倾向，同时也受感染、环境毒素、应激等多种因素的影响，询问其家庭及家族成员中有无相关疾病病史者，有助于判断病人是否存在可能导致相关疾病的环境及遗传因素。

（5）心理社会状况：评估的内容请参考本章第一节问题 5 中"（4）心理社会状况评估"。

> **案例资料 6-2B**
>
> **现病史补充**：病人 5 年前无明显诱因出现乏力、怕热、多汗，时有心悸、气促，失眠，急躁易怒。多食易饥，每日主食 500g，每日进餐 4~5 次，不伴便秘、腹泻、月经不调等。经门诊检查，发现甲状腺肿，轻度眼球突出。检查 T_4 20μg/dl，T_3 3ng/ml，摄 ^{131}I 率 3 小时 60.2%，24 小时 78.9%，诊断为"甲状腺功能亢进症"，给予甲巯咪唑每日 30mg，2 个月后好转出院，继续服药 8 个月，病情稳定，自行停药。停药半年后上述症状再现，未予重视。多

笔记栏

117

食,体重仍不断下降,较病前下降10kg。2年前开始月经紊乱、量少、周期延长。1周前劳动时乏力、胸闷、气急、心悸,无心前区痛,当时在本院急诊体检:心率150次/min,心律不齐,心电图显示心房颤动。静脉注射去乙酰毛花苷0.4mg,15分钟后心率降至100次/min,心律仍不齐。口服维拉帕米2天后心律转为窦性,次日复查仍为心房颤动,心率140次/min。甲状腺较前增大,可闻及血管杂音。为进一步诊治,收住内分泌科病房。

日常生活状况:病人5年前患甲亢时食量增加,每日4~5餐,主食500g/d,但体重下降,病情控制后,食量恢复正常,2年前食量再次增加。自患病以来体重下降10kg左右。睡眠质量较差,夜间间断睡眠5~6小时,容易失眠、早醒、多梦等。大便次数增多,3~4次/d,黄色稀软便为主,小便无明显异常。生活可完全自理,平日活动较少,无运动习惯。

既往史:否认高血压、糖尿病、冠心病等病史,否认外伤、手术史。否认食物及药物过敏史。

个人史:生于原籍,无外地居住史,无血吸虫疫水接触史。无冶游史。月经史:初潮13岁,月经周期为25~28天,每次3~5天,月经量和颜色正常,无痛经。自2年前开始出现月经量少,周期延长,月经不规则。25岁结婚,配偶身体健康,G_2P_1,育有一子,7岁,体健。

家族史:家庭成员中无同样疾病病史,无其他遗传性、家族性、传染性疾病。

心理社会状况:病人在患病后情绪易激动,经常急躁易怒,停药后又因疾病反复,更是紧张、焦虑。病人是高中教师,工作中因备课、批改学生作业等导致用眼过度,常感眼睛不适,担心病情加重。近期无重大应激事件,稍悲观,但遇事能处理,有困难及时求助。病人作为教师,是年级的教学骨干,热爱工作,有成就感,工作环境较好。患病后,家人、同事及朋友均给予了较多的关心和照顾。住院费有职工医保报销,无经济负担。

体格检查:T 38℃,P 126次/min,R 20次/min,BP 150/80mmHg,身高168cm,体重46kg。发育正常,消瘦,自动体位,神志清晰,检查合作。皮肤无苍白、发绀及黄染,湿润多汗,无水肿、紫癜、皮疹、色素沉着。结膜无充血,巩膜无黄染,两侧瞳孔等大等圆,对光反应存在,调节反应及视力正常。上眼睑挛缩,瞬目减少,双眼辐辏不良,伴轻度突眼,眼球有细震颤。甲状腺呈弥漫性、对称性Ⅱ度肿大,质软,无压痛,无结节,两上极有细震颤并可闻及血管杂音,无压痛。心尖冲动在左侧第5肋间锁骨中线上,心率140次/min,心律绝对不齐,未闻及病理性杂音。肺部体征阴性。肝、脾肋下未触及。关节无红肿、畸形、运动障碍。双手细震颤阳性。膝腱、跟腱反射均亢进,两侧对称,巴宾斯基征及凯尔尼格征阴性。

实验室检查:促甲状腺素受体抗体(TRAb)22.3U/L,甲状腺素(T_4)20μg/dl,三碘甲状腺原氨酸(T_3)3ng/ml,游离甲状腺素(FT_4)30.5pmol/L,游离三碘甲状腺原氨酸(FT_3)11.30pmol/L,促甲状腺激素(TSH)<0.07μIU/ml。

心电图:心房颤动,心律绝对不齐,心率140次/min。

X线胸片:双肺无异常。

甲状腺B超:双侧甲状腺弥漫性增大,血流丰富,内部回声欠均。

甲状腺摄碘率:3小时60.2%,24小时78.9%。

腹部B超:肝、胆、胰、脾未见明显异常。

请思考:

4. 根据目前所获得的资料,你认为该病人诊断为甲亢的依据有哪些?

5. 该病人目前所存在的主要护理诊断/护理问题有哪些?

问题解析：

4. 该病人诊断甲亢的依据 诊断依据有：①高代谢综合征：根据起病情况及主要症状的特点，5 年前出现多食易饥、消瘦、乏力、怕热、多汗，时有心悸、气促，失眠，性情急躁等，符合甲亢的高代谢综合征的特点。②伴随各系统的症状：精神神经系统（焦躁易怒、失眠不安），心血管系统（心悸、胸闷、气短），生殖系统（月经紊乱、量少）。③体格检查：病人消瘦，上眼睑挛缩，瞬目减少，双眼辐辏不良，伴轻度突眼，眼球有细震颤。甲状腺呈弥漫性、对称性 II 度肿大，两上极有细震颤并可闻及血管杂音，符合甲亢的特点。④辅助检查：实验室检查显示 TSH 降低，T_3、T_4、FT_3、FT_4 升高，TRAb 升高，甲状腺摄碘率增高；B 超显示双侧甲状腺弥漫性增大；心电图示心房颤动，心律绝对不齐，心率 140 次 /min，与甲亢有关。⑤鉴别诊断：病人 34 岁，消瘦明显，胸片和腹部 B 超未见异常，暂不考虑呼吸和消化系统的恶性肿瘤的可能。综上所述，可确定该病人甲亢的诊断。

5. 该病人目前存在的主要护理诊断 / 护理问题

（1）营养失调：低于机体需要量 与甲状腺功能亢进所致的代谢率增高有关。该病人有多食易饥、怕热、多汗、心悸等甲状腺激素分泌过多所致的高代谢症群。且病人体重不断下降，5 年来较病前下降 10kg。

（2）活动耐力下降 与蛋白质分解增加、甲状腺毒性心脏病等有关。病人 5 年来一直有乏力，有时伴有心悸、气促的表现，1 周前劳动时出现胸闷、气促、心悸等症状。甲状腺素分泌过多导致蛋白质分解代谢增加，可出现乏力的表现，而对心脏的损害则可以表现为胸闷、心悸等。

（3）焦虑 与病人自行停用抗甲状腺药物致疾病复发，以及眼睛不适担心病情加重有关。病人因疾病因素出现情绪激动，性情急躁，表现紧张、焦虑的情绪。因担心药物的不良反应自行停药，导致疾病反复，并且逐渐加重。且在日常工作中常感眼睛不适，因而担心疾病加重。此外，疾病本身也导致病人情绪易激动，焦躁易怒，致使病人产生紧张、焦虑情绪。

（4）体像紊乱 与甲状腺弥漫性 II 度肿大，轻度突眼有关。病人因甲状腺肿大，突眼也可能影响病人对自我形象的看法。

（5）知识缺乏：缺乏甲亢药物治疗的相关知识。病人在开始进行抗甲状腺药物治疗时，护士对其进行健康教育，讲解了抗甲状腺药物的副作用，如粒细胞缺乏症、皮疹、中毒性肝病、血管炎等，指导病人按时服药，定期复查血常规等。病人在服药的过程中因担心药物的不良反应，当自觉症状缓解时自行停药，导致了这次疾病的反复。护士应重点教育病人在抗甲状腺药物治疗前后需要观察白细胞计数的变化，监测肝功能；药物治疗期每 4 周监测甲状腺功能 1 次，维持期每 2 个月监测甲状腺功能 1 次，药物应维持 12 ~ 18 个月。抗甲状腺药物治疗的复发率大约为 50%，75% 在停药后的 3 个月内复发。

（6）潜在并发症：甲状腺危象。目前病人 T_3、T_4、FT_3、FT_4 等仍处于较高水平，且存在一系列甲状腺功能亢进的症状，有发生甲状腺危象的可能。甲状腺危象的表现为原有症状加重，出现高热、大汗，心动过速 140 次 /min 以上，烦躁，焦虑不安，谵妄，恶心，呕吐，腹泻，严重者可有心力衰竭、休克及昏迷等。该病人入院时体温 38℃，脉搏 126 次 /min，神志清，护士应评估病人有无感染、创伤、精神刺激等诱因，注意动态观察病人的病情变化，避免发生甲状腺危象。

 案例资料 6-2C

入院后经甲巯咪唑治疗，病人病情稳定，睡眠质量改善，焦虑情绪减轻，多食好转，每日进食 6~8 两，出汗减少，心率控制在 80 次 /min 左右，但仍呈心房颤动。今日体检：

体温 36.8℃，脉率 75～80 次 /min，脉搏强弱不等。血压 140/80mmHg。上眼睑挛缩，轻度突眼。颈软，颈动脉搏动不显，颈静脉无怒张。甲状腺弥漫性肿大，无结节，血管杂音减轻。心率 80～90 次 /min，心律绝对不齐，未闻及杂音，腹软无压痛，肝、脾肋下未触及，肠鸣音 4 次 /min，双手细震颤阳性，无胫前黏液性水肿。余未见异常。病人因药物治疗后停药复发，考虑改用手术治疗，经与病人及其家属沟通后，病人和家属同意手术。

术前检查显示，病人心、肝、肾功能正常，无手术禁忌证，经服用 2 周碘剂后，转入普外科病房，拟行甲状腺次全切除术。

请思考：

6. 该病人为什么要进行手术？

7. 该病人术前准备有哪些？

问题解析：

6. 该病人的手术适应证　病人为青年（34 岁）女性，已婚，育有 1 子；病人 5 年前出现怕热、多汗、多食、消瘦病史；甲状腺弥漫性Ⅱ度肿大，出现持续性房颤；T_3、T_4、摄 ^{131}I 率明显升高；甲亢诊断明确，药物治疗有效，后停药复发。病人入院后经甲巯咪唑治疗后甲亢症状得到基本控制，术前检查提示心、肝、肾功能正常，无手术禁忌证。目前病人情绪稳定，睡眠良好，体重稳定，脉率＜90 次 /min，改服普萘洛尔，给予 2 周碘剂治疗，以使甲状腺缩小，血管减少，可进行手术。

7. 病人的术前准备　甲状腺功能亢进病人，必须在内科进行抗甲状腺药物治疗，基础代谢率降至正常或接近正常（+15% 以下），脉率在 90 次 /min 以下后，停服抗甲状腺药，改服复方碘剂两周左右，使甲状腺明显缩小、变硬，便于手术操作和减少术中出血。有失眠或睡眠障碍时，可用苯巴比妥 0.1g 或地西泮 5mg，每晚 1 次口服。此外，还应进行心血管功能和肝、肾功能检查，喉镜检查声带功能，X 线检查气管位置及血钙、磷测定等术前检查，以确定无手术禁忌证。

知识链接

甲状腺功能亢进症手术治疗

1. **适应证**　①甲状腺肿大显著（＞80g），有压迫症状；②中、重度甲亢，长期服药无效，或停药复发，或不能坚持服药者；③胸骨后甲状腺肿；④细针穿刺细胞学证实甲状腺癌或者怀疑恶变；⑤抗甲状腺药物治疗无效或者过敏的妊娠病人，手术可选择在妊娠 T2 期（4～6 个月）施行。

2. **禁忌证**　①合并较重心脏、肝、肾疾病，不能耐受手术；②妊娠 T1 期（1～3 个月）和 T3 期（7～9 个月）。T1 和 T3 期手术可出现流产和麻醉剂致畸副作用。

案例资料 6-2D

2024 年 1 月 23 日　10：00am　转科病程记录

病人，李某，女，34 岁。5 年前开始怕热、多汗、多食、消瘦，当时测 T_4 20μg/dl，T_3 3ng/ml，摄 ^{131}I 率 3 小时 60.2%，24 小时 78.9%，经甲巯咪唑治疗 10 个月，病情控制，自行停药，半年后复发。3 月前出现心房颤动，静脉注射去乙酰毛花苷后心率减慢，口服维拉帕米 2 天后心律转为窦性，次日复查仍为心房颤动，并持续至今。因 T_3、T_4 及摄 ^{131}I 率仍高，收入内科诊治。经甲巯咪唑治疗2月，病情控制，心率已减慢至80~90次/min，心律绝对不齐，体重增加，出汗减少，每日进食主食500g左右。

体格检查：体温36.5℃，脉率80次/min，脉律强弱不等。血压130/80mmHg。一般情况无特殊。上眼睑挛缩，轻度突眼。颈软，颈动脉搏动不显，颈静脉无怒张。甲状腺Ⅱ度肿大，弥漫性，对称，无结节。血管杂音减轻，心率80~90次/min，心律绝对不齐，未闻及杂音，肺脏无异常，腹软，无压痛，肝、脾肋下未触及，肠鸣音正常，双手细震颤阳性，无胫前黏液性水肿。考虑病人患病已5年，病程较长，病情比较重，又是复治，单用药物难以根除，请普通外科医师会诊后认为有手术指征，目前甲亢控制较好，心、肝、肾功能正常，无手术禁忌证，转普外科行手术治疗。经术前准备后，可行甲状腺次全切除术。

请思考：

8. 请分析该病人术前评估的内容是什么？

问题解析：

8. 病人术前评估的内容

（1）一般情况与相关病史：术前应了解病人的一般情况，该病人是转科病人，可仔细核对其年龄、性别、文化程度、吸烟饮酒史等。了解既往病史，有无其他自身免疫性疾病史，有无糖尿病、高血压、心脏病史等。了解家族中有无甲状腺相关疾病史。

（2）身体状况：①症状与体征：评估甲状腺肿大的程度，性状、质地、活动度等，有无呼吸困难、吞咽困难等，有无腹泻、心悸、颜面潮红、多汗，有无内分泌失调等。②辅助检查：了解颈部超声，甲状腺摄^{131}I率等。

（3）心理社会状况：了解病人及家属对疾病和手术的认知情况，对术后康复知识的了解程度，有无焦虑紧张情绪。了解家属对病人的支持程度、家庭经济状况。评估后及时告知病人手术的方法、术后恢复过程，提供心理支持。

护士在术前评估中，应对病人进行术前适应性训练，指导病人进行颈部放松运动和头颈过伸位训练，以适应术中体位变化。每日数次，训练时长以病人最大可耐受限度为宜，每次训练完给予病人颈部按摩以缓解不适。指导病人学会深呼吸、有效咳嗽的方法，以保持呼吸道通畅。

📄 案例资料6-2E

术前1天，病人生命体征平稳，睡眠休息可，情绪稳定。

手术当日，病人在颈神经丛阻滞加局麻下，行甲状腺次全切除术，在左、右甲状腺创面内各置一根引流管，经胸锁乳突肌由皮肤切口引出，手术经过顺利，麻醉满意。术中出血约300ml，输血400ml，手术历时2小时，切除的甲状腺组织已送病理科检查，病人已安返病房。术后病人取头高30°斜坡位，床边准备气管切开包、氧气筒、吸引器和急救药品包。

术后第1天，病人病情稳定，诉切口疼痛。体检：体温37.8℃，脉率88次/min，呼吸20次/min，血压125/80mmHg。心、肺正常，颈部切口无渗出物，引流管引出淡红色液，纱布浸湿。

请思考：

9. 该病人术后常见并发症有哪些？应注意评估哪些内容？

问题解析：

9. 病人术后常见并发症的评估

（1）术后呼吸困难和窒息：这是术后最危急的并发症，多发生在术后 48 小时内。常见原因有：①出血及血肿压迫气管：切口内出血，形成血肿，压迫气管；②气管塌陷：气管壁长期受肿大甲状腺压迫，发生软化，切除甲状腺体的大部分后软化的气管壁失去支撑导致；③喉头水肿：主要是手术创伤所致；④声带麻痹：由双侧喉返神经损伤导致。临床表现：病人出现进行性呼吸困难，呼吸频率增快，呼吸费力，出现三凹征，烦躁、发绀，甚至窒息死亡。护理：①出血及血肿压迫气管：发现上述情况时，应立即在病人床旁进行抢救，剪开缝线，敞开切口，除去血肿。如血肿清除后，呼吸困难仍无改善，应立即行气管切开。②气管塌陷：当切除腺肿后，气管内失去支持而塌陷，因此术中即应做气管切开术。③喉头水肿：一旦出现，应采取头高位，充分给氧，如不好转，也应及时行气管切开术。④声带麻痹：双侧喉返神经损伤会发生两侧声带麻痹而引起严重呼吸困难，需做气管切开。

（2）甲状腺危象：甲状腺危象多在术后 12～36 小时内发生，表现为高热（＞39℃），心率增快（＞140 次/min），可出现烦躁不安、谵妄，也可表现为神志淡漠、嗜睡、大汗、呕吐、腹泻，以及全身红斑及低血压。若不及时处理，可迅速发展至昏迷、虚脱、休克甚至死亡，死亡率为 20%～30%。

（3）声嘶或呛咳：主要是手术操作直接损伤喉返神经、喉上神经所致，如神经被切断、缝扎、钳夹、挤压等；少数由于血肿压迫或瘢痕组织的牵拉而发生。前者在术中或全麻醒后立即出现症状，后者在术后数天才出现症状。切断、缝扎所致声嘶为永久性损伤；钳夹、挤压、牵拉或血肿压迫所致声嘶多为暂时性，一般经康复治疗等 3～6 个月可逐渐恢复。

（4）手足抽搐：手术时甲状旁腺被误切除、挫伤或其血液供给受累，导致甲状旁腺功能减退，血钙浓度下降至 8mg/dl 以下，严重者可降至 4～6mg/dl，使神经肌肉的应激性显著增高，引起手足抽搐。症状多在术后 1～3 日出现。多数病人症状轻而短暂，只有面部、唇或手足部的针刺感、麻木感或强直感，经过 2～3 周，未损伤的甲状旁腺增生、代偿后症状可消失。严重者可出现面肌和手足伴有疼痛的持续性痉挛，每天发作多次，每次持续 10～20min 或更长，甚至可发生喉和膈肌痉挛，引起窒息而死亡。

综上所述，病人术后应严密观察病情变化，及时发现并发症先兆，定时测量生命体征，直至平稳。注意观察切口渗血及引流管情况。如发现呼吸困难，应立即判断原因，及时采取有效措施，保持呼吸道通畅；如有高热、脉速、烦躁不安，应警惕甲状腺危象的发生；检查颈部伤口敷料有无渗血，注意颈部有无肿胀；鼓励病人讲话，注意发音情况，病人饮水后，注意有无呛咳，了解有无喉返神经、喉上神经等损伤。床旁备拆线包及气管切开包，以备急需。

📄 **案例资料 6-2F**

病人术后病情平稳，无发热、乏力、心悸、气短，无声音嘶哑、手足抽搐等不适，颈部切口无渗出，术后第 2 天，拔除引流管。术后第 3 天，进半流质饮食，无呛咳或误咽。体格检查未见异常。切除的甲状腺组织病理检查报告提示，甲状腺弥漫性肿大，腺滤泡上皮增生，支持毒性弥漫性甲状腺肿的诊断。病人术后切口愈合良好，无红肿。复查 T_3、T_4、摄 ^{131}I 率基本正常，于当日出院，门诊随访观察。嘱出院后可在门诊或社区医院拆线。

请思考：

10. 出院前应该向病人及其家属进行哪些健康指导？

笔记栏

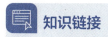

知识链接

手术切口分类与愈合分级

（一）切口分类：

1. 清洁切口，用"Ⅰ"代表，是指非外伤性的、未感染的伤口，手术未进入呼吸道、消化道、泌尿生殖道及口咽部位，即指的是缝合的无菌切口，如甲状腺次全切除术等。

2. 可能污染的切口，用"Ⅱ"代表，是指手术时可能带有污染的缝合切口，如胃大部切除术等。皮肤不容易彻底灭菌的部位、6小时内伤口经过清创术缝合、新缝合的切口又再度切开者，都属此类。

3. 污染切口，用"Ⅲ"代表，是指邻近感染区或组织直接暴露于感染物的切口，如化脓性阑尾炎手术、肠梗阻坏死的手术、局部含有坏死组织的陈旧性创伤伤口等。

（二）愈合分级：

1. 甲级愈合，用"甲"代表，是指愈合优良，没有不良反应的初期愈合。

2. 乙级愈合，用"乙"代表，是指愈合欠佳，愈合处有炎症反应，如红肿、硬结、血肿、积液等但未化脓。

3. 丙级愈合，用"丙"代表，是指切口化脓，需切开引流。

问题解析：

10. 该病人的出院健康指导

（1）康复指导：指导病人自我控制情绪，保持心情愉快。学会自行检查颈部，如出现伤口红、肿、热、痛，体温升高、心悸、手足震颤、抽搐等情况及时就诊；如发现颈部结节、肿块，及时治疗。

（2）用药指导：指导病人遵医嘱服用甲状腺素制剂，按时、按量、连续服药，不可随意增减药量，告知病人药物的不良反应及注意事项。教会病人正确服用碘剂的方法，不可将碘剂与口腔黏膜直接接触，保证剂量正确，减轻胃肠道不良反应。

（3）饮食指导：甲亢病人应该限制碘的摄入，尽可能忌用含碘食物和药物。

（4）复诊指导：出院后定期复诊，检查颈部、肺部及甲状腺功能等。1~2年为复发高峰时间，故出院后按时复查，时间为1个月、3个月、半年、1年，1年后为每半年一次。

（施齐芳）

● ● ● ● 思考题 ● ● ● ●

1. 护士接诊一位糖尿病足病人，检查时发现病人右足跟部位疼痛，皮肤发红，有水疱，水疱已破，有渗出。请按照 Wagner 分级法对该病人糖尿病足进行分级。

2. 护士在评估甲状腺功能亢进症病人时，除问诊甲状腺毒症表现外，应注意眼部有哪些特征性表现？

第七章

泌尿系统疾病病人的评估

泌尿系统由肾脏、输尿管、膀胱、尿道及相关的血管、淋巴和神经等组成。肾脏通过排泄代谢产物、分泌各种激素（如促红细胞生成素、1α-羟化酶、肾素、前列腺素等），调节水、电解质和酸碱平衡，发挥维持机体内环境稳定的重要作用。膀胱是一个贮存尿液及排泄尿液的器官，容量大约300~500ml。尿道是膀胱通向体外的排尿管道。前列腺是男性最大的附属性腺，由前列腺组织和肌组织构成。它的功能主要是外分泌腺体，分泌前列腺液，前列腺液通过前列腺的导管系统而排入尿道。

感染、理化因素损伤、肿瘤等均可引起泌尿系统疾病，如尿石症、尿路梗阻、泌尿生殖系统感染、肿瘤等，其中以肾疾病最为常见和突出。各种原因所致的肾损害如不能得到及时的诊治，将会发展为急性肾损伤或慢性肾衰竭。对于肾衰竭的病人，可通过不同的血液净化技术部分替代肾脏功能，以清除血液中蓄积的毒素，纠正电解质紊乱，维持内环境稳定。目前临床上常用的血液净化技术包括血液透析（hemodialysis，HD）、腹膜透析（peritoneal dialysis，PD）、血液滤过（hemofiltration，HF）、连续性肾脏替代治疗（continuous renal replacement therapy，CRRT）等。

泌尿系统疾病的常见症状包括血尿、蛋白尿、水肿、高血压、尿量异常、排尿异常以及尿路刺激征等。尽管病因及发病机制不同，但由于所造成的病理损害相近，因此产生一些共同的临床特点，组成一系列有特征性的临床综合征。如肾病综合征主要表现为大量蛋白尿、低蛋白血症、水肿及高脂血症，而肾炎综合征则以血尿、蛋白尿、高血压及水肿为主要特点。尿路结石的病人根据结石发生部位不同，可表现为疼痛、血尿（上尿路结石）、排尿中断、膀胱刺激征、排尿困难、会阴部疼痛等（下尿路结石）；前列腺增生病人主要表现为尿频、排尿困难、尿潴留等；肾功能受损病人会出现电解质紊乱及酸碱平衡失调以及贫血等表现。在健康史采集过程中，应注意对病人主要症状的评估，详细询问起病情况、发生发展过程、症状特点、严重程度、伴随症状、诱发或缓解因素等，尤其应对阳性症状和体征加以确认；了解病人诊治过程，所采取的措施及效果等；了解病人用药情况及有无特殊的饮食治疗等。既往有无尿常规检查异常、尿路感染、泌尿系结石、结核病等病史；家族成员中有无类似病史；个人的卫生习惯等。对于心理社会方面，应注意评估病人对所患疾病的认识与态度，尤其是预后不佳或需要长期自我管理的病人，应注意其心理状态及相关知识的掌握情况，以便于有针对性地给予支持和指导。此外，还应注意其家庭经济状况、可利用的社会资源等，特别是对于终末期肾脏病病人，由于长期疾病折磨、巨大的医疗经济负担等原因，可造成病人及其家属严重的恐惧、焦虑、抑郁等心理反应。在体格检查方面，重点是皮肤黏膜是否有水肿及水肿的部位、特点和严重程度，有无体重改变，有无高血压，腹部触诊有无肾脏肿大，输尿管区有无压痛，肾区有无叩击痛，胸腔、腹腔、心包腔等有无积液。泌尿系统的常用实验室检查：①尿液检查：尿常规，特别是尿蛋白的测定；尿三杯试验可初步判断镜下血尿或脓尿的来源和病变部位；尿细菌学检查是确诊泌尿系统感染以及指导临床用药的重要依据。②肾功能检查：是判断肾疾病严重程度与预测预后、确定疗效、调整某些药物剂量的重要依据。③血清学检查：各种抗体、类风湿因子、补体等的检查也很常用。④影像学检查：包括尿路平片、CT扫描、尿路及肾盂造影、血管造影、磁共振成像、超声检查、放射性核素检查等。⑤其他：肾活检是肾脏疾病诊断中非常有价值的方法，利于明确诊断、指导治疗或判断预后。内镜可对泌尿系统的结构与功能进行检查。还有前列腺液检查、前列腺特异性抗原检测等。

本章主要选取肾结石（nephrolithiasis）、前列腺增生（prostatic hyperplasia）、急性肾小球肾炎（acute glomerulonephritis）、慢性肾衰竭（chronic renal failure，CRF）4 种常见疾病案例，通过描述病情的发展演变，由浅入深进行评估、分析疾病的临床表现、疾病发生发展及相关检查特点，帮助学生学会疾病发展过程中健康史资料的收集要点，学会提出不同疾病、不同病情下的护理诊断/护理问题，培养学生的临床思维与决策能力。

案例 1 以一例肾结石病人的基础入院资料开始，通过逐层分析、补充评估资料，引导学生准确描述健康史、临床特征，归纳其主诉及现病史。通过分析肾结石病人术前、术后护理资料，全面准确地找出肾结石病人不同病情阶段的主要护理诊断/护理问题，并能论证依据。

案例 2 是以一例前列腺增生病人病情发展变化为线索，通过对入院评估资料的逐级补充、完善，引导学生学会全面评估该病人的健康史，重点对现病史、主要的临床表现及疾病发生发展过程中出现的问题进行分析。随着病情发生发展，能全面评估前列腺增生病人术前、术中、术后的健康资料，并能列出主要护理诊断/护理问题及依据。

案例 3 通过一例急性肾小球肾炎病人从入院到出院的过程描述，对该病人入院资料逐层评估、补充、反思、评判，突显了主要临床特点，帮助学生学会全面系统地评估急性肾小球肾炎病人，并准确找出病人的护理诊断/护理问题及依据。

案例 4 通过一例肾小球肾炎合并糖尿病、高血压病人最后发展为慢性肾衰竭的案例资料为背景，详细阐述了所需补充资料，并不断完善评估资料，强调了慢性肾衰竭病人合并多种疾病的评估要点，分析了疾病之间的因果关系，引导学生评判性地思考发现问题，提出相关护理诊断/护理问题及依据。

第一节　肾结石病人的评估

案例资料 7-1A

时间：2023 年 7 月 10 日

地点：泌尿外科病房

案例：病人张先生，32 岁，银行职员。病人 3 个月前在运动时出现腰部疼痛，可自行缓解，于我院行腹部 CT 示左肾盏结石，右肾囊肿。病人近 3 个月来多次出现疼痛，为进一步诊治来我院就诊，门诊以"左肾结石"收入病房。

请思考：

1. 上述现病史的描述是否完善？有哪些需要补充的资料？

2. 根据上述信息，病人可能存在哪些护理诊断/护理问题？

3. 在下一步的健康史采集中，重点应收集哪些信息？

问题解析：

1. 现病史的描述有待完善

（1）主要症状特点：现病史中描述了起病的情况，包括起病的时间、可能的诱因、疼痛部位及缓解情况，但缺乏对疼痛这一症状的具体信息：如疼痛定位、性质、程度、持续时间，有无牵涉痛、放射痛等。因此还需仔细询问疼痛部位是左侧腰部还是右侧腰部，有无具体痛点，有无向会阴及大腿内侧放射等，有无尿频、尿急、尿痛等膀胱刺激征等；疼痛性质是烧灼痛、绞痛、持续钝痛、剧烈刀割痛还是隐痛等；疼痛每次发作持续时间、缓解方式。明确这些信息有利于厘清病因，如肾盂大结石及肾盏结石可无明显症状或仅出现活动后上腹部或腰部钝痛；输尿管结石可引起肾绞痛或输尿管绞痛，并可沿输尿管走行放射到腹股沟或会阴部或大腿内侧；膀胱结石可出现尿中断、排尿困难、膀胱刺激征、尿道及阴茎头放射痛等。

（2）伴随症状：未描述是否伴有发热、尿液性状及量的改变等伴随症状。对于伴随症状，是在对主要症状评估基础上预判可能的病因，然后有目的地加以询问，如是否有恶心、呕吐、血尿、尿量变化等。输尿管结石引起尿路梗阻时，可有恶心、呕吐；双侧输尿管结石引起双侧上尿路完全性梗阻时，可导致无尿和急性肾损伤；结石伴感染可有寒战、高热等，合并膀胱炎可伴有膀胱刺激征症状。

（3）相关检查及处理措施：病人首次发病时曾进行过相关检查，但未描述具体情况以及有无处理意见等。因此，还需查阅就诊病例及检查结果，判断结石个数、大小以及肾功能等。

（4）病情发展与演变：只描述了近 3 个月来多次出现疼痛，但未对 3 个月来疼痛的发生频率、严重程度的变化、有无新的症状出现、此次就诊的主要原因（比如，是病情加重了，还是长时间不好转）等进行描述。

2. 该病人可能的护理诊断 / 护理问题　根据目前的资料，病人的主要问题是疼痛，考虑与肾结石有关。因此，提出护理诊断"疼痛：腰部疼痛与左肾盏结石刺激肾盏内壁引起炎症、损伤及肾盏扩张等有关"。

由于结石可移动，并可引起尿路阻塞，因此可以导致疼痛。虽然可自行缓解，但 3 个月来发生多次，可能给病人造成较大心理压力和不良情绪反应。此外，病人 3 个月来多次发作，都是如何处理？从中可以看出病人的健康管理信念以及疾病相关知识了解情况等。因此，应注意病人是否存在"知识缺乏：缺乏泌尿系结石的防护知识""不依从行为""焦虑"等护理诊断的可能。

3. 健康史应进一步补充的信息

（1）进一步完善现病史的内容：具体参见问题 1 的分析。

（2）日常生活状况：重点询问饮食饮水的情况、有无特殊饮食或偏好，如富含草酸类或嘌呤类食物，饮食中钙、磷以及钠盐的摄入情况等；其中饮水量、尿量与结石的形成关系密切，应注意了解。而尿液颜色的深浅可以反映饮水量是否足够，对于泌尿系结石病人建议以保证尿液无色为宜。

（3）既往史、个人史及家族史：重点询问以往疾病情况，泌尿系梗阻、感染及异物史，有无甲状旁腺功能亢进、痛风、长期卧床等。了解镇痛药、钙剂等药物的应用情况，有无药物、食物过敏史，有无手术史等，个人出生地及家族成员中有无同类疾病者。

（4）心理社会状况：重点是病人对疾病的态度（包括可能引起的情绪反应等）及相关知识的了解情况、对医护人员建议的依从性等。同时应注意病人的既往经历、应对方式等对其健康管理信念以及疼痛的耐受力、自身控制疼痛的方式等的影响。

案例资料 7-1B

现病史：病人 3 个月前在运动时出现左腰部绞痛，向左下腹放射，持续几分钟后自行缓解，此期间伴有恶心、呕吐一次，于我院行腹部 CT 示：左肾肾盂轻度扩张，其内可见伴有声影的强回声团，大小约 0.5cm × 0.2cm。诊断：左肾盏结石，右肾囊肿。建议继续观察，并行健康指导。近 3 个月来发作频率由每 3~5 天一次，增加至每 1~2 天一次，活动时明显，疼痛程度有所加重，持续时间长，不易缓解，其间伴有恶心、呕吐 3 次。为明确诊治就诊于我院，门诊以"左肾结石"收入我科，病人自发病以来无发热，无肉眼血尿，无膀胱刺激征。

日常生活状况：平时饮食规律，喜食海鲜、喝浓茶、啤酒 2 瓶（1 000ml 左右）/ 日，日饮水 300~500ml，不吸烟。睡眠可，小便每日 3~4 次，淡黄色，清澈透明。大便每日 1 次。

既往体健，否认高血压、糖尿病等病史，否认外伤及手术史，否认药物、食物过敏史。适龄结婚，育有 1 子，身体健康。否认家族遗传病史以及同类疾病病史。知道该病与饮食有一定的关系，尤其是应注意多饮水，但平时一忙就忘记了，疼痛了才又意识到。平素体健，没想到会患病，疼痛发作时觉得非常痛苦，尤其是程度越来越重，心理负担也越来越大，担心自己病情进展，不知道是否需要手术，是否可以根治。家庭生活条件比较优越，无经济负担，从小被父母宠爱，对疼痛敏感，耐受力相对较低。

请思考：

4. 根据以上资料，病人还存在哪些护理诊断 / 护理问题？

5. 该病人体格检查与辅助检查的重点是什么？

问题解析：

4. 病人所存在的护理诊断 / 护理问题 根据补充的资料，补充提出以下护理诊断：

（1）焦虑 与疼痛以及担心病情有关。病人表示疼痛发作时非常痛苦，尤其是疼痛程度越来越重，担心自己的病情等。病人对疼痛敏感，耐受力相对较低，也更易出现焦虑或恐惧的心理变化。

（2）健康管理无效 与忽视疾病的预防与康复有关。尽管在第一次被诊断出肾结石，医生也对饮食、运动等给予了相关预防知识的指导，但病人依然我行我素，如饮食喜吃海鲜、喝浓茶、啤酒 2 瓶 / 日，饮水 300～500ml。没有重视学习相关知识：如限制牛奶、奶制品、豆制品、坚果类食物等，可预防含钙结石形成；如限制浓茶、菠菜、芦笋、花生等能减少草酸盐类结石形成；如限制动物内脏、啤酒、豆制品等含嘌呤高食物，能预防尿酸结石形成。另外，大量饮水至少保持在每日大于 2 000ml，利于利尿排石、稀释尿液、减少晶体沉积，起到冲刷尿路作用，可延缓结石的增长和术后复发，同时也可预防感染。因此，应重点加强其在饮食方面的自我管理能力。

5. 该病人体格检查与辅助检查的重点 该病人 3 个月前检查提示肾结石，肾结石可无任何症状，体格检查时可有肾区叩击痛。若结石脱落进入输尿管而引起输尿管梗阻及痉挛，则可出现疼痛、恶心、呕吐、血尿等；由于尿路梗阻可引起肾积水及急性肾损伤等；若发生感染则可出现发热、脓尿等表现。因此，对于该病人体格检查的重点是注意有无发热、肾区有无叩击痛等。实验室检查应注意有无镜下血尿、白细胞，必要时测定 24 小时尿钙、尿磷、草酸等；肾功能有无改变。腹部 B 超能发现 X 线平片不易显示的小结石、肾结构改变和肾积水。必要时，可选择膀胱镜或输尿管肾镜检查。

📄 案例资料 7-1C

体格检查：T 36.5℃，P 72 次 /min，R 18 次 /min，BP 110/67mmHg，一般状况可，发育正常，神志清楚，言语流利，步入病房，自动体位，查体合作。心、肺、肝、脾未见异常。腹部平坦，无腹肌紧张，无压痛，无反跳痛，左侧肾区叩击痛（＋），右侧肾区叩击痛（－）。余未见异常。

辅助检查：尿常规示：尿液呈淡黄色，隐血（＋＋＋），比重 1.012，尿红细胞计数 38.20/μL、尿白细胞计数 71.20/μL、尿上皮细胞计数 15.60/μL，蛋白质（＋），尿胆红素、尿胆原及尿酮体（－）；血生化检查示：葡萄糖 4.20mmol/L、谷丙转氨酶（ALT）43U/L、谷草转氨酶（AST）22U/L、白蛋白（ALB）46.6g/L、球蛋白（Glob）22.4g/L；腹部彩超示：左肾积水伴左输尿管上段扩张；左肾多发结石；右肾囊肿；胆囊餐后改变，前列腺轻度肿大，膀胱残余尿量 5ml，肝、胰、脾、右输尿管及膀胱未见明显异常。

入院诊断：左肾结石，右肾囊肿。

经与病人及其家属沟通后，拟行经输尿管镜左肾结石钬激光碎石术。

请思考：

6. 病人的体格检查与辅助检查结果有何临床意义？

7. 病人术前还应补充评估哪些资料？

问题解析：

6. 病人体格检查与辅助检查结果的临床意义

（1）体格检查：病人除左侧肾区叩击痛（＋）以外，其余未见异常。结合病人的主要症状及辅助检查结果，左侧肾区叩击痛阳性是肾结石的表现。

（2）尿常规：因结石可造成尿路黏膜损伤、感染，可发生肉眼血尿或镜下血尿。该病人尿常规检查提示尿色淡黄，隐血（+++），尿中红细胞计数较高，提示为镜下血尿。尿中白细胞计数较高、蛋白质（＋），提示有感染的存在。

（3）血液生化检查：血糖及肝功能检查基本正常。

（4）腹部彩超检查：泌尿系结石通常在肾和膀胱内形成，在排出过程中可停留在肾盏、输尿管和尿道，造成尿路梗阻，致使结石以上部位积水，如肾积水、尿潴留等。腹部超声检查是泌尿系结石的常规检查，结果显示病人左肾多发结石，同时伴有左肾积水，左输尿管上段扩张，考虑与肾结石在排出过程中导致输尿管梗阻有关。

相关检查结果提示病人左肾结石导致尿路损伤而出现镜下血尿，同时也有感染及梗阻的征象。而结石引起的损伤、梗阻、感染也可使结石增大，彼此互为因果，可进一步加重泌尿系损害。此外，腹部彩超检查提示病人右肾囊肿、前列腺轻度肥大，建议病人定期随诊。

7. 术前补充评估资料　为了确保手术的安全有效，术前应做好健康状况的评估，以明确病人的手术适应证以及禁忌证等。通过入院评估所获得的信息已经对病人的健康状况有了比较全面的了解，根据病人的情况认为其存在手术指征。暂无手术禁忌证。除此之外，还应注意以下资料的评估：

（1）病人及其家属对手术的理解和准备：详细介绍手术术式、手术过程以及术前术后注意事项，评估病人及其家属对相关知识的了解情况，有无焦虑、恐惧等心理情绪反应，有无经济负担等。此外，因术中病人需采取截石位，术前病人需要做好截石位的体位训练。因此，应评估病人能否按要求进行训练以及对术中体位的耐受力等。

（2）手术区域皮肤的检查与准备：评估手术区域皮肤有无异常，术前一日病人能否清洁皮肤（洗澡等），会阴部是否有毛发，术野周围至少 15cm 的区域皮肤有无破溃、感染；局部皮肤对消毒剂是否过敏等。

（3）辅助检查：重点了解病人血型化验及备血情况、出凝血时间、乙肝及艾滋病化验等特殊感染的检验情况。

 案例资料 7-1D

　　病人入院第二天由护士于 14：00 送入手术室，在全麻下行"经输尿管镜左肾结石钬激光碎石术"，术中顺利，无出血等异常情况，共输液 500ml，并留置导尿管，于 15：05 安返病房。查：T 36℃，P 70 次/min，R 20 次/min，BP 120/80mmHg。病人尚未清醒，呼吸平稳，去枕仰卧位。留置导尿管，引流出淡血性尿液少量。心电监护示：窦性心律，律齐，SpO_2 95%。遵医嘱给予：Ⅰ级护理，禁食水，吸氧 3L/min。生理盐水 100ml + 哌拉西林钠他唑巴坦钠 3.75g，每日 2 次静脉滴注，10% 葡萄糖 500ml + 天冬氨酸钾 20ml，每日 1 次静脉滴注。行术后指导，按摩局部受压部位及双下肢，病人及其家属已掌握。16：50 遵医嘱给予：生理盐水 100ml + 胎盘多肽 8ml 静脉滴注，注射用水 10ml + 尖吻蝮蛇血凝酶 2U 即刻静脉推注。病人诉尿道疼痛，有尿不尽感。

　　请思考：

　　8. 病人术后评估的重点是什么？

　　9. 病人目前的护理诊断/护理问题有哪些？

问题解析：

8. 病人术后评估的重点内容

（1）生命体征及意识状态：病人术后给予Ⅰ级护理，需每小时观察并记录病情一次，监测 6~8 小时后，根据生命体征是否平稳决定是否继续Ⅰ级护理。因病人是在全麻下手术，术后返回病房时病人尚未清醒，应注意其意识状态的变化，并注意保持呼吸道通畅。注意体温变化以判断病人有无外科手术热或感染征象。

（2）病人体位及肢体运动情况：麻醉药作用消失前，取去枕仰卧位。待麻醉药作用消失后，如生命体征平稳，可根据手术部位改变病人体位如半坐位，既有利于呼吸，也利于尿液引出，而避免肾水肿。了解术后病人肢体感知觉恢复情况及四肢活动度，病情允许时，鼓励病人早期下床活动。

（3）导尿管情况：随时评估导尿管是否妥善固定、通畅，观察引流液的量、性质及颜色。一般在 1~3 日内引流出的尿液由淡血色转清。若短时间引出大量鲜红血性液体，判断为术后出血，及时发现并通知医生紧急处理。

（4）体液平衡情况：评估术后病人尿量、各种引流液的丢失量、失血量及术后补液量和种类等。

（5）术后不适情况：随时评估术后切口疼痛情况及出现的时间、持续时间、疼痛性质及程度，所采取的缓解疼痛的措施及其效果。必要时，可根据疼痛严重性使用镇痛药。注意病人有无恶心、呕吐、尿潴留等麻醉药引起的不良反应。

（6）心理社会状况：了解病人术后的心理感受，有无担心及顾虑，家属对手术的认识和看法等。

9. 目前的护理诊断/护理问题

（1）急性疼痛　与手术、导尿所致的损伤有关。术中各种导管进入尿道对尿道黏膜造成组织损伤而引起疼痛。也可因麻醉药的逐渐失效，使病人在术后有一段时间内疼痛明显。此外，还与导尿管的刺激有关。

（2）潜在并发症：出血　由于手术引起组织损伤，有发生出血的可能。术后通过观察导尿管引流出的液体颜色、性状、量等观察是否有尿道出血，加强Ⅰ级护理监测，严密监测体温、脉搏、血压等生命体征，监测是否发生感染等。

（张会君）

第二节　前列腺增生病人的评估

案例资料 7-2A

时间：2023 年 9 月 8 日

地点：泌尿外科病房

案例：病人李先生，70 岁，退休干部。3 个月前无明显诱因出现排尿不畅，以后逐渐加重。2 周前病人出现尿滴沥、尿流中断等排尿困难，为求诊治来我院，门诊以"前列腺增生"收入院。

请思考：

1. 以上现病史的描述中，还需要补充哪些资料？

2. 应如何概括该病人的主诉？

问题解析：

1. 现病史需要补充的内容

（1）主要症状的特点：现病史中描述病人 3 个月前无明显诱因开始出现排尿不畅，以后逐渐加重，但未描述排尿不畅的具体表现，有无加重及缓解因素以及加重的程度及表现。进行性排尿困难是前列腺增生最主要的典型症状，可表现为排尿不畅、迟缓、断续，尿细而无力、射程短、终末滴沥，排尿时间延长等。如梗阻严重，残余尿量较多，常需要用力并增加腹压以帮助排尿。

（2）有无伴随症状：尿频是前列腺增生病人最常见的早期症状，尤其夜间更明显。部分病人因前列腺充血刺激而出现排尿不尽或尿急等症状。随着梗阻加重，残余尿量增多，膀胱有效容量减少，尿频更甚。此外，由于排尿困难而致尿潴留，可出现溢出性尿失禁。若合并感染或结石，可有尿频、尿急、尿痛等膀胱刺激症状以及发热等。如增生的腺体黏膜血管破裂时，可发生不同程度的无痛性肉眼血尿。长期排尿困难者，可并发膀胱结石等而出现相应的表现。

（3）诊疗经过：病人出现排尿不畅之后是否采取了相应的措施及其效果如何，有无进行相关的诊治，相关的检查结果及治疗效果如何等。

2. 该病人的主诉　根据目前资料可以看出病人的主要症状特点是"进行性排尿困难"，2周前因排尿困难进一步加重而就诊。因此，其主诉可概括为"进行性排尿困难3个月，加重2周"。

 案例资料 7-2B

　　现病史：病人3个月前无明显诱因开始出现排尿不畅，未在意，此后症状逐渐加重，出现排尿迟缓，排尿无力，1个月前开始出现尿频、尿急、尿痛，伴排便感，尿线变细，射程变短，排尿时间延长，终末滴沥，尿不尽感等症状，夜尿5~6次而影响睡眠。2周前病人排尿不畅进一步加重，表现为尿滴沥，尿流中断，夜尿10次左右，为求诊治来我院。直肠指检提示前列腺增大明显、表面光滑、质韧、边界清楚、中央沟变浅。为进一步诊治，门诊以"前列腺增生"收入院。

　　请思考：

　　3. 下一步的健康史采集中，应重点采集哪些信息？

问题解析：

3. 下一步的健康史应重点收集的信息

（1）日常生活型态：①饮食与营养型态：重点询问液体摄入量及尿量，病人有无因排尿困难而减少饮水量等。②休息与睡眠型态：重点询问平时的睡眠习惯及睡眠质量，发病以来有无因排尿型态的改变而影响其睡眠型态。③排泄型态：重点询问发病以来排尿的次数、量、性状和颜色变化等情况，是否有定时排尿或憋尿的习惯等。④日常活动情况：有无因排尿困难等影响其参与日常活动的意愿及能力。⑤嗜好：有无吸烟及饮酒史。

（2）既往史：注意询问有无高血压及糖尿病病史以及相关疾病的家族史。

（3）心理社会状况：重点评估病人的认知功能、情绪状态、对疾病的认识、生活与居住环境、家庭经济情况、医疗保险等。

 案例资料 7-2C

　　日常生活型态：

　　（1）饮食与营养型态：平时每日3餐、每餐3两。以米饭、馒头为主食，食欲较好，喜吃牛肉和鱼肉，蔬菜较少，清淡口味，无特殊忌口。3年前发现高血压后开始注意低盐饮食。平日饮水量为1 000~1 500ml，以白开水为主。近2个月以来，因为排尿困难而有意减少饮水量，800~1 000ml/d左右。

　　（2）排泄型态：患病前排尿6~7次/日，夜间1~2次/日，量约2 000ml，尿色淡黄色，清亮，无尿频、尿急、尿痛、排尿困难等症状。近3个月排尿情况详见现病史，近2个月来，因减少饮水量，尿量有所减少。大便规律，每日晨起后1次，排黄色软便，偶有便秘，无排便困难。

（3）休息与睡眠型态：平素睡眠规律，每晚入睡时间为10~11点，晨起时间5点。睡眠时间6~7小时，每日午睡30分钟左右，时有入睡困难，无多梦。此次患病后有因夜尿次数增加，影响睡眠规律，经常易醒、失眠等。

（4）日常生活活动与自理能力：平日生活完全自理，日常的主要活动是晨起及晚餐后散步半小时到1小时。近2个月以来，因为排尿困难、尿频等，较少外出活动，以居家为主。

（5）嗜好：饮酒史40余年，饮白酒1~2两/日，无吸烟史及其他特殊嗜好。

既往史：3年前因脑卒中住院治疗，康复出院，同时发现高血压，一直口服抗高血压药，血压控制在（120~160）/（70~90）mmHg。否认冠心病、糖尿病病史，否认肝炎、结核、疟疾及精神疾病史，否认手术、外伤史。

个人史：生于北京，久居本地，无疫区、疫水接触史，预防接种史不详。适龄结婚，结婚45年，妻子65岁，糖尿病5年。3个女儿，体健。否认食物、药物过敏史。

家族史：父母已故（自然死亡），有一个哥哥和姐姐，均体健，否认家族性遗传病病史。

心理社会状况：表情忧虑，言语平和，因越来越重的排尿困难对日常生活影响较大，同时又担心住院影响孩子们的工作，情绪有些低落。希望此次住院能尽快解决排尿问题。对前列腺增生有一定的了解，但对手术有一定的担心，不知道是不是会对身体造成大的危害。与妻子独立生活，平日里与周围邻居相处和睦。女儿女婿都很孝顺，每周都来看望老人，对老人的身体状况非常关心。之前怕孩子们担心，没有告知病情，这次被女儿知道后，及时督促和陪同就诊。家庭经济条件良好，公费医疗，无经济负担。

体格检查：T 36.5℃，P 74次/min，R 16次/min，BP 120/80mmHg，H 170cm，W 70kg，发育正常，神志清楚，言语流利，步入病室，自动体位，查体合作。心、肺、腹、脊柱四肢及神经系统检查均未见异常。

直肠指检：前列腺增大明显，表面光滑，质韧，边界清楚，中央沟变浅，肛门括约肌张力正常。

入院诊断：前列腺增生。

治疗计划：完善各项检查，对症治疗，择期手术。

请思考：

4. 病人诊断前列腺增生的依据有哪些？

5. 根据以上资料，该病人可能存在哪些护理诊断/护理问题？

问题解析：

4. 该病人诊断前列腺增生的依据 病人为老年男性，出现进行性排尿困难，应考虑前列腺增生或前列腺癌的可能。直肠指检发现前列腺增大明显，表面光滑，质韧，边界清楚，中央沟变浅，也符合前列腺增生的特点。而前列腺癌则表现为前列腺不平呈结节状，质地坚硬。辅助检查：B超示前列腺增大，膀胱内有大量残余尿量，病理诊断良性前列腺增生。

5. 该病人目前所存在的主要护理诊断/护理问题

（1）排尿障碍 与前列腺增生有关。病人3个月前无明显诱因出现排尿不畅，且不断加重，2周前出现尿滴沥、尿流中断等，表现为进行性排尿困难，病人为老年男性，考虑前列腺增生的可能性大。直肠指检示前列腺明显增大，且表面光滑，符合前列腺增生的特点。

（2）睡眠型态紊乱 与夜尿次数增多有关。由于病人尿频、尿急加重，尤其夜尿次数由5次增加到10次，严重影响病人睡眠质量。

（3）抑郁　与疾病困扰及住院治疗给子女带来的照顾负担有关。病人因病情逐渐加重以及担心影响子女的工作而情绪低落。

（4）焦虑　与担心手术风险有关。病人希望尽快解决疾病的困扰，但又担心手术风险。

（5）知识缺乏：缺乏前列腺增生手术的相关知识　病人担心手术对身体的损害，希望了解更多有关手术的相关知识。

（6）有跌倒的风险　与年纪大、排尿次数多有关。病人有尿频、尿急等表现，尤其是夜尿次数增多，上下床次数增加，而病人年纪较大，反应能力减退，可增加跌倒的风险。

（7）潜在并发症：尿失禁、尿潴留。由于病人的梗阻状况不断加重，残余尿量会增加，膀胱收缩无力，可导致尿潴留或溢出性尿失禁。另外，还可因气候变化、劳累、饮酒、便秘、久坐等因素影响，使病人的前列腺突然充血、水肿，而有发生急性尿潴留的潜在危险。

 案例资料 7-2D

病人入院后给予Ⅱ级护理、监测血压，并做入院教育。入院第二天，病人自觉排尿困难有所缓解，夜尿 5 次，夜间睡眠尚可。饮食可，大便无异常。查体：T 36.8℃，P 72 次 /min，R 18 次 /min，BP 130/80mmHg。继续给予血压监测。12：40 病人自诉尿痛，测 T 38.2℃，P 78 次 /min。急查血常规示：白细胞 9.11×10^9/L，中性粒细胞比例 83.71%，中性粒细胞 7.62×10^9/L；尿常规示：镜检红白细胞满视野。遵医嘱给予头孢美唑钠输注，20 分钟后病人自述出现全身不适症状。查体：胸腹部可见散在小的斑丘疹，有痒感，遵医嘱停止用药，观察 30 分钟后，测体温 37.9℃，遵医嘱给予阿司匹林赖氨酸盐静脉注射。

请思考：

6. 根据以上资料，分析病人病情变化的可能原因是什么？

7. 病人目前新增的护理诊断 / 护理问题有哪些？

问题解析：

6. 病人出现病情变化的可能原因

（1）排尿困难有所缓解：入院第一天并没有相关明确治疗，而病人自觉排尿困难缓解，分析与住院进行入院健康指导有关。因相关知识的教育可解除排尿时心理负担，使睡眠也得到改善，排尿次数 5 次（而以往达到 10 次），导致病人自觉排尿困难有所缓解。

（2）出现疼痛、发热：病人第二天中午突然出现尿痛，查 T 38.2℃，血常规示：白细胞 9.11×10^9/L，属正常范围，但中性粒细胞 7.62×10^9/L，比例 83.71%，明显升高；尿常规示：镜检红白细胞满视野，可考虑有感染。病人体温及白细胞升高不明显，与老年人对感染的反应不敏感有关。长期的前列腺增生可导致尿液潴留、尿道感染，可出现尿频、尿痛、发热的表现。

（3）静脉输入抗生素出现不适反应：病人输入头孢类药物 20 分钟时，出现全身不适。查体：胸腹部可见散在小的斑丘疹，有痒感，考虑药物过敏反应。头孢类药物是常见发生过敏反应的药物。应注意病人有无呼吸、心率、血压等呼吸系统及循环系统异常表现。

7. 病人目前新增的护理诊断 / 护理问题

（1）疼痛　与尿路感染有关。病人出现尿痛，急查尿常规示：红白细胞满视野；血常规提示白细胞计数及中性粒细胞比例偏高。分析可能合并尿路感染而导致排尿疼痛。

（2）体温过高　与尿路感染有关。病人体温升高，尽管处于低热状态，但考虑到老年人的特点，应给予密切关注。

案例资料 7-2E

手术通知单

病房：泌尿外科　**床号**：3 床　**住院号**：125469872

通知单填写时间：2023 年 9 月 10 日

9 月 11 日手术记录

　　连续硬膜外麻醉成功后，取截石位，术区碘伏消毒，铺无菌巾。置入 F26 电切镜鞘克服后尿道阻力入膀胱。接循环水，接离子束刀，见前列腺增大，以两侧叶为主。精阜山丘状。膀胱内黏膜光滑。膀胱内见小梁、小凹，调节离子束刀功率，电切功率设置为 200 瓦，电凝功率设为 100 瓦。精阜标志明显，自 6 点处开始电切前列腺组织，电切至前列腺被膜，远端达精阜上方。最后修切前列腺尖部，修整创面，创面彻底止血，冲洗器冲洗膀胱，吸出前列腺组织碎块 60g 余，清查创面无活动性出血，清点器械、纱布如数，拔出电切镜，按压膀胱区，冲洗液顺畅流出。尿道置入 F22 三腔导尿管一条，囊内注水 40ml，接膀胱持续冲洗，冲洗液淡红色。术毕。

术后医嘱：Ⅰ级护理

禁食水

吸氧 3L/min

留置导尿

持续膀胱冲洗，每日 1 次

……

请思考：

8. 针对手术单的内容，手术室护士应重点收集哪些信息？

9. 病房护士接病人时应着重收集哪些信息？

10. 手术当天病人可能存在的主要护理诊断 / 护理问题有哪些？

问题解析：

8. 手术护士术前应评估的主要信息

（1）病人术前状况：术前有无发热、血压是否控制良好；病人有否焦虑、恐惧等心理状态；术前一夜睡眠是否良好。

（2）术前准备情况：血型及交叉配血试验结果、出凝血时间及乙型肝炎、艾滋病等检查结果；病人会阴部备皮有无出血、感染。

（3）明确病人的手术方式、麻醉方式：分析手术可能的意外等，判断术中物品的需求，尤其术中需要大量冲洗，应备足够的生理盐水。

（4）手术对病人的可能影响：由于该病人年龄大，安置截石位时是否需加强安全保护，以及手术时间对局部受压皮肤的影响。

9. 术后病房护士应重点收集的信息

（1）评估术后麻醉苏醒情况、意识状态及生命体征，是否有缺氧症状。

（2）术后因麻醉用药，评估是否有恶心、呕吐发生。

（3）评估术后导尿管固定是否牢固，引流尿液性质、颜色及量的情况，膀胱持续冲洗是否连续有效，有无血块堵塞。膀胱持续冲洗需 3～7 日，是否控制冲洗速度，引流管是否通畅及出入量记录是否准确等。

（4）术中受压皮肤，特别是骶尾部及双侧下肢腘窝处是否有压力性损伤发生。

（5）术后疼痛出现的时间、程度、性质及镇痛效果。

笔记栏

（6）年龄大，术后需平卧 6 小时以上，是否对肢体给予活动指导或按摩指导，以预防深静脉血栓形成。

10. 手术当天病人可能存在的主要护理诊断 / 护理问题

（1）恶心　与麻醉药反应有关。麻醉药的反应可有不同程度的恶心、呕吐等不适。

（2）急性疼痛　与手术创伤有关。由于手术的损伤，待麻醉药作用消失，会有疼痛问题。此外，也可因逼尿肌不稳定、导管刺激、血块堵塞冲洗管等引起的膀胱痉挛而引起疼痛。

（3）潜在并发症：经尿道前列腺切除术综合征、尿频、尿失禁及出血。

 案例资料 7-2F

2023 年 9 月 12 日

病人昨日术后持续膀胱冲洗 12 小时以上，夜间睡眠 3~4 小时，问答合理，自述尿道局部有疼痛不适，给予哌替啶注射后，疼痛缓解。10：00 测 T 37.8℃，P 84 次 /min，R 18 次 /min，BP 126/63mmHg，平卧位，吸氧 3L/min，留置导尿管固定可靠。14：30 持续膀胱冲洗有效，冲入液体量 7 000ml，冲出淡血性液 7 800ml。心电监护示窦性心律，律齐，SpO_2 98%。遵医嘱停Ⅰ级护理，改为Ⅱ级护理。

请思考：

11. 根据以上资料，术后还需继续评估哪些方面？

问题解析：

11. 术后评估需继续评估的内容

（1）术后病情变化：严格评估术后病人的意识、生命体征、尿量、皮肤颜色及温度、液体出入量等，特别是术后病人出现 T 37.8℃，发生术后热，而使体温升高；拔除尿管后的排尿次数和特点。

（2）导尿管的情况：继续观察导尿管是否妥善固定，观察导尿管有无扭曲、受压、折叠状况出现；尿道口是否严格消毒。

（3）疼痛：病人自述疼痛不适，该疼痛主要来自逼尿肌不稳定、导管刺激、血块堵塞冲洗管等引起的膀胱痉挛。询问病人是否有强烈尿意、阵发性剧痛、肛门坠胀等；观察膀胱冲洗速度是否变慢、冲洗液颜色有否加深、疼痛症状是否加重等；有无因疼痛影响睡眠（病人夜间睡眠 3~4 小时）等。

（4）膀胱冲洗情况：评估护士是否严格执行无菌技术操作；膀胱冲洗速度一般为 60~80 滴 /min，是否能根据尿色调整滴速；在冲洗过程中，询问病人感受，观察其反应及引流液性状；若引流的液体量少于灌入的液体量，应考虑是否有血块等阻塞，可增加冲洗次数或更换导尿管；冲洗时有无嘱咐病人深呼吸，尽量放松，以减少疼痛。若病人出现腹痛、腹胀、膀胱剧烈收缩等情形，应暂停冲洗。冲洗后如出血较多或血压下降，应立即报告医生，以便及时处理，并注意准确记录冲洗液量及性状。

（5）活动及饮食情况：评估术后活动量及剧烈程度，避免手术创伤部位再次出血。因此，手术当日平卧位，术后 2 日后改为半卧位，3~5 日拔除膀胱冲洗管，可下床适度活动。评估卧床期间病人是否能够进行深呼吸、有效咳嗽、肢体特别是下肢的锻炼，评估床上排便情况；术后饮食类型及营养情况，评估是否有便秘的发生。

（6）术后并发症的情况：术后是否有出血、TUR 综合征、尿频及尿失禁，是否有感染等。

（张会君）

第三节　急性肾小球肾炎病人的评估

案例资料 7-3A

　　时间：2023 年 10 月 12 日

　　地点：肾内科病房

　　案例：病人李某，男，18 岁，高中生。病人 2 周前曾有咽痛伴发热，3 天前突发血尿，伴尿泡沫增多、双下肢水肿，为明确诊治就诊于我院，门诊以"急性肾小球肾炎"收入我科。

　　请思考：

　　1. 对于该病人的现病史，还有哪些需要补充？

问题解析：

1. 该病人现病史需要补充的内容

　　（1）诱因与病因：病人 2 周前出现咽痛及发热，考虑为此次发病的诱因，应补充描述其起病情况、处理措施及其效果等。此外，还应注意描述 3 天前出现血尿等新的病情变化前有无诱因，如有无服用某些药物（环磷酰胺等）、进食某些食物（红心火龙果等），因为这些药物或食物会导致尿色变红。

　　（2）主要症状的特点：病人的主要症状为血尿和水肿，但对其具体表现未予描述。应补充：①血尿的具体表现：是全程血尿，还是终末血尿，尿的颜色及性状等。②水肿的具体表现：包括水肿发生的时间、首发部位及发展顺序，水肿的性质，水肿部位的皮肤有无水疱、溃疡等。

　　（3）伴随症状：有无腰痛、尿频、尿急、尿痛、排尿困难以及尿量减少等伴随症状。

案例资料 7-3B

　　主诉：血尿伴双下肢水肿 3 天。

　　现病史：病人 2 周前因淋雨受凉后出现咽痛、发热，体温 39.0℃，自行服用头孢菌素（具体用量不详）2 天后热退，咽痛缓解。3 天前无明显诱因突发血尿，表现为全程尿液呈均一的红色，尿中泡沫增多，同时发现双下肢水肿，呈可凹性，自觉饮水量如常，但尿量减少，体重增加，无发热、畏寒，无腰痛、尿频、尿急、尿痛，否认食用胡萝卜、环磷酰胺、别嘌醇、利福平等食物或药物。为求诊治来我院，门诊以"急性肾小球肾炎"收治入院。

　　请思考：

　　2. 下一步的健康史采集中，应重点采集哪些信息？

问题解析：

2. 下一步应重点采集的信息

　　（1）日常生活型态：①饮食与营养型态：由于泌尿系统疾病病人常需调整水、钠、钾、蛋白质等的摄入量，评估时应重点询问病人平时的饮食习惯，包括每天摄取的食物种类、量、口味以及有无特殊嗜好如喜食较咸食物等；询问病人每天的液体摄入量。②休息与睡眠型态：重点询问病人发病以来有无睡眠规律及睡眠质量的改变等。③排泄型态：询问排尿的次数、量、性状和颜色，有无腹泻、便秘及排便困难等。④自理能力及日常活动：了解病人日常生活是否规律，学习是否紧张，有无过度劳累，是否进行规律锻炼。

　　（2）既往史：重点询问有无肾脏疾病史，有无高血压、糖尿病、过敏性紫癜、系统性红斑狼疮等疾病，有无长期服用对肾脏有损害的药物。

　　（3）个人史：重点询问有无吸烟饮酒史，有无其他特殊嗜好。

笔记栏

（4）家族史：应重点询问是否有与肾脏疾病有关的遗传性、家族性疾病。

（5）心理社会状况：①情绪状态：了解病人的情绪及精神状态，有无紧张焦虑、抑郁绝望等负性情绪及其程度。②对所患疾病的认识：评估病人对所患疾病的性质、过程、预后、防治等各方面知识的了解程度。③重大应激事件及应对情况：了解近期是否经历过重大应激事件，以及平时遇到困难时的应对方式，因为肾小球疾病可能会出现病情未控制，反复发作，因此应注意评估病人应对压力的能力，以便及时予以干预。④社会支持系统：了解病人家庭成员的组成，家属对病人所患疾病的认知及家属对病人的关心和支持程度。⑤生活与学习环境：评估家庭及学校周围环境。⑥经济状况：评估家庭经济状况，有无医疗保障。

案例资料 7-3C

日常生活型态：

饮食与营养型态： 平时每日 3 餐、每餐 3 两。以米饭为主食，食欲较好，喜食牛肉和鱼肉，蔬菜摄入较少，喜热食，进食较快，喜欢吃零食，每日进食 1~2 个水果，无咀嚼及吞咽困难，无特殊忌口。平素每日饮水量为 2 000~2 500ml，以白开水为主。体重维持在 67kg，近几日饮食无明显变化，但体重增加约 3kg。

休息与睡眠型态： 平素睡眠规律，每晚入睡时间为 11 点左右，晨起时间 5 点，每日午睡 30 分钟左右，每日睡眠时间 6~7 小时，无入睡困难、多梦、打鼾、晨起头痛等症状。患病后无明显变化。

排泄型态： 平时小便 6~7 次 / 日，量约 2 000ml，尿色淡黄、清亮。大便规律，每日晨起早餐后大便一次，黄色软便，易排出，无腹泻、便秘及排便困难。此次患病后出现血尿，尿量减少，详见现病史。

日常生活活动与自理能力： 平日生活完全自理。由于高中学习任务繁重，户外运动较少，偶尔在休息时间打篮球，时间约 30 分钟。近几日因血尿和水肿，以卧床休息为主。

嗜好： 否认烟酒及麻醉品嗜好。

既往史： 除容易着凉感冒外，否认高血压、糖尿病、过敏性紫癜、系统性红斑狼疮及肾脏疾病病史，否认服用对肾脏有损害的药物。

个人史： 生于本地，无疫区、疫情、疫水接触史，无牧区、矿山、高氟区、低碘区居住史，按计划接种疫苗。否认药物及食物过敏史。

家族史： 父母体健，否认家族成员中有家族遗传病病史。

心理社会状况：

情绪状态： 表情忧虑，言语平和，对因病住院不能去学校学习而担心期末考试，同时也担心以后是否能正常学习和生活，希望医生能尽快帮助治疗。

对所患疾病的认识： 对这次生病住院感到意外，不清楚所患疾病的病因和诱因，对治疗措施不了解，但既然住院了，一切听医生护士的，希望知道用的是什么药，治疗过程中应注意什么，怎样才能更快地康复出院。

重大应激事件及应对情况： 近期无重大应激事件，平时主要在学校学习，与同学关系融洽，生活中的困难会和父母商讨，听取父母的意见。

社会支持系统： 与父母同住，家庭关系和睦，患病后家人给予了极大的关心和照顾，父母亲自陪同入院，平时性格较外向，休息时间常与家人、同学聚会。

经济状况： 家庭经济状况较好，父母都有稳定收入，住院医疗费用 80% 报销，无任何经济负担。

请思考：

3. 根据以上资料，病人目前存在哪些护理诊断／护理问题？

4. 该病人体格检查及辅助检查的重点是什么？

问题解析：

3. 该病人目前所存在的主要护理诊断／护理问题

（1）体液过多　与肾小球滤过率下降导致水钠潴留有关。病人自患病以来，尿量减少，体重增加 3kg，肾小球滤过率下降导致水钠潴留，双下肢水肿也是病人就诊的主要原因之一，因此体液过多是目前主要的护理问题。

（2）有皮肤完整性受损的危险　与水肿所致组织、细胞营养不良有关。病人双下肢水肿，水肿部位皮肤抵抗力较低，但局部承重力增大，容易发生破溃。

（3）焦虑　与担心疾病预后以及影响学习成绩有关。此病人为高中学生，患病住院影响了正常的学习和生活，同时也担心预后，希望能尽快得到有效治疗，因此表现出明显的焦虑情绪。

（4）知识缺乏：缺乏急性肾小球肾炎的病因、治疗及康复的相关知识。病人对疾病的发生发展不了解，对治疗过程和康复结局也不清楚，很明显缺乏急性肾小球肾炎的相关知识，愿意接受健康指导以及与医务人员合作。

4. 该病人体格检查及辅助检查的重点

（1）体格检查：急性肾小球肾炎的病人应重点测量血压，评估水肿特点，注意有无体温升高、扁桃体肿大，有无肾区叩击痛阳性，有无皮疹及皮肤破溃，以及胸部、腹部检查有无积液。

（2）辅助检查重点内容：①尿液检查：24 小时尿蛋白测定、尿常规检查（渗透压、红细胞、白细胞、管型等）。②血常规检查：白细胞、红细胞、血红蛋白、血小板计数。③抗链球菌溶血素 "O" 抗体测定，血清补体测定。④咽拭子培养。⑤肾功能检查：血肌酐、血尿素、内生肌酐清除率测定。⑥B 超、心电图及胸片。

📄 案例资料 7-3D

体格检查：T 36.9℃，P 90 次 /min，R 16 次 /min，BP 150/90mmHg，H 175cm，W 70kg。神志清楚，面色红润，全身皮肤未见皮疹、出血点，无贫血貌。咽部充血，扁桃体Ⅰ度充血肿大，无脓性分泌物。胸廓对称，双肺呼吸音清，未闻及干湿性啰音；心音有力，心界不大，各心脏瓣膜听诊区未闻及杂音。腹部平软，未触及包块，无压痛、反跳痛，移动性浊音阴性。双肾区无叩击痛，输尿管压痛点无压痛，双下肢轻度凹陷性水肿。

辅助检查：

尿常规：尿蛋白（++），尿红细胞数 70～80/HP，白细胞数 2～4/HP；24 小时尿蛋白定量：2.6g。尿量 600ml。

血常规：WBC 11.3×10^9/L，N 80%，RBC 4.2×10^{12}/L，Hb 134g/L，PLT 242×10^9/L。

肾功能：血清肌酐 80μmol/L，血清尿素 5.4mmol/L，尿酸 394μmol/L。

补体：C3 0.31g/L，C4 0.24g/L；抗链球菌溶血素 "O"：1 250IU/ml。

B 超：肝、胆、胰、脾、肾、输尿管和膀胱均未见异常。

心电图：正常。

胸片：两肺纹理增多，无明显渗出灶。

请思考：

5. 根据目前资料，该病人是否可确诊 "急性肾小球肾炎"？

6. 该病人可能出现的并发症有哪些，应如何进行评估？

笔记栏

问题解析：

5. 该病人的医疗诊断及诊断依据 病人2周前因淋雨受凉后出现咽痛伴发热，抗生素治疗有效，考虑细菌感染；3天前出现血尿，伴双下肢轻度凹陷性水肿、血压150/90mmHg、尿蛋白（++）等符合肾炎综合征的典型临床表现；抗链球菌溶血素"O"滴度明显增高、血清补体C3明显下降；肾功能正常。根据以上特点可以确诊为急性肾小球肾炎。

6. 病人可能出现的并发症及其评估要点

（1）急性左心衰竭：观察病人是否出现呼吸困难、咳嗽、咳痰、胸痛等症状，尤其应重点观察痰液的性状，是否为粉红色泡沫样痰，若出现以上征象，则有发生心力衰竭的危险。

（2）高血压脑病：注意观察病人神经系统症状，是否存在意识障碍、躁动、谵妄、抽搐、昏迷等症状，有无高血压脑病的发生。

（3）急性肾衰竭：重点观察病人有无少尿、无尿及肾功能急剧恶化等表现，如有，需警惕急性肾衰竭。

案例资料 7-3E

该病人住院期间卧床休息，低盐及适量优质蛋白饮食，给予利尿、降压、抗感染等治疗后，泡沫尿消失，水肿消退。体重恢复至67kg，血压110/75mmHg。每日尿量约2 000ml，尿常规：尿蛋白（+），尿红细胞数1~2/HP，白细胞（-）；24小时尿蛋白定量0.27g；肾功能：血清肌酐52μmol/L，血尿素4.2mmol/L，尿酸390μmol/L。可以出院。

请思考：

7. 病人出院前应重点评估的内容有哪些？

问题解析：

7. 出院评估的重点 病人经系统治疗后，病情控制佳，为提高病人生命质量，还需要评估以下内容：

（1）疾病相关知识的掌握情况：评估病人及其家属对急性肾小球肾炎基本知识掌握情况，介绍本病的发生与呼吸道感染或皮肤感染的关系，认识到积极预防感染的重要性。告知病人患感冒、咽炎、扁桃体炎和皮肤感染后，应及时就医。

（2）休息与运动计划的制订与实施：评估病人及其家属能否制订并实施正确的运动计划。病人出院后应继续注意休息，1~2年内不应进行剧烈活动，避免劳累；痊愈后可适当参加体育活动，以增强体质。

（3）病情监测评估：评估病人及其家属能否做到：①根据病情适度活动，注意避免肢体血栓形成等并发症的产生。②出院后坚持定期门诊随访，密切观察肾功能的变化。③加强营养、注意休息、增强体质、保持个人卫生，预防感染。

知识链接

急性肾小球肾炎预后情况

急性感染后肾小球肾炎的预后相对良好，文献报道92%的儿童和60%的成人均可出现临床症状完全恢复。①短期预后：病死率约1%，主要发生于存在基础疾病的老年人，死亡原因多为并发心力衰竭、脑病和感染。有报道，持续少尿、高血压、大量蛋白尿，氮质血症以及病理有新月体改变者，肾功能恢复缓慢。②长期预后：既往报道认为长期预后良好，但近期大多数文献报道5年后仍存在蛋白尿的病人为7.2%~13%，0.9%~0.8%的病人肾功能减退。

（张会君）

第四节 慢性肾衰竭病人的评估

 案例资料 7-4A

病人崔先生，46 岁，本科学历，某公司工程师，已婚。主因"肾功能异常 3 年，反复胸闷、气短 1 个月余，加重 2 小时"，急诊以"慢性肾衰竭"收入肾内科。

病人于 3 年前曾因"肾小球肾炎"入院，治疗后未定期复诊。大约 1 个月前自觉晨起双侧眼睑轻度水肿，因平时工作忙碌，饮水时间不定，自认为水摄入过量导致，并未在意；其间无明显诱因出现胸闷、气短，持续数分钟至数小时不等，休息后可缓解，偶有食欲减退及呕吐，因不久后症状消失而未就诊；半个月前因水肿加重并伴有尿量减少而入院，经肾内科治疗好转后出院；2 小时前突发胸闷、气短，休息后未缓解，平卧困难，伴恶心呕吐。门诊化验尿常规：尿蛋白（+++），RBC：4~5/HP。

病人在公司担任重要职位，平素工作繁忙，应酬多，未遵医嘱进行治疗，因反复入院治疗加之病情加重，心情低落，交流不积极，其妻子一直努力与医生交流病情，并鼓励丈夫积极配合治疗。有糖尿病、高血压病史 5 年余，否认"肝炎、结核、疟疾"等病史，预防接种史不详；否认食物、药物过敏史。

请思考：

1. 上述健康史的描述是否完整？还需补充哪些资料？

2. 该病人体格检查与辅助检查的重点是什么？

问题解析：

1. 该病人健康史需要补充完善的内容 上述对病人健康史的描述尚不完善，需要重点补充以下内容：

（1）诊疗情况：病人 3 年前曾因"肾小球肾炎"住院治疗，半个月前曾因水肿较重伴尿量减少而住院治疗，具体的诊疗情况不明确，不利于对病人病情进展的原因及严重程度等的分析和判断。

（2）既往史：病人有糖尿病、高血压史 5 年，但诊疗及控制情况不详。糖尿病是慢性肾衰竭渐进性发展的主要危险因素。案例中虽然表明病人有糖尿病、高血压病史，但未明确发病时间、主要症状、病情的发展和演变、血糖、血压控制情况、治疗情况。糖尿病不断进展，会导致微血管病变，结节性肾小球硬化、弥漫性肾小球硬化、渗出性病变都会导致肾脏微血管不断恶化，进而发展成糖尿病肾病。高血压持续恶化，累及肾脏，表现为夜尿增加、轻度蛋白尿、镜下血尿，控制不良会演变为高血压肾病，甚至是慢性肾衰竭。此外，应注意病人的用药情况，尤其是有无非甾体抗炎药、氨基糖苷类抗生素等肾毒性药物的用药史。

（3）日常生活习惯：病人有高血压、糖尿病，并曾患肾小球肾炎，应在饮食与运动方面进行必要的调整。因此，需要重点了解病人的饮食与运动情况。从资料的描述中，可以看出病人对自己的健康状况关注不够，疏于管理，导致病情逐渐加重。

 知识链接

中国慢性肾衰竭分期

慢性肾衰竭（chronic renal failure，CRF）是由慢性肾脏病引起的肾小球滤过率（glomeruar filtration rate，GFR）下降及与此相关的代谢紊乱和临床症状组成的综合征，简称慢性肾衰。我国采用的分期方法是依据 1992 年黄山会议纪要：根据肌酐清除率和血肌酐水平，将 CRF

笔记栏

可分为四个阶段：肾功能代偿期、肾功能失代偿期、肾功能衰竭期和尿毒症期。肾功能代偿期：肌酐清除率 50～80ml/min，血肌酐 133～177μmol/L，大致相当于 CKD2 期；肾功能失代偿期：肌酐清除率 20～50ml/min，血肌酐 186～442μmol/L，大致相当于 CKD3 期；肾功能衰竭期：肌酐清除率 10～20ml/min，血肌酐 451～707μmol/L，大致相当于 CKD4 期；尿毒症期：肌酐清除率＜10ml/min，血肌酐≥707μmol/L，大致相当于 CKD5 期。

2. 该病人体格检查与辅助检查重点内容　慢性肾衰竭病人由于体内代谢毒物不能及时清除，常有电解质紊乱及酸碱平衡失调等表现，体格检查及辅助检查有助于明确慢性肾衰竭的严重程度及可能病因。

（1）体格检查：①生命体征：重点是血压、脉搏及体温有无异常。②皮肤黏膜：皮肤的颜色、水肿的表现以及有无皮肤破损等。③肺部检查：尤其应注意有无湿啰音。④心脏及血管检查：注意有无颈静脉怒张、肝–颈静脉回流征阳性、心界扩大、心率过快以及心音遥远等心功能不全的表现。⑤腹部检查：注意有无移动性浊音、肠鸣音异常等。⑥神经系统检查：注意有无肌张力减退、肌力下降、腱反射亢进或减弱等电解质失调的表现。

（2）辅助检查：慢性肾衰竭病人往往有电解质紊乱与酸碱平衡失调，糖、脂、蛋白质代谢异常。辅助检查有助于明确疾病诊断，应包括：①尿液检查，包括尿蛋白、红细胞、白细胞、管型以及渗透压等。②肾功能。③血气分析及电解质检查。④血常规检查。⑤血糖、血脂等生化检查。⑥心电图及腹部 B 超检查等。

案例资料 7-4B

补充资料：

日常生活型态：平时 3 餐 / 日，平均每餐主食（米饭）3 两，因患有糖尿病、高血压，平素低盐饮食，并严格控制饮食量及甜食的摄入。平日饮水量为 1 000～1 500ml，以白开水为主。体重保持在 77kg 左右。近 1 个月食欲有所减退，进食量有所减少，但体重明显增加。平素睡眠规律，无入睡困难、多梦、早醒等；大小便规律，大便 1 次 / 日，小便 6～7 次 / 日，尿色淡黄、清亮。近半月来，尿量减少，尿色逐渐加深。平时工作繁忙，较少进行户外锻炼等活动，休息期间以打扑克、静坐为主，偶尔散步。近 1 年来，容易疲乏，较少活动。吸烟史 20 余年，约 15 支 / 日；饮酒 20 余年，白酒约 4 两 / 日。

既往史：病人 15 岁时曾患"急性肾小球肾炎"，于当地乡镇医院进行常规治疗，康复出院后未再复查。5 年前体检发现高血压、糖尿病，给予口服美托洛尔缓释片、二甲双胍缓释片控制血压血糖。因工作繁忙，未严格遵医嘱服药和定期随访治疗，自觉身体不适口服药物治疗。3 年前再次因"肾小球肾炎"入院治疗。否认肝炎、结核、疟疾等传染病病史，否认心脏疾病病史，否认手术、外伤、输血史。

其他：生于安徽，久居本地，无疫区及传染病病人接触史，适龄结婚，妻子 43 岁，育有一女，妻子及女儿均体健。否认有家族性遗传病病史。

体格检查：T 36.7℃，P 120 次 /min，R 26 次 /min，BP 170/85mmHg，H 170cm，W 80kg。神志清楚，查体合作，浅表淋巴结未及肿大，双侧眼睑水肿，结膜苍白，口唇轻度发绀，呼吸急促，幅度深长，双肺听诊肺泡呼吸音增强，双肺底可闻及细湿啰音，未闻及干啰音及胸膜摩擦音。心界扩大，心律不齐，P_2 亢进，可闻及舒张期奔马律，未闻及病理性杂音。腹软，无压痛及反跳痛，肝、脾肋下未触及，肝区无叩击痛，移动性浊音（–），肠鸣音 4 次 /min，无明显增强或减弱。双下肢轻度水肿，指压凹陷明显。肌力 3 级，肌张力有明显减弱，生理反射引出困难，肢端袜套样分布的感觉丧失，深感觉迟钝或消失，注意力不集中。脑膜刺激征阴性。

辅助检查：

心电图：室性心律失常。

肾脏超声：双肾缩小，皮髓分界不清，呈弥漫性病变。

尿常规：尿蛋白（++），尿比重 1.010，可见上皮细胞管型、颗粒管型等。24 小时尿量 350ml。

血常规：Hb 100g/L，RBC 3.5×10^{12}/L，WBC 10.1×10^9/L。

血气分析：pH 7.239，PCO_2 30mmHg，PO_2 141mmHg，HCO_3^- 13.6mmol/L。

血生化：肾小球滤过率（GFR）14.5ml/（min·1.73m²）；尿素 45.23mmol/L，肌酐 636μmol/L，尿酸 505.00μmol/L；空腹血糖 13.6mmol/L，总胆固醇 2.23mmol/L，低密度脂蛋白胆固醇 0.91mmol/L，谷丙转氨酶 143.00IU/L，白蛋白 33.20g/L，谷草转氨酶 41.00IU/L，N 端 B 型钠尿肽 3 820.00pg/ml。

血清电解质：钾 5.58mmol/L，钙 1.99mmol/L，磷 1.82mmol/L，铁 8.22mmol/L。

请思考：

3. 如何解读该病人辅助检查的结果？

4. 该病人目前所存在的护理诊断／护理问题有哪些？

问题解析：

3. 该病人辅助检查结果的临床意义

（1）慢性肾脏病 5 期：该病人肾脏缩小，GFR 14.5ml/（min·1.73m²），明显下降，而血肌酐 636μmol/L、尿素 45.23mmol/L 明显升高，提示病人已经进入慢性肾脏病 5 期。

（2）代谢性酸中毒：该病人血气分析报告：pH 7.239，PCO_2 30mmHg，PO_2 141mmHg，HCO_3^- 13.6mmol/L，提示病人存在代谢性酸中毒。病人因肾衰竭导致磷酸、硫酸等酸性代谢物质在体内潴留，而受损的肾小管泌 H^+ 功能及排 NH_4^+ 的功能降低，使 H^+ 在体内蓄积，HCO_3^- 减少，表现为代谢性酸中毒。血液中 H^+ 的浓度增加可兴奋呼吸中枢，增加肺的通气量，可使 CO_2 的排出增多，$PaCO_2$ 代偿性下降。

（3）贫血：该病人血红蛋白 54.60g/L，铁 8.22mmol/L。依据贫血严重程度的划分标准，属于重度贫血。导致贫血的主要原因是肾组织分泌促红细胞生成素（EPO）减少，此类贫血称之为肾性贫血。

（4）电解质紊乱：该病人血清电解质检查示钾 5.58mmol/L，钙 1.99mmol/L，磷 1.82mmol/L（正常参考范围：血钾 3.5～5.5mmol/L，血钙 2.25～2.75mmol/L，血磷 0.96～1.62mmol/L），提示病人存在高钾血症、低钙血症、高磷血症。该病人因肾小球滤过率明显下降导致排钾能力下降而引起高钾血症，可出现心动过缓、心律不齐，严重者可引起心搏骤停。在限制钾摄入的基础上，积极纠正酸中毒，给予排钾利尿药对症治疗，若高钾血症不能有效缓解，拟进行血液透析治疗。该病人存在钙、磷等矿物质代谢及内分泌功能紊乱，导致矿物质异常、骨病、血管钙化等临床综合征，称之为慢性肾疾病 – 矿物质和骨异常。

（5）血脂异常：该病人体检报告显示，总胆固醇 2.23mmol/L，低密度脂蛋白胆固醇 0.91mmol/L，提示病人存在营养失调：低于机体需要量，应严格按照营养治疗方案改善病人状况，增强病人抵抗力和免疫力。

4. 该病人目前所存在的主要护理诊断／护理问题

（1）体液过多　与肾小球滤过率下降导致水钠潴留有关。病人双下肢可凹陷性水肿，体重增加，提示有体液过多。病人尿量减少，肾小球滤过率下降，为肾小球滤过率下降导致水钠潴留的表现。

（2）活动无耐力　与肾衰竭所致的代谢毒物堆积、贫血等有关。病人胸闷、气短，容易疲

笔记栏

乏。实验室检查提示肾衰竭、贫血、代谢性酸中毒。

（3）营养失调：低于机体需要量 与病人尿蛋白所致蛋白质丢失过多、慢性肾脏病需低蛋白饮食、病人食欲差等有关。病人尿蛋白（++），食欲减退，进食量减少。目前病人体重不低，但主要是由于体液过多所致，不能作为评价其营养状况的指标。

（4）潜在并发症：电解质紊乱及酸碱平衡失调、心力衰竭。病人的肾小球滤过率重度降低，已出现代谢性酸中毒、高钾血症、低钙血症等电解质紊乱的表现，在及时给予对症、支持治疗的基础上，护士应主要观察病人电解质紊乱及酸碱平衡失调的改善情况。因此，依然提出"潜在并发症：电解质紊乱及酸碱平衡失调"。由于水钠潴留，循环血量增加，可引起心脏容量负荷增大；病人有高血压病史5年，可使心脏后负荷增加。加之，代谢性酸中毒、贫血等可影响心肌的功能状况，因而病人很容易出现心力衰竭。慢性肾衰竭是心力衰竭的直接诱因。

（5）有皮肤完整性受损的危险 与水肿所致组织、细胞营养不良有关。病人双下肢水肿，水肿部位皮肤抵抗力低，容易发生破溃。

（6）健康管理无效 与病人的健康管理意识淡漠有关。病人既往患急性肾小球肾炎治愈出院后，并未按照医生的建议进行复查随访。一个月前起病后也未在意，出现胸闷、气短等症状后，也因认为可以自行缓解而未诊治，直至症状明显加重后才就诊，提示病人对自己的健康状况重视不够，缺乏自我保健意识。

 案例资料 7-4C

入院后的主要治疗措施：

口服血管紧张素转换酶抑制药（ACEI）、血管紧张素受体阻断药（ARB）、钙通道阻滞药、血管扩张药；低蛋白饮食，限制水和盐的摄入量；及时、有效地控制高血压和治疗心力衰竭；胰岛素治疗保持空腹血糖在5.0~7.2mmol/L；防治电解质紊乱，纠正代谢性酸中毒，预防感染；输血；并拟行血液透析治疗。

请思考：

5. 随着病情的发展，病人的心理社会状况发生哪些变化？如何对该病人进行心理－社会评估？

6. 该病人因肾性贫血需进行输血对症治疗，输血治疗的评估重点内容有哪些？

7. 根据该病人实验室检查报告拟行血液透析治疗，透析治疗前以及透析过程中需观察的重点内容有哪些？

问题解析：

5. 病人的心理－社会状况评估 该病人男性，46岁，本科学历，某公司工程师，事业有成，社会地位高，育有一女，父母健在，责任重；疾病发展快，诊断为慢性肾脏病5期，需长时间住院治疗，治疗措施复杂，治疗费用高昂。病人可能一时难以接受自己的病情，而出现较大的情绪变化以及角色适应不良等问题，同时可能存在疾病相关知识的缺乏等护理问题。因此，护士应细心观察以便及时了解病人及其家属的心理变化，评估病人的社会支持情况，包括家庭经济情况、有无医疗保险、家庭成员对该病的认知及态度、病人的工作单位所能提供的支持等。在全面评估病人心理－社会状况的基础上，向病人家属和同事说明疾病治疗的重要性，取得社会支持，鼓励病人树立战胜疾病的信心。

6. 输血治疗评估重点 向病人及其家属说明同种异体血的输血不良反应和经血液传播疾病的可能性，征得病人及其家属的同意后，并在《输血治疗同意书》上签字。输血过程中应重点观察病人是否出现以下不良反应：

（1）发热反应：寒战、高热，皮肤潮红、头痛、恶心、呕吐和肌肉酸痛等。

（2）过敏反应：皮肤瘙痒、荨麻疹；口唇、眼睑水肿；喉头水肿所致呼吸困难、支气管痉挛、胸痛、肺部听诊哮鸣音；过敏性休克等。

（3）溶血反应：头部胀痛、四肢麻木、腰背部剧烈疼痛和胸闷；血红蛋白尿、黄疸、寒战、发热、呼吸困难、发绀和血压下降等；少尿或无尿，肾衰竭等。

（4）与输血有关的反应：循环负荷过重、出血倾向、枸橼酸钠中毒反应等。

7. 血液透析前及透析过程中需观察的重点内容　血液透析（hemodialysis，HD）简称血透，是最常用的血液净化方法之一。血透是病人血液与含一定化学成分的透析液分别引入透析器内半透膜的两侧，根据膜平衡原理，经弥散、对流等原理，达到清除代谢产物及毒性物质，纠正电解质紊乱及酸碱平衡失调的一种治疗方法。

（1）血液透析前评估：①向病人介绍透析的有关知识，消除病人的恐惧心理，并取得其配合。②评估病人的一般情况，包括生命体征、有无水肿、体重增长情况、全身健康状况、有无出血倾向。评估病人的干体重，干体重的确定需结合病人的食欲、营养状况、症状及实验室检查结果综合评价，一般指病人无不适主诉、血压正常、无水肿和体腔积液、X 线胸片心胸比＜50%、无肺嗜酸性粒细胞浸润表现时的体重。③评估病人的血管通路是临时性还是永久性置入，血管通路是否通畅，局部有无感染、渗血、渗液等；中心静脉留置导管病人的导管是否固定完好，有无牵拉致导管脱出，有无感染征象，如发热，置管部位有无红、肿、热、痛；动静脉内瘘是否成熟，手术部位有无渗血、血肿、血栓、感染、动脉瘤和假性动脉瘤，吻合口远端的肢端有无苍白、发凉、麻木及疼痛等，吻合口血管震颤及血管走行是否良好。④评估病人的透析方法、透析次数、透析时间及抗凝血药应用情况。

（2）透析过程观察：透析过程中需严密观察病人生命体征及透析的各项监测指标是否正常，及时发现病人的不适或透析并发症、监护系统的报警、机械故障等，及时处理。常见透析并发症：①低血压：透析中低血压指透析过程中收缩压下降≥20mmHg，平均动脉压下降≥10mmHg，主要原因为透析开始时部分循环血容量进入透析器及其管路，而血管收缩反应低下引起有效循环血容量不足。②失衡综合征：指透析中或透析结束后不久出现的以神经精神症状为主的临床综合征，多发生于严重高尿素氮血症的病人接受透析治疗之初，主要是因为血液透析使血液中的毒素浓度迅速下降，血浆渗透压降低，而由于血脑屏障使脑脊液中的毒素下降较慢，以致脑脊液的渗透压高于血液的渗透压，水分由血液进入脑脊液中形成脑水肿，导致颅内压增高。③肌肉痉挛：多出现在透析中后期，主要表现为足部肌肉、腓肠肌痉挛性疼痛，常见原因包括低血压、低血容量及电解质紊乱等。④透析器反应：因使用新透析器产生的一组症状，又称为首次使用综合征，表现为透析开始 1 小时内出现的皮肤瘙痒、荨麻疹、流涕、胸腹痛，重者可发生呼吸困难，甚至休克、死亡。⑤其他：如心律失常、栓塞、溶血、发热等。

 知识链接

肾脏替代治疗

1. 血液透析的血管通路　动静脉内瘘是目前最理想的永久性血管通路，包括自体血管和人造血管内瘘。常用自体动静脉内瘘选择桡动脉或肱动脉与头静脉或贵要静脉吻合，使前臂浅静脉"动脉化"，血液流速可达 400ml/min，且便于穿刺。一般需在预计开始血透前至少 1~3 个月进行内瘘成形术，以便于瘘管成熟、内瘘功能评价或修复以保证有功能的内瘘用于血透。对于无法建立自体动静脉内瘘者可行人造血管内瘘，人造血管内瘘的优点：内瘘成熟时间短、血流量大、感染率低、反复穿刺不易塌陷，缺点是：价格贵、使用寿命低于自体内瘘。

2. 肾移植　肾移植是将来自供体的肾通过手术移植入受者体内，从而恢复肾功能。成功的肾移植可全面恢复肾功能，相比较于透析病人生活质量最佳，维护治疗费用最低，存活率最高，已成为终末期肾病病人首选治疗方式。移植前需做好肾移植供、受者评估，移植成功后受者需常规使用免疫抑制药以抑制排斥反应，术后 1 年存活率 95% 以上，5 年存活率 80% 以上，10 年存活率达 60% 以上，其死亡主要原因为心血管并发症、感染、肿瘤等。

案例资料 7-4D

　　病人入院后经利尿、减轻心脏负荷、输血、透析以及营养支持等对症治疗后，病情明显改善。病人情绪稳定，饮食、睡眠佳，24 小时尿量约 1 500ml，无发热，无胸闷、气短，无咳嗽、咳痰，无恶心、呕吐等。复查血红蛋白 72.20g/L，白蛋白 27.90g/L，肌酐 331.10μmol/L，钾 4.02mmol/L，尿素 10.53mmol/L。目前病人病情稳定，拟出院回家，嘱其院外遵医嘱继续用药治疗，规律血液透析，静养休息，定期随访。

　　请思考：

　　8. 病人出院后应注意评估的内容有哪些？

问题解析：

8. 病人出院后的评估重点　慢性肾衰竭为不可逆病变，病程可长达数年，透析治疗或肾移植能显著延长病人的生存时间，提高病人的生存质量。延续护理是保障病人生命质量的有效措施。病人出院后应注意对以下内容的评估，以便于及时发现可能存在的健康问题，及时给予相应的干预措施。

　　（1）病情控制情况：除了对相关病情指标进行监测以外，还要评估病人及其家属对病情监测相关知识的掌握情况及依从性：①准确记录每天的尿量和体重，监测体温变化。②掌握自我监测血压的方法，每天定时测量，确保用药期间血压控制目标为：尿蛋白＞1.0g/d 时，血压＜125/75mmHg；尿蛋白＜1.0g/d 时，血压＜130/80mmHg。③定期监测血糖，控制目标为空腹血糖 5～7.2mmol/L（睡前 6.1～8.3mmol/L），糖化血红蛋白＜7%。④有效预防和规避慢性肾衰竭渐进性发展的危险因素，如高血压、高血糖、蛋白尿、吸烟等，同时需要识别急性加重的危险因素，如肾小球肾炎、有效血容量不足、肾毒性药物等。⑤向病人解释有计划地使用血管以及尽量保护前臂、肘等部位的大静脉，对于进行血透治疗的重要性，使病人理解并配合治疗。已行血液透析者应指导其保护好动静脉瘘管，避免内瘘侧肢体受压、负重、戴手表，勿穿紧袖衣服，避免肢体暴露于过冷或过热的环境。⑥定期复查血常规、肾功能、血清电解质等。⑦及时就医的指征：如体重迅速增加超过 2kg、水肿、血压显著增高、气促加剧或呼吸困难、发热、乏力或虚弱感加重、嗜睡或意识障碍时，需及时就诊。

　　（2）营养与饮食评估：首先要对病人进行营养状态评估，明确病人营养需求。日常饮食要保证蛋白质、氨基酸、维生素、矿物质等营养素的充分摄入。注意进食高热量、高维生素、低脂饮食；不吃高磷食品如肝、脑、蛋黄等；限制含钾高的食物摄入，如白菜、萝卜、梨、葡萄、西瓜等。补充钙剂如碳酸钙、骨化三醇等，补钙同时服用富含维生素 D 的食物。

　　（3）日常生活习惯：避免劳累，保证良好的睡眠，适当活动，生活起居规律。

　　（4）居住环境评估：注意评估病人室内温度、湿度、空气情况，以预防和减少呼吸道感染的发生。

　　（5）心理情绪及家庭支持的评估：病人经系统治疗后，慢性肾衰竭症状和体征明显改善，治疗配合意识强，社会支持程度高，但是由于该疾病预后差，需要反复入院治疗，因此，病人易产生悲观、失望、焦虑、多疑、恐惧等心理障碍，易加重病情，影响治疗效果。应注意对病人心理情绪及家庭支持状况的评估。

（张会君）

●●●●　思考题　●●●●

1. 男性病人，58 岁，自述排尿时伴随灼热感、尿频及腰痛，伴低热症状。请分析该病人可能的泌尿系统疾病，并简述该病人健康评估的重点。

2. 如何利用智能穿戴设备（如智能尿垫、智能裤子等）实时监测老年人的尿失禁症状，并结合数据分析来评估病情变化？这些智能技术能否为不同年龄段的病人提供个性化护理方案，从而提高护理效果并改善病人的生活质量？

3. 病人，男性，33 岁。间断水肿 3 年，再发伴尿色加深 10 天。病人于 3 年前于劳累后出现双下肢对称性、凹陷性水肿，晨轻暮重，无肉眼血尿及泡沫尿。于当地医院查尿常规示 RBC 5～8/HP，蛋白（++），予"青霉素"治疗，1 周后水肿消退。此后间断于劳累后出现上述症状，休息后缓解，未再复查尿常规。10 天前受凉后出现咽痛、发热，体温 37.8℃，尿色呈浓茶色，并再发双下肢水肿，自服"阿奇霉素"7 天，体温正常，尿色恢复正常。发病以来尿量正常，无皮疹及关节疼痛，大便正常，体重无变化。既往体健。无烟酒嗜好。无高血压家族史。

查体：T 36.2℃，P 78 次/min，R 20 次/min，BP 145/95mmHg。皮肤未见出血点和皮疹。浅表淋巴结未触及肿大。双肺未闻及干、湿性啰音。心界不大，心率 78 次/min，律齐，各瓣膜未闻及杂音。腹平软，无压痛，肝脾肋下未触及，移动性浊音（-），肾区无叩痛。双下肢轻度凹陷性水肿。

实验室检查：血常规：Hb 114g/L，WBC 5.4×10^9/L，N 68%，PLT 282×10^9/L。尿常规：蛋白（++），沉渣 RBC 25～30/HP，颗粒管型 2～3/LP。尿蛋白定量 1.2g/d。血 Cr 158μmol/L，BUN 8.9mmol/L，Alb 38g/L，估算肾小球滤过率（eGFR）57ml/（min·1.73m²）。初步诊断为"慢性肾小球肾炎"。

问题：

（1）该病人的医疗诊断依据是什么？

（2）该病人目前存在的主要护理诊断有哪些？

（3）对于该病人，目前应该重点观察什么？

第八章

肌肉与骨骼系统疾病病人的评估

　　肌肉与骨骼系统包括 206 块骨、600 余块骨骼肌及其韧带、肌腱、软骨等，构成人体基本形态、支撑体重并维持体姿；实现躯体的移位，语言、书写等高级活动；形成多个体腔，如颅腔、胸腔、腹腔和盆腔等，保护各种重要的器官；储存各种矿物质，如红骨髓生成各种血细胞等；肌肉内的能源储备分解时释放能量供肌肉运动，同时产热，维持正常体温。

　　肌肉与骨骼系统的常见疾病包括各种创伤，如骨折、关节脱位、脊髓损伤、周围神经损伤等；退行性疾病，如颈椎退行性疾病、腰椎间盘突出症等；骨坏死，如股骨头坏死、手足骨坏死等；感染性疾病，如骨与关节结核、骨与关节化脓性疾病；非感染性炎性疾病及代谢性骨病，如自身免疫性疾病、代谢性骨病；畸形，如脊柱、肢体、手足畸形、脑与脊髓疾病后遗症；肿瘤，如骨肿瘤、软骨肿瘤、滑膜肿瘤、瘤样病变、转移瘤等。

　　肌肉与骨骼系统疾病常见症状包括疼痛、乏力、畸形、活动受限、僵硬等。疼痛、乏力、活动受限等使日常生活活动受限，自我形象及尊严受损，丧失劳动能力，面临失业危险等，易产生焦虑抑郁心理；担心完全丧失自理能力，产生恐惧心理等。体格检查方法主要包括视诊和触诊，有时还需要叩诊、听诊，如脊柱叩诊和听骨摩擦音，动诊如关节的活动范围和肌肉的收缩力，量诊如测量肢体长度、周径、关节的活动范围、肌力和感觉障碍的范围等；必要时还需进行神经系统检查，如感觉功能（痛觉、触觉）、运动功能（肌力、肌张力检查）、神经反射检查（浅反射、深反射、病理反射检查）、自主神经功能检查（皮肤、毛发、指甲营养状态，皮肤划痕试验）等。检查时应注意充分暴露检查部位，两侧对比，检查动作要轻柔，避免增加病人痛苦。辅助检查包括实验室检查，如血、尿、关节液、浆液等检查；影像学检查，如 X 线平片、CT、MRI、放射性核素骨扫描（ECT）、B 超等；电生理检查，如肌电图、躯体感觉诱发电位等；内镜检查，如关节镜检查；组织学检查，如病理切片观察、免疫组化、细胞化学、分子病理学等。

　　本章选取腰椎间盘突出症（lumbar intervertebral disc herniation，LIDH）、骨盆骨折（pelvic fracture，PF）、股骨头坏死（osteonecrosis of the femoral head，ONFH）三种常见病情案例为线索，通过提问及解析逐步引导，以期达到帮助学生理解肌肉与骨骼系统疾病的主要特点、评估方法、评估内容与注意事项等，熟悉全流程护理工作要点。

　　案例 1 以腰椎间盘突出症接受经皮后路手术治疗的病人为例，展示该疾病入院评估、术前评估、术中评估、术后评估、出院后随访等健康评估的要点。

　　案例 2 以急诊外伤骨盆骨折合并迟发性脾破裂（delayed splenic rupture，DSR）病人为例，展示该疾病急诊评估与处理、病情变化的发现与处理、骨盆骨折围术期护理及康复等健康评估的要点。

　　案例 3 以股骨头坏死行全髋关节置换术（total hip replacement，THR）病人为例，展示该疾病入院评估、术前评估、术中评估、术后评估、出院后随访等健康评估的要点。

第一节　腰椎间盘突出症病人的评估

 案例资料 8-1A

病人李先生，38 岁，汉族，已婚，初中文化，农民，自费。因"反复腰痛伴右腿麻木 2 年，右腿痛 1 个月"来我院就诊。

现病史：病人 2 年前无明显诱因突然出现腰痛，伴右腿麻木。1 个月前，因劳动时突然扭腰，腰部出现剧烈疼痛，伴右腿疼痛。到当地乡卫生院诊治无明显缓解，遂来我院就诊。门诊腰椎正侧位 X 线片示：腰椎生理弧度减小；CT 示腰 4～5、腰 5～骶 1 椎间盘向右突出，压迫硬脊膜囊和脊髓。拟诊"腰椎间盘突出症"而收住院。自发病以来，无发热、恶心及呕吐，无腹痛，无大小便异常，无肢体发凉等。

风险评估：自理能力评估：95 分，轻度依赖。跌倒风险：2 分，低风险。

请思考：

1. 现病史有无需要补充的资料？

2. 在下一步的信息采集中，你会更关注哪些信息？

问题解析：

1. 现病史的描述有待完善

（1）主要症状的特点：该病人的两个主要症状是腰痛以及右腿疼痛，对于这两个疼痛症状的特点，诸如部位、性质、程度、持续的时间、加重和缓解因素，每次发病的原因等描述不具体。例如疼痛的性质是隐痛、酸痛、胀痛、闷痛等钝痛，还是针刺痛、切割痛、烧灼样痛、刀绞样痛、撕裂样痛等锐痛，抑或压榨样痛、跳痛、牵拉样痛等；疼痛是持续性或阵发性，或持续性疼痛伴阵发性加剧等。疼痛的程度可以用数字等级评分法进行评价。

（2）诊断治疗与护理经过：病人曾在当地医院诊治，但未描述是哪一级的医院，进行了哪些检查，诊断是什么，采用的治疗方法和护理措施是什么，治疗效果怎么样。

2. 下一步还应重点询问补充以下内容

（1）日常生活状况：重点是日常活动情况，是否存在经常弯腰、扭转等动作，是否存在负荷过重或可能损伤腰部肌肉的活动或动作，是否从事久坐为主的工作，如长途汽车司机，平时的锻炼习惯如何等。此外，也还应注意询问病人的饮食是否均衡，有无烟酒嗜好等。

（2）既往史：既往健康状况，所患疾病情况，有无手术外伤史。

（3）个人史与家族史：有无传染病接触史、预防接种情况以及有无家族遗传病史等。

（4）心理社会状况：重点是病人的心理情绪状态、对疾病相关知识的了解情况、对自身健康状况的重视程度、家庭的支持以及有无经济压力等。

 案例资料 8-1B

补充资料：

现病史：病人 2 年前无明显诱因突然出现腰痛，伴右腿麻木。腰痛为持续性酸痛，活动时加重，休息后缓解。此后腰痛及右腿麻木反复发作，常在受凉、劳累时出现或加重，休息可自行缓解。有时行走 1 000 米左右也可出现腰痛及右腿麻木，蹲下或坐下休息后可减轻。疼痛发作时数字等级评分为 10 分。1 个月前，因劳动时突然扭腰，腰部出现剧烈针刺样疼痛，呈持续性，伴右腿疼痛。右腿疼痛从腰部沿右腿到右足。咳嗽打喷嚏或弯腰、站起时右腿疼痛加重，坐下休息时右腿疼痛减轻。行走时自觉右下肢无力。经卧床休息仍无明显好转。到当地乡卫生院诊治无明显缓解，遂来我院就诊。

日常生活状况：饮食饮水情况较前无特殊变化；腰背部疼痛发作时，影响睡眠，匹兹堡睡眠指数 8 分，目前给予绝对卧床及牵引治疗，日常活动受限。无特殊烟酒嗜好以及其他异嗜物。

既往史：既往体健，无传染病史，无重大手术外伤史，无药物和食物过敏史等。

个人史：生于原籍，无疫区及传染病病人接触史，适龄结婚，配偶体健。

家族史：子女、双亲及兄弟姊妹无同样疾病，无遗传性疾病，健康状况良好。

心理社会状况：病人 2 年前开始发病，休息后可缓解，认为没什么大问题。近 1 个月明显加重，经治疗效果不佳，开始预感到健康受到威胁，担心会不会瘫痪而影响以后的生活。在得知需要手术治疗时，一方面担忧手术效果，另一方面由于是农民，自费治疗，费用较高等，有明显的焦虑情绪，华西心晴指数 13 分。

请思考：

3. 根据健康史资料，该病人可能存在的护理诊断 / 护理问题有哪些？

4. 下一步检查的重点是什么？

问题解析：

3. 该病人可能存在的护理诊断 / 护理问题

（1）慢性疼痛　与腰椎间盘突出、神经根受压有关。该病人有长达 2 年的腰痛，1 个月前腰痛加重，并伴有右腿疼痛。根据相关检查显示其疼痛与腰椎间盘突出、神经根受压有关。

（2）焦虑　与担心疾病预后及治疗费用过高有关。病人病程长达 2 年，近 1 个月加重，疼痛剧烈且限制活动能力，经治疗无好转而住院治疗。因此，病人预感到健康受到威胁而产生焦虑，同时对手术的效果以及可能的费用感到担心，因此，表现出明显的焦虑情绪，华西心晴指数 13 分（正常参考值上限 8 分）。

（3）自理缺陷　与绝对卧床、牵引制动有关。病人的医疗诊断基本明确，住院后给予绝对卧床及牵引治疗，因此，存在自理缺陷。

（4）睡眠型态紊乱　与腰腿疼痛有关。病人因腰腿疼痛影响睡眠。

（5）知识缺乏：缺乏疾病预防的相关知识。病人 2 年前起病，因休息后可自行缓解，认为没有什么问题而未及时就医及用药，提示病人缺乏疾病预防保健知识。病人将接受手术治疗，但并没有介绍病人对手术的了解及看法，是否存在围术期的相关知识缺乏，还有待于进一步明确。

4. 下一步检查的重点　重点是体格检查，特别是脊柱和下肢的视诊、触诊、叩诊、动诊、量诊、神经系统方面的检查。

📄 **案例资料 8-1C**

体格检查：T 36.2℃，P 85 次 /min，R 20 次 /min，BP 113/80mmHg，神志清，皮肤无破损，双侧瞳孔等大等圆，对光反应灵敏，胸廓无畸形，两肺呼吸音清，未闻及干湿啰音，心律齐，无杂音，腹部略膨隆，无压痛、反跳痛及肌紧张，肝、脾肋下未及，肠鸣音 4 次 /min。

专科情况：①视诊：病人腰椎略向右侧弯，双下肢无明显外形异常，双侧基本上等大等长。步行时，躯干略向右侧倾斜，出现跛行。②触诊：$L_{4\sim5}/L_5\sim S_1$ 棘突间右侧旁 1cm 处压痛并沿右坐骨神经分布向下放射，双下肢无明显压痛。③腰椎运动情况：腰部前屈、后伸、左右侧弯均受限（前屈 30°，后伸 15°，左侧弯 20°，右侧弯 10°）。④肌力情况：右侧足背伸及跖屈肌力 4 级，右踇趾背伸肌力 4 级，左下肢肌力无明显异常。⑤感觉情况：右小腿前外侧、右足外侧及足背触觉和痛觉减退，无温度觉改变。⑥神经反射情况：右侧膝、跟腱反射减弱，踝反射减弱，左侧正常，病理反射未引出。⑦特殊检查：直腿抬高试验：左侧 70°（－），右侧 40°（＋），右侧加强试验阳性。

主要治疗措施：绝对卧床休息，制动牵引，完善术前检查，择期手术。

请思考：

5. 根据上述资料，该病人的护理诊断／护理问题有无补充？

6. 上述体格检查结果的临床意义是什么？

问题解析：

5. 应补充的护理诊断／护理问题 由于腰椎间盘突出所致的疼痛、绝对卧床以及牵引制动等，病人需要较长时间保持一个姿势，若不采取相应的措施，容易引起局部肌肉疲劳、血液循环障碍，增加压力性损伤的风险。因此，应考虑"有压力性损伤的风险"或"有组织完整性受损的危险"。

此外，还应该考虑"床上活动障碍""躯体移动障碍"以及"转移能力受损"等相关护理诊断。那么，这几个护理诊断有什么区别和联系，对于该病人应该如何选择？其中"床上活动障碍（impaired bed mobility）"是指在床上由一个体位改变为另一个体位的能力受限，主要见于意识障碍、肌肉无力等情况，或因床的大小、类型等妨碍其体位变换等。"躯体移动障碍（impaired physical mobility）"是指躯干或肢体进行有目的的活动能力受限，如步态改变、精细运动能力下降、活动范围受限等。"转移能力受损（impaired transfer ability）"是指在两个相邻的表面之间进行转移的能力受限，如从床上转移到轮椅、下床站立等。由此可见，三个护理诊断的主要区别在于所反映的是不同形式和范围的活动能力受限。对于该病人，卧床制动是治疗上的需要，由于腰椎间盘突出，需要限制其腰椎的活动，而病人在肢体等方面的活动是不受限制的。因此，可以不必考虑"躯体活动障碍"及"转移能力受损"。病人在床上不能随意调整体位也是治疗的限制，重点是考虑其存在压力性损伤的风险。这在前面"有压力性损伤的风险"中已经有所体现了。所以，也不必再增加此护理诊断。

6. 上述体格检查结果的临床意义 一般检查结果显示病人生命体征、呼吸系统、循环系统等一般情况无异常。专科检查中各项查体结果提示如下：

（1）视诊中，病人腰椎姿势异常，略向右侧弯。步行时，躯干略向右侧倾斜，出现跛行。

（2）触诊中，病人 $L_{4\sim5}/L_5\sim S_1$ 棘突间右侧旁压痛并沿右坐骨神经分布向下放射，呈现出腰椎间盘突出中典型的坐骨神经分布区域疼痛。

（3）腰椎运动情况：腰椎活动受限，腰部前屈、后伸、左右侧弯均受限。

（4）在肌力、感觉、神经反射情况检查中，病人右侧下肢存在异常，提示腰椎间盘突出已经明显压迫神经。

（5）特殊检查中，直腿抬高试验作为腰椎间盘突出最常用的查体方式，病人右下肢仅能抬高 40°，在缓慢降低患肢高度至疼痛或麻木消失后被动屈曲踝关节再次诱发下肢症状，加强试验呈阳性。

 案例资料 8-1D

病人入院后给予卧硬板床休息、骨盆牵引、腰围制动，注意腰背部保暖、防止着凉。拟择期行"经皮后路椎间孔镜下腰椎间盘突出髓核摘除＋射频消融＋神经根管扩大术"。

请思考：

7. 该病人术前评估的重点是什么？

问题解析：

7. 病人术前评估的重点 术前评估的目的是确保病人从身体上或精神上都适应手术治疗，无手术禁忌。

笔记栏

（1）生理功能状态：主要包括病人的营养状况、心血管功能、肺功能、肾功能、肝功能、内分泌功能、血液和凝血系统功能、免疫状态等。

（2）既往治疗及用药情况：阿司匹林等非甾体抗炎药应在大约术前1周停用，以避免出血并发症。

（3）心理社会状况：护士需要术前评估病人对手术、麻醉和术后恢复等有无担心、焦虑等情绪反应；对手术以及术前术后相关知识的了解情况，有关术前准备的实施情况等；家人对病人的支持、关心程度、家庭经济状况，手术费用承受能力等，并运用临床心理学的方法给予干预，解除病人的心理顾虑，使病人接受手术时处于最佳心理状态，保证手术顺利进行，达到预康复的目的。

（4）确认病人做好术前准备：确认病人禁食禁饮，核查血型、交叉配血、药物过敏试验等检查结果，协助更换新病员服，取下活动义齿、眼镜、角膜接触镜及贵重物品，交给家属保管。

（5）术前适应性训练情况：评估病人是否掌握深呼吸及有效咳嗽方法，呼吸功能锻炼可在病人术后早期有效消除呼吸道分泌物，保持呼吸通畅，预防术后肺部并发症。腰椎后路手术位采用俯卧位，为了让病人更好地适应手术体位，术前应该进行俯卧位训练（具体方法：先俯卧位，头偏向一侧，胸部及两肩各垫一小枕，骨盆下垫一大枕，使腹部悬空，便于呼吸。坚持30分钟，逐渐增加到每次能俯卧2~3小时）。由于腰椎间盘突出髓核摘除术后需要制动一段时间，因此，需要评估病人是否掌握床上排便的方法，以免因术后体位改变出现排便困难。病人是否了解上下床方式、床上翻身方式、腰围的佩戴及血栓预防方法等。

案例资料 8-1E

病人于11：23进入手术室，由手术医师、麻醉医师及护士共同核查：病人姓名、性别、年龄、手术方式、手术部位与标识；术前已备血。无假体、无体内植入物，影像学资料已备好。由麻醉医师行静吸复合麻醉，病人进入麻醉状态，手术医师准备开始手术。

请思考：

8. 该病人术中评估及护理重点是什么？

问题解析：

8. 该病人的术中评估及护理的重点　病人处于术中这一特殊阶段时，由于体位、意识等的特殊性，因此应该做好以下评估：

（1）生命体征监测：病人行腰椎手术，术中予以心电监护监测病人的生命体征变化。其中，有效的体温监测是保证手术成功和减少术后并发症的重要措施之一。注意观察体温变化，适度调节，让病人体温维持在36.5~37.5℃。术前根据病人的年龄、病情、手术方式、手术时间长短等评估，制订体温保护措施。术中注意保暖，一般采用覆盖充气加温毯。

（2）管道护理：各个管路妥善固定，预留出一定长度，避免牵扯脱落。搬动病人、摆放体位、全麻诱导期和复苏期由于躁动和大幅度动作易致管道脱落，应特别关注。

（3）皮肤护理：术前评估皮肤情况，根据评估结果准备合适的减压装置。摆放手术体位时动作轻柔，保持皮肤清洁干燥，保证床单平整，避免各管路被压。在不影响手术的情况下适当地按摩受压部位，促进血液循环。

案例资料 8-1F

病人行"经皮后路椎间孔镜下腰椎间盘突出髓核摘除＋射频消融＋神经根管扩大术"，手术时长120分钟，术中见神经根紧张、水肿，椎间盘突出向后顶压神经根，予取出大块游离髓核，射频消融神经根周缘软组织。手术顺利，术中麻醉满意，生命体征平稳，术中出血 20ml，未予输血，术后安返病房。

请思考：

9. 该病人术后评估的重点是什么？

问题解析：

9. 病人术后评估的重点

（1）手术情况：应了解麻醉方式、手术范围、手术时长和术中病人的情况，以便于为术后评估重点及病情判断提供参考。

（2）一般状况：应注意监测病人的体温、脉搏、血压、呼吸（术后 48 小时内至少每 4 小时后测量一次）等，以评估病人的生命体征是否平稳；同时注意病人意识状态的恢复情况；观察皮肤情况，术后每 2 小时翻身一次，以防压力性损伤的发生等。

（3）手术切口及引流情况：观察切口部位有无肿胀，切口渗血和渗液情况，如渗出物、渗量及其色泽。引流管是否通畅，有无扭曲、受压、脱出，引流液的色泽和量的情况。尤其注意是否有脑脊液或大量渗血。如果切口部位有膨出，可能与脑脊液漏或血肿有关。引流液增多，且颜色鲜红，提示有活动性出血。注意病人术后伤口疼痛情况，术后伤口疼痛可能与感染和血肿有关。

（4）肢体的感觉和运动功能：应评估肢体的感觉、运动和神经反射恢复情况。一般来说肢体的感觉和运动功能在术后不会立即缓解，但应注意原有症状体征是否加重，有无新出现的肌肉无力、感觉异常及神经反射异常，并注意与对侧及术前进行对比。

（5）括约肌功能：因为术后制动、麻醉或止痛等药物效应，可能出现排尿困难、尿潴留以及肠道功能障碍等，应注意询问病人有无腹胀、便秘、恶心、呕吐等不适，注意观察病人有无腹部膨隆、腹肌紧张、异常包块、叩诊音及肠鸣音的异常等以判断有无尿潴留、麻痹性肠梗阻的可能。此外，手术神经损伤也可导致括约肌功能丧失引起失禁和排泄困难。

（6）并发症的观察：微创手术的并发症较少，主要是感染和血管神经损伤。常见并发症如下：①感染：病人于术后 1~3 天内突然出现腰部剧烈疼痛或下肢疼痛，不敢翻身并有低热、白细胞计数增高等，应考虑到术后椎间隙感染；②神经根水肿、粘连：术后病人出现原麻木区和疼痛均不缓解，或较前加重时，应考虑到神经根水肿、粘连的可能；③脑脊液漏：切口敷料上有清澈液体或者出现淡黄色引流液，并有头痛、恶心、呕吐等症状，提示有脑脊液漏。

 案例资料 8-1G

病人术后生命体征等平稳，切口部位敷料干燥，无红肿压痛，未放置引流管，无压力性损伤。查：右侧足背伸及跖屈肌力 3 级，右趾背伸肌力 3 级；右小腿外侧及右足触觉和痛觉减退，且麻木感较术前加重，神经反射无异常。术后因难以自行排尿，经导尿缓解，术后第 3 天拔除导尿管。病人在医护人员指导下佩戴腰围，下床活动。

请思考：

10. 术后检查结果的临床意义。

问题解析：

10. 术后检查结果的临床意义　该病人术后检查右侧足背伸及跖屈肌力 3 级，右背伸肌力 3 级，提示病情较术前加重。考虑与手术可能造成对神经根的牵拉、震动、触压等损伤以及水肿加重有关。应立即汇报医生，遵医嘱给予甲泼尼龙冲击治疗，后恢复到右侧足背伸及跖屈肌力 4 级，右姆趾背伸肌力 4 级，右足背、右脚趾麻木感好转。

　　病人术后难以自行排尿，最后经导尿缓解，提示病人的术前准备不充分。术前应指导病人做好床上排尿的练习，以减少术后导尿的可能。

案例资料 8-1H

　　病人目前生命体征平稳，精神饮食好，术后恢复好。复查腰椎 X 线片位置良好。切口无红肿、渗液，予办理出院。

　　请思考：

　　11. 病人出院时应从哪几方面做好健康教育？如何做好随访护理？

　　问题解析：

　　11. 出院健康教育应该从以下几方面进行：

　　（1）休息与活动：出院后休息 3 个月，出院 1 个月内应尽量以卧床休息为主，戴腰围或支具起床活动的时间不宜过长，仅能满足日常生活需要即可，如洗漱、冲凉、吃饭、如厕等，站立活动不宜超过 30～40min，以减轻脊柱承受的负荷，促进伤口愈合。

　　（2）保护措施：术后 1 个月应该佩戴腰围或支具，尤其是在遇到颠簸较多的情况下，例如乘车时，以防发生意外损伤，经再次评估后再决定能否取消腰围佩戴，进入下一康复阶段。

　　（3）手术切口护理：保持切口清洁干燥，观察切口情况，若切口有红肿、疼痛、渗液须立即复查。

　　（4）出院带药：告知病人出院带药的服用方法。

　　（5）术后随访：于术后 1、2、3、6、12 个月及其后每年门诊复诊，如有不适，及时就医。随访护士可通过以下问卷结果评估病人康复情况：①腰椎功能障碍程度：采用 Oswestry 功能障碍指数问卷；②腰椎功能：采用腰痛 JOA 评分表；③疼痛：采用数字评分法（Numeric Rating Scale，NRS）；④焦虑：采用焦虑自评量表（Selfrating Anxiety Scale，SAS）；⑤自理能力：采用改良 Barthel 指数评分（Modified Barthel Index，MBI）和日常生活自理能力评分（Activities of Daily Living，ADL）。根据病人评估结果给予相应的答疑与指导。同时，医生将根据复查情况指导下一步功能锻炼。

（李玲利）

第二节　骨盆骨折病人的评估

案例资料 8-2A

　　病人何先生，汉族，66 岁，无业人员。数小时前不慎从 5 楼坠落，臀部着地，即感臀部腰部疼痛难忍，下肢活动受限，站立困难，遂来我院急诊。病人意识尚清，无头部撞击史，但烦躁不安，面色苍白，肢端微凉，口唇轻度发绀，呼吸增快。急诊骨盆 X 线片示"骨盆骨折：左侧骶骨骨折，双侧耻骨上下支、耻骨联合分离，右侧髋臼骨折"。

　　请思考：

　　1. 该病人首先应重点评估的内容是什么？

　　问题解析：

　　1. 该病人首先应重点评估的内容　病人系高处坠落伤，存在多发伤的可能，首先应评估病人的神志及瞳孔大小、生命体征，以判断病人是否存在休克、意识障碍，是否存在危及生命的情况，同时进行急救处理，包括安置心电监护、吸氧、建立静脉通道、做好随时急救的准备等。

（1）生命体征及休克的表现：骨盆骨折可导致大量出血、剧烈疼痛等，均可致休克。应注意生命体征、意识状态、皮肤颜色与温度湿度、毛细血管充盈时间等评估。该病人已经出现表情淡漠，皮肤苍白，肢端微凉及生命体征的异常，应评估病人是否出现休克的早期表现。休克早期，失血量低于20%（＜800ml），病人表现为精神紧张，面色苍白，四肢湿冷，脉搏增快，呼吸增快，血压变化不大，尿量正常或减少；休克期，失血量达20%~40%（800~1600ml），病人表现为表情淡漠，反应迟钝，皮肤或黏膜发绀或出现花斑，脉搏细速，呼吸浅促，血压进行性下降，尿量减少，毛细血管充盈时间延长，病人出现代谢性酸中毒；休克晚期，失血量超过40%（＞1600ml），病人表现为意识模糊或昏迷，全身皮肤黏膜明显发绀，甚至出现瘀点、瘀斑，四肢厥冷，脉搏微弱，血压测不到，若不及时纠正，病人常继发多系统器官功能衰竭而死亡。

尿量是观察休克的重要指标。休克时，应动态监测尿量、尿比重、血肌酐、血尿素氮、血电解质等。尿量是反映肾灌注情况的指标，同时也反映其他器官灌注情况，是反映临床补液及应用利尿、脱水药物是否有效的重要指标。休克时应留置导尿管，动态观察每小时尿量，抗休克时尿量应大于20ml/h，尿量稳定在30ml/h以上时，表示休克已纠正。尿比重主要反映肾血流与肾小管功能，抗休克后血压正常，但尿量少且比重增加，表示肾血管收缩仍存在或仍存在血容量不足。

（2）问诊的重点内容：①现病史：该病人是高处坠落伤，常导致复合伤，因此，应重点了解其坠落的高度、着地部位、伤后病人的状况、初步的处理、转运的方式、就诊的时间等。②既往史：应了解病人的既往健康状况，尤其是有无骨质疏松、骨肿瘤、营养不良、维生素D缺乏或缺钙等可能影响骨折愈合的疾病；有无心脏病、慢性呼吸系统疾病、糖尿病等可能增加手术风险的相关疾病等。③心理社会状况：由于病人意外受伤，高处坠落，可能存在恐惧、焦虑、紧张等表现，应给予安抚以平静其紧张情绪。④其他：询问病人有无烟酒嗜好，嗜烟可增加肺部并发症的危险，嗜酒可改变麻醉药及镇痛药对机体的药效。

（3）其他体格检查的重点：除前述生命体征、休克征象等基本检查以外，还需进行相关部位的体格检查，以判断是否合并头颅及脊髓损伤、胸腹部及大血管损伤，有无尿道、膀胱损伤，有无直肠、肛门损伤等。但在检查过程中，务必注意检查的手法及检查的顺序等，切不可因为检查而加重损伤。

（4）重要的辅助检查：病人已查骨盆X线片示：左侧骶骨骨折，双侧耻骨上下支、耻骨联合分离，右侧髋臼骨折。X线片对于确定骨折的部位、类型、程度等具有重要意义。必要时可进行CT检查，了解骶髂关节情况。还需进行血常规检查，可了解失血和感染情况，重点关注红细胞计数、血红蛋白量、血细胞比容以及白细胞计数情况。

📄 **案例资料 8-2B**

急诊评估和处理：T 37.8℃，P 115次/min，R 24次/min，BP 75/54mmHg，平卧位，烦躁不安，表情痛苦，呼吸浅快，脉搏细速，四肢湿冷、苍白，毛细血管充盈时间1.5秒，休克指数=1.533。给予留置导尿，排出尿液40ml，尿液清亮淡黄。给予紧急抗休克治疗后，病人神志清醒，P 90次/min，R 16次/min，BP 110/75mmHg，尿量700ml。

健康史补充资料：病人3小时前不慎从5层楼高处坠地，臀部首先着地，除自觉臀部、右髋部剧痛，右下肢不能站立及活动外，有短暂的意识不清，时间不详。但无头晕、头昏、头痛表现，无恶心、呕吐，无胸闷、胸痛、气急、呼吸困难，无腹痛、腹胀、呕血，无会阴区感觉异常，未排二便。随即由救护车送至医院急诊。

病人既往体健，无手术及外伤史，无药物过敏史。因突发意外，存在恐惧、焦虑表现。因疼痛剧烈、右下肢不能活动，病人及其家属很担心病情，希望知道如何才能避免病情加重，可能会出现哪些严重后果以及如何配合治疗等。

体格检查补充：头颅无明显出血肿胀，神志清楚，双侧瞳孔等大等圆，对光反应灵敏。无胸部皮肤损伤，胸部无明显压痛，两肺呼吸音清。HR 90 次 /min，律齐，各瓣膜区未闻及病理性杂音。腹平软，无压痛、反跳痛、肌紧张，移动性浊音阴性。肠鸣音正常。留置导尿管通畅，尿色清，无会阴部血肿。肛门无出血、触痛，直肠指检无触痛、肿块，指套无血迹。会阴部感觉正常，下肢感觉正常，生理反射存在，病理反射未引出。股动脉与足背动脉搏动无异常。

专科情况：视诊：四肢外观无明显畸形，右臀部略肿，会阴部有少量青紫瘀斑，臀部无明显皮肤破损；触诊：右髂骨翼压痛、叩击痛，右耻骨上下支、臀部压痛明显，骨盆挤压、分离试验阳性，可扪及骨擦音，双下肢感觉无明显异常；动诊：右髋关节活动受限，余肢无明显活动受限；量诊：四肢周径无明显改变，长度无明显改变。

辅助检查：骨盆 X 线片示：左侧骶骨骨折、双侧耻骨上下支、耻骨联合分离、右侧髋臼骨折。血常规报告：RBC 3.0×10^{12}/L，Hb 72g/L，Hct 30%，WBC 10×10^9/L。

风险评估：疼痛评估：4 分，中度疼痛。自理能力评估：10 分，重度依赖。血栓风险评估：9 分，高风险。压力性损伤风险评估：13 分，中度风险。跌倒风险：2 分，低风险。匹兹堡睡眠指数：8 分，中度睡眠障碍。

请思考：

2. 该病人可能存在的护理诊断 / 护理问题有哪些？

3. 下一步病情观察的重点是什么？

问题解析：

2. 可能存在的护理诊断 / 护理问题

（1）急性疼痛　与骨盆骨折有关。病人目前最主要的症状是臀部及右髋部剧痛。根据其坠落伤的病史及相关检查结果提示为坠落伤导致的骨盆骨折。

（2）外周组织灌注无效　与骨盆骨折、出血等有关。病人入院后查体显示心率增快、血压降低、皮肤苍白等休克表现，经抗休克治疗后有所改善。影像学检查结果显示为骨盆骨折。骨盆各骨主要为骨松质，附近又有许多动脉静脉丛，血供丰富，骨折易引起广泛出血，加之应激反应等导致休克。此外，也不能除外其他部位有隐性出血的可能。

（3）潜在并发症：脏器破裂、大出血。病人为高处坠落，有发生复合伤的可能。目前无头颅、胸部等其他部位损伤的表现。但应注意肝、脾、肾等脏器破裂的可能，这些脏器由于外覆被膜，受损破裂后往往不会即刻出现明显症状。这些脏器破裂后，往往引起大出血。

（4）自理缺陷　与骨盆骨折所致功能障碍及治疗限制等有关。病人受伤后臀部、右髋部剧痛，右下肢不能站立及活动。同时，为避免其损失加重，需要给予制动处理。因此，病人存在洗漱、沐浴与如厕等自理缺陷。

（5）焦虑 / 恐惧　与突发意外、病情较重有关。病人因意外受伤疼痛剧烈等而有明显的焦虑、恐惧情绪。

3. 下一步病情观察的重点　除继续密切观察生命体征、神志、瞳孔等的变化外，还要警惕隐匿性内脏损伤发生的可能。重点内容包括：

（1）休克纠正的情况：密切观察生命体征、神志、瞳孔、皮肤黏膜颜色、甲床充盈时间、尿量等。必要时监测中心静脉压、血红蛋白、红细胞计数、血细胞比容等。若相关指标改善不明显或加重，除考虑血容量补充不足以外，应警惕有活动性出血的可能。

（2）腹腔脏器损伤的表现：注意了解病人有无腹痛、腹胀、呕吐，观察有无腹膜刺激征、浊音区扩大、移动性浊音（+）以及肠鸣音的变化等，病人为高处坠落，有发生复合伤的可能。目前无头颅、胸部等其他部位损伤的表现。但应注意肝、脾、肾等脏器破裂的可能，这些脏器由于外覆被膜，受损破裂后往往不会即刻出现明显症状，可能会引起大出血。

（3）其他部位损伤的表现：观察有无血尿、尿道口滴血、排尿困难或无尿及会阴部血肿；有无肛门疼痛、出血，有无触痛，必要时直肠指检。

 案例资料 8-2C

> **入院 20 小时后，病人诉腹痛、腹胀，查体**：神志淡漠，面色苍白，T 37℃，P 120 次 /min，R 26 次 /min，BP 85/65mmHg。
>
> **请思考：**
>
> 4. 针对病人的病情变化，还需进行哪些方面评估？

问题解析：

4. 需进一步评估的内容　病人经抗休克治疗病情一度稳定后，出现腹痛、腹胀，脉搏增快、血压下降，应考虑内脏破裂出血的可能。因此，应进一步补充以下资料：

（1）腹痛的特点：包括疼痛的部位、性质及严重程度，有无其他伴随症状等。左上腹持续性钝痛多为脾破裂，疼痛程度一般不剧烈。肝、胰破裂往往会有胆汁、胰液流入腹腔，多为持续性剧烈疼痛，且肝破裂，如有血液经胆道进入消化道，可出现呕血与黑便。空腔脏器（胃、肠、膀胱等）破裂，由于有消化液、尿液成分进入腹腔，常引起持续性剧烈疼痛，且伴有恶心、呕吐。泌尿系统损伤常出现腰背部疼痛、血尿等症状。

（2）体格检查：重点是腹部检查，包括腹部外形、腹膜刺激征、包块（提示实质性脏器被膜下血肿可能），移动性浊音、叩诊音及肠鸣音等。腹膜刺激征（±）比较符合脾破裂的特点，而肝、胰、空腔脏器破裂往往表现为腹膜刺激征强阳性。

（3）辅助检查：对于出现休克且怀疑腹腔脏器破裂的病人，需进行血常规检查，并行腹腔诊断性穿刺。在积极抗休克治疗的同时行急诊 B 超，对于实质性脏器的损伤有较高的价值，亦能发现腹腔内可能的积液或积气，有利于空腔脏器破裂的判断。

 案例资料 8-2D

> **补充资料：**
>
> 病人腹痛主要表现为左上腹持续性钝痛，程度不剧烈，无呕吐、呕血与黑便，亦无腰背部疼痛、血尿等症状。查体：腹部膨隆，全腹有压痛，左上腹部明显，反跳痛（±）、肌紧张（±），移动性浊音（+），未触及明显包块，肝浊音界正常。肠鸣音减弱。直肠指检无异常。急查血常规：Hb 75g/L，RBC $2.9×10^{12}$/L，Hct 28%，WBC $9.8×10^9$/L，N 80%。行诊断性腹腔穿刺，抽得不凝血性液 2ml。
>
> **请思考：**
>
> 5. 病人目前新出现的医疗诊断及其依据有哪些？
>
> 6. 病人目前的最主要护理诊断 / 护理问题是什么？
>
> 7. 下一步应进行怎样的处理？

问题解析：

5. 病人目前新出现的医疗诊断及诊断依据　该病人目前新出现的医疗诊断为"腹腔内脏破裂，迟发性脾破裂？"诊断依据：①外伤史；②左上腹疼痛，为持续性痛，程度不剧烈；③查体：休

笔记栏

克征象，腹部膨隆，全腹有压痛，左上腹部明显，反跳痛（±）、肌紧张（±），移动性浊音（+），肠鸣音减弱；④血常规：Hb 75g/L，RBC 2.9×10^{12}/L，Hct 28%，WBC $9.8 \times 10\%$，N 80%。诊断性腹腔穿刺，抽出不凝血 2ml。

6. 该病人目前最主要的护理诊断/护理问题 该病人目前最主要的护理诊断/护理问题为"外周组织灌注无效 与腹腔内脏破裂导致的大量出血有关"。病人因腹腔内脏破裂引起大出血而出现失血性休克的表现，是目前威胁病人生命的最主要问题。

7. 下一步处理措施 该病人目前出现了失血性休克，应立即建立双静脉通道，进行补液和血液制品的输入，同时做好术前准备，行急诊手术。

案例资料 8-2E

拟诊"腹腔内脏破裂，迟发性脾破裂？"后行急诊"剖腹探查术"。术中发现腹腔内有约3 000ml 血性液体，伴有凝血块，主要集中在脾窝。探查脾有长约 5cm，深约 1cm 的不规则裂口，伴活动性出血。证实外伤性迟发性脾破裂，给予全脾切除术，腹腔冲洗，脾窝放置引流管一根。手术顺利，麻醉满意，术中腹腔内共吸出血液约 3 500ml，术中输血 1 500ml。术后安返病房。

请思考：

8. 该病人术后评估的主要内容有哪些？

问题解析：

8. 该病人脾切除术后评估的重点内容

（1）生命体征：注意监测病人的体温、脉搏、血压、呼吸等。每 15 ~ 30 分钟测量一次脉搏、呼吸、血压以及神志与瞳孔等，病情稳定后改每小时测量一次或遵医嘱。

（2）血生化指标的变化：了解红细胞计数、白细胞计数、血红蛋白、血细胞比容、肌酐、血清电解质等数值的变化。

（3）手术切口及引流情况：注意询问病人有无切口疼痛，观察切口敷料是否清洁干燥，有无渗血和渗液情况，引流管是否通畅，引流液的色泽和量的情况。

（4）并发症的观察：①再出血：除监测血压、脉搏等，还应注意观察病人有无腹胀、腹痛、腹膜刺激征、移动性浊音以及肠鸣音的变化等。②血栓形成：病人外伤及手术创伤后，大量凝血物质进入血液，骨盆骨折可引起静脉壁损伤，有利于血栓形成。此外，外伤及术后长时间卧床、制动等下肢静脉回流缓慢均可导致下肢深静脉血栓形成。需注意下肢有无肿胀、疼痛、局部压痛，皮肤颜色、温度有无异常，有无浅静脉扩张等。

（5）病人的心理情绪变化：病情稳定后再次出现新的变化，可能会对病人的恢复信心带来打击，应注意观察和及时给予心理支持。

（6）其他：病人因绝对卧床，活动受限，应注意对受压部位的护理与评估。还应注意评估病人对术后康复知识的了解与执行情况，包括肢体主动与被动活动等，以避免肌肉萎缩、关节僵硬的发生。

案例资料 8-2F

病人术后返回病房，查 T 37.1℃，P 88 次/min，R 18 次/min，BP 122/74mmHg，切口敷料干燥，腹软，压痛较前明显缓解。术后 3 天肠蠕动恢复，腹腔引流管 24 小时引流出血性液体约 20ml，主管医生床旁拔除腹腔引流管。

经治疗，病人择期在全麻下行"左侧骶骨骨折切开复位内固定，双侧耻骨上下支骨折切开复位内固定，右侧髋臼骨折切开复位内固定术"，术毕返回病房，左髋部伤口敷料清洁干燥，带回创腔引流管一根，引流出血性液体约 50ml，右下肢保持外展中立位，予抬高，右踝关节可跖屈背伸，肢端温暖，可扪及足背动脉搏动，自诉无麻木等不适，安置心电监护，鼻塞吸氧 3 升 /min。

请思考：

9. 骨盆手术围术期护理应该注意什么？

问题解析：

9. 该病人骨盆手术围术期护理注意事项

（1）术前护理：①病情观察：评估病人一般情况、生命体征变化、相关检查结果以及科室会诊情况，如有异常及时处理并告知医生，排除手术绝对禁忌证后行手术治疗。本病例中，病人存在迟发性脾破裂出现失血性休克，已优先解决。②术前指导：向病人及家属详细交代围术期快速康复所采取的优化护理措施及手术注意事项，建立病人与医护之间的信任关系，提高病人的依从性，减轻恐惧及焦虑，减少病人的应激反应。术前指导病人科学调整饮食，合理控压、控糖，对于营养不良病人及时给予营养支持。术前心肺功能训练及肢体肌力训练的宣教，教会病人家属床上进行翻身，指导病人功能锻炼，进行股四头肌及踝泵练习。

（2）术中护理：①手术安全核查：在麻醉前、手术开始前、病人离开手术室前与麻醉医生、手术医生、巡回护士执行三方核对。按照手术安全核查表内容逐项核对依次填写，最后签名确认。②皮肤护理：骨盆手术时间较长，皮肤的保护是手术室护士需要关注的重点，摆放手术体位时动作轻柔，保持皮肤清洁干燥，保证床单平整，避免管路被压。在不影响手术的情况下适当地改变体位，促进血液循环。③保温护理：低体温可能导致氧摄入降低，减低组织活性，可能导致术后复苏时间延长、切口愈合延迟等，其具体措施为术中维持温、湿度，除手术区域外减少病人暴露，加温输入体内的液体，必要时采用升温设备，特别是对于老年病人，术中防止病人热量丢失过多导致低体温的发生。

（3）术后护理：①体位管理：病人术后返回病房后，无头晕、恶心呕吐等症状，即可摇高床头15°～30°，抬高患肢，保持外展中立位，患肢下可垫软枕，在病人可耐受的情况下适当地改变体位，避免皮肤压力性损伤。②疼痛护理：术后根据 VAS 评估进行疼痛评分并做相应处理，实施个性化镇痛方案。③预防术后恶心呕吐：骨盆骨折手术采用全身麻醉方式，全身麻醉后部分病人可能出现恶心呕吐，早期进食可减轻病人饥饿感、减少胃部不适、促进肠蠕动，必要时可加用止吐药对症治疗。④手术切口及引流情况：观察切口部位有无肿胀，切口渗血和渗液情况，如渗液量、颜色、气味等。引流管是否通畅，有无扭曲、受压、脱出，引流液的颜色和量的情况，如引流液增多且颜色鲜红，提示有活动性出血。注意病人术后伤口疼痛情况，术后伤口疼痛可能与感染和血肿有关。

📄 案例资料 8-2G

病人术后生命体征平稳，切口敷料干燥，引流管在位通畅，引流液为少量淡血性液体。血常规及生化指标逐渐恢复。术后第 4 天，病人诉右下肢疼痛，查：右下肢较左下肢明显肿胀，皮肤颜色发白，温度升高，有浅静脉扩张，局部压痛，测量左、右髌上 10cm 处周径，双侧相差 6cm。给予对症治疗后好转。

请思考：

10. 术后第 4 天，右下肢异常可能的病因是什么？

问题解析：

10. 病人术后第 4 天右下肢异常的可能病因　病人右下肢较左下肢明显肿胀，有疼痛，皮肤颜色发白，温度升高，有浅静脉扩张，局部压痛，符合下肢深静脉血栓形成的临床表现。可经行下肢 B 超证实。

病人经过治疗与护理后，病情平稳。腹部 B 超示：腹腔未见明显积液。胃肠功能逐渐恢复后，鼓励进食高热量、高蛋白饮食，以促进恢复，同时进食富含粗纤维的蔬菜、水果，以预防因长期卧床引起的便秘。早期床上功能锻炼，逐渐下床站立、行走，并逐渐加大活动量，直至康复出院。

（李玲利）

第三节　股骨头坏死病人的评估

 案例资料 8-3A

　　病人赵先生，58 岁，高中文化。因"右髋部疼痛 2 年，加重伴功能障碍 6 个月"来我院就诊。

　　现病史：病人 2 年前无明显诱因出现双髋部酸痛，间歇性发作，活动行走时症状加重，右侧为著，卧床休息症状缓解，同时伴有髋关节僵硬。6 个月前自觉疼痛加重，需助行器才能行走，至当地医院就诊后缓解，后间断服药。近期疼痛再次加重，日常生活受到严重影响，遂来我院就诊，门诊以"右侧股骨头坏死"收住我院关节外科。

　　请思考：

1. 病人现病史的描述有无不足之处？
2. 对于该病人的健康史，还应重点询问哪些内容？为什么？

问题解析：

1. 现病史的描述需进一步完善

（1）主要症状的特点：现病史对病人的主要症状髋部疼痛的性质（酸痛）、发作的特点（间歇性发作）、加重及缓解因素（活动行走、卧床休息）、诱因（无明显诱因）等进行了描述。但未描述疼痛的严重程度及每次发作持续的时间。同时病人伴有髋关节僵硬，但未描述关节僵硬的严重程度、持续时间、加重及缓解因素等。

（2）伴随症状：未描述病人有无低热、盗汗、高热、晨僵等伴随症状。主要是为了分析有无结核、风湿性关节炎等可导致关节疼痛的可能疾病。

（3）病情的变化与演变：未描述病人 2 年前起病至 6 个月前明显加重期间，在发作频率、持续时间、严重程度等方面有无变化。病人 6 个月前疼痛加重，需助行器才能行走，但未描述关节活动是否受限，也未明确是因为疼痛加重，还是髋关节功能进一步下降导致其需助行器才能行走。

（4）诊断治疗与护理经过：病人 2 年前起病后未在当地医院就诊，6 个月前疼痛加重在当地医院就诊，但未描述所进行的相关检查、诊断建议以及具体的治疗用药等。治疗后疼痛有所缓解，但未描述髋关节僵硬等其他症状是否缓解。

2. 下一步应询问的重点信息　除了应补充完善现病史外，还应重点询问以下内容：

（1）日常生活状况：重点是日常活动受限的情况。关节疼痛，尤其是股骨头坏死晚期可严重影响下肢活动，导致病人如厕、行走及上下楼梯困难，从而导致病人自理能力严重下降。此外，还应重点了解病人有无烟酒嗜好，其中慢性酒精中毒是导致股骨头坏死的常见病因之一。

（2）既往史：注意病人有无高血压、糖尿病、冠心病等疾病病史；有无手术及外伤史，尤其是下肢骨折病史；有无重度感染性疾病、免疫系统疾病、肿瘤、银屑病等可能使用糖皮质激素药物的疾病及其他用药史。其中激素的用量、使用方法和使用时间与骨头坏死的发生密切相关。

（3）个人史与家族史：包括出生地及居住地，有无疫区及传染病病人接触史等，有无家族遗传病史。

（4）心理社会状况：重点是病人情绪状态；对疾病的认识和相关知识的了解情况；对可能的手术治疗的预期及心理准备；应激水平和应对能力；家庭支持及经济状况等。做好病人的心理社会评估，是优化心理护理对策的前提。

> ### 📑 案例资料 8-3B
>
> **现病史补充**：病人于 2 年前无明显诱因出现双髋部酸痛，右侧为著，长距离行走后出现疼痛，呈间断性，上下楼梯、下蹲时疼痛明显，休息后好转，无畏寒发热，无潮热盗汗等症状。症状反复发作，其间间断服用止痛药。6 个月前自觉疼痛加重，需助行器才能行走，至当地医院就诊后，考虑"股骨头坏死"，给予对症治疗后症状有所缓解，后间断服药。近期疼痛加重，右侧为甚，活动明显受限，站立、行走时立即出现疼痛，严重影响生活质量。
>
> **日常生活状况**：饮食规律，无特殊忌口，二便正常。近 6 个月来，因关节疼痛加重对睡眠影响较大，每晚间断睡眠 4~5 小时。由于髋关节疼痛而致活动受限，如厕必须使用加高装置，使用助步器可行走 100 米左右，外出需使用轮椅，无法自行上下楼梯。吸烟 30 年，20 支／日；饮酒 30 年，白酒 4~5 两／日。
>
> **既往史**：既往体健，否认高血压、糖尿病、冠心病等病史，否认手术及外伤史。否认糖皮质激素用药史。
>
> **个人史**：出生并久居于四川，无疫区及传染病病人接触史，适龄结婚，爱人 5 年前发现糖尿病，育有 1 子 1 女，均体健。
>
> **家族史**：父母体健，兄弟姐妹体健，无家族史及遗传病史。
>
> **心理社会状况**：病人因关节疼痛及活动受限而容易烦躁，此次检查发现右侧股骨头坏死严重，建议进行右侧全髋关节置换，对自己的病情感到焦虑，对即将进行的手术感到担心。希望了解更多有关手术的信息，尽快恢复正常活动能力。此外，病人为工人，家庭经济状况一般，担心昂贵的手术费用会增加儿女的经济负担。医生曾建议其戒烟戒酒，但自己觉得这是多年的生活习惯，与疾病没有多大关系，所以一直未戒。目前亦无戒除的计划。家庭关系和睦，儿女孝顺，积极支持病人进行手术治疗。
>
> **请思考：**
>
> 3. 根据目前的相关信息，该病人可能的护理诊断／护理问题有哪些？
> 4. 该病人体格检查的重点是什么？
> 5. 应重点进行哪些辅助检查？

问题解析：

3. 该病人目前可能存在的护理诊断／护理问题

（1）慢性疼痛　与股骨头坏死产生的炎性因子刺激有关。病人右髋部疼痛长达 2 年，近期疼痛加重，保守治疗对疼痛缓解有限，关节功能障碍加重，严重影响病人的生活质量，是病人此次就诊的主要原因。

（2）行走障碍　与关节功能下降有关。病人上厕所必须使用辅助装置，使用助步器行走距离仅为 100 米左右，外出需使用轮椅，无法自行上下楼梯。

（3）焦虑　与疼痛、担心预后及治疗费用有关。病人病程达 2 年，近期加重疼痛剧烈，日常活动明显受限，有明显的焦躁情绪。同时，由于病人右侧股骨头坏死严重，建议进行右侧髋关节置换，费用 5 万元左右。病人担心手术的效果不理想，由于经济条件一般，也对费用存在担忧，担心会增加子女的经济负担。

（4）睡眠型态紊乱　与疼痛、担心病情及费用等有关。病人因关节疼痛而影响睡眠，尤其是近6个月来疼痛加重，夜间仅能间断睡眠4~5小时。此外，病人对手术的效果以及较高的费用存在一定的担心，可能进一步影响其睡眠。

（5）知识缺乏：缺乏疾病及手术的相关知识。尽管有2年的病史，但病人对自己所患疾病知识缺乏了解，没想到会发展为股骨头坏死。此外，希望能了解更多有关手术的知识，尽快恢复正常的功能。

（6）健康管理无效　与缺乏健康管理意识有关。病人患病2年，一直未采取正规治疗，直至6个月前疼痛加重后才进行相关的检查。此外，医生曾建议其戒除烟酒，但病人认为吸烟、饮酒与所患疾病无关而未予采纳。

4. 该病人体格检查的重点　①生命体征：包括体温、脉搏、呼吸、血压、疼痛、血氧及意识状态等。②整体情况：通过视诊、触诊、叩诊、听诊、动量诊对病人全身基本情况进行系统检查。③髋部皮肤是否完整：注意有无皮肤发红、破损或窦道形成，以判断病人皮肤的完整性是否受损。④检查压痛点：触摸关节周围有无疼痛，以确定病人疼痛部位、性质及程度。⑤关节活动范围：检查病人屈曲、内收、内旋、外展、后伸活动范围，确定病人的髋关节功能，以了解病人的下肢活动能力及肢体功能。

5. 辅助检查的重点项目　包括血常规、凝血功能、肝肾功能，梅毒、HIV、乙肝血清学指标，心电图及胸片。血常规主要观察病人有无感染、贫血等情况。凝血功能主要为减少术后大出血等情况的发生。肝肾功能用于判断有无肝肾损害，为病人围术期用药做好准备。梅毒、HIV、乙肝血清学指标主要用于排除传染性疾病。心电图用于观察病人有无心血管疾病，胸片用于观察病人肺部情况。

📄 案例资料 8-3C

体格检查：T 36.5℃，P 62次/min，R 19次/min，BP 106/71mmHg。病人神志清，精神可，主动体位。皮肤无苍白、发红及黄染，皮肤完整，未见皮下出血。全身浅表淋巴结无肿大。无头颅畸形，无巩膜黄染，无结膜苍白，无扁桃体肿大，气管居中，无甲状腺肿大，无颈静脉怒张。两肺呼吸音清，无干湿啰音，心率62次/min，节律齐，无杂音。腹部平坦，无腹式呼吸，腹部软，无压痛，未触及肝、脾，无腹部包块，无移动性浊音，肠鸣音正常。

专科情况：①视诊：病人跛行步态，双下肢基本等长，双侧髋关节局部皮肤无红肿及破损。②触诊：髋关节皮温正常，局部压痛点位于腹股沟中段，大转子叩击痛及轴向叩击痛（＋），双下肢无明显水肿，感觉及末梢血运好，足背动脉搏动可扪及。③髋关节运动情况：右屈曲100°，后伸0°，外展30°，内收10°，外旋10°，内旋10°，髋关节活动受限。④肌力情况：双下肢肌力5级。⑤特殊检查：托马斯征（＋），右侧"4"字试验（＋）。⑥ Harris 评分45分。

辅助检查：血常规、肝肾功能、电解质、凝血功能、免疫检验、心电图、胸片均正常。X线片显示："右侧关节间隙狭窄，髋关节骨赘形成"（图8-1）。

初步诊断：右侧股骨头坏死。

治疗计划：择期行右侧全髋关节置换术。

请思考：

6. 根据目前的相关信息，该病人诊断为"右侧股骨头坏死"的依据是什么？

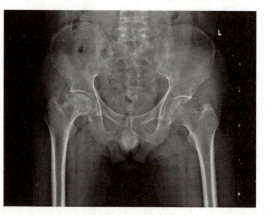

图 8-1　病人的术前 X 线平片

问题解析：

6. 该病人诊断为"右侧股骨头坏死"的依据

（1）专科检查：病人因股骨头坏死运动受限，呈现跛行步态，局部压痛点位于腹股沟中段，伴有大转子叩击痛及轴向叩击痛，为股骨头坏死的特征性表现。同时，伴有活动度受限。特殊检查中，托马斯征（+），右侧"4"字试验（+）提示髋关节存在屈曲挛缩畸形。Harris 评分 45 分，提示髋关节功能差。

（2）辅助检查：X 线片显示右侧关节间隙狭窄，髋关节骨赘形成，提示股骨头坏死导致结构改变。

案例资料 8-3D

　　病人拟于今日全麻下行"右侧髋关节置换术"，相关检查结果回报正常，无手术禁忌证。查体：意识清楚，T 36.3℃，P 58 次 /min，R 16 次 /min，BP 116/70mmHg，SpO$_2$ 98%，手术部位标识清晰正确。肢体活动度受限。右侧手背静脉有一留置针，静脉输液药物：钠钾镁钙葡萄糖注射液（乐加）500ml，滴速：60 滴 /min，留置双腔气囊导尿管。术前带药：氨甲环酸注射液 2g，注射用头孢呋辛钠 1 500mg。其他带入物品：病历，影像学资料，T 形枕。无其他特殊情况。

　　请思考：

　　7. 病人术前评估内容描述有无不足？

问题解析：

7. 病人术前评估内容描述补充　　病房护士对术前评估除了描述病人术前检查结果、基础疾病、生命体征、管道情况、带入手术室物品外，还应对以下几个方面进行评估：

（1）病人血型、交叉配血、药物过敏试验等检查结果。因为髋关节置换手术创伤较大，意外情况是无法预知的，备血是为了保证手术的安全，部分老年病人即使术中出血量少，但因其自身代偿能力较差，术中需要输血。

（2）病人术前准备情况：①由于全髋关节置换术后需要制动一段时间，因此，需要评估病人是否掌握床上排便的方法，以免因术后体位改变出现排便困难。②病人是否掌握有效咳嗽方法，对于咳嗽、咳痰较差或有慢性支气管炎的病人要求每半小时锻炼咳嗽咳痰至少 10 次。吸烟者术前是否戒烟。③病人是否了解床上锻炼方式及血栓预防方法，如踝泵运动、股四头肌运动等。④病人是否掌握使用助行器、正确上下床（患侧先下、健侧先上）方法。⑤有无服用影响凝血功能的药物，如阿司匹林、法华林等。

（3）心理社会状况：全髋关节置换手术虽然相对成熟，但对病人而言创伤较大，不少病人会产生焦虑、担忧的情绪。因此，手术前医护一体通过视频宣教、健康指导手册及床旁宣教等方式详细向病人及家属介绍手术方式、手术效果、手术风险及围术期注意事项，缓解病人的焦虑情绪，并教会病人用视觉模拟评分（VAS）对疼痛程度进行自我评估。

案例资料 8-3E

　　病人在全麻下行"右侧全髋关节置换术"，术中出血 200ml，输液 600ml，术后 12∶12 安返病房。查：意识清楚，T 36.5℃，P 62 次 /min，R 19 次 /min，BP 129/82mmHg，SpO$_2$ 100%，持续心电监护及鼻塞吸氧 3 升 /min，右髋关节伤口敷料干燥，右下肢肢端温暖，有感觉、可活动，可扪及足背动脉搏动，足踝可背伸、跖屈，伤口间断冰敷，予抬高患肢；双腿间予 T 形枕固定，保持患肢外展中立位。鼓励病人自解小便，行疼痛评估、康复评估，予外科围术期康复治疗及术后宣教，指导病人咳嗽咳痰，病人及家属表示理解配合。病人诉恶心、呕吐，右下肢伤口疼痛评分为 4 分，表现为胀痛。遵医嘱给予一级护理，心电监护，禁食水 6 小时后改为普食，抗感染、抗凝、镇痛及抗酸等治疗。

请思考：

8. 病人可能存在的护理诊断 / 护理问题主要有哪些？

问题解析：

8. 病人可能存在的护理诊断 / 护理问题

（1）急性疼痛　与关节置换、手术创伤有关。病人进行右侧全髋关节置换，手术创伤大，术后采用多模式镇痛方案，可有效控制其疼痛程度，但病人仍出现疼痛。

（2）有体液不足的危险　与术后恶心呕吐致体液丢失以及禁食有关。病人术后出现恶心、呕吐，会导致体液的丢失，再加上术后 6 小时需禁食，因而有体液不足的危险。

（3）部分自理缺陷　与术后疼痛及下肢活动受限有关。病人因进行了右侧全髋关节置换术，术后切口疼痛以及下肢活动受限，影响其沐浴、如厕等自理活动的完成。

（4）有压力性损伤的危险　与术后卧床有关。术后活动受限，不能自行变换体位，局部皮肤持续受压，增加发生压力性损伤的危险。

（5）潜在并发症：感染。病人手术创伤大，出血多，易导致机体抵抗力下降，术后伤口放置引流管，增加伤口感染的风险。

（6）潜在并发症：深静脉血栓形成。病人术后双下肢活动受限，静脉血回流缓慢，而且手术创伤等导致血液处于高凝状态，易导致下肢深静脉血栓形成。由于进行全髋关节置换术，血栓风险评估赋 5 分（下肢关节置换术），总分 6 分，危险等级为高危。

知识链接

髋关节置换术

　　人工膝关节置换术通过手术将病变的髋关节部分或全部由人工制造的关节假体所代替，其目的是缓解疼痛，矫正畸形，重建一个稳定的关节，并恢复和改善关节功能，包括人工股骨头置换、全髋关节置换、髋关节表面及部分置换等。适应证主要有髋关节骨性关节炎、髋关节发育不良、类风湿关节炎、股骨头缺血性坏死、创伤性关节炎、髋部骨折、强直性脊柱炎等。这些疾病常见的临床表现为髋部疼痛、活动受限和关节畸形等。需要全髋关节置换术的病人已经年轻化，并且随着高科技人工材料、技术的发展，目前进行髋关节置换术病人年龄达到 90 岁以上，其中人工关节使用年限为 15～20 年。人工全髋关节置换术后存在一些并发症，包括神经和大血管损伤、髋关节僵硬、感染、假体松动或脱位、下肢深静脉血栓形成等。

案例资料 8-3F

术后第 1 日

病人夜间睡眠可，神志清楚，情绪稳定，病人生命体征平稳，改为二级护理。查体：右髋关节伤口敷料清洁干燥，伤口周围轻度肿胀，伤口周围疼痛评分 3 分，无畏寒、发热、乏力等不适。双下肢肢端温暖，有感觉、可活动，可扪及足背动脉搏动，足踝可背伸、跖屈，双腿间予 T 形枕固定，保持患肢外展中立位，心肺未见明显异常。协助抬臀，小便自解通畅。予止痛、预防血栓等对症支持治疗，予床挡保护，指导病人患肢功能锻炼。遵医嘱停心电监护、鼻塞吸氧。

术后第 2 日

病人一般情况尚可，查体：右髋关节伤口敷料清洁干燥，伤口周围轻度肿胀，伤口周围疼痛评分 2 分。昨日无明显诱因出现发热，体温最高可达 37.6℃，予以降温、抗感染治疗后，今晨复查体温正常。双下肢无异常。在护士、家属帮助下，使用助行器在床旁站立，进行小范围活动。病人及家属担心下床过早，伤口开裂，拒绝下床。此外，病人未掌握功能锻炼方法，并询问抗凝血药的作用。病人有便意，但担心用便盆会导致髋关节脱位。家属经常将 T 形枕拿掉，认为病人会不舒服。

请思考：

9. 根据上述资料，有无需要新增的护理诊断 / 护理问题？

10. 该病人下床前的护理评估要点有哪些？

问题解析：

9. 需要新增的护理诊断 / 护理问题

（1）知识缺乏：缺乏术后康复的相关知识。虽然术前已向病人及其家属介绍了手术相关知识的指导，但术后病人还是未能掌握功能锻炼方法，以及抗凝血药的作用。家属也因为不清楚 T 形枕的作用而经常拿掉。这主要是病人及其家属术前存在焦虑、紧张等情绪，加之需要了解的内容较多，难免会有所遗忘或遗漏，术后应注意做好相关知识的评估，以便及时予以强化和补充。

（2）有便秘的危险　与不习惯床上排便有关。由于病人术后需要卧床，应在术前指导病人进行床上排尿、排便的训练，以便能够顺利适应术后需要。病人已适应床上排尿，但不习惯床上排便，与其担心用便盆会导致髋关节脱位有关。

（3）潜在并发症：髋关节脱位。作为关节置换术后常见并发症之一，髋关节脱位与多种因素有关。与手术相关的因素主要是术中安放假体角度出现偏差、假体选择不正确。术后为不能正确使用 T 形枕；早期床上移动、上下床、走路等日常活动过程中髋关节未保持中立位；进行跷二郎腿、蹲坐过低等禁忌动作；未进行功能锻炼导致肌力下降；发生假体周围骨折等。此外，术后出现早期或迟发性感染可能导致假体松动，进而发生髋关节疼痛、活动障碍，甚至是脱位等。

（4）潜在并发症：伤口感染。病人术后伤口如果表现出红、肿、热、痛等局部感染典型表现或敷料被渗液浸湿，提示应尽快更换敷料，保持伤口周围干燥清洁，避免进一步感染导致假体周围感染及全身感染。

10. 该病人下床前的护理评估要点　①生命体征：关注病人血压、心率，避免出现体位性低血压；②神志情况：神志清醒，辅助病人在床边坐数分钟后，如无头晕等不适，可在助行器的辅助下站立数分钟后，根据病人体能、疼痛等情况在室内行走；③疼痛：视病人具体情况；④伤口及引流管：观察伤口及引流管处有无渗血，活动时引流管有无大量出血；⑤体态：在病人挪动过程中禁止内收内旋，保持中立位，避免关节脱位；⑥肌力：评估后至少达到 3 级。无特殊情况（如直立不耐受、直立性低血压等）术后 24 小时内完成首次下床活动。

 知识链接

下肢深静脉血栓形成的预防

髋关节置换术后血栓形成发生率为 40%～70%，术后 14 天是发生深静脉血栓形成的高峰期，其主要症状为双下肢肿胀、疼痛、Homans 征阳性等，严重者可能导致肺栓塞，是病人致死的最常见原因。

笔记栏

163

主要的防护措施包括：遵医嘱使用抗凝血药，如低分子量肝素钠皮下注射等药物治疗；同时进行双下肢向心性按摩、穿弹力袜及使用间歇充气加压装置或足底加压泵等物理治疗；避免在双下肢进行静脉穿刺。早期进行肢体康复训练可加快下肢静脉血液回流，以促进肢体肿胀消退，避免下肢深静脉血栓形成的发生。因此，术后6小时开始指导病人进行股四头肌等长收缩及踝泵运动等锻炼。

案例资料 8-3G

术后给予病人抗感染、抗凝、镇痛和保护胃黏膜等治疗。X线片示"右侧全髋关节置换术后，关节在位，位置佳"（图8-2）。病人病情稳定，胃纳正常，能主动进行屈髋运动，伤口敷料清洁干燥，伤口疼痛评分为2分，双下肢远端血运良好，无发热，无伤口感染、假体脱位及下肢深静脉血栓形成等并发症。遵医嘱予以出院，已做好出院指导。

出院后24h，随访护士通过电话联系病人，评估疼痛、居家功能锻炼情况。

出院后1周，随访护士通过微信联系病人，进行主要不适症状监测与不良生活习

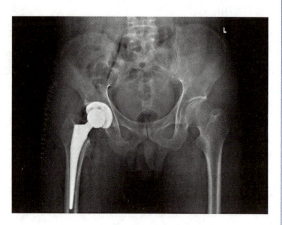

图8-2　病人的术后X线平片

惯纠正，如肢体肿胀预防、关节脱位高危动作的强化纠正，同时，对病人一般情况如疼痛、营养、睡眠、心理、伤口、功能锻炼情况进行评估与健康咨询。

请思考：

11. 病人出院后24h随访时评估内容描述有无不足？

问题解析：

11. 病人出院后24h随访时评估内容补充

（1）居家手术伤口管理：由于髋关节置换术属于四类手术，切口属于Ⅰ类切口，且关节腔内要求保持无菌状态，因此对伤口评估十分重要。常见的炎症反应表现为疼痛、红肿、渗液和局部温度升高等，而感染则表现为局部化脓、渗液有恶臭味等。如果不能及时评估处理伤口感染，可能会导致病人出现发热、寒战等全身感染症状，威胁病人生命安全。因此，护士应指导病人及家属自行评估，促使其保持伤口处清洁卫生，定期、及时换药，避免伤口感染。

（2）抗凝血药物使用情况：髋关节置换术后容易发生静脉血栓，该病人在住院期间对药物作用不清晰，在出院随访过程中更应重点评估病人抗凝药物使用的依从性。此外，由于抗凝药物可能会导致皮下出血，护士应做好健康教育，避免病人因出现皮下瘀斑，私自停药。

知识链接

随访管理

随着加速康复理念的应用与推进，病人术后住院时间明显缩短，而社区医疗尚不完善，因此需要建立出院后随访管理体系。除常规门诊随访外，在移动健康技术的支撑下，可以

通过电话、移动应用程序、互联网等对院外病人进行术后常规随访及评估指导。开展术后随访的意义包括：

1. 优化随访健康管理模式，确保病人出院后能够得到及时专业的管理，减少术后并发症，促进功能康复以及降低医疗风险，保障治疗效果。

2. 个性化制订病人随访计划，包括伤口评估处置、疼痛干预、血栓防控、营养管理、患肢功能、康复指导等，确保手术安全和效果，进一步提升专科医疗、护理质量。

3. 减少病人预约挂号、缴费等烦琐环节，优化服务流程，改善病人就医体验，提高病人满意度。

4. 建立手术病人专病随访数据库，实现信息化随访工作。同时数据采集及相关因素分析，便于指导临床诊治，方便科研和教学工作，提高临床科研水平。

• • • • 思考题 • • • •

1. 基于智能医疗技术的发展，如何利用智能监测技术和数据分析来提高腰椎间盘突出症病人的康复质量和护理效果？这些技术是否能够实现个性化护理方案，以满足不同病人的康复需求？

2. 请阅读近5年国内外有关骨盆骨折围术期护理的相关文献，总结最新的研究进展和护理技术。

3. 在当前的研究前沿中，有哪些新的护理理论和技术被应用于股骨头坏死病人术后的康复过程？这些新技术如何提高病人的康复效果和生存率？

（李玲利）

笔记栏

第九章

神经系统疾病病人的评估

神经系统是人体结构最精细和功能最复杂的系统，按解剖结构分为中枢神经系统和周围神经系统。中枢神经系统由脑和脊髓构成，脑可分为大脑、间脑、小脑和脑干四部分。左、右大脑半球有各自侧重不同的分工，分别掌管人体的语言、逻辑思维、运动、感觉、记忆等功能。脊髓是神经系统的主要传导通路，负责将外界的刺激及时传送到脑，并将脑发出的命令及时传回到周围器官，起到了上通下达的桥梁作用。周围神经系统由脑神经和脊神经组成，脑神经共有 12 对，主要支配头面部器官的感觉和运动；脊神经由脊髓发出，共有 31 对，其中颈神经 8 对、胸神经 12 对、腰神经 5 对、骶神经 5 对、尾神经 1 对，主要支配躯干和四肢的感觉、运动和反射。

神经系统疾病是指神经系统的构成部分（包括脑、脊髓、周围神经和肌肉），由于感染、血管性病变、变性、肿瘤、创伤、中毒、免疫障碍、遗传因素、先天发育异常、营养缺陷及代谢紊乱等原因所致的疾病，主要表现为运动、感觉和反射障碍。当病变累及大脑时，极易出现意识障碍与精神症状。神经系统疾病具有起病急、病情重、症状广泛而复杂的特点。常见疾病有脑血管疾病（脑梗死、脑出血）、脑部炎症性疾病（脑炎、脑膜炎）、偏头痛、癫痫、神经系统变性疾病、代谢病和遗传病、脊髓损伤、脊髓炎、周围神经病及重症肌无力等。其中，脑血管疾病在我国呈现高发病率、高复发率、高致残率、高病死率的特点，是危害中老年人身体健康和生命的主要疾病之一，也是导致人类死亡的第二位原因。

神经系统疾病的主要症状可表现为不同部位的感觉或运动障碍、意识障碍、精神障碍、认知功能异常、自主神经功能障碍等。在健康史的采集过程中，应详细了解病人的起病形式，是急性、亚急性还是慢性，是发作性还是持续性；有无精神创伤、受凉、过度劳累等诱因；主要症状的部位、性质、先后顺序、累及范围、起始时间、持续时间与严重程度，有无头痛、头晕、恶心、呕吐、发热等伴随症状；所采取的治疗措施及效果等。有无感染、中毒、外伤、肿瘤、先天畸形等相关因素，有无高血压、糖尿病、高脂血症等相关疾病，有无服用神经毒性药物，有无神经系统遗传病史。平时的饮食及运动习惯，有无烟酒嗜好，患病后对日常生活状况的影响，有无睡眠障碍、活动受限等。病人对疾病相关知识的了解情况，心理情绪变化以及家庭支持情况等。在进行体格检查时，先重点评估生命体征、瞳孔、精神与意识状态，再依次进行体位、姿态、步态、皮肤黏膜、头颈部、脊柱四肢及神经反射检查等。辅助检查中影像学检查诊断价值较高，其中头颅 CT、MRI 最常用，对脑出血、脑梗死、脑肿瘤、脑萎缩、脊髓以及某些椎管内疾病有诊断学意义；数字减影血管造影（DSA）、经颅多普勒超声检查（TCD）对脑血管疾病诊断亦有重要参考价值；正电子发射断层扫描（PET）可用于鉴别脑瘤的良、恶性。脑脊液常规检查，生化、细胞学及免疫学等检查对神经系统，尤其是中枢神经系统感染性疾病的诊断和预后有重要意义。

本章选取神经系统常见疾病——脑梗死（cerebral infarction）、脑出血（cerebral hemorrhage）、脊髓损伤（spinal cord injury）为切入点，以案例分析的形式，从初次接诊开始，经住院诊疗后的病情演变、结局，逐一展示每个阶段的评估内容与方法，通过对健康评估内容与方法的分析和讨论，明确病人不同阶段的主要护理诊断/护理问题。希望通过这样三个案例的分析和讨论，帮助学生理解和掌握神经系统病人健康评估的主要方法与技巧、常见的护理诊断/护理问题等。

案例 1 以一位脑梗死病人为例，对病人入院时、入院后及出院前的评估进行了深入分析，希望可以帮助学生了解脑梗死的临床特点、主要治疗要点和护理原则，为发现病人的健康问题、确定护理诊断和开展护理实践提供依据。

案例 2 呈现了一位脑出血病人评估和救治的全过程，并对病人的死亡原因进行了分析。希望可以帮助学生了解脑出血病例的评估重点以及病情监测重点，并在今后的实践中培养快速的应变能力和临床决策能力。

案例 3 以一位脊髓损伤病人为例，对病人发生自主神经反射异常的原因进行了深入分析，重点培养学生在临床评估过程中发现问题、分析问题并解决问题的临床思维能力。

第一节　脑梗死病人的评估

 案例资料 9-1A

病人张先生，65 岁，退休职员。

病人于 1 天前晨起后摔倒，后背着地（自述头部未着地），自觉左侧肢体无力，无法站立，伴口齿不清，无头晕、头痛、视物不清、恶心、呕吐，无意识不清、肢体抽搐、二便失禁。由家人将其送至我院急诊，测血压 140/80mmHg，行头颅 CT 平扫提示"多发腔隙性脑梗死、脑萎缩"。予急诊留观及奥扎格雷钠、川芎嗪、醒脑静、辛伐他汀片治疗，处理后病人病情稳定。4 小时前病人突然出现左侧肢体无力加重，反应迟钝。遂行头颅 MRI＋DWI 检查，提示"右侧基底核新鲜梗死灶"。为求进一步诊治，于 2023 年 10 月 22 日 18：00 以"脑梗死"急诊收住入院。

请思考：

1. 根据现病史的描述，该病人的主诉是什么？
2. 根据现病史的描述，如何分析判断病情的前后变化？
3. 在下一步的健康史采集中，还应关注哪些关键信息？

问题解析：

1. 该病人的主诉　根据现病史的描述，该病人最主要的临床表现是 1 天前突发左侧肢体无力，同时伴有口齿不清。经对症处理后病情稳定，但 4 小时前左侧肢体无力突然加重，并出现了反应迟钝等表现。因此，可以将其主诉概括为："左侧肢体无力伴口齿不清 1 天，加重 4 小时"。

2. 病情分析　根据病例描述，分析病人晨起后摔倒是由于左侧肢体无力所致。摔倒时是后背着地，头部未着地，提示头部未受到冲击。病人急性起病，突然出现左侧肢体无力，伴言语不清，为脑血管意外的典型特点。起病时，为平静状态，且所测血压在正常范围，结合病人为老年男性，应考虑脑梗死的可能性较大。在就诊过程中，医生直接采用了鉴别脑血管意外最常用的辅助检查——头颅 CT，但脑梗死病人发病 24 小时内一般无明显影像学改变；该病人 CT 平扫结果提示：多发腔隙性脑梗死、脑萎缩，仅说明其存在陈旧性的小梗死灶，故医生予奥扎格雷钠、川芎嗪、醒脑静等药物抗血栓、改善脑部微循环。经以上处理病情平稳，但 4 小时前病人又出现左侧肢体无力加重，伴反应迟钝，说明病情有了新的变化。医生第二次接诊时推测其有新梗死灶形成的可能，遂行头颅 MRI＋DWI（弥散加权成像）检查，其结果显示，该病人右侧基底核出现了新鲜梗死灶。此项检查诊断早期脑梗死的敏感性为 88%～100%，特异性达 95%～100%，其优点在于能早期（发病 2 小时内）显示缺血组织的部位、范围，甚至可显示皮质下、脑干和小脑的小梗死灶，具有较好的诊断学意义。

笔记栏

167

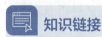 **知识链接**

脑梗死的基本类型

脑梗死又称缺血性脑卒中（cerebral ischemic stroke），是指因脑部血液供应障碍，缺血、缺氧所导致的局限性脑组织的缺血性坏死或软化。临床常见类型有脑血栓形成、腔隙性脑梗死和脑栓塞等。脑血栓形成是在脑动脉粥样硬化等动脉壁病变基础上，由于动脉狭窄，管腔内逐渐形成血栓而最终阻塞动脉所致。当大脑半球或脑干深部的小穿支动脉血管壁发生病变时，易导致管腔闭塞，形成小的梗死灶，直径多在 0.2～15mm，并呈多发性，坏死组织被吸收后可残留小囊腔，故称为腔隙性脑梗死（lacunar infarction）。脑栓塞则是因各种栓子（如心腔内脱落的血栓，异常的液体、气体）随血流进入颅内动脉后使血管腔急性闭塞或严重狭窄，导致相应供血区脑组织发生缺血坏死及功能障碍的一组临床综合征。

3. 下一步健康史采集的关键信息　在下一步健康史采集过程中，应着重询问以下关键信息。①既往史：首先应询问病人既往是否有短暂性脑缺血发作（transient ischemic attack，TIA），本次发作是否为首次发作，与之前的短暂性脑缺血发作时的表现有何不同。其次，既往是否有颈动脉狭窄、动脉粥样硬化、高血压、高脂血症、糖尿病等病史以及所采取的措施及控制情况等。②日常生活状况：重点询问其饮食及运动习惯，注意是否喜欢高盐高脂饮食，有无规律的运动习惯，是否以静坐为主，有无烟酒嗜好等。③家族史：病人的双亲、兄弟姊妹是否有高血压、高血脂、动脉粥样硬化、糖尿病等病史以及相关疾病病史。④心理社会状况：病人起病急，出现左侧肢体瘫痪、言语不清，易产生焦虑、紧张、恐惧等情绪，因此，应注意观察病人的情绪状态，了解病人平时的应激状况与应对能力，了解和观察家庭支持状况，以及有无经济负担等。待病人情况稳定后再进一步了解病人对疾病相关知识的掌握情况以及行为意向等。

 案例资料 9-1B

补充资料：

日常生活状况：平素饮食规律，喜油腻、辛辣食物，口味偏咸。4 年前发现高血压后油腻食物及口味有所控制。睡眠规律、二便无异常。自 5 年前退休后以做家务为主，每晚小区内散步 30 分钟以上，无其他规律运动习惯。吸烟 30 年，10 支／日，饮酒 40 年，每周 2～3 次，每次饮白酒半斤左右。患病后食欲欠佳，以进食面条、稀饭为主，饮水偶有呛咳现象。睡眠欠佳，入睡后易惊醒。大便未解，小便正常。因左侧肢体肌力减退，不能站立，吃饭、穿衣、如厕需人协助。改良 Barthel 指数评分 19 分，坠床／跌倒危险因子评分 11 分。

既往史：病人 4 年前体检时发现高血压，最高达 155/90mmHg，平素口服左氨氯地平片 1 粒（每日 1 次），血压控制在 120/80mmHg 左右。否认 TIA、糖尿病、心脏病史。无手术、外伤史，无药物过敏史，否认输血及血制品史。

个人史：出生并常居于湖北鄂州，否认长期外地居住史。无疫区、疫水及传染病病人接触史。预防接种史不详，否认毒物、放射性物质接触史，无性病及冶游史。26 岁结婚，配偶体健，育有 1 子 1 女。

家族史：其父患高血压、冠心病，因脑血管意外 5 年前去世（具体不详）。其母 88 岁，无心脑血管疾病史。1 兄 1 妹，妹妹体健，哥哥发现高血压 10 年，否认其他家族性遗传病病史。

心理社会状况：病人入院后左侧肢体乏力，吐词不清，日常生活需人协助，故情绪有些焦躁，尚能配合医护人员的治疗和护理，依从性可。家庭支持良好，医疗费用可报销

70% 以上，家庭经济状况良好，无经济负担。

请思考：

4. 上述资料有何临床提示意义？

5. 该病人体格检查及辅助检查的重点是什么？

问题解析：

4. 上述资料的临床意义 首先，从上述资料可以看出病人存在诸多脑血管疾病的危险因素：①高盐高脂饮食；②烟酒嗜好；③运动量相对不足；④有家族遗传倾向，父亲患高血压、冠心病，因脑血管病去世，哥哥患高血压 10 年。其次，病人可能存在健康管理无效或不依从行为，因为病人有吸烟及饮酒史多年，且已发现高血压 4 年，依然未戒，提示其对健康重视程度不够。病人表示出院后一定戒除烟酒，提示病人已感受到了对健康的危害，可以借此促进病人成功实现戒除烟酒。

5. 该病人体格检查及辅助检查的重点

（1）体格检查：神经系统的专科检查，包括神志、语言、瞳孔大小、对光反射检查，是否有定向障碍，双侧眼球有无震颤，口角有无歪斜，伸舌是否居中，咽反射是否正常，还应注意四肢肌力、肌张力、生理反射、病理反射以及脑膜刺激征的检查。

也可以采用美国国立卫生研究院卒中量表（National Institute of Health Stroke Scale，NIHSS）对病人神经系统功能受损的情况进行综合的评估。对病人的吞咽功能常可采取洼田饮水试验等进行更准确的判断。脑卒中病人因肢体活动受限，存在较高的跌倒风险，因此应注意其日常生活能力和跌倒风险的评估。如因肢体乏力、卧床时间增加，还应常规应用 Braden 压力性损伤风险评估表评估其发生压力性损伤的风险。

（2）辅助检查：病人已行头颅 CT 及 MRI 检查，还需完善其他相关实验室检查，重点进行血常规、血糖、血脂、肾功能、凝血功能、血液流变学等的检测，以利发现脑梗死的危险性因素，并对病因进行鉴别。

 案例资料 9-1C

体格检查：体温 36.2℃，脉搏 74 次 /min，呼吸 18 次 /min，血压 140/80mmHg。

病人神志清楚，反应迟钝，时间、地点、人物定向力可，查体合作，口齿不清，对答切题；双侧瞳孔等大等圆，直径 3mm，对光反应存在，双眼睑无下垂，双侧眼裂对称，眼球各方向运动好，无眼震，角膜反射存在；双侧额纹对称，左侧鼻唇沟浅，伸舌偏左，咽反射减退；双侧颜面部、肢体针刺觉对称。左侧肢体肌张力减退，右侧肢体肌张力正常。左侧肢体肌力 0 级，右侧肢体肌力 5 级，四肢腱反射（++），双侧 Hoffmann 征（－），左侧 Babinski 征（＋），右侧 Babinski 征（－），颈软，Kernig 征（－），Brudzinski 征（－），右侧指鼻试验、跟－膝－胫试验稳准，左侧不能配合。

NIHSS 评分，10 分；洼田饮水试验，2 级（可疑）；Braden 压力性损伤风险评估 15 分。

辅助检查：

2023 年 10 月 21 日

急诊血常规结果示，红细胞 4.5×10^{12}/L，白细胞 7.86×10^9/L，中性粒细胞比率 89.8%，血红蛋白 131g/L，血小板 125×10^9/L；血糖 6.9mmol/L。血脂结果示，总胆固醇 6.5mmol/L，低密度脂蛋白胆固醇 4.8mmol/L。肝肾功能结果示，总胆红素 31.5μmol/L，直接胆红素 17.7μmol/L，总蛋白 59.7g/L，白蛋白 33.4g/L，前白蛋白 0.19g/L，余未见异常。血清电解质及凝血功能未见异常。头颅 CT 示多发腔隙性脑梗死，脑萎缩。心电图未见异常。

2023 年 10 月 22 日

MRI/MRA 示右侧大脑中动脉 M1 段明显狭窄、闭塞，周围见少量侧支血管；右侧后交通动脉局部狭窄；右侧椎动脉上段多发狭窄。颈部血管超声示，两侧颈动脉分叉处斑块形成，大者 15.2mm × 2.3mm；两侧下肢动脉斑块形成，大者 10.4mm × 2.6mm；椎动脉、上肢动脉、上肢静脉、下肢静脉未见明显斑块及异常血流信号。TCD 示，基底动脉、双侧椎动脉供血不足；颅内血管弹性减退。腹部 B 超示，肝内回声增粗，胆、胰、脾、肾未见明显异常。心脏彩超未见明显异常。

主要治疗措施：给予抗血小板聚集（硫酸氢氯吡格雷片 75mg 每日 1 次，口服）、调脂固斑（阿托伐他汀 20mg 每日 1 次，口服）、改善脑循环（长春西汀 30mg、杏丁 30ml 每日 1 次，静脉滴注）、改善脑代谢（醒脑静 20ml 每日 1 次，静脉滴注）、保护胃黏膜预防应激性溃疡（泮托拉唑 80mg 每日 1 次，静脉滴注）治疗。

请思考：

6. 病人入院后的医疗诊断是什么？其诊断依据有哪些？

7. 病人目前存在哪些主要护理诊断／护理问题？

8. 病人入院后的主要评估内容有哪些？

问题解析：

6. 病人的医疗诊断及其诊断依据　病人的医疗诊断为脑梗死（右侧基底核区）；高血压 1 级（极高危）。诊断依据包括：①病人为老年男性；②急性起病；③以左侧肢体无力伴言语不利为主要症状；④查体见口齿不清，左侧鼻唇沟浅，伸舌偏左，左侧肢体肌张力减退，左侧肢体肌力 0 级；⑤发病时无明确诱因，不伴头痛、呕吐等严重颅内压增高症状；⑥头颅 MRI+DWI 提示右侧基底核新鲜梗死灶。基底核是位于大脑深部、脑干之上的一群神经核，此区域梗死灶如累及传导束，可出现病灶对侧肢体瘫痪。因此，可定性诊断为脑梗死，定位诊断为右侧基底核区。⑦病人既往有高血压病史 4 年余，最高达 155/90mmHg，结合脑血管病等靶器官损害，故高血压 1 级（极高危）诊断明确。

7. 病人目前存在的主要护理诊断／护理问题

（1）躯体移动障碍　与运动中枢损害致肢体瘫痪有关。病人起病时的主要症状是起床后摔倒，左侧肢体无力，无法站立，入院前 4 小时又出现左侧肢体无力加重，行头颅 MRI+DWI 检查，提示右侧基底核新鲜梗死灶。因此病人左侧肢体活动障碍与之有关。

（2）言语沟通障碍　与梗死致言语相关肌肉互动障碍等有关。病人起病时的症状之一是口齿不清，但回答切题，属于构音障碍。基底核梗死灶引起脑性瘫痪，导致病人出现沟通困难。

（3）进食自理缺陷　与延髓性麻痹致吞咽障碍有关。在体格检查中发现病人左侧鼻唇沟浅，伸舌偏左，咽反射减退；洼田饮水试验 2 级（可疑），因此病人目前存在进食自理缺陷。

📑 知识链接

常见吞咽训练方法

1. 点头样吞咽训练　进食后先初步吞咽，然后是颈部后屈，继而使颈部尽量前屈，形似点头，同时做空吞咽动作。此法在颈部后屈的时候，会厌软骨会变得狭小，残留食物可被挤出，在颈部前屈时，空吞咽后有利于去除口腔中残留食物。

2. 侧方吞咽训练　吞咽时，嘱病人向左、向右转动头部，然后偏向一侧做吞咽动作。此法有利于去除残留在梨状隐窝内的食物。

3. 空吞咽与交互吞咽训练　每次进食吞咽后，反复多做几次空吞咽动作，使食物全部

笔记栏

咽下后再进食。或者每次进食吞咽后饮少量的温开水（2ml左右），此法称为交互吞咽，既有利于刺激诱发吞咽反射，又能达到去除咽部残留食物的目的。

（4）如厕/沐浴自理缺陷 与运动中枢损害肢体瘫痪有关。由于运动中枢损害，病人左侧肢体肌张力减退，右侧肢体肌张力正常。左侧肢体肌力0级，右侧肢体肌力5级，四肢腱反射（++），因此，病人在如厕/卫生方面存在自理缺陷。

（5）有成人跌倒的危险 与运动功能障碍有关。用坠床/跌倒危险因子评估表评估病人的坠床/跌倒情况，总分11分，处于中度风险，有较大的坠床/跌倒致受伤的危险，应给予相应的预防措施。

（6）有成人压力性损伤的危险 与躯体活动受限及卧床有关。病人左侧肢体活动受限，且处于脑梗死急性期，需卧床休息。因此，有发生压力性损伤的危险。

（7）潜在并发症：肺部感染。病人存在躯体移动障碍，长时间卧床，有发生坠积性肺炎的可能。

（8）有失用综合征的危险 与肢体瘫痪、长期卧床/体位不当有关。脑血栓形成后，动脉供血减少或完全中断，病人起病2周以后症状仍逐渐发展，左侧肢体活动受限。若病人长期卧床不活动，或活动量不足及各种刺激减少，全身或局部的生理功能衰退，将出现肌肉萎缩、关节挛缩、深静脉血栓形成等症状。

8. 病人入院后的主要评估内容

（1）主要症状与体征的变化：病人目前主要的症状和体征有吐词不清、饮水呛咳、左侧肢体肌张力及肌力减退，因此应重点评估病人的语言功能、吞咽-摄食功能、肌力及肌张力变化等。此外，还应注意有无病理反射及脑膜刺激征等，生命体征（特别是血压）及意识状态的变化。

（2）其他症状与体征的观察：饮食及睡眠情况；排便情况，注意有无便秘、排便困难等；有无皮肤发红、破损等压力性损伤的表现；下肢的皮肤颜色、温度，注意有无皮肤肿胀、皮肤温度下降等深静脉血栓形成的征象；肺部的听诊，注意有无呼吸音粗糙、干湿啰音等；注意观察患肢的位置摆放，功能锻炼以及日常生活活动训练情况。

（3）药物疗效及不良反应的观察：因使用了溶血栓药和抗凝血药，应注意观察有无牙龈出血，皮肤瘀点、瘀斑等现象。必要的时候应监测出凝血时间、凝血酶原时间。应用调脂药易致肝肾功能损害，在用药过程中需严密观察有无少尿、黄疸现象，必要时监测肝肾功能。

（4）辅助检查结果：及时了解血常规、血糖、血脂、凝血功能、肝肾功能、血液流变学等辅助检查的结果。

（5）心理社会状况：病人突然起病，出现言语不利、左侧肢体偏瘫，易产生焦虑、烦躁、恐惧等情绪，应注意病人的心理情绪反应以及对疾病康复的信心，交流沟通的形式及有效性等。此外，随着病情的稳定和恢复，将逐渐开展早期的功能锻炼，应注意评估病人对相关康复知识的了解与配合情况；家属对康复训练相关知识的掌握情况等。

案例资料 9-1D

病人入院后给予抗凝、改善脑循环等药物治疗，密切病情观察、心理护理、早期语言及肢体功能康复训练等护理，病情较前明显好转。目前病人食欲、睡眠及精神状态可，小便正常，大便1次/2天，为成形软便，无排便困难，应答自如，无头昏、头晕等不适，无恶心、呕吐。血压130/80mmHg，左侧肢体肌力2级。经病人及其家属要求，同意其回家休养。

出院带药：硫酸氢氯吡格雷片75mg每日1次、阿托伐他汀20mg每日1次口服。

请思考：

9. 为了做好病人的出院指导，护士应注意评估病人的哪些情况？

问题解析：

9. 病人的出院前评估　脑梗死病人出院后需要继续服药治疗及康复锻炼，并注意合理饮食、保持大便通畅、生活规律、保证睡眠良好，同时还要做好病情监测（重点监测血压、血糖、血脂）及定期门诊复查。因此，首先要评估病人对相关知识的掌握情况，以确保其出院后在家可以遵照执行。

该病人出院带药有硫酸氢氯吡格雷片及阿托伐他汀钙片，其中硫酸氢氯吡格雷片属血小板聚集抑制药，服用后会延长出血时间，应注意监测其出血时间。如有出血，病人及其家属应及时向医生报告异常出血情况（部位和出血时间）。阿托伐他汀钙片为降血脂药，在服用期间，病人若出现原因不明的肌肉疼痛、肌肉压痛或肌肉无力（尤其是伴有不适或发热时）应及时报告，同时定期监测肝功能等生化指标。

此外，病人存在不良的饮食习惯以及烟酒嗜好，出院前应评估病人对相关知识的认识以及改变饮食习惯、戒烟戒酒的决心和顾虑等。

本案例介绍了一例脑梗死病人从入院至出院的过程。该类病人除了感觉、运动等功能障碍之外，还常伴有言语、吞咽、排泄障碍。日常生活活动能力会有不同程度的下降，同时可能存在发生压力性损伤、跌倒的危险。功能障碍也会影响病人的心理、社会适应。因此，针对该类病人的评估，应全面、动态，并应做好病人的出院指导，预防脑梗死的复发。

（李　琨）

第二节　脑出血病人的评估

案例资料 9-2A

病人魏女士，68岁，退休教师。因"头痛、呕吐4小时，伴意识障碍2小时"于2023年11月22日06：30入院。

4小时前病人因为丈夫去世悲伤过度，出现剧烈头痛伴恶心、呕吐，呕吐物为胃内容物，测血压240/110mmHg，其子女送往离家较近的医院给予输液、降压等治疗。2小时后病人出现意识不清，遂来我院急诊就诊，急查头颅CT显示右侧颞叶大面积出血、广泛蛛网膜下腔出血。在急诊科期间病人昏迷程度较深，请神经外科会诊后，建议收入ICU进行相关治疗。

病人患高血压6年，血压最高达180/110mmHg，口服抗高血压药，血压波动在（130~160）/（90~110）mmHg，有糖尿病病史3年，无药物过敏史，否认输血及血制品史。

体格检查：深昏迷状态，皮肤湿冷，体温测不出，无自主呼吸及自主心律，颈动脉搏动消失。血氧饱和度为0。双侧额纹对称，双侧瞳孔等大等圆，固定于中立位，直径5.0mm，直接与间接对光反应均消失。颈软无抵抗，四肢肌张力（+）、腱反射（+），双侧病理反射未引出。

请思考：

1. 根据以上信息，该病人的初步医疗诊断是什么？
2. 此时应给予的紧急处理措施是什么？

问题解析：

1. 病人的医疗诊断及诊断依据　根据以上病史的描述，该病人初步的医疗诊断为：右侧颞叶脑出血、蛛网膜下腔出血；高血压3级（极高危）；糖尿病。

其诊断依据：病人为老年女性；急性起病，在活动中发病（病人悲伤过度），数十分至数小时症状达到高峰；初期主要症状为头痛、头晕、恶心、呕吐伴意识障碍，考虑为颅内压增高的表现；肌张力增强、腱反射亢进提示锥体束损害；既往有高血压病史。考虑脑出血的可能性大。病人病情迅速加重，昏迷加深，无自主呼吸及自主心律，瞳孔散大，对光反应消失，为濒死的表现。头颅 CT 示右侧颞叶大面积出血、广泛蛛网膜下腔出血。病人有高血压病史，血压最高 180/110mmHg，发病后在家测血压 240/110mmHg，符合高血压 3 级诊断标准，目前已出现脑血管损害并发症，因此，诊断为高血压 3 级（极高危）。已发现糖尿病 3 年。

 知识链接

脑梗死与脑出血的鉴别要点

鉴别要点	脑梗死（脑血栓形成）	脑出血
发病年龄	60 岁以上老年人多见	50 岁以上中年人多见
常见病因	动脉粥样硬化	高血压及动脉硬化
短暂性脑缺血发作病史	较多见	少见
起病时状态	多在安静时	多在激动或活动时
起病缓急	较缓，以时、日计	急，以分、时计
意识障碍	无或轻度	多见，持续
头痛、呕吐	少见	多见
血压	正常或增高	明显增高
CT 检查	低密度灶	高密度灶

2. 此时应采取的急救措施　病人处于深昏迷状态，皮肤湿冷，体温测不出，无自主呼吸及自主心律，颈动脉搏动消失。血氧饱和度为 0。应紧急采取胸外心脏按压、气管插管、呼吸机辅助呼吸，以尽快恢复病人的呼吸与循环。同时应开放静脉通路，有利扩容及应用血管活性药物，维持血压，可考虑行颈内静脉穿刺，可方便抢救，也便于监测中心静脉压。

病人突发剧烈头痛伴恶心、呕吐，意识障碍逐渐加深，提示颅内压增高，应考虑给予甘露醇脱水、降颅内压等对症治疗。

护理重点按危重病人一级护理常规进行，保持呼吸道通畅，严密观察生命体征、瞳孔、意识状况、尿量等病情变化，保持各管道与静脉通路的畅通，气管插管气囊每 8 小时放气一次，根据呼吸状况调节呼吸机辅助呼吸模式及各参数。

 案例资料 9-2B

2023 年 11 月 22 日 07：30

经胸外心脏按压、注射肾上腺素、急诊行气管插管、呼吸机辅助呼吸、扩容补液等抢救治疗，病人恢复自主心律，心率 150 次 /min，血压 110/60mmHg。仍无自主呼吸，呼吸机辅助呼吸，血氧饱和度维持在 95% 以上。

请思考：

3. 此时对于该病人需要重点评估哪些内容？

问题解析：

3. 此时该病人需要重点评估的内容

（1）循环功能的评估：给予心电监护，密切观察心率、心律及血压的变化；进行中心静脉压的监测；同时要严密观察尿量的变化，以判断肾功能损害程度。

（2）呼吸功能的评估：密切观察呼吸机的工作状态以及血氧饱和度的变化；注意有无自主呼吸，呼吸的频率、节律及幅度等；必要时，进行动脉血气分析检查。

（3）意识状态的评估：目前病人处于深昏迷状态，应注意观察其瞳孔大小及对光反射，以及对外界其他刺激的反应、肌肉紧张度、有无自主运动等。也可采用 Glasgow 昏迷评定量表进行评定，以便于动态观察和比较。

知识链接

两种特殊类型的意识障碍

1. 去皮质综合征　是指由于大脑皮质广泛性病变所引起的皮质功能丧失，而皮质下功能保存的一种特殊意识障碍状态。病人表现为无意识地睁眼、闭眼，对光反射、角膜反射存在，对外界刺激无意识反应，无自发言语及目的动作，呈上肢屈曲、下肢伸直的去皮质强直姿势，常有病理征，出现无意识的咀嚼和吞咽动作。

2. 植物状态　是指病人处于不可逆的深昏迷状态，丧失意识活动，但皮质下中枢可维持自主呼吸运动和心脏搏动。由于大脑半球严重受损而致，但脑干功能相对保留。病人对自身和外界的认知功能全部丧失，呼之不应，不能与外界交流，有自发或反射性睁眼，偶可发现视物追踪，可有无意义哭笑，吸吮、咀嚼、吞咽等原始反射，二便失禁，睡眠觉醒周期存在。

（4）皮肤的评估：观察病人的皮肤颜色、温度及完整性，注意有无皮肤发绀、湿冷的表现，有无局部受压、发红、破损等压力性损伤的表现。

（5）并发症的评估：注意有无肺部感染、应激性溃疡所致的上消化道出血、循环衰竭等并发症。

案例资料 9-2C

2023 年 11 月 22 日 07：40　中心静脉穿刺置管记录

病人仰卧位，肩部垫高，取喉结水平、右颈内动脉搏动最明显处外 0.5cm 处为穿刺点，常规消毒铺巾，取 2% 利多卡因针 5ml 沿穿刺点麻醉后，右手持穿刺针抽少量肝素注射液，针尖斜面向下向同侧乳头方向进针，进针约 2cm，回抽有静脉血通畅，置入导丝，拔出穿刺针，扩皮后置入双腔静脉导管，置入深度 14cm，肝素盐水封管，缝合固定，消毒后无菌敷料覆盖，穿刺顺利。

请思考：

4. 给该病人中心静脉穿刺置管的目的是什么？

5. 颈内静脉穿刺中心静脉置管需警惕哪些并发症？

问题解析：

4. 中心静脉穿刺置管术的目的　中心静脉穿刺置管术是经体表穿刺至相应的静脉，插入各种导管至大血管腔内或心腔。利用其测定各种生理学参数，同时也可为各种治疗提供直接便利的通路，是 ICU 病房、大手术和救治危重病员不可缺少的手段。该病人入院时呈深昏迷状态，皮肤湿冷，体温测不出，无自主呼吸及自主心律，颈动脉搏动消失，血压测不出，血氧饱和度为 0。其呼吸、循环处于严重衰竭状态，因此可采取中心静脉穿刺置管，开放静脉通路，以扩容补液，维持血压，并可适时监测中心静脉压。

5. 颈内中心静脉穿刺置管术常见的并发症　主要包括感染、血管损伤、心律失常、空气栓塞等。在置管及留置操作过程中，如果皮肤未经严格消毒或未严格无菌操作，易致感染。导管的硬度、导管顶端在血管腔内的位置及穿刺部位是影响血管损伤的重要因素，左颈内静脉和颈外静脉内的导管极容易引起血管破裂。导管插入过深，其顶端会进入右房或右心室，对心肌造成机械性刺激则诱发心律失常。导管连接不紧密或导管撤除是造成空气栓塞的主要原因，让病人左侧卧位，用导管将气泡从右心室抽出可减少栓塞的发生。

 案例资料 9-2D

2023 年 11 月 23 日 09：40

病人病情危重，仍无自主呼吸，呼吸机辅助呼吸，血氧饱和度维持在 95% 以上。心电监护显示窦性心律，心率 150 次 /min。多巴胺持续泵入，血压维持在 110/70mmHg。深昏迷状态，双侧额纹对称，双侧瞳孔等大等圆，固定于中立位，直径 5.0mm，直接与间接对光反射均消失。颈软无抵抗，四肢肌张力（+），全身浅反射消失，腱反射（+），双侧病理反射未引出，玩偶眼征（+）。24 小时尿量 80ml。

请思考：

6. 根据上述资料，对该病人目前的病情作出哪些分析判断？

问题解析：

6. 该病人的病情分析　病人入院后出现呼吸、心搏骤停，分析原因可能与脑出血导致脑疝而压迫脑干的呼吸及循环中枢有关。经过积极抢救，病人恢复自主心律，但无自主呼吸，给予气管插管呼吸机辅助呼吸，持续多巴胺泵入维持血压，提示虽经积极处理，病人病情无明显改善。脑疝后脑功能平面在脑桥以下，其脑干功能接近衰竭，呼吸循环功能等生命体征极其不稳定，全身浅反射消失，少尿，病人病情恢复的可能性较小。医嘱再次告病危，因目前病人血压偏低，脱水药物减量，输血浆补充胶体，维持水、电解质平衡等对症支持治疗为主。护士在严密监测病人生命体征、瞳孔、意识状态的同时，严格管理呼吸机、气管插管、静脉通路及尿管等，备好抢救车、抢救药品及设备，随时准备抢救。

 案例资料 9-2E

2023 年 11 月 23 日 10：30　抢救记录

病人仍无自主呼吸，呼吸机辅助呼吸，血氧饱和度在 80% 以下。多巴胺及肾上腺素持续泵入，病人血压仍持续下降。继而心率下降。于 9：50 调节呼吸机潮气量、加大氧流量，同时加大多巴胺及肾上腺素用量。病人心率仍持续下降，血压及血氧饱和度测不出。继续给予肾上腺素应用并胸外心脏按压，病人心率仍无法恢复并逐渐降至 0。持续胸外心脏按压并肾上腺素应用 30 分钟，病人仍无自主呼吸及心率存在。家属要求终止抢救，于 10：15 描记心电图呈一条直线，宣告临床死亡。

请思考：

7. 请分析导致病人死亡的原因是什么？

问题解析：

7. 该病人死亡的原因　导致病人死亡的原因可能为脑出血引起脑疝，进而压迫脑干造成了呼吸、循环衰竭。病人有多年的高血压、糖尿病等病史，因情绪骤然波动发病。发病时出现剧烈头痛伴恶心、呕吐，血压急剧升高，意识不清。头颅 CT 检查示右侧颞叶大面积出血、广泛蛛网膜下腔出血。给予紧急胸外心脏按压、气管插管、呼吸机辅助呼吸并应用多巴胺、肾上腺素等多种血管活性物质等抢救治疗。病人虽曾恢复了自主心律及血压，但无自主呼吸。病人入院后一直处于昏迷状态，呼之不应，瞳孔散大固定，对光反射消失，浅反射、病理反射均未引出，尿量少。入院第 2 天，病人出现病情变化，血氧饱和度下降，心率下降，血压测不出，提示循环功能衰竭，最终因呼吸、循环严重衰竭而致临床死亡。

本案例是一例脑出血病人。该类病人通常起病急、病情危重。及早识别脑出血临床表现以及严密的病情监测是该类病人评估的重点，这也是临床护理实践的基础。除了脑出血的抢救、治疗，该类病人常有不同程度的意识障碍，而意识障碍会给病人带来各种影响，例如压力性损伤、感染、肌肉萎缩等。由于病情危重，急性期的脑出血病人也容易出现病情变化。因此，该类病人的救治，需建立在全面、严密的评估基础之上，同时也需要严谨的临床思维能力和快速的临床决策能力。

（李　琨）

第三节　脊髓损伤病人的评估

案例资料 9-3A

病人李先生，45 岁，中学教师，本科学历。

6 个月前因车祸导致四肢及躯干感觉运动障碍、二便失禁，在当地医院诊断为颈 6~7 椎体骨折、脊髓损伤，行急诊复位、内固定手术及康复治疗，治疗 3 个月后病人病情稳定，意识清晰，双上肢肌力恢复，锁骨以下感觉、运动功能丧失，大小便自主控制能力较前好转，但仍存在小便失禁，每日由家属行 3~4 次清洁间歇导尿，残余尿 200~300ml，使用开塞露排便 1 次／（2~3）日，遂出院。1 个月前，病人诉夜间突然出现头痛、大汗，家属测血压 170/110mmHg，坐起后缓解，之后反复出现多次，为进一步治疗于 2023 年 12 月 20 日 14：00 收入院。

请思考：

1. 根据现病史的描述，该病人的主诉是什么？

2. 根据现病史的描述，导致本次病人入院的主要原因可能是什么？

3. 在下一步的健康史采集中，还应关注哪些关键信息？

问题解析：

1. 该病人的主诉　从所给资料的描述中，可以看出病人 6 个月前车祸后出现的主要症状为感觉与运动功能障碍，同时伴有二便失禁。1 个月前突然出现头痛、大汗。本次就诊的主要原因是因为突发头痛、大汗。若此次病情与之前的病情无必然关联，之前的病情可以在既往史中描述，而现病史主要描述近 1 个月来所出现的头痛、大汗等情况。若头痛是主要问题，而大汗只是伴随症状，则可以将主诉概括为"反复发作性头痛 1 个月"。但该病人是因车祸导致脊髓损伤，而脊髓损伤病人可发生自主神经反射异常，进而出现头痛、大汗等表现。换言之，两者之间可能存在关联关系，近 1 个月的病情是前面病情的发展演变的表现，则可以将两者一同写入现病史，有助于厘清病人的病情发生发展过程，预测可能的发展趋势与转归，为选择适宜的护理措施提供参考。基于此，该病

笔记栏

人的主诉可概括为"车祸后锁骨下感觉运动功能障碍 6 个月，头痛、大汗反复发作 1 个月"。

2. 导致该病人入院的可能原因　该病人在发生高位脊髓损伤后出现反复发作的头痛、大汗、血压升高的表现，应首先考虑是自主神经反射异常（autonomic dysreflexia，AD）。AD 是脊髓损伤病人可能出现的一种临床紧急并发症。好发于损伤平面在胸 6 及以上的病人。发作时病人收缩压较基础血压升高超过 20mmHg，典型症状表现为搏动性头痛、视物模糊、鼻塞、流泪等，损伤平面以下的皮肤苍白、竖毛肌收缩和损伤平面以上的皮肤潮红、出汗。另外，原发性或继发性高血压病人在某些诱因作用下也可出现血压突然升高、严重头痛等高血压急症表现。因此，需要进一步评估以明确其病因。

知识链接

脊髓损伤病人发生自主神经反射异常的病理生理过程

　　脊髓损伤病人自主神经反射异常的病理生理机制尚未完全清楚。目前认为，自主神经反射异常的发生是由于脊髓损伤平面上下的交感和副交感神经反射失协调所致。脊髓损伤后，联系大脑和脊髓交感运动神经元的传导通路遭到破坏，来自大脑皮质的抑制性冲动无法有效向下传达，导致损伤平面以下交感运动神经元处于失抑制状态。脊髓损伤平面以下的有害刺激经感觉神经传入脊髓后，使得失去抑制的交感运动神经元过度兴奋，这会引起内脏、皮肤血管广泛收缩，血压突然升高。为了拮抗高血压反应，副交感神经（迷走神经）对心脏的刺激增加，通常导致心率相对减慢。另外，机体发放抑制性冲动，通过脊髓下行传导通路企图直接抑制交感神经的活动，但由于脊髓损伤，导致皮质下行抑制通路不通，因此表现为损伤平面以下交感运动神经过度兴奋和损伤平面以上副交感运动神经代偿性兴奋。

3. 下一步健康史采集的关键信息　该病人为高位脊髓损伤病人，症状表现与 AD 的典型症状相符。但是也不能排除高血压。在下一步健康史采集中，应重点关注有无高血压相关的既往史和家族史。另外，脊髓损伤对病人的生理、心理及社会健康均产生影响，需要在下一步健康史采集中进行评估。在生理方面，感觉、运动和自主神经功能障碍可能会造成不同程度的自理能力缺陷，也会增加发生压力性损伤等并发症的发生风险。在心理方面，病人会因为长期卧床、自理能力缺陷而更容易出现抑郁情绪。社会健康方面，功能障碍严重影响了病人的社交范围，而长期的社会隔离状态会进一步加重心理问题；在长期的照护负担下，家人的态度和支持也会对病人健康状况产生直接或间接的影响。

案例资料 9-3B

　　补充资料：

　　既往史：否认高血压、糖尿病、冠心病病史；否认传染病史，预防接种史不详，否认食物及药物过敏史。

　　个人史：出生于广东省广州市海珠区，否认疫水接触史，否认吸烟、饮酒嗜好，否认长期工业毒物、粉尘、放射性物质接触史。

　　婚育史：已婚已育，育有 1 女，妻子及女儿身体健康。

　　家族史：否认家族遗传性疾病。

　　日常生活状况：起病以来体重较前受伤前下降 5kg。平素无吸烟饮酒。目前正常饮食，未严格限制每日饮水量。大小便全部依赖妻子照顾。有尿意，但自主控制能力下降，容易出现尿失禁，每日由妻子进行清洁间歇导尿 4 次，残余尿量在 200～300ml，平日穿戴成人纸尿裤，尿液性状无异常。有便意，但是排便困难，每2~3天由妻子置入开塞露排便，大便干结。病人睡眠规律，约晚11点入睡，早7点起床，无午休习惯。

日常生活活动（穿脱衣裤、自我清洁和修饰、如厕、体位转移、活动）部分依赖，可在床上自行翻身，可乘坐轮椅自行在室内活动。改良 Barthel 指数为 26 分，为严重功能缺陷。

心理社会评估：病人受伤前自我保健意识强，每年体检，血压在 120/70mmHg 左右，身体健康状况良好。每周打羽毛球 1~2 次。受伤后积极配合各项康复治疗并学习脊髓损伤的护理知识，对疾病的预后有一定的了解。

病人有职工医保，医疗费用尚能承受。自起病以来病人一直未重返工作，但工作单位每月均发放基本工资。病人与妻子、女儿、岳父母同住。家庭关系和睦，家人支持良好。妻子无业，负责照顾病人。女儿上初中二年级。岳父母均已退休，有退休金，负责家务及照顾外孙女。

请思考：

4. 上述补充资料有何临床意义？

5. 接下来应重点收集哪些体格检查及辅助检查内容？

问题解析：

4. 上述补充资料的临床意义　以上资料提示，该病人没有高血压相关的既往史和家族史，既往体检也未发现血压升高。导致病人出现头痛、大汗、血压升高的原因更可能是脊髓损伤后的并发症 AD，这也是病人本次入院拟解决的主要问题。

另外，通过以上案例资料可发现，除了 AD 之外，二便功能障碍和日常生活活动受限也是目前存在的突出问题。该病人家庭支持良好，病人本人对脊髓损伤的预后和护理知识也有一定的了解，积极配合治疗。

5. 该病人体格检查和辅助检查的重点　健康史资料可为病人的体格检查内容提供依据。针对该病人，在体格检查方面，应重点评估如下内容：①全身状态：包括病人的生命体征、意识、面容、营养、体位等。②神经系统检查：这是此类病人体格检查的重点。根据《脊髓损伤神经学分类国际标准（international standards for neurological classification of spinal cord injury，ISNCSCI）》评估病人的感觉、运动功能障碍，并确定病人的神经平面和严重程度。还需进行神经反射检查。③胸肺和心脏听诊：因为呼吸肌多由颈髓、胸髓发出的脊神经支配，而病人是高位脊髓损伤，且呼吸道感染也是脊髓损伤病人的最常见并发症之一，因此对于此类病人肺部听诊应该常规执行。另外，因为病人本次入院的主要体征就是血压升高，而且高位脊髓损伤病人的心血管系统也容易因为自主神经紊乱而出现功能障碍，因此，心脏听诊也有必要执行。④二便相关体格检查：主要包括腹部检查和肛门直肠检查，还可让病人自行排尿之后用膀胱扫描仪或间歇导尿床边测定其残余尿量。⑤皮肤和黏膜检查：脊髓损伤病人由于感觉、运动功能障碍，是发生压力性损伤的高风险人群。因此，应重点检查皮肤完整性。辅助检查应重点关注支持脊髓损伤诊断的相关影像学检查结果，以及用于监测并发症的实验室检查结果，如血常规、肾功能、凝血功能等。

📋 知识链接

脊髓损伤神经学分类国际标准

脊髓损伤神经学分类国际标准（ISNCSCI）是由美国脊柱损伤协会（American spinal injury Association，ASIA）发布，通过对病人感觉、运动、肛门功能的评估来确定脊髓损伤

笔记栏

的神经平面和残损严重程度。感觉功能评估是指对身体双侧各自 28 个关键感觉点分别进行轻触觉和针刺觉的检查。运动功能评估是指对身体双侧各自 10 个关键肌分别进行肌力（0～6 级）的检查。肛门功能的评估包括对肛门感觉、肛门自主收缩能力和肛门直肠内深压觉的检查（提示骶段 S_4～S_5 的感觉运动功能）。神经平面是指身体两侧有正常的感觉和运动功能的最低脊髓节段。残损严重程度分为 5 级，A 级为完全性损伤；B、C、D 级为不完全性损伤，E 级为感觉、运动功能正常。

案例资料 9-3C

体格检查： 体温 36.5℃，脉搏 80 次 /min，呼吸 18 次 /min，血压 108/60mmHg。

病人神志清楚，对答切题，查体合作。营养中等，身高 175cm，体重 70kg。面容无异常，表情自然，可借助床栏杆自行翻身，其余体位变换需依赖他人协助。

双肺呼吸音清，未闻及干、湿性啰音及胸膜摩擦音；心率 80 次 /min，心律齐，各瓣膜听诊区未闻及病理性杂音，未闻及心包摩擦音。

腹部平坦，未见腹壁静脉曲张，无胃肠型、蠕动波。腹壁柔软，腹部触诊无压痛及包块。肝、脾、胆囊肋下未触及，肝颈回流征阴性，Murphy 征（-），麦氏点无压痛和反跳痛。肝脾肋下未触及。季肋点、上输尿管点、中输尿管点、肋脊点和肋腰点未触及压痛，肾区叩击痛（-）。移动性浊音（-）。肠鸣音减弱，2 次 /min，未闻及振水声及血管杂音。病人排尿后膀胱扫描仪测得病人残余尿为 220ml，予以间歇导尿 1 次，引出残余尿 250ml。

神经平面为胸 2。ISNCSCI 分级为 B 级。胸 2 平面以下针刺觉、轻触觉缺失。左右两侧肩外展肌、屈肘肌群、伸肘肌群、伸腕肌群、中指屈指肌、小指外展肌肌力均为 5 级；左右屈髋肌群肌力 1 级；左右两侧伸膝肌群、踝背伸肌、踇长伸趾肌、踝踮屈肌群肌力均为 0 级。腹壁反射减弱。双侧肱二头肌腱反射（+），双侧肱三头肌腱反射（+），双侧桡骨膜反射（+），双侧膝反射（+++），左侧跟腱反射（+++）。双侧 Hoffmann 征（-），双侧 Babinski 征（-）。根据 Astworth 分级，四肢肌张力 0 级。

肛门及肛周皮肤正常，肛周皮肤感觉减弱。肛门指检时直肠内有粪便嵌塞，予以挖清后继续检查。肛门反射（-），肛门括约肌静息张力增加，肛门括约自主收缩减弱，存在直肠深压觉。

全身皮肤未见压力性损伤，弹性良好，未触及水肿。Braden 压力性损伤风险评估 12 分。

辅助检查： 3 个月前当地医院 MRI 提示，颈 6～7 椎体骨折术后，颈 7～胸 1 水平脊髓损伤。

请思考：

6. 请分析以上体格检查和辅助检查结果的临床意义。

7. 该病人目前存在的护理问诊 / 护理问题有什么？为什么？

问题解析：

6. 体格检查和辅助检查结果的临床意义　病人 MRI 结果进一步提示了病人存在高位脊髓损伤。病人入院时生命体征稳定，血压为 108/60mmHg，较其所述的受伤前体检血压 120/70mmHg 要低。这主要是由于脊髓损伤所致的自主神经功能障碍对心血管系统的影响，导致高位脊髓损伤病人的基础血压通常会较正常健康人下降 15～20mmHg。这个结果也进一步支持了病人是 AD 发作而并非原发性高血压或继发性高血压。

病人肠鸣音 2 次 /min，提示其肠蠕动减弱。这主要是由于脊髓损伤所致的自主神经功能障碍对于胃肠系统的影响，导致肠蠕动减弱，尤其是结肠的转运时间延长。

病人自主排尿后应用膀胱扫描仪测得病人残余尿为 220ml，予以间歇导尿 1 次，引出残余尿

250ml。结合病史资料，由于病人既存在尿失禁，也有残余尿量增多，结合其脊髓损伤的神经平面，极有可能存在逼尿肌－括约肌协同失调（detrusor sphincter dyssynergia，DSD），即膀胱逼尿肌和括约肌都过度活动，在逼尿肌收缩时，括约肌不能相应地扩张。此类病人尿失禁和残余尿增多同时存在，膀胱容量缩小，且膀胱内压力会升高。但这需要后续尿流动力学检查或床边简易膀胱容量测定来进一步确定。

根据 ISNCSCI 的分级标准，由于该病人存在肛门括约自主收缩，且有直肠深压觉，提示该病人为不完全性的脊髓损伤。神经平面是指身体两侧有正常的感觉和运动功能的最低脊髓节段，包括感觉平面和运动平面。胸 2 平面的感觉测试部位为腋窝顶部。病人在胸 2 平面感觉测试（包括轻触觉和针刺觉）均正常，而胸 3 平面及以下感觉缺失，提示该病人的感觉平面在胸 2。运动平面的确定依赖于身体两侧 10 对关键肌的肌力。最低的正常运动平面，确定平面的关键肌肉的肌力至少为 3 级，该平面以上节段支配的关键肌的肌力应为正常（5 级），没有规定关键肌的节段，以感觉损伤平面来确定。该病人的双侧上肢关键肌肌力均为 5 级（其中小指外展肌对应的脊髓平面是胸 1），双侧上肢关键肌肌力均 < 3 级。根据"没有规定关键肌的节段，以感觉损伤平面来确定"的原则，该病人的运动平面为胸 2。胸 2 平面的不完全性脊髓损伤病人，上肢感觉、肌力正常，在进行积极康复之后，有望实现使用轮椅自由移动以及生活基本自理。但目前病人的大部分日常生活活动仍由家人协助完成，其在自理方面还有很大的提升空间。

该病人 Braden 压力性损伤风险评估 12 分。虽然目前该病人全身皮肤黏膜完整，但是由于该病人高位脊髓损伤，存在运动、感觉、二便功能障碍，因此属于发生压力性损伤的高风险病人。

7. 该病人目前存在的护理诊断／护理问题及其诊断依据

（1）自主神经反射异常 与高位脊髓损伤导致的交感神经和副交感神经功能失调有关。诊断依据如下：①该病人为中年男性，6 个月前因车祸导致脊髓损伤。诉本次入院的主要不适为近 1 个月反复出现头痛、大汗伴血压升高。其受伤前血压正常，无高血压相关既往史和家族史。②体格检查提示该病人为不完全性高位胸髓损伤病人，神经平面为胸 2。体格检查时血压正常，较受伤前稍低。③当地医院 MRI 结果进一步提示该病人为高位脊髓损伤病人。

AD 好发于胸 6 及以上脊髓损伤病人，且多出现于慢性期（以伤后 3~6 个月多见）。这是高位脊髓损伤病人的常见紧急并发症，若未得到及时、正确地处理，则有可能继发癫痫、脑出血、心肌梗死等。因此，AD 应该优先处理。

（2）尿潴留 与脊髓损伤导致的排尿功能障碍有关。诊断依据：①该病人自 6 个月前车祸导致脊髓损伤后一直存在排尿障碍。②体格检查提示，该病人神经平面为胸 2，ISNCSCI 分级为 B 级，为不完全性胸髓损伤。③病人诉平时居家间歇导尿后的残余尿为 200~300ml，体格检查时病人自行排尿后膀胱扫描仪测得残余尿为 220ml，间歇导尿引出残余尿 250ml。这提示该病人为不完全性尿潴留。

（3）尿失禁 与脊髓损伤导致的排尿功能障碍有关。诊断依据：①②同护理诊断"尿潴留"。③病人诉受伤后排尿自主控制能力下降，一直存在尿失禁。

神经源性膀胱功能障碍（neurogenic bladder dysfunction，NBD）简称神经源性膀胱，是一类由于神经系统病变导致膀胱和／或尿道功能障碍（即储尿和／或排尿功能障碍），进而产生一系列下尿路症状及并发症的疾病总称。神经源性膀胱常见于脊髓损伤病人。结合该病人的神经平面、症状和体格检查结果，提示该病人为不完全性胸髓损伤、神经源性膀胱。而且，该病人同时存在尿潴留和尿失禁，这提示病人极有可能存在逼尿肌－括约肌协同失调（DSD），这需要后续进一步的检查来支持。由于尿失禁、残余尿量增多以及 DSD 有可能引发的膀胱压力升高，该病人可能会发生失禁性皮炎、泌尿系统感染、尿液反流、上尿路损害等并发症，严重者会导致肾功能衰竭，因此，在详细评估的基础上开展个体化膀胱功能管理非常必要。更重要的是，神经源性膀胱引发的尿潴留是引发 AD 的最常见的诱因。因此，将护理诊断"尿潴留"排至"尿失禁"之前、

"自主神经反射异常"之后。

（4）便秘　与脊髓损伤导致的排便功能障碍有关。诊断依据：①该病人自 6 个月前车祸导致脊髓损伤后一直存在排便障碍。病人诉有便意，但是排便困难，每 2～3 天由妻子置入开塞露排便，大便干结。②体格检查发现，病人肠鸣音 2 次 /min，肛门括约肌静息张力增加，肛门括约自主收缩存在，提示该病人肠蠕动减弱，肛门外括约肌难以受意识控制而放松。

神经源性肠道功能障碍（neurogenic bowel dysfunction，NBD）简称神经源性肠道，是支配肠道的中枢或周围神经结构受损或功能紊乱导致的排便功能障碍。多表现为大便失禁和 / 或大便排空困难。脊髓损伤是导致神经源性肠道的常见病因。根据排便反射是否存在，神经源性肠道分为反射性肠道和弛缓性肠道两类。本案例中病人肛门括约肌静息张力增加，肛门括约自主收缩存在，有直肠深压觉，提示该病人属于神经源性肠道中的反射性肠道类型，该类病人排便反射弧完整，但高级中枢对排便反射的抑制减弱。因此，该类病人以便秘为主要临床表现。由于神经源性肠道引发的便秘、粪便嵌塞是引发 AD 的常见诱因之一，仅次于尿潴留，因此，将该护理诊断排至排尿障碍相关护理诊断之后。

（5）自理缺陷　与脊髓损伤导致的日常生活活动部分依赖有关。诊断依据：①该病人目前的改良 Barthel 指数评分为 26 分，为严重功能缺陷。目前病人可在床上自行翻身，可乘坐轮椅自行在室内活动。其受限的日常生活活动主要集中于如厕、沐浴、穿脱裤子、床椅转移及室外活动，部分或完全依赖妻子照顾。②体格检查提示，该病人神经平面为胸 2，不完全性损伤，上肢肌力正常。

高位胸髓损伤病人，可实现日常生活活动有条件的独立甚至完全独立。有条件的独立是指使用一些辅助设备，例如佩戴支具保持身体平衡，使用轮椅进行室内外活动等。该病人目前的很多日常生活活动还是由妻子替代或者协助进行的。其所处神经平面和损伤严重程度提示其在生活自理方面有较大提升空间，因此，提出"自理缺陷"这一护理诊断。

（6）有皮肤完整性受损的危险　与脊髓损伤导致的感觉、功能、二便功能障碍有关。诊断依据：①该病人为高位胸髓损伤。②该病人胸 2 水平以下感觉功能缺失，下肢肌力小于 3 级，且存在尿失禁。③Braden 压力性损伤风险评估为 12 分。虽然病人目前皮肤完整性良好，但以上评估结果提示，该病人为失禁性皮炎和压力性损伤的高危病人。因此，提出"皮肤完整性受损的危险"这一护理诊断。

 案例资料 9-3D

2023 年 12 月 20 日

病人入院当天 21：30 再次出现剧烈头痛、头晕、大汗、鼻塞。体格检查：体温 36.8℃，脉搏 58 次 /min，血压 166/98mmHg。神志清楚，烦躁不安，面色潮红，皮肤湿润。床边膀胱扫描仪显示尿液 380ml。病人诉晚饭前已由家属协助使用开塞露塞肛并排便 1 次。立即通知医生，协助病人取坐位，双下肢垂于床边，松开裤带。按医嘱予无菌间歇导尿 1 次，引出尿液 400ml。每 5min 监测一次血压、心率。半小时后，病人上述症状缓解，血压降至正常 110/70mmHg，心率 74 次 /min。

请思考：

8. 该病人发生病情变化的原因是什么？依据是什么？

9. 针对该病人的处理措施是否合适？为什么？

问题解析：

8. 病人发生病情变化的原因及其诊断依据　该病人再次出现了 AD 发作。主要依据有：①出现了 AD 的典型症状。包括剧烈头痛、头晕、大汗、鼻塞。②体格检查进一步证实了 AD 发作。

笔记栏

阳性体征包括血压升高（166/98mmHg），脉率过缓（58 次 /min），烦躁不安，面色潮红，皮肤湿润。③确定了引发 AD 的诱因。尿潴留、粪便嵌塞是诱发 AD 的最常见原因。病人诉晚饭前已排便 1 次，排除了粪便嵌塞诱因；病人发生病情变化时床边膀胱扫描仪显示尿液 380ml。因此，此次 AD 发作的诱因最大可能是尿潴留。④紧急处理及间歇导尿之后，病人头痛、头晕、大汗、鼻塞症状缓解，且血压恢复正常（110/70mmHg），心率恢复正常（74 次 /min）。

　　AD 的发作多数是有诱因的。最常见的四大类诱因包括：①泌尿系统相关因素：主要包括尿潴留、泌尿系统感染、泌尿系统结石、神经源性膀胱逼尿肌过度活动和 DSD 等。其中，尿潴留是导致 AD 发作的最常见诱因。②胃肠道相关因素：主要为来自结肠、直肠区域的刺激，如粪便嵌塞、便秘、痔疮、肛裂，少数继发于阑尾炎、胆囊炎、胰腺炎。③皮肤相关因素：如压力性损伤、疼痛刺激、嵌甲等。④医源性因素：如导尿管置换、膀胱镜检查、直肠指检、肛门镜检查等。另外，AD 还可能由深静脉血栓、异位骨化、月经、分娩、哺乳、性行为以及一些无法明确的因素诱发，应根据情况采取对症处理，尽可能去除刺激因素。

　　9. AD 发作的处理措施　在病人 AD 发作时，应尽快协助病人直立坐起。由于脊髓损伤后外周血管收缩机制异常、下肢肌泵功能下降，直立坐起可使血液向腹部和下肢血管转移储存，从而减少回心血量。在调整体位的同时应检查病人是否穿戴有紧身衣裤或支具，因为紧身衣裤或支具既能限制血液向下肢流动，又有可能诱发 AD 发作，所以要马上去除。调整体位后，应及时评估并去除诱因。尽管诱因有多种，但85% 的 AD 发作是由于尿潴留和粪便嵌塞诱发的。在调整体位及去除诱因后，如病人血压仍未恢复正常，则需应用降压药物，一般首选硝苯地平或硝酸甘油。处理过程中应每 5min 测量一次血压，直至平稳。

　　对 AD 的监测和预防也非常重要。针对高危病人（胸 6 以上脊髓损伤）或有 AD 发作史的病人及其照护者，应进行 AD 预防、识别及急救处理的健康教育。平时做好 AD 发作的记录，深入分析每次发作的诱因，并针对诱因制定个体化的护理措施。

　　本案例是一例高位脊髓损伤并发 AD 的病人，病人入院后又出现了一次 AD 发作。AD 好发于胸 6 及以上的脊髓损伤病人，常由尿潴留、粪便嵌塞、压力性损伤、疼痛等诱发。通过本病例的学习，应认识到 AD 是高位脊髓损伤病人的常见并发症。对于 AD 症状的识别、处理和预防，是应对该类病人 AD 管理的关键。

（李　琨）

思考题

　　1. 吞咽障碍是脑梗死病人的常见症状。请阅读国内外的相关文献，总结梳理脑梗死病人吞咽障碍的评估方法。

　　2. 病人，男，25 岁。半年前因高空坠落导致胸 6 脊髓损伤，受伤后双下肢运动、感觉功能障碍，排尿控制能力减弱，间中有尿失禁。请问如何评估该病人的排尿障碍？

第十章

精神疾病病人的评估

ER 10
本章数字资源

精神疾病（mental illness）或精神障碍（mental disorder）是指在各种生物学、心理学以及社会环境因素影响下，大脑功能失调或紊乱，导致认知、情感、意志和行为等精神活动出现不同程度障碍为临床表现的一组疾病。一项全国性的调查结果显示，抑郁症患病率为 6.8%，精神分裂症患病率为 0.6%，而焦虑症的患病率达到 7.6%，是我国患病率最高的精神障碍类型。精神疾病已成为我国高负担疾病之一，作为护理人员，应准确、全面、预见性地评估精神疾病，并做好对精神健康的维护、促进和康复。

目前认为，精神疾病是基因与环境因素相互作用所致，即精神疾病存在生物学基础（如分子遗传、神经递质、神经内分泌、神经免疫、神经发育和神经影像等），也存在心理社会因素（如人际纠纷、事业成败、竞争压力等生活事件和不良环境因素）。此外，不同民族、文化、宗教信仰、生活习惯也影响着精神疾病的发生。精神疾病常见的症状有感知觉异常、情绪障碍、意志力改变，其中部分病人会出现幻觉、妄想等精神病性症状。值得注意的是，即使被诊断为同一种疾病，每位病人的临床表现由于受到人格特征、外部环境等因素的影响，往往在共性之外也具有个性特征。这就要求在对精神科病人进行评估时，应注意到每位病人都是独立的个体，以疾病发生发展为主线，全面考虑不同因素对病人的不同影响，而不能采取简单的"一刀切"的做法。

在健康史的采集过程中，除了要重点询问病人主要症状的特点、起病时间、诱发因素以及病情发展演变过程外，还应详细了解病人的既往病史、用药史以及精神疾病的家族史等。在问诊的同时要密切观察病人的非语言行为表现，对可能的潜在风险要有预判，并提前进行预防和处理。鉴于精神心理状况检查对诊断、治疗和护理精神疾病病人的重要性，本章将被作为专科检查的内容进行单独陈述。由于大多数精神疾病的病因和发病机制尚不明确，精神疾病的诊断和分类主要依据临床症状而非病因或病理性特征，这与其他疾病有所区别。因此，在评估精神疾病病人的精神心理状况时，要充分结合症状及症状间的组合、病程的演变、病情的严重程度等特征，强调运用适当的观察和临床交谈技巧的重要性。此外，量表是进行精神心理评估的重要工具之一。精神科常用的量表如广泛性焦虑量表、贝克焦虑量表、汉密尔顿抑郁量表、阳性及阴性症状量表和临床总体印象量表等。如何正确、客观地使用量表以及对常用量表结果的判读也是精神科护士需要掌握的技能之一。有针对性的辅助检查（包括实验室检查、影像学检查等）能够为鉴别诊断和制定治疗方案提供重要依据，从而使临床诊断更加准确可靠。

本章选择 3 个精神疾病案例，分别展示不同疾病的具体特点，以循序渐进的方式深入分析，采取文字病程记录、对话、提问等方式从不同方面展示健康评估的过程，剖析常见的护理问题和护理诊断等，以期提高学生的临床思维能力，帮助学生进一步理解疾病相关知识与临床技能在精神疾病病人健康评估中的重要性，能够在已有知识基础上，实现对精神疾病病人进行全面、系统以及个性化的深入评估。

案例 1 以一位广泛性焦虑症（generalized anxiety disorder，GAD）病人为例，展示该病人入院从评估到作出护理诊断的全过程，培养学生进行资料的分析、整理的能力，引导学生对病人能进行全面系统的评估，根据已有资料能够推断出病人的主要护理诊断 / 护理问题，并启发学生思考不同类型焦虑症的症状特点。

笔记栏

案例 2 以一位抑郁症（depressive disorders）病人为例，通过对入院评估、诊治经过和出院健康教育的描述，引导学生对评估资料进行逐级补充和完善，培养学生的临床思维和逻辑思考能力，并能够根据评估所获得的资料全面准确地确定病人的护理诊断 / 护理问题，强调随病情变化不断调整评估重点，动态制订和调整护理诊断 / 护理问题。

案例 3 以一位精神分裂症（schizophrenia）病人，展示该病人的起病、入院、治疗、出院随访等环节。通过案例导入与分析，使学生了解精神分裂症病人的临床特点，引导学生发现问题，判断需要补充的评估内容，并提出相关护理诊断 / 护理问题。对话式随访体现对精神疾病规范治疗和疗效监测的过程，希望可以帮助学生理解出院后随访对于精神疾病的重要性和意义。

第一节　焦虑症病人的评估

 案例资料 10-1A

病人张女士，48 岁，本科，某公司行政人员，离异，育 1 女。

病人 1 年前所在公司大幅裁员后，开始出现明显的焦虑情绪。工作中时常出现头晕、恶心、乏力、胸闷、气短、心悸等。于各大综合性医院就诊数次，行心电图、心脏彩超、头颈部核磁共振等多项身体检查，结果均无异常。6 个月前开始，上述症状逐渐加重，病人上下班途中经常左右张望，担心有不幸的事情会发生在自己和家人身上，如担心家人出门遭遇交通事故或意外，但又无法克制。紧张、焦虑的症状继续加重，夜间难以入睡且晚上频繁醒来，进而出现烦躁、心神不宁、腰背酸痛、肌肉紧张、手脚发冷等现象。

病人此次就诊于心内科，经内科医生的判断和解释，病人意识到症状可能是心理问题导致的，遂在医生建议下至精神科就诊。病人起病以来，无发热、抽搐、大小便失禁等，无兴奋话多、自语自笑、言行紊乱、伤人毁物、自伤自杀等。大小便正常，体重未见明显变化。

请思考：

1. 请根据上述资料分析该病人病情的主要特点，并提炼其主诉。
2. 综合现有资料，你认为该病人最可能的医疗诊断是什么？
3. 健康史的描述是否完善？还需要补充哪些内容？

问题解析：

1. 该病人病情的主要特点　根据所提供的资料，可归纳出该病人具有以下特点：

（1）中年女性，既往体健，起病有一定的诱因（公司裁员）。

（2）主要症状为持续性难以自控的紧张、担心，伴有头晕、恶心、乏力、胸闷、气短、心悸、腰背酸痛、手脚发冷等。

（3）病程持续 1 年余，半年来病情加重。

（4）精神痛苦明显，社会功能损害严重。

（5）无明显器质性原因，无药物滥用史、无明显精神病性症状。

由此可见，该病人的主要症状为紧张、不安的焦虑情绪，以及因此而产生的躯体不适，故而其主诉可归纳为：紧张、担心，伴躯体不适感 1 年余，加重 6 个月。

2. 该病人最可能的医疗诊断　基于前述分析，该病人最可能的医疗诊断为广泛性焦虑症（generalized anxiety disorder，GAD）。

美国精神病学会的《精神障碍诊断和统计手册》第五版（DSM-5）关于广泛性焦虑障碍的诊

断标准如下：

（1）在至少6个月的多数日子里，对于诸多事件或活动（例如，工作或学校表现），表现出过分的焦虑和担心（焦虑性期待）。

（2）个体难以控制这种担心。

（3）这种焦虑和担心与下列6种症状中至少3种有关（在过去6个月中，至少一些症状在多数日子里存在）：①坐立不安或处于边缘状态的惴惴不安感；②易疲劳；③注意力集中困难；④易激惹；⑤肌紧张；⑥睡眠紊乱。

（4）这种焦虑、担心或躯体症状引起有临床意义的痛苦，或导致社交、职业或其他重要功能方面的损害。

对于该病人，支持广泛性焦虑的医疗诊断有如下原因：①病人对现实生活中可能发生的事情充满焦虑、担心和烦恼，但其程度与现实很不相称，如该病人对家人出意外的担心与现实情况严重不相称，担心家人遭遇交通事故或意外，具有焦虑性期待的特点；②病人焦虑表现泛化且持续，不能明确意识到所担心的对象或内容，而只是一种提心吊胆、惶恐不安的强烈的内心体验，个体难以控制，具有自由浮动的特点（又称漂浮焦虑）；③病人的焦虑症状引发其他症状，包括坐立不安、肌紧张和睡眠紊乱；④病人自主神经功能紊乱症状突出，如头昏、心悸、肌肉紧张和手脚发冷，已造成工作、社交功能严重受损。对于该病人，鉴别诊断的要点集中在：①病人年龄48岁，处于围绝经期，应排除由绝经引起的生理性精神心理状况变化，可结合病人是否存在其他与绝经有关的内分泌、生物学和临床特征，如月经改变，雌激素水平降低，泌尿生殖道改变，出现潮红、阵阵发热、出汗等神经精神症状。②排除器质性因素引起的焦虑症状，尤其是心血管疾病和内分泌疾病引发的焦虑，如病人有无甲状腺功能亢进及其他阳性体征，有无心绞痛、二尖瓣脱垂综合征等其他躯体疾病。③排除精神活性物质使用引起的生理效应。

 知识链接

广泛性焦虑症的概念模型

目前，广泛性焦虑症（generalized anxiety disorder，GAD）有5种被广泛接受和认可的理论模型，结合时间顺序及流行程度来说，Borkovec首先于1994年提出担忧和焦虑的回避理论，认为担忧是一种口头语言、基于思考的活动，能够抑制心理意象以及相关的躯体和情感激活。同年，Ekman和Davidson提出情绪失调模型，认为GAD病人对情绪的体验和理解能力较差，且存在情绪的过度警觉、情感表达频繁且负面，难以适应性地处理情绪的特征。Dugas于1995年提出不确定性不容忍模型，认为GAD病人在面临不确定或模糊情境时会感到压力和不安，并因此产生慢性担忧。同年，Wells提出元认知模型，认为GAD病人会经历两种类型的担忧，包括积极的担忧信念和负面的担忧信念。Roemer和Orsillo于2002年首次提出基于接受的广泛性焦虑障碍模型，认为与内部体验的问题关系包括两个特定的方面，即对内部体验的消极反应以及与内在体验的融合。GAD不同的理论模型指导不同的治疗策略，对疾病模型的不断更新和完善有助于为GAD治疗和护理开拓创新和独特的视野。

3. 需要补充的健康史资料　根据生理-心理-社会模式，健康史应补充以下内容：

（1）既往史：病人除了焦虑症状突出之外，还存在明显的躯体症状，如头晕、恶心、肌肉酸痛等。应当关注病人以上症状以及与目前所诊断疾病之间的关系。如，该病人的头晕恶心症状是否由高血压引起？焦虑症状是否由其他躯体器质性疾病所致？有无物质滥用史或其他成瘾行为？对既往史的评估目的在于协助医生做鉴别诊断，也可以预防病人在严重的焦虑和惊恐发作状态下出现意外，尤其是对伴有心脏疾患的病人。

（2）家族史：焦虑症与遗传因素密切相关，研究显示，单卵双生子的焦虑障碍患病率远高于二卵双生子。因此应注意做好家系调查，即家族两系三代（父系和母系，三代血亲）内有无其他焦虑及精神疾病史者。

（3）心理社会状况：心理社会状况是焦虑症病人健康评估的重要内容。通过心理社会状况评估，护士能够了解病人发病诱因（如个性特征是否具有焦虑倾向），对疾病的认识和应对（如病人和家属对疾病的认识、采取何种应对方式），家庭目前的社会经济状况（经济状况是否能够支撑治疗、社会支持状况如何）。对于该病人，心理社会状况应关注并补充以下方面：①个性特征方面。部分焦虑症病人可能存在敏感、易紧张、不安全感、过分自责和自卑等焦虑倾向的个性特征，这些特征削弱了病人对挫折和压力的承受能力，与这种性格特征关系密切的焦虑称为特质性焦虑。儿童期的负性经历（如精神压力大、恐惧、家庭功能紊乱、缺乏温暖与回应）是其后产生广泛性焦虑症的原因之一，成年期经历应激性事件、单身、失业也与广泛性焦虑症有关。②对疾病的认识和应对能力。病人"能够认可医生的判断和解释"提示具有一定自知力，往往能够主动配合治疗。同时，病人可能会由于不了解治疗方式、担心疾病预后等原因加重焦虑情绪，护士应耐心倾听病人的倾诉，用真诚、耐心和客观的话语给予病人和家属支持和关怀。③社会经济状况。案例中病人是单亲母亲，面临抚育子女和抚养老人的负担，可能存在经济压力大、家庭支持不足等情况，护士应加以评估，积极调动其家属支持和其他可利用的社会支持，如介绍国家对精神疾病补助和救治的相关政策，加强人文关怀，帮助病人和家属树立治疗信心。

 案例资料 10-1B

补充资料：

既往史：既往健康状况良好，无吸烟史、饮酒史及其他特殊嗜好。否认高血压病史、心脏病史、脑血管病史、甲状腺功能亢进史、药物滥用史、传染病史。

日常生活状况：平时每日三餐，营养状态中等，发病以来食欲尚可。失眠，睡眠质量差。日常生活能够自理，无运动习惯，工作日上下班通勤步行时间约30分钟，无吸烟史、饮酒史及其他特殊嗜好。二便正常。

家族史：父母健在，1兄（年长两岁），体健，否认家族遗传病史。

心理社会状况：从小性格要强，内向敏感。父母均是农民，家中期望高。大学毕业后结婚，育有1女，夫妻感情不和，于3年前离异，独自抚养孩子，就读高中。病人目前情绪显焦虑，存在明显的躯体不适，否认既往持续的情绪高涨史。父母及哥哥均在农村务农，家庭经济状况较差，对病人的病情感到焦急且无助。虽然有医保，但是面临失业及抚育子女的支出，担心疾病会加重经济负担。

请思考：

4. 以上资料提示该病人可能的护理诊断／护理问题有哪些？

5. 接下来体格检查及辅助检查的重点内容是什么？

问题解析：

4. 病人可能存在的护理诊断／护理问题　根据目前的资料，可以明确病人存在"焦虑""睡眠型态紊乱"和"应对无效"三个护理诊断。

（1）焦虑　与疾病本身引发的焦虑情绪，以及担心经济负担有关。病人因病情反复发作，且症状进行性加重而表现为情绪不稳，时有烦躁不安等情绪改变。此外，病人从小性格内向敏感，成年后夫妻感情不和，目前是单亲家庭；父母务农，抚育子女和抚养父母的家庭负担重，担心公司裁员失去工作等原因，可能是导致其焦虑情绪的主要原因。

（2）睡眠型态紊乱　与焦虑引起的过度忧虑、心理负担重导致的失眠、睡眠质量差有关。

（3）应对无效　与疾病导致的家庭功能和社会功能损害严重，工作能力下降有关，还与家庭对疾病相关知识匮乏，应对资源有限，不能有效地应对病情有关。

5. 体格检查及辅助检查的重点内容　除一般体格检查外，重点内容是病人的精神状况检查，重点评估病人的焦虑症状程度和特点，认知活动、情感反应和意志行为活动。对于该病人，其焦虑症状特点符合广泛性焦虑症的症状特点，即漂浮焦虑和忧虑性期待。这类疾病通常慢性起病，症状较为平稳，病人自知力正常或轻度受损。由于焦虑症状和躯体症状明显，可采用汉密尔顿焦虑量表（HAMA）、广泛性焦虑自评量表（GAD-7）、焦虑自评量表（SAS）等工具对焦虑症状及其严重程度进行评估。此外，还可对病人焦虑症状特点进行评估。惊恐障碍是焦虑症的另一种临床形式，也称为急性焦虑发作，主要特点为反复出现、突然发作的强烈害怕、恐惧或不适。特定恐惧障碍是对某种特殊物体（如某些动物、昆虫、注射器针头等）或情景（飞行、乘电梯、过桥等）出现的不合理恐惧，伴有回避行为。由案例描述可知，该病人的焦虑症状已持续1年余，且不存在特殊物体诱发的焦虑症状，因此可以排除。体格检查和辅助检查可帮助排除器质性因素作用和躯体因素或神经系统疾病导致的继发性心理改变，如内分泌系统疾病（甲亢、低血糖、Cushing综合征等）、神经系统疾病（癫痫、脑器质性精神障碍的早期等）、心血管疾病（心绞痛、二尖瓣脱垂综合征）等躯体疾病都可以表现出急慢性焦虑症状。

 案例资料 10-1C

　　体格检查：体温：36.2℃，脉搏：92次/min，呼吸：20次/min，血压：100/73mmHg。躯体及神经系统检查未见异常。

　　精神状况检查：衣着整洁，年貌相衬，自行步入病房。交谈接触合作，对答切题，主动诉述病情，言语重复啰唆。交谈中，注意力难以集中，无法静坐，来回走动，动作多，两眉紧锁，两手不住揉搓。存在明显躯体不适感，诉颈后、肩和背部硬、紧、痛，胸闷，气促，恶心。否认错觉、幻觉、感知综合障碍，未发现思维联想、连贯性及思维逻辑障碍，未查及妄想、强迫观念等。智能、记忆正常。表情痛苦，情绪焦虑，易激惹。述"明知道不可怕，但管不住自己会怕"，时时抓住医生的手，反复讲"害怕、难受"。要医师尽快想办法救她，多次问医师自己的病还有没有救，如果没有救就干脆给我打一针，让我死了算了，觉得自己实在是难受得生不如死。意志活动基本正常，个人生活能自理，本能活动可。存在消极观念，否认自杀、自伤、冲动伤人的行为。经过评估，病人贝克焦虑量表得分28分，广泛性焦虑自评量表得分17分，提示存在严重的焦虑症状。

　　辅助检查：血常规、尿常规、肝肾功能、血糖、血脂、甲状腺功能、心电图、脑MRI均无异常发现。

　　请思考：

　　6. 住院治疗期间，你会重点关注病人哪些方面？

问题解析：

6. 住院治疗期间重点关注的内容

（1）治疗效果：①药物治疗：监督病人按时服药，观察药物的治疗效果，及时掌握病人药物副反应的症状，防止药物依赖；②心理治疗：常用的有解释性心理治疗、认知行为疗法和生物反馈疗法。心理治疗可与药物治疗合用，也可以单独使用。

（2）病人安全：加强对自杀、自伤、情绪异常的监测，焦虑发作时陪伴在病人身旁，症状严重时应有专人看护。还应避免环境中的危险物品和其他不安全因素威胁病人安全。

（3）生理需要：满足病人基本生理需要，增加舒适感。对躯体不适的病人，应判断是心因性还是器质性问题。心因性问题引起的躯体不适会随着焦虑症状改善而好转。如是器质性问题，需要及时向医生反馈，遵医嘱给予相应处理。

（4）应对能力：提高病人的应对能力与病人共同探讨压力源及诱因，制订适合的压力应对策略，协助病人调动相关支持，获得家庭的理解和可及的社会支持，指导病人充分利用应对资源，增强病人和家庭的应对能力。

（孙　玫）

第二节　抑郁症病人的评估

案例资料 10-2A

时间：2023 年 10 月 9 日

场景：某医院精神心理科病房，张护士接诊一位由门诊收治入院的病人。病人李先生，71 岁，高中文化，已婚，退休干部。因"情绪低落伴失眠 6 个月"，诊断为"抑郁状态"住院治疗，由家属陪同入院。以下是接诊时的对话：

张护士："您好，李大爷，我是您的责任护士小张，您最近哪里不舒服？"

病人："我睡觉不好，晚上整宿睡不着，吃饭也没滋味，连买个菜都算不了价钱，老了不中用了。"

张护士："您这种情况持续多长时间了？"

病人："得有半年了。"

张护士："这次住院之前，您去其他地方治疗过吗？还记得吃了哪些药吗？"

病人："记不得了。"

家属："3 个月之前我们带他在当地医院看过，说是失眠症，前前后后吃了好几种药，好像有地西泮，但是他总说吃药没用就总是不按时吃。"

张护士："您平日的兴趣爱好有什么变化吗？"

病人："兴趣爱好？我没有兴趣爱好，我这样还不如早点死了，家里少个累赘。"（垂头掩面，情绪低落，声音低沉）

家属："他以前很喜欢看电视、打麻将，现在整天待在家里，来来回回在客厅走，时不时捶打墙壁，朋友叫他也不出去。"

张护士："除了这些，还有其他比较突出的问题吗？"

家属："他现在记忆力好像也下降了不少，东西转眼就不记得放在哪里了，连高血压的药也不能按时吃。护士，求求你们帮我们开导他，每次听他说不想活了，我们家属心里都很难受，父母养我小，我养父母老呀！"（掩面哭泣）

张护士："您别着急，咱们现在已经住院了，我们医护人员会尽最大努力帮助你们的，当然也离不开家属的支持和配合，请您理解。"

请思考：

1. 根据已有资料，你认为病人可能存在哪些精神症状？

2. 对于该病人现病史的问诊，还需要补充询问哪些资料？

3. 下一步完善健康史的过程中，应重点收集哪些资料？

问题解析：

1. 病人存在的精神症状　根据现病史描述，该病人的症状涉及精神活动的多个方面，比较突出的有：①心境症状：病人有明显的情绪低落，如莫名烦躁，担心忧虑，整日唉声叹气；兴趣减退，如以往喜欢看电视和邻居打麻将，现在提不起兴趣。焦虑和运动性激越突出，表现为坐立不安、捶打墙壁等。②思维症状：病人目前存在大量负面认知，存在自责自罪观念，觉得自己脑子糊涂、成了家人的负担，可能达到自罪妄想的程度。③智能症状：病人感到自己智力和记忆力衰退，如买东西时无法计算简单的价格，家属反映病人记忆力下降，经常丢三落四等，提示可能存在记忆、计算等智能方面损害。

2. 现病史需要补充收集的资料　该病人现病史应补充与"抑郁状态"相关的内容：①发病诱因：该病人是老年人，首次发作的抑郁症，应了解发病前有无显著的应激性生活事件，如果有，应分析事件对病人的发病究竟起了多大的作用，并评估病人的情绪反应与相关生活事件在性质及反应程度上是否匹配。②起病形式和病期：病人自述半年前无明显诱因逐渐出现情绪低落的症状，属于亚急性起病。若病前无明显生活事件，则要深入查询真实病期，作出正确估计。仔细询问，有时可发现病人在症状明显或严重之前就已出现一些异常表现，如睡眠障碍、少语、懒散、兴趣减退等。③疾病发展及演变过程：抑郁症多为间歇性病程，间歇期恢复一般较好。该病人年龄71岁，且为晚年首次发病，首先需要排除器质性精神障碍的影响。例如，在急性脑综合征中，病程特点可表现为急性起病、病程短暂、病情发展迅速，且意识障碍有明显昼夜节律变化，表现为昼轻夜重的"日落效应（sun-set effect）"。而典型的抑郁症病例其抑郁心境具有晨重夜轻节律改变的特点，即情绪低落在早晨较为严重，而傍晚时可有所缓解，可以加以区分。阿尔茨海默病病人的病程特点表现为慢性进行性加重，智能减退，无缓解，高级认知功能逐渐丧失。严重的抑郁症病人由于思维抑制、思维迟缓、行为反应迟钝，不能完成需要脑力的工作而易被误诊为痴呆。但抑郁性假性痴呆起病一般较急，其抑郁与沮丧情绪比较深切，而真性痴呆病人的情感比较肤浅，询问症状变化规律有助于相互辨别。脑卒中后约1/3的病人会发生卒中后抑郁，可通过询问既往有无缺血性卒中发作史、CT检查有无脑梗死灶、症状是否进行性恶化等特点予以鉴别。④既往诊疗情况：有时病人的发作间歇期较长，所谓的"首发"也可能是间歇期较久的"复发"，应仔细询问既往有无类似表现。有些老年病人的首次发作可能追溯至早年，甚至子女也不甚了解，询问其同龄亲友或可提供相关病史。抑郁发作病人首次门诊常以失眠而就诊，有些可误诊为"失眠症"或"神经症"，如本例病人在当地医院被当着"失眠症"而给予苯二氮䓬类药物治疗。

3. 健康史需继续收集的重点内容

（1）既往史：本例病人有高血压，进行药物治疗。此外，还应询问有无其他躯体疾病史，特别是有无脑部外伤史，中枢神经系统疾病史，有无其他精神疾病史，有无感染性疾病（如梅毒、HIV，排除感染性疾病引起的痴呆）以及治疗和用药情况。

（2）日常生活型态：抑郁症病人可出现睡眠障碍、食欲紊乱及其他非特异性躯体症状等，可能影响其饮食、睡眠、日常活动能力，乃至自理能力。该病人发病以来出现严重睡眠障碍，食欲下降，以及抑郁症状导致的低自尊形态，护士在评估时应关注以上表现对日常生活造成的影响。比如，病人是否因为自己记忆力下降而拒绝外出，提示工具性日常生活能力（IADL）受损。

（3）家族史：精神疾病家族史的评估也十分重要。流行病学研究显示，亲属患有情绪障碍的病人其抑郁发病风险比普通人高10~30倍。亲缘关系越近，发病风险越高。应着重询问父母两系三代有无情绪障碍史，注明其类型、具体发病情况、症状特点、诊疗经过和疾病结局。此外，经历负性生活事件的人发生抑郁的风险远高于普通人，尤其是在过去6个月内是否有重大生活事件发生。

（4）心理社会状况：本例病人曾为干部，对其既往人际关系情况、智能及人格特征的了解有助于判断是否因疾病导致了个性特征的变化，如痴呆和人格改变等，并评估病人社会功能损害程度。该病人出现回避社交、疏远亲友的情况，应进一步评估以上情况与现存症状的关系，是否由疾病导致或其他原因。病人目前情绪低落明显，处于低自尊状态，存在"自己死了对家人来说减轻负担"的消极想法，应积极对病人开展心理疏导，尊重病人的想法，帮助病人重新树立对生活的信心，使其得到应有的尊重与合适的治疗。同时要及时评估病人自杀意念，是否出现自杀行为。通过问诊的对话可知，该病人家庭支持情况良好，子女十分关心病人的病情，存在焦急、不安的情绪，护士应评估家庭角色功能是否由于疾病而改变，及时提供相应的疾病相关知识，舒缓家属情绪，争取家庭支持。

案例资料 10-2B

4 年前因头痛、心悸诊断为高血压，目前服用氨氯地平控制血压，血压控制较好。平时生活较规律，发病以来食欲下降，食量基本正常，失眠，睡眠质量差，早醒，每天凌晨 3～4 点醒来后无法再入睡，平均睡眠时间为 3～4 小时。二便正常，日常生活能够自理。吸烟史 30 年，每天 20 支。否认家族父母两系三代有精神疾病史，否认感染性疾病史，否认其他重大疾病史，否认药物和食物过敏史。生于原籍，家中弟妹 4 人，排行 1，性格开朗合群，人际关系佳。25 岁结婚，婚后育有 1 女，夫妻感情好，父母均已过世，自然死亡。既往喜欢看电视和打麻将，每天下午和朋友相约打麻将，坚持 20 余年，近半年来拒绝出门和任何社交活动，逐渐与朋友疏远。病人出现认知扭曲，自责自罪，认为自己一无是处，感觉自己"老了不中用了"，"认为自己是废物，是家庭的累赘"；社交功能和兴趣爱好减退，过去喜欢看电视、打麻将，而现在对此类活动缺乏兴趣或无愉快感，导致活动明显减少。虽然否认有悲伤和任何自伤、自杀的意念，但经常向家人抱怨"活着没意思、早点死了家里少个累赘"等话语。夫妻关系和睦，社会支持水平高，家庭经济水平佳，能够保障该病人治疗所需费用。

请思考：

4. 下一步体格检查、专科检查和辅助检查的重点是什么？

问题解析：

4. 体格检查、专科检查和辅助检查的重点

（1）体格检查：该病人 71 岁，在全面系统检查基础上，体格检查应着重评估病人血压控制情况，心肺、甲状腺等重要脏器体征，有无其他老年疾病对抑郁症的影响。神经系统检查着重了解其意识状况，有无共济失调及神经系统病理征等。

（2）精神状况检查：心理测验和精神科量表有助于系统全面并量化评估病人临床症状。①针对该病人疑似智能损害，可安排简易精神状态检查（MMSE）、韦氏智力量表测验等。需要注意的是，认知功能障碍也是老年抑郁症病人的常见症状，认知功能筛查及智力测试可呈假阳性或轻至中度异常，称为抑郁性假性痴呆。该病人存在明确的抑郁心境体验，以早醒为特征的睡眠紊乱，自知力保持较好，这些特点均提示认知功能主要受到抑郁症状的影响，而非真性痴呆。②针对病人抑郁和焦虑情绪，可采用汉密尔顿抑郁量表（HAMD）、汉密尔顿焦虑量表（HAMA）或其他经信效度检验的可靠量表或问卷。③老年期抑郁症病人的自杀危险性比其他年龄组病人高很多，自杀未遂与自杀成功之比在 40 岁以下和 60 岁以上分别是 20∶1 和 4∶1。虽然该病人否认存在自杀意念，但从病人自述结合家属补充均可证实病人有自杀的风险，可采用临床总体印象量表的自杀严重度（CGI-SS）进行评估。虽然该病人暂未采取行动，但必须予以重视。

（3）辅助检查：此病人 71 岁首次起病，存在抑郁、焦虑及疑似智能损害表现，应针对可能导致其临床表现的因素有重点地安排实验室及辅助检查。除血常规、生化、心梗组合等检查外，还应安排以下检查：甲状腺功能检查排除甲减或甲亢导致抑郁焦虑等情绪症状；脑电图、脑地形图等电生理检查和头颅 MRI 影像学检查，有助于排除脑器质性疾病（重点为阿尔茨海默病、血管性痴呆、卒中后痴呆等器质性抑郁障碍）的影响。多导睡眠图监测抑郁症病人睡眠分期能够发现快速动眼期睡眠（rapid eye movement，REM）出现潜伏期短，快速动眼活动度、强度和密度增加，有利于鉴别原发性抑郁症和继发性抑郁症。

 知识链接

睡眠障碍和抑郁的双向关系

睡眠障碍困扰着全球近 1/4 的人口。一年内患有睡眠问题的人更有可能患有精神障碍，如双相情感障碍、广泛性焦虑症、自杀性意念，尤其是抑郁症。并且，伴有睡眠障碍的抑郁症病人很可能会出现更严重的症状和治疗困难。在过去，睡眠障碍一直被认为是抑郁症的主要继发性表现。许多情况下，睡眠障碍常常是抑郁症的主要表现。在抑郁症病人中，经常能观察到明显的睡眠生理学变化，睡眠参数在所有阶段的睡眠结构都有显著的异常，如快速眼动睡眠的改变是抑郁症病人最明显的睡眠特征。如今，许多纵向研究已经确定睡眠障碍是抑郁发病或复发的独立危险因素，说明睡眠障碍不再是抑郁症的伴随症状，而应作为一种预测的前驱症状。综上所述，抑郁和睡眠障碍之间不仅仅是因果关系，而是一种复杂的双向关系。针对睡眠障碍和抑郁的共同病理生理学特征的药理学、心理学或其他方法可能会发挥更大的临床效果。

案例资料 10-2C

体格检查：体温：36.5℃，脉搏：84 次 /min，呼吸：19 次 /min；血压：138/75mmHg。发育正常，营养中等，神清，甲状腺未扪及。心律齐，各听诊区未闻及病理性心音。两肺呼吸音粗，未闻及干湿啰音。腹软，无压痛反跳痛。四肢活动正常，平衡功能正常。神经系统检查：双侧膝腱反射对称（++），余无异常发现。

精神状况检查：

一般表现：病人步入检查室，动作较迟缓，年貌相符，外表服饰整洁，意识清晰，时间、地点、人物定向力可。交谈时表情愁苦，眉头紧锁，神情焦灼，语速较慢，语音语调低沉，声音略带哭腔，不时叹气。

认知活动：语速慢，语调低，语量正常，可查及自罪妄想，觉得自己的存在是家里的累赘，自己的消失可以让一切变得好起来。存在明显的自我评价和自信降低，注意力尚集中，记忆力下降，觉得自己的思维变慢，智能粗测正常。

情感反应：情感反应尚协调，查及明显的情感低落，自诉常常因为觉得未来没有希望、不想给家人增添负担所以落泪，未查及明显易激惹，否认既往存在持续的情感高涨史。

意志行为活动：意志活动减退，本能活动尚可，个人生活能自理，饮食和睡眠差。目前无冲动伤人行为，否认自杀自伤的想法及行为，但日常生活中的话语显示其存在自杀风险。

韦氏智力量表智商 95 分，临床记忆量表记忆商数 60 分，汉密尔顿抑郁量表（HAMD-17 项）评分 35 分，汉密尔顿焦虑量表（HAMA-14 项）26 分。

辅助检查:

血常规、生化、甲状腺功能、心肌酶检查等均正常。心电图、脑电图、脑地形图、头颅MRI未见异常。睡眠多导图示:实际睡眠时间少,睡眠效率及睡眠维持率低。

诊疗措施:

以"抑郁发作,不伴有精神病性症状的重度抑郁症"收治入院。予艾司西酞普兰10mg/d,qd;丁螺环酮5mg/次,tid;阿普唑仑0.2~0.4mg,必要时服用;右佐匹克隆1~2mg睡前服用。

请思考:

5. 根据目前的资料,该病人可能存在哪些护理诊断/护理问题?

问题解析:

5. 病人存在的护理诊断/护理问题

(1)有自杀的危险 与悲观情绪、自责或内疚感、无价值感、消极观念有关。

(2)睡眠型态紊乱 与抑郁症有关,表现为入睡困难、早醒等。

(3)自我认同紊乱 与抑郁症有关,表现为情绪低落、无助感、自卑感、无价值感、自责感或内疚感以及悲观情绪。

(4)社交孤立 与抑郁和悲观情绪导致的兴趣降低、回避社交活动有关。

(5)知识缺乏:缺乏抑郁症治疗及康复知识。尤其是药物治疗应规范、全程服药的重要性。病人首次诊断为抑郁症,病人和家属可能存在药物治疗对于精神疾病的重要性认识不足的情况,而药物治疗是缓解精神疾病现存症状、防止症状反复、降低复发风险的重要组成部分。

📑 案例资料 10-2D

以下是病人入院第3天的护理记录

2023-10-12 10am

病人昨晚焦虑不安,入睡困难,遵医嘱睡前给予阿普唑仑0.3mg以促进睡眠,睡眠情况明显改善。晨起精神状态一般,查体合作,嗜睡状态,言语不清、步态不稳,腱反射减弱。生命体征平稳,体温37℃,脉搏58次/min,呼吸20次/min,血压135/89mmHg。遵医嘱给予艾司西酞普兰治疗抑郁症,服药后可能导致明显恶心、呕吐等胃肠道不适和药源性焦虑症。为缓解焦虑症状和睡眠障碍,遵医嘱睡前给予阿普唑仑0.3mg以缓解不适症状。病人出现嗜睡、腱反射减弱等表现,考虑为阿普唑仑过量导致,已报告主管医生,尽快调整药物剂量。告知病人及家属病人以上症状出现的原因是药物副反应,要坚持服药,切勿自行停药或增减药量。该病人目前的跌倒风险较高,嘱其卧床休息,离床活动时慢起慢走,外出检查时专人陪护。继续密切观察病情变化,遵医嘱给予治疗。新增护理诊断"有成人跌倒的风险 与药物副反应有关"。

请思考:

6. 该护理记录存在哪些优点和不足?

7. 该病人在用药护理的过程中,应重点评估哪些内容?

问题解析:

6. 该护理记录的优点与不足

(1)优点:①格式规范,内容基本完整;②能够体现对病情的连续性观察,对护理诊断能做到动态记录;③在病情描述中,先描述病人的主观感受,然后是体格检查,之后是分析原因,逻辑比较清晰。④用语比较简洁明了。

（2）缺点：①未报告抑郁症状的变化，导致评估不够全面，入院时已知该病人抑郁症状呈"晨重夜轻"，应考虑症状的节律性变化。②未报告自杀风险的评估结果：虽然该病人未实施过自杀行为，自述没有自杀意念，但从入院评估时可得知实际存在消极思维和自杀意念。即使自杀风险是低风险，也应该如实记录。③病情描述的连续性不足：未对前一天护理措施进行效果评价，是否达到预期目标。

7. 该病人用药期间的评估重点　艾司西酞普兰是一种选择性 5- 羟色胺再摄取抑制剂（SSRI），常见不良反应有胃肠道不适、焦虑、失眠、嗜睡等。应嘱病人早饭后服用，避免空腹服药。老年病人的起始剂量一般应低于相对年轻的成人病人，但需滴定至有效剂量，以有效缓解焦虑且不导致病人出现过度镇静为原则。在出现明显焦虑不良反应时，给予小剂量阿普唑仑能够缓解使用 SSRI 药物后出现的药源性焦虑，老年人对药物的吸收、代谢、排泄等能力较低，需注意药物蓄积作用造成血药浓度较高而引发严重不良反应。当病人出现嗜睡、共济失调及腱反射减弱时，应考虑病人跌倒风险上升，与镇静药物过量有关，应及时提醒病人及家属注意安全，并报告主管医生。

案例资料 10-2E

诊治经过：

病人入院后 1 周，艾司西酞普兰剂量加至 10mg/d，以此剂量连续服用 2 周后，情绪有所改善，接触交谈较入院时明显轻松，自觉夜间睡眠、情绪状态均有明显改善。维持艾司西酞普兰剂量 10mg/d；另保留阿普唑仑 0.2mg 白天必要时；右佐匹克隆 1mg 睡前，根据需要服用。继续治疗 2 周后，病人情绪基本正常，情绪低落、胡思乱想等负面情绪有较大改善，办理出院。

出院后门诊定期复查，艾司西酞普兰 10mg/d，服用 6 个月未出现明显波动，应病人要求剂量下调至 7.5mg/d 维持使用，嘱病人注意情绪症状监测，暂勿急于进一步减量，与医生保持定期接触，评估疗效并决定后续治疗方案。

请思考：

8. 出院时应重点告知病人和家属哪些注意事项？

问题解析：

8. 出院注意事项

（1）强调系统规律用药的重要性：对于首次诊断抑郁症的病人及家属，应强调药物治疗和定期随访的重要性，使之认识到药物治疗对抑郁症的重要性，坚持系统规律服药，不可私自停药减量。在急性期治疗达到临床痊愈后，不能马上减停药物，而应继续按原剂量巩固治疗至少 4~9 个月，如果没有大的波动，可选择合适的药物品种和剂量进行维持治疗，预防复发。有关维持治疗的时间，一般倾向至少 2~3 年；多次复发（3 次或以上）及有明显残留症状者主张长期维持治疗。维持治疗结束后，仍应注意观察病情变化，如有复发迹象，应迅速恢复原有的系统治疗。

（2）掌握病情监测的要点和定期随访的重要性：抑郁症药物治疗的过程中，应教会病人及家属识别常见的药物副作用，如睡眠障碍、情绪不稳、烦躁、疲乏无力等。在需要时能够向医生主动寻求帮助，有效地描述自己存在的问题和症状，并能正确地提出问题和要求。定期随访能够帮助医生客观评估病人病情，及时调整诊疗方案，有效控制抑郁症状。需注意的是，在该病人用药监测过程中，也应考虑其高血压因素，注意避免使用可能影响血压的药物以及抗抑郁药物与抗高血压药物之间的相互作用。

笔记栏

（3）鼓励病人保持生活规律：培养病人健康作息，饮食均衡，适当体育活动有助于促进睡眠和休息。

（4）做好家属的健康教育工作：该病人的家庭支持功能较好，夫妻感情和睦，子女关心关爱病人。因此，对家属的健康教育工作重点应由调动家庭支持转向如何才能更好地发挥家庭支持作用。比如，告知家属及其他关系亲密的亲属，他们的支持和陪伴对病人非常重要，应鼓励病人抒发内心情感，注意倾听病人的感受，对于病人出现的负性情绪和认知，可以在生活中帮助病人启发回忆以往积极、高兴的事情，比如共同回忆年轻时的一些光荣事迹或趣事，重新对生活树立积极期望，在这过程中关注病人的情绪变化，适当调整方式方法。

（5）强化心理治疗和社会支持系统：老年抑郁障碍治疗除遵循抑郁障碍的一般治疗原则外，要特别注意老年人由生理功能改变和疾病引起的焦虑抑郁情绪，以及社会地位改变引发的情绪问题，定期检测病人的躯体功能状况，尽可能解除或减轻病人过重的心理负担和压力，强化社会交往的技能和应对负性情绪的方法。目前主张采用分级的心理治疗如认知行为治疗（CBT），它被证实能够改善老年抑郁病人的无助感、无力感、自尊心低下及负性认知，疗效确切，并可由经培训的护士进行干预。

（孙　玫）

第三节　精神分裂症病人的评估

案例资料 10-3A

　　病人麦女士，35 岁，大学文化，已婚，公务员。因"反复猜疑、幻听半年，加重伴言语及行为紊乱 1 个月"，以"精神分裂症"于 2023 年 10 月 8 日收治住院。

　　现病史：病人自述于 2 年前被人骗走 30 万后开始出现悲观、自责等情绪，觉得家人在背后责怪自己，多次产生自杀意念，但考虑到自己的孩子尚年幼，未实施自杀行为。家人觉其异常，于当地医院就诊，诊断为精神分裂症，经药物治疗（具体药物名称不详）后症状明显缓解，出院后自觉症状减轻，未能遵医嘱坚持服药，半年后自行停药。半年前，病人父亲肺癌去世，病人再次出现自责、愧疚、闷闷不乐等，入睡困难，夜间易醒，醒后难以入睡。工作中感觉同事都在背后议论自己，说坏话，不停自言自语咒骂对方。下班途中感觉有人跟踪，周围布控有便衣警察，甚至感觉有人拿电针刺激，使其全身刺痛不适，曾多次到综合医院神经内科和皮肤科检查，均未发现异常。独处在家时，称听见声音让她跳下去，还看见已去世的亲人在窗外呼唤她。半年内病人情绪变化明显，经常逛街、买衣服、鞋子、餐具、首饰等，冲动消费，甚至忘记吃饭。上述状态持续 1~3 天后可缓解，每月出现 2~3 次。1 周前感觉丈夫言行异常，似乎要谋害她，因而慌不择路从 3 楼跳下，家属将其送至某医院就诊，颅脑 MRI 检查正常，X 线片检查发现左胸肋骨骨折及左侧脚踝骨折，经处理病情稳定后转入我科治疗。

　　请思考：

　　1. 对精神分裂症病人进行现病史评估时，应重点关注哪些内容？

　　2. 下一步评估的重点是什么？

问题解析：

　　1. 现病史评估的重点　精神分裂症（schizophrenia）的临床表现复杂多样，混乱的思维与情感反应是其典型表现，假性幻觉、被害妄想、强制性思维等部分症状具有高度诊断价值。病人往

笔记栏

往存在不同程度的自知力受损，病情常反复发生，迁延不愈。对精神分裂症病人评估时，应结合病人的生活经历、文化背景、风俗习惯综合识别和判断。具体来说，要详细了解此次发病的诱因，发病时间和病程，主要症状的特点，对工作生活的影响，就医或治疗经过等方面。对于存在自知力受损的病人，要结合家属或其他知情人提供的信息综合判断。对于本案例病人，2 年前被骗金额巨大为发病诱因，导致首次发病，由于各种原因一直未规范治疗（出院后自觉症状减轻，未能遵医嘱坚持服药，半年后自行停药），导致病情迁延不愈。虽然此次就诊近期未发生重大应激性生活事件，但追溯整个疾病史可知此次发病与半年前父亲患病去世，再次遭受打击有密切关系。就现病史资料可知，该病人以幻觉、妄想等精神病性症状为主要临床表现，同时出现冲动跳楼等自我伤害行为。目前疾病导致病人无法正常工作和生活，社会功能严重受损。值得注意的是，在精神分裂症病人的问诊过程中，对于有自杀自伤、暴力攻击倾向的病人，一旦情绪失控，护士应立即停止问诊，采取紧急措施并注意自身安全。此外，疾病发作期的精神分裂症病人，可能存在"幻觉－妄想状态"，而影响对病情描述的真实性和准确性，应注意向家属或其他知情人询问予以澄清。

2. 下一步评估的重点

（1）日常生活状况：①饮食和营养型态：出现命令性幻听的病人会因为"听见"有人不让他吃饭而拒绝进食，幻嗅、被害妄想的病人认为饭菜被人下毒，罪恶妄想的病人认为自己是罪人，虚无妄想的病人认为自己的消化器官不存在，因而拒绝进食。②排泄型态：排便和排尿功能有无受到疾病影响，包括是否使用泻药或辅助器具。③休息与睡眠型态：精神分裂症病人常合并有不同类型的睡眠障碍，应评估其类型和严重程度，如失眠、早醒、入睡困难、多梦等。

（2）既往史：该病人此次为精神分裂症复发，应重点评估既往精神疾病情况（包括过去是否有过发病、发病的情形、治疗经过、是否坚持服药等），既往躯体疾病，有无精神活性物质（如酒、兴奋剂、毒品）使用史等。

（3）个人史：评估病人生长发育过程如何，包括母孕期健康状况、成长及智力情况、就业情况、婚姻状况、有无烟酒及其他嗜好等。

（4）家族史：遗传因素在精神分裂症发病中起重要作用。有家族遗传史的病人患病率比普通人群高数倍，且血缘关系越近，发病率越高。

（5）心理社会状况：精神分裂症病人通常无法正确认识自己的心理状况，自知力缺失或受损严重，不承认自己的疾病是精神方面的疾病。该病人发病时出现言语性幻听、被害妄想等症状，导致病人情绪、性格有较大改变，造成工作能力受损、家庭功能减退、社会活动减少等。此外，个性特征对精神疾病的影响已得到证实，评估病人的个性特征，内向还是外向，与人交往是否融洽等有助于全面刻画病人疾病特征。

 案例资料 10-3B

日常生活状况：

饮食与营养型态：病人平时饮食规律，每日 3 餐，喜食肉食，少蔬菜水果，饮水 2 000md/d 左右。营养状况中等，体重 54kg，身高 165cm，BMI 19.83。患病前后饮食与营养型态无明显变化。

排泄型态：平日二便正常，小便一天 6~7 次，大便 1~2 天一次。此次发病，小便次数有所减少，颜色加深，大便无明显变化。

休息与睡眠型态：发病前睡眠时间 6~7 小时。此次发病以来夜眠时间明显减少，每晚平均睡眠时间 2~3 小时，早醒，醒后无法再入睡，经常夜晚在房间内来回走动，睡眠质量差。

笔记栏

　　日常活动和自理能力：基本日常生活能够自理（进食、洗漱、穿衣、大小便控制），日常起居主要由其母亲照顾。

　　既往史：既往体健，否认脑器质性疾病及躯体疾病史，否认精神活性物质使用史。

　　个人史：病人27岁结婚，自由恋爱，病前夫妻感情和睦，育有1女（大学在读）。

　　家族史：父亲1年前过世，死因不详；母亲患高血压，糖尿病。表兄于10年前诊断双相情感障碍，长期用药维持治疗，具体药物种类不详。

　　心理社会状况：

　　认知功能：意识清醒，定向力准确，注意力涣散，语言流畅，思路清晰，判断正确，接触交谈被动尚合作。

　　情绪状态：患病前病人性格孤僻，喜独处，待人冷淡。患病后变得敏感多疑，工作中常与同事起冲突。

　　应激与应对功能：病人性格要强，孤僻，待人冷淡，患病前病人遇事独自应对和处理。患病前最信任的人是丈夫，半年前丈夫调任新岗位后经常加班，病人认为是故意不关心自己；加之病人一直无法从父亲去世的痛苦中走出来，目前最信任的人是母亲。

　　对疾病的认识：否认自己的疾病是由精神原因导致，认为是丈夫想要谋害她，因害怕和担心造成睡眠质量差，愿意服用治疗失眠的药物。

　　家庭关系：目前与丈夫、女儿、母亲同住。丈夫工作繁忙，对病人缺乏关心；女儿在外地上大学，关心母亲病情，但无法承担照顾责任；与父母关系密切，患病以来父母承担主要照顾责任。

　　社会组织关系：患病前与周围邻居相处融洽，发病后大多数邻居能够理解体谅。单位同事和朋友知晓后病情后表示关心和理解，并积极提供可用资源，包括申请政府补助、办理因病请假手续和提供心理关怀等。

　　生活环境：生活与居住条件较好，距居住地1km内有社区卫生服务中心和一所三甲综合性医院。

　　经济状况：有职工医保，夫妻均有稳定工作，家庭有一定抗经济风险的能力。

　　请思考：

　　3. 在下一步的体格检查与辅助检查中，你会更关注哪些信息？

问题解析：

3. 下一步体格检查与辅助检查中应关注的信息

　　（1）体格检查：评估该病人的生命体征是否平稳，骨折所致功能障碍及恢复情况如何，营养发育状态是否正常，神志、意识、体位是否正常，以及有无存在某些未发现的躯体和神经系统异常。

　　（2）精神状况专科检查：评估病人一般表现、认知活动、情感反应和意志行为活动等方面。对精神分裂症病人的精神状况的分析和描述有助于明确疾病特异性症状和可能出现的风险。对于该病人来说，命令性幻听是造成此次受伤入院以及严重威胁生命的症状之一，护士应重点评估该症状出现的时间、频率、内容，病人对幻听内容的感受及反应。此外，应用某些量表有助于了解病人的精神症状及其严重程度，如使用PANSS量表评定精神分裂症病人的阳性及阴性症状、BPRS量表评定病人的精神病性症状、CGI量表评定病人的疾病严重程度及疗效、CGI-SS量表评定病人的自杀风险。此外，本例病人有明显的冲动行为，需要特别关注潜在的风险评估，可以应用MOAS量表评定病人的冲动攻击行为。

　　（3）辅助检查：进行必要的实验室检查（如血常规、肝功能、肾功能、血糖及电解质等）及其他辅助检查，以明确病人是否存在脑器质性疾病或躯体疾病。某些特殊检查，如尿毒品筛查有助于判断病人是否有精神活性物质使用史。

 知识链接

物质成瘾与精神分裂症

精神分裂症是一种复杂的神经精神综合征，影响近 1% 的人口。流行病学研究显示，精神分裂症和成瘾性疾病之间高度重叠，47% 的精神分裂症病人在其一生中有严重的药物或酒精使用问题。目前有几种假设被用来解释精神分裂症和成瘾之间的高共病率：

（1）素质 - 压力模型或双重打击模型：假设神经生物学脆弱性（来自遗传因素）与环境压力源（包括物质使用）相互作用，从而导致精神分裂症。

（2）自我药物治疗理论：精神分裂症病人可能试图通过物质成瘾或其依赖型行为来减轻抗精神病药物治疗的症状或减少副作用。

（3）主要成瘾假说或奖赏缺乏综合征：认为精神分裂症和物质使用障碍共享一个共同的病理生理学重叠的神经回路，而物质使用可能与精神分裂症病人大脑奖赏回路功能障碍相关。

 案例资料 10-3C

体格检查：体温 36.3℃，心率 80 次 /min，呼吸 20 次 /min，血压 110/76mmHg。左侧肢体活动受限，左胸肋骨给予医用弹力带固定，脚踝给予石膏固定。神经系统检查未见异常。

精神状况专科检查：

一般表现：病人由骨科转入，多名家属陪护步行入院，年貌相称，意识清醒，定向力准确，接触交谈被动尚合作。经医生耐心解释和保证，病人表示愿意和医师交流。

认知活动：可查及言语性幻听一天出现 10 余次，以傍晚出现次数最多，每次持续几分钟到半小时不等。具体内容包括：工作中听见同事的诋毁和评论，站在窗边时听见脑袋中有个声音（已故亲人）教唆自己跳下去（命令性幻听），电视、报纸、电脑上都有影射她的文章，耳边经常听见有声音评论她，男女声都有，白天晚上均出现，多是难听和威胁的话。存在被害妄想，如下班途中被人跟踪，有人用电针刺激她，1 周前感觉丈夫要谋害她。病人否认有精神方面的疾病，但承认因为害怕和担心导致睡眠质量差。

情感反应：情感反应欠协调，谈及父亲去世时表情淡漠，似乎在谈论不认识的人，无相应的情感流露。既往存在情绪高涨史（冲动消费，每次持续 1~3 天，每月 2~3 次）。

意志行为活动：意志行为减退，本能活动减退，饮食、睡眠欠佳，日常生活基本能自理。既往有跳楼自杀行为，目前否认自伤、自杀、冲动伤人毁物的行为。

辅助检查：脑 MRI 正常。无共患其他精神、躯体疾病，无感染性疾病（梅毒、HIV 检测阴性）。尿毒品筛查阴性。

请思考：

4. 请分析上述精神状况检查与辅助检查结果的临床意义。

5. 当前该病人存在的护理诊断 / 护理问题是什么？按照首优原则如何对其进行排序？

问题解析：

4. 精神状况检查与辅助检查结果的临床意义　结合病史进行精神状况检查，发现该病人主要存在下述精神症状：①言语性幻听，主要为评论性幻听及命令性幻听（认为同事在背后说坏话，已故亲属教唆其跳楼）；②大量妄想，主要是被害妄想（认为其丈夫想要谋害她，冲动跳楼造成受伤住院）；③存在明显异常行为，有自伤、自杀的行为。

现有的病史资料提示：病人既往体健，无物质滥用史；妄想内容泛化，幻听症状突出；排除共患其他精神、躯体疾病；脑影像学检查正常，排除脑器质性精神障碍。进而推断最有可能的诊断是精神分裂症。

5. 该病人存在的护理诊断/护理问题

（1）有自杀的危险　与被害妄想、命令性幻听导致的疾病发作状态有关。

（2）思维过程紊乱　与疾病导致的幻觉妄想状态、自知力受损有关。

（3）应对无效　与个人无法应对疾病导致的妄想和幻听内容，其适应行为和解决问题的能力受损或缺失有关。

（4）睡眠型态紊乱　与疾病导致的担心、害怕和警惕性高有关。

（5）社会交往障碍　与发病状态出现的妄想、情感障碍、思维过程改变导致个人社会交往无效有关。

根据病例信息，病人于半年前出现反复猜疑、幻听，1个月前症状加重，出现言语和行为紊乱。疾病导致的幻觉、被害妄想造成病人已出现自伤行为（从3楼跳下并受伤），并且还伴有命令性幻听症状（病人听见有人教唆自己跳楼），这些症状是作出"有自杀的危险"的直接依据，如发生可直接威胁病人生命安全，严重的可致伤残或死亡。此外，病人还存在自知力受损，表现为能够意识到自己的异常，但否认自己的疾病是由精神原因造成。对疾病的否认可能造成病人拒绝接受治疗和护理，严重影响治疗依从性。此外，病人还出现情感反应欠协调及意志行为活动减退的现象，提示病人已无法通过调动自身思维、认知、情感等相关支持和资源应对当下出现的问题，存在应对无效的状况。疾病引发的幻听、妄想等症状导致病人出现担心、害怕等情绪，进而出现失眠、睡眠质量差等睡眠型态紊乱的特征。最后，发病状态下病人存在的一系列症状导致其无法进行正常社会交往活动，社会交流能力和交往技巧方面受感知觉、思维、情绪和行为异常的影响而受损，由此判断病人出现"社会交往障碍"。

📄 **案例资料 10-3D**

病人经系统治疗后病情好转，符合出院条件。于2023年3月23日办理出院手续。出院2周后进行电话随访。以下是电话随访时的对话。

护士：您好，请问是麦某家里吗？我是某某医院精神科护士小李。

母亲：你好，我是她妈妈，请问有什么事？

护士：我们想问问麦某出院后的恢复情况。请问她的药都按时按量吃了吗？

母亲：对，都按时吃了。

护士：能给我讲一遍现在都在吃哪些药吗？

母亲：（讲述服药情况）

护士：好的。最近麦某情绪状态怎么样？

母亲：现在好多了，我听她说虽然有时候还是有幻觉，但是能区分出哪些是幻觉，哪些是真实的了，谢谢你们。

护士：不客气，这是我们医务人员应该做的。目前麦某饮食、睡眠、活动这些方面有没有困难？

母亲：她现在吃饭没胃口，讲话好像有点大舌头，走路也有点迈不开腿，跟跄跄跄的。睡觉和以前相比好多了，现在每天能睡6~7个小时。

护士：您刚才说的问题可能是药物的副作用，可以继续观察，如果症状加重要及时告诉医生，医生会根据病情进行调整的。药物一定要按时按剂量服用，不能随意增减药量。

母亲：好的，明白了。

护士：您下次复查的时间是这个月 × 号，记得定期复查，如果有突发情况可以及时联系我们。

母亲：好的，知道了。

请思考：

6. 根据本次随访情况，病人目前主要的护理诊断／护理问题及原因是什么？

问题解析：

6. 目前存在的护理问题 病人目前存在的主要护理诊断／护理问题是"有成人跌倒的风险 与药物副作用导致肌张力障碍、步态不稳、共济失调有关"。

原因：病人肢体运动不如以前灵活，走路迈不开腿，讲话觉得舌头不灵活等，提示有轻度锥体外系不良反应（EPS）。EPS 是抗精神病药常见的神经系统副反应，主要表现包括肌张力障碍、静坐不能和类帕金森症。对于有跌倒风险的病人，应告知家属保持地面平整，有充足的照明，配合适当的运动和锻炼等康复活动，促进疾病的康复。

（孙 玫）

● ● ● ● **思考题** ● ● ● ●

1. 睡眠障碍与抑郁症是双向关系，请阅读国内外关于两者的相关文献，总结梳理如何提高抑郁症病人的睡眠健康水平。

2. 请根据案例资料分析病人可能的医疗诊断及诊断依据。

李某，男，26 岁，初中学历，已婚，无业。6 个月前其母亲突发心肌梗死后出现一系列精神症状包括情绪低落，难以集中注意力，焦虑，担忧，并不断加重。尽管其母亲已经康复，但李某仍然情绪低落，焦虑不安，其担心的事物从母亲的病情转移至家人的健康，尤其担心其妻子的心脏病风险，以及一些低概率事件，如交通事故。总体心境以低落为主，但也时常感到焦虑紧张，自感肌肉骨骼疼痛较前加重。注意力不集中，每天晚上躺下后需要 1~2 小时才能入睡。他认为自己让家人失望，有罪恶感，非常痛苦，觉得生不如死，偶尔会设想自杀方式。

第十一章

老年人的评估

老年人（older adults）是指因衰老而引起体力和精力明显减退者。老年是一个动态的概念，随着人类寿命的不断延长而变化。国际上发达国家老年人年龄起点标准为 65 岁，我国《老年人权益保障法》规定 60 周岁以上公民为老年人。

与青年人相比较，老年人患病有以下特点：①病情隐匿，临床表现不典型，往往疾病发展到严重阶段，老年人仍无明显的主观感觉或主观感觉轻微，且症状、体征不典型。②一旦患病，病程进展迅速，甚至恶化。③多种疾病并存，这些疾病相互影响、互为结果，造成临床表现的多样性和复杂性，给诊断和治疗带来极大的困难。④易出现多种并发症，如肺部感染、水、电解质酸碱平衡紊乱、深静脉血栓、肺栓塞等。⑤老年用药品种多而复杂。老年人代谢缓慢、药物半衰期延长、药物剂量难以掌握，多种疾病使用的各种药物可能相互影响、不良反应增多。以上这些老年人患病的特殊性和复杂性都提高了老年护理的难度和要求。评估者应在充分理解老年人的生理及病理特点的基础上，采取适当方法对老年人进行深入细致的评估，同时注意对评估结果作出审慎的分析和判断。

在对老年人进行健康史采集时要注意以下几点：①安排充分的时间。老年人反应较慢，理解力和记忆能力下降，采集健康史所需时间较长，易引起老年人疲惫。②善用沟通的技巧。老年人听觉、视觉功能逐渐衰退，采集健康史时会产生不同程度的沟通障碍。护理人员可适当运用耐心倾听、触摸、缩短空间距离等技巧，以尊重、关心、体贴老年人的语气提出问题，面对面交谈，保持眼神接触，语速减慢，语音清晰，适时注意停顿和重复。③了解老年人身心改变的特点。老年人既有随着年龄增长必然发生的属于正常生理改变的各种退行性改变，同时又可能存在属于病理改变的各种异常，这两种变化过程往往同时存在，相互影响，有时难以严格区分。而老年人的心理改变则表现为情感与意志变化相对稳定，学习新知识、接受新事物的意愿和能力退化，在特性或个性方面会出现孤独、任性、把握不住现状而产生怀旧、焦虑、烦躁等特点。④除了仔细询问老年人有关现病史和既往病史的各项内容外，应重点关注老年人的认知功能、自理能力、角色功能、环境安全和社会适应等问题的评估。

在对老年人进行体格检查时要注意以下几点：①提供适宜的环境。体格检查时应注意调节室内温度，以 22～24℃为宜，环境尽可能安静、无干扰，注意保护老人的隐私。②了解老年人的身体变化特点。老年人基础体温较成人低，易发生直立性低血压，身高随年龄逐渐缩短，体脂率增高，肌肉含量下降，关节退化、关节活动范围缩小，步态变小，速度变慢，皮肤弹性下降，痛觉、温度觉、触觉减退，听力、视力减退，味觉、嗅觉减退，认知能力和动作协调能力下降。③选择适宜的体格检查方法。应根据评估要求，选择合适的体位，重点检查易于发生皮肤损伤的部位；检查口腔和耳部时，要取下义齿和助听器；老年人部分感觉功能减退，需要较强的刺激才能引出反应，在进行感知觉检查时，注意不要损伤皮肤。

在对老年人的实验室等辅助检查结果进行解读时应注意其特殊性。老年人辅助检查结果异常有可能是疾病引起的异常改变，也可能是正常的老年期变化，还可能受服用的某些药物的影响。目前关于老年人实验室检查结果参考值的资料很少，可通过年龄校正可信区间或参照范围的方法确定。护理人员应通过长期观察和反复检查，结合病人的具体情况，正确解读老年人的辅助检查数据。

本章选取骨质疏松症（osteoporosis）、白内障（cataract）两种老年人常见疾病，以具体临床病例为主线呈现对老年人的资料收集内容和方法、健康评估重点、评估资料的分析诊断和健康资料中常见问题的解析，以深入了解老年病人的共性特点及个体差异，结合老年人多病共存特点，能够根据病人实际情况全面系统、重点突出地开展健康评估。

案例 1 以一位老年骨质疏松症伴有高血压的病人为例，循序渐进导入案例资料，通过健康史采集、体格检查、辅助检查结果分析等一系列知识点设计，以夯实健康评估基础知识与技能为目标，培养学生掌握临床护理专科评估要点。

案例 2 以一位老年白内障伴有糖尿病的病人从入院到手术治疗为例，展示该病人从入院、术前、术后、出院到随访等几个重要时间点的病情及转归情况。通过逐步情景导入，了解老年白内障病人诊疗过程，熟悉老年白内障病人健康史采集方法和健康评估的要点。此外，还对老年人出院后的随访等自我管理内容进行了分析和讨论。

第一节　骨质疏松症病人的评估

骨质疏松症（osteoporosis）是一种以骨量降低、骨微结构破坏、骨脆性增加、易发生骨折为特征的全身性骨病。骨质疏松症分为原发性和继发性两大类。原发性骨质疏松症包括绝经后骨质疏松症（Ⅰ型）、老年骨质疏松症（Ⅱ型）和特发性骨质疏松症（青少年型）。继发性骨质疏松症指由影响骨代谢的疾病或药物或其他明确病因导致的骨质疏松。骨质疏松症多见于绝经后女性和老年男性。目前我国骨质疏松症患病人数约为 9 000 万，其中女性约 7 000 万。尽管我国骨质疏松症的患病率高，危害极大，但公众对骨质疏松症防治面临知晓率、诊断率、治疗率低的严峻挑战。

多数骨质疏松症病人没有明显的临床症状，随着骨量丢失、骨微结构破坏、骨骼力学性能下降及微骨折的出现等，病人可出现腰背疼痛，严重者出现脊柱变形，甚至出现骨质疏松性骨折（osteoporotic fractures）等严重后果。

案例资料 11-1A

病人黄女士，68 岁，退休教师。

现病史：8 个月前无明显诱因出现后腰部疼痛，1 周前来我院就诊，查腰椎 X 线片示：腰 4 椎体压缩性骨折（轻度）；胸腰椎退行性变。为进一步诊治由门诊以"骨质疏松"收治入院。

请思考：

1. 根据目前资料你认为该病人的现病史还需要补充收集哪些资料？
2. 该病人的健康史需要重点询问的内容有哪些？

知识链接

脆性骨折

脆性骨折（fragility fracture）又称骨质疏松性骨折，是指受到轻微创伤（相当于从站立高度或更低的高度跌倒）即发生的骨折，是骨质疏松症的严重后果。骨质疏松性骨折的常见部位包括椎体、前臂远端、髋部、肱骨近端和骨盆等，其中椎体骨折最为常见。

笔记栏

　　既往脆性骨折史可预示今后发生骨质疏松性骨折的风险，既往骨折发生次数越多，后续发生骨折的风险越大。特别是病人在初次骨折后1~2年内，发生再骨折的风险显著升高，因此骨折发生后1~2年内再骨折风险被称作为"迫在眉睫的骨折风险（imminent fracture risk）"。

问题解析：

1. 现病史描述不完善，还需要补充收集以下资料

（1）主要症状的特点：从现有资料看，仅描述了病人后腰部疼痛，但对疼痛的特点如疼痛的性质、程度、持续时间、受累部位、加重或减轻的因素未描述。值得注意的是疼痛是一种与实际或潜在组织损伤相关或类似的不愉快的感觉和情绪体验，不同个体对疼痛的感受不同，同一个体在不同时期、不同状态下对疼痛的反应也存在差异，而老年人对疼痛的敏感性会有所降低。

（2）伴随症状：疼痛给病人带来一系列生理、心理和社会层面的改变，对其工作、生活造成一定的影响。疼痛可引起血压升高、血糖升高、心率加快、血液黏滞度增加、水钠潴留等一系列生理改变，进而可加重原发病情；也可导致自主神经功能紊乱，出现失眠、多梦、食欲减退、恶心、呕吐、消化功能障碍等。急性疼痛可引起烦躁不安等情绪问题；慢性疼痛者可出现抑郁、焦虑甚至躯体化障碍等情绪和心理问题。使用药物镇痛可出现药物副作用及不良反应甚至产生依赖性。

（3）病情发展经过：该病人8个月前出现腰痛，1周前来医院就诊。出现腰痛后是否采取了相应的措施？效果如何？其间是否进行过诊疗？病情有哪些变化？1周前因何来医院就诊等均未描述，需要补充完善。

2. 健康史中需收集的其他资料

（1）日常生活状况：包括饮食与营养、休息与睡眠、排泄及日常活动等。①饮食与营养型态：老年人食欲减退，多喜清淡饮食，可能存在咀嚼及吞咽困难，营养状况下降。②睡眠型态：睡眠多数规律，但睡眠质量下降，连续睡眠时间短，夜间易醒，醒后难以入睡，常有白天打瞌睡现象。③排泄型态：老年人大便习惯多数规律，但因肠蠕动减慢而常有便秘或排便困难。老年男性因前列腺病变而排尿次数增加，夜尿增多，排尿困难。老年女性则常有压力性尿失禁，程度因人而异。④日常活动与自理能力：老年人自理能力的评估非常重要，其完好状态很大程度上影响着老年人的生活质量。自理能力的评估包括日常生活能力（activities of daily living，ADL）、功能性日常活动能力（instrumental activities of daily living，IADL）、高级日常活动能力（advanced activities of daily living，AADL）等。ADL是最基本的自理能力，即进行自我照顾和从事每天必需的日常生活的能力，包括衣、食、行、个人卫生、大小便等。IADL反映的是独居生活能力，即在家中单独生活所需要的基本能力，包括整理家务、服药、做饭、洗衣、购物、打电话等。AADL是反映老年人的智能能动性和社会角色功能，包括参加娱乐、职业工作、社会活动等。随着老化或疾病的困扰，这种能力会逐渐减弱或丧失。AADL最早缺失。一旦发现缺失，就需要进一步评估ADL和IADL。

（2）既往史：询问病人既往有无疼痛史，有无其他疾病如高血压、糖尿病、心脏病病史等老年人常见慢性病。

（3）个人史与家族史：了解病人是否有手术史、外伤史、输血史、传染病接触史等；了解其家族成员中有无高血压、糖尿病、心脏病及癌症等病史。

（4）心理社会状态：应注意评估病人对疾病的认知与态度和心理应对能力，包括他们面对疾病时的适应性和应对策略。此外，应关注病人生活中是否遭遇重大应激事件，这些事件可能对病人的心理健康和疾病管理产生影响。家庭关系和社会支持网络对病人的康复至关重要。应注意评估病人的社会支持与经济状况。

（5）相关风险评估：骨质疏松容易诱发骨折，防跌倒措施要严格于其他病人。同时老年病人多合并高血压、糖尿病、冠心病等其他疾病，而服用高血压药、糖尿病药、利尿药都可引起跌倒，视力、听力欠佳、虚弱、有跌倒史者都有更大的跌倒风险。因此，应进行跌倒/坠床风险评估。骨折多为胸腰椎压缩性骨折，需卧床休息，而长期卧床又会带来多种并发症如压力性损伤、肺部感染、静脉血栓栓塞症等，亦应做好相应的风险评估。

案例资料 11-1B

补充资料：

基本情况：病人已婚，大专学历，汉族，无宗教信仰，城镇医保，由家人搀扶入院。

现病史：8 个月前无明显诱因出现后腰部疼痛，呈间歇性钝痛、胀痛，疼痛沿肋弓下放射，弯腰活动时疼痛加重，休息时能缓解，无发冷、发热、恶心、呕吐，无腹痛、腹胀等，未予诊治。近 1 周出现疼痛加重，呈持续性酸痛或胀痛，平躺时疼痛减轻，翻身或活动时疼痛加重、夜晚较白天为著，并伴有肌肉痉挛、肢体麻木、乏力。按照 0～10 分数字评分法（以无痛的 0 分依次增强到最剧烈疼痛的 10 分）评估结果为 7 分。门诊腰椎 X 线片示：腰 4 椎体压缩性骨折（轻度）；胸腰椎退行性变。为进一步诊治由门诊以"骨质疏松"收治入院。

日常生活状况：平时注重生活规律，饮食清淡，以蔬菜为主，较少吃肉，饮食规律，食量较少；喜欢喝浓茶和咖啡；无吸烟、饮酒史。睡眠质量较差，半夜经常被痛醒，醒后较难再入睡。大小便正常，无便秘，无慢性腹泻，无尿频、尿急、尿失禁等情况。由于长期腰痛导致放弃原先喜爱的旅游和逛街购物爱好，改为在小区内慢走；功能性日常活动能力部分丧失，无法独立完成家务、做饭、外出购物等活动。1 周前日常生活自理能力属轻度依赖，目前因脊椎压缩性骨折导致日常生活自理能力重度依赖，Barthel 指数 35 分。

既往史：高血压病史 10 年，最高血压 150/90mmHg，口服苯磺酸氨氯地平片（络活喜）降压治疗，1 片/d，用药规律，目前血压控制平稳。否认冠心病、糖尿病史，否认外伤史和传染病史，无药物、食物过敏，无糖皮质激素长期使用。

个人史：出生并久居于上海，无外地居住史及疫区居住史。自然绝经，绝经后无阴道异常出血及排液。适龄结婚，配偶已退休，现患有"冠心病"。育有一儿一女，体健，末次生产于 40 年前，无产后出血及产褥感染史，无新生儿窒息史。

家族史：父母已故，原因不详。1 兄 1 妹，身体健康，否认家族成员中有类似疾病病史以及糖尿病、冠心病等家族遗传疾病。

心理社会状况：病人是退休教师，已顺利适应退休生活，性格开朗，无抑郁、焦虑、愤怒等负性情绪。近年来因骨质疏松症导致身高比年轻时缩短 5cm，驼背明显，误认为属老年后正常变化，未引起重视，但对于自己进入老年后个人形象明显下降稍感遗憾和失落。此次发生脊椎压缩性骨折入院，导致情绪有波动，后悔自己未及时就诊治疗，又担心疾病预后，有明显的焦虑表现。家庭关系和睦，儿子女儿孝顺。配偶在近几年给予病人较多生活照料，耐心无怨言。此次住院由配偶和子女共同陪护入院，家人轮流照顾，另聘请护工24 小时陪护。家庭经济状况较好，对医疗费用无经济负担。

相关风险评估：经入院评估，黄某的跌倒/坠床风险处于高危水平，压力性损伤风险处于中危水平，医院获得性肺炎风险处于低危水平，静脉血栓栓塞症风险处于中危水平。

请思考：

3. 根据现有资料，该病人目前存在哪些护理诊断/护理问题？

4. 为进一步明确护理诊断，其体格检查与辅助检查的重点是什么？

笔记栏

问题解析：

3. 该病人目前存在的护理诊断/护理问题

（1）慢性疼痛：腰痛　与骨折和肌肉疲劳所引起的骨痛有关。脊柱压缩性骨折可引起剧烈疼痛，走动和翻身都会加重疼痛。病人目前不愿手术，选择保守治疗，采用药物治疗纠正骨质疏松有可能减轻疼痛，但需要的恢复时间较长。护理人员应加强巡视，评估病人的疼痛情况，如果病人诉疼痛难以忍受，必要时可遵医嘱给予止痛药物。

（2）躯体移动障碍　与压缩性骨折要求严格卧床休息所引起的活动受限有关。保守治疗要求严格卧床休息，减少下床活动，以避免压缩性骨折进一步加重。长期卧床、活动减少易引起坠积性肺炎、皮肤压力性损伤、深静脉血栓栓塞症等各种并发症。护理人员应加强生活照料，鼓励病人可在床上活动四肢，上厕所时可在佩戴胸背支具的情况下短时间内下床走动，以不引起背部疼痛为准。由于不能随意走动，病人的自理能力明显下降，需要身边随时有人照顾。

（3）失眠　与腰背疼痛有关。病人诉睡眠质量较差，与腰椎压缩性骨折引起的疼痛有关，疼痛特点昼轻夜重，床上翻身也会加重疼痛，夜间经常被痛醒。

（4）有成人跌倒的危险　与活动能力受限、失眠、使用抗高血压药物和止痛药物等因素有关。病人有以下易造成跌倒/坠床的风险：年龄＞65岁；活动能力受限，需他人协助；使用易引起跌倒的药物如抗高血压药、止痛药；失眠。属高危倾向。

（5）有成人压力性损伤的危险　与疼痛导致不敢翻身有关。胸腰椎压缩性骨折病人翻身时疼痛加重，为避免长期卧床引起的压力性损伤，必须每2小时翻身1次，翻身时注意采取正确的平衡翻身姿势，看护者手扶病人肩部和髋部同时用力滚动式翻身，禁忌躯干扭麻花似的翻身，病人配合翻身时需绷紧躯干的肌肉。

（6）焦虑　与疾病长期存在、担心疾病预后有关。病人长期受疼痛折磨，原本开朗的性格也有所改变，尤其此次了解到多年的背痛不是老年人的正常变化，而是由于骨质疏松引起，更加担心自己延误了治疗。此次选择保守治疗，可能与担心手术意外情况和手术治疗效果有关。耐心向病人解释疾病知识、用药指导、治疗方案等，有助于减轻其焦虑情绪。

（7）知识缺乏：缺乏与骨质疏松症相关的疾病知识、饮食知识、用药知识、治疗信息等。病人文化水平较高，平时注重养生，但知识不够全面科学，造成饮食中摄入钙质不足，又喜饮浓茶咖啡，导致钙质流失过多。此次因腰椎压缩性骨折加重入院才了解了骨质疏松症，并开始使用多种药物治疗，目前迫切需要了解疾病知识和治疗信息。护理人员要加强健康宣教，包括疾病知识介绍、饮食指导、用药指导。

（8）体像紊乱　与身长缩短、驼背有关。病人为退休教师，比较注重个人形象，因骨质疏松症导致身高比年轻时缩短5cm，驼背明显，对此稍感遗憾和失落，对老年以后的个人形象持否定态度。

（9）潜在并发症：骨折。骨质疏松的病人一旦发生骨折，再次骨折的机会就会增加5倍，因为个别椎体的塌陷增加了其他部位损伤和退变的机会。病人需要长期坚持治疗，避免再次发生骨折。

4. 该病人体格检查与辅助检查的重点

（1）体格检查：骨质疏松的典型临床表现为疼痛、脊柱变形和脆性骨折。病人此次因骨质疏松引起腰椎压缩性骨折入院，因此腰椎和神经系统应是体格检查的重点。

（2）辅助检查：骨质疏松病人常规的辅助检查项目包括血、尿常规，肝肾功能，血糖，钙、磷、碱性磷酸酶等项目，同时还需检验激素水平，其目的是判断病人是否处于绝经期，鉴别病人有无代谢性疾病，以查找病因并作鉴别诊断。

案例资料 11-1C

补充资料：

体格检查： T 36.4℃，P 100 次 /min，R 21 次 /min，BP 130/80mmHg，H 153cm（年轻时 158cm，近 6 年驼背明显，身高缩短），W 45kg，BMI 19.22。营养中等，语言、神志清楚，情绪较焦虑。腰椎后凸畸形不明显，腰部 $L_1 \sim L_4$ 的棘上压痛、棘旁压痛、椎体叩击痛均为阳性，以腰 4 棘突最明显，疼痛沿肋弓放射，腰椎活动受限。双下肢直腿抬高试验（Lasegue 试验）阴性，直腿抬高加强试验（Bragard 征）阴性，双下肢活动、感觉、血运功能未见明显异常。膝反射、踝反射两侧均能引出且对称，双下肢肌张力无减弱或增强，肌力 5 级，皮肤针刺觉正常，Babinski 征（−）、Chadock 征（−）、Openheimn 征（−）、Gordon 征（−）。

实验室检查： 空腹血糖＞ 6.7mmol/L；血清钙（Ca^{2+}）2.07mmol/L（2.1 ～ 2.55mmol/L）；血清磷（P）0.91mmol/L（0.9 ～ 1.34mmol/L），碱性磷酸酶（AKP）84U/L（53 ～ 140U/L）；甲状旁腺激素（PTH）90pg/ml（15 ～ 65pg/ml）；活性维生素 D（1, 25-OHD）42.6nmol/L（＞ 50nmol/L），雌二醇（E_2）172pmol/L［＜ 201pmol/L（绝经后）］，降钙素（OC）3ng/ml［（15 ～ 46ng/ml）（绝经后）］。24 小时尿钙 758mg（20 ～ 275mg）。

影像学检查： 普通 X 线检查显示：骨皮质变薄、骨小梁减少变细，胸腰段骨小梁紊乱。腰椎 X 线片检查结果显示：腰 4 椎体压缩性骨折；胸腰椎退行性变。

骨密度检查： $L_1 \sim L_4$ 椎体 T 值为 −2.7SD，BMD 747mg/cm^2，股骨颈 T 值 −2.2SD，BMD 605mg/cm^2。检查结果提示腰椎 $L_1 \sim L_4$ 部位骨质疏松，股骨颈部位骨量低下。

请思考：

5. 病人体格检查结果对其骨质疏松病情观察和程度评估的意义是什么？

6. 病人辅助检查结果对其骨质疏松病情观察和程度评估的意义是什么？

7. 结合病人检查结果，建议对其实施的治疗和护理方案有哪些？

问题解析：

5. 病人体格检查结果对其骨质疏松病情观察和程度评估的意义

（1）骨质疏松和骨折体征：病人腰椎后凸畸形不明显，可能与腰椎压缩性骨折程度较轻有关。如果压缩程度较重，后柱的棘突或韧带有损伤，就会产生局部后凸畸形，或出现肿胀淤斑。病人腰椎活动受限，腰椎压痛和叩击痛阳性，在骨折部位最明显，这些都符合腰椎压缩性骨折的表现。

（2）脊髓损伤体征：胸腰椎压缩性骨折大部分为稳定性骨折，少有脊髓损伤瘫痪者。可通过肌力、肌张力、病理反射检查确认是否存在脊髓损伤。病人的膝反射、踝反射两侧均能引出且对称，双下肢肌张力无减弱或增强，肌力 5 级，皮肤针刺觉正常，Babinski 征（−）、Chadock 征（−）、Openheimn 征（−）、Gordon 征（−），这些检查结果均不支持脊髓损伤的可能性。

（3）腰椎神经受压迫的体征：为排除病人的腰痛表现是否由于椎间盘突出导致，可行双下肢直腿抬高试验，以及直腿抬高加强试验。病人的检查结果均为阴性，说明不存在神经根受刺激的表现，可排除椎间盘突出或坐骨神经受压迫的情况。

综上所述，体格检查结果表明该病人有典型的腰椎压缩性骨折的阳性体征，表现为腰椎活动受限，棘上压痛、棘旁压痛、椎体叩击痛均为阳性，以病变部位最明显；但没有明显的腰椎后凸畸形或肿胀，没有神经根受压迫或脊髓损伤的体征，说明其腰椎压性骨折的压缩程度较轻，为稳定性骨折。

笔记栏

6. 病人辅助检查结果对其骨质疏松病情观察和程度评估的意义

（1）是否处于绝经期：病人的雌二醇（E_2）激素水平较低，符合绝经后的表现。

（2）是否缺钙：病人的血清钙水平低于正常范围，同时伴有 24 小时尿钙流失大于正常范围。说明处于明显缺钙状态。检测结果也为决定治疗补钙剂量提供参考依据。

（3）病人钙磷代谢是否正常：每日钙、磷的摄入量与排泄量取得动态平衡，血钙、血磷水平维持相对稳定，有赖于甲状旁腺激素、降钙素及活性维生素 D 三者之间的协同作用。检查显示病人的甲状旁腺激素、降钙素及活性维生素 D 水平均不在正常范围内，其中降钙素（降低血钙水平）和活性维生素 D（促进钙的吸收）低于正常范围，而甲状旁腺激素（升高血钙水平）高于正常范围，符合因缺钙而代偿的表现，但未能实现足够代偿以保持钙磷代谢处于平衡状态。

从案例资料分析，病人的雌激素水平较低，血清钙和降钙素低于正常水平，甲状旁腺激素高于正常水平，活性维生素 D 水平不足，由此推测其骨质疏松应该兼有 I 型和 II 型的可能性。另外，骨质疏松严重程度的判定也是辅助检查的重要内容。

知识链接

I 型和 II 型原发性骨质疏松症特点比较

	I 型（绝经后）	II 型（老年性）
年龄	绝经后 5~10 年	＞70 岁
骨量丢失部位	骨松质	骨松质、皮质骨
骨折部位	椎体、桡骨远端	髋骨、骨盆
甲状旁腺激素	下降	升高
降钙素	降低	降低
活性维生素 D	继发性降低	原发性降低
主要原因	雌激素缺乏	年龄老化

根据 WHO 的这个标准，病人的 $L_1 \sim L_4$ 椎体部位处于骨质疏松的程度，股骨颈部位处于骨量低下的程度。临床上，又增加了一个"严重骨质疏松"的程度。即如果病人的骨密度检查结果符合骨质疏松诊断标准同时伴有脆性骨折史，则属于严重骨质疏松的程度。该病人的腰椎 X 线片检查结果显示为 L_4 椎体压缩性骨折，同时骨密度检查结果为骨质疏松，因此属于严重骨质疏松的程度。

7. 骨质疏松导致腰椎压缩性骨折病人的治疗和护理方案选择

（1）保守治疗：对于症状较轻或不能耐受手术者可采取保守治疗。治疗方法包括卧床休息、药物镇痛、佩戴支具以及早期功能锻炼。传统的腰椎压缩性骨折的保守治疗要求必须严格卧床至少 8 周，直到骨折愈合，其间限制下床活动。但是长期卧床活动减少，加重了骨量丢失，进一步恶化骨质疏松，且容易罹患坠积性肺炎、深静脉栓塞等卧床并发症。目前针对轻度压缩性骨折的保守治疗，建议病人在平躺休息为主的基础上，可适当在床上做四肢运动，以不引起腰背疼痛为度；还可在穿戴专业胸背支具的条件下短时间室内站立行走，要求起床前先佩戴好支具，然后再起身下床活动，卧床后才可以摘除支具。支具要求轻便舒适，以站立时腰背部不痛为准。对于接受非手术治疗的病人，应密切观察，定期摄片，必要时 MRI 检查。

（2）微创手术：如佩戴支具后仍疼痛明显，应到医院就诊。椎体强化术是目前主流的治疗方法，它包括经皮穿刺椎体成形术、球囊扩张椎体后凸成形术以及其他植入方法。具体术式的选择根据压迫畸形程度、骨折年龄等因素而定。经皮穿刺椎体成形术是待穿刺完成后直接向病变椎体

笔记栏

内注入生物材料（骨水泥）。球囊扩张椎体后凸成形术是将球囊经皮穿刺后置入椎体，球囊在椎体内膨胀，渐渐撑起塌陷的椎体，待椎体外形恢复后，退出球囊，再注入骨水泥，可保持复原的椎体不会再被压缩。椎体强化术属微创治疗，术后无须缝合，缓解疼痛效果明显，恢复较快，较受病人的欢迎。

（3）治疗骨质疏松：由于骨质疏松是造成病人此次骨折的根本原因，因此无论选择保守治疗或是手术治疗，病人都必须进行规范化抗骨质疏松治疗。治疗原则包括加强营养、适当运动、预防跌倒和药物治疗。调整生活方式，摄入富含钙、低盐和适量蛋白质的均衡膳食。足量钙和维生素 D 的摄入可以减少骨折风险，也是抗骨质疏松药物治疗的基础。身体条件允许时，合理的锻炼能够增加骨的合成代谢，减少跌倒风险。用于治疗和阻止骨质疏松症发展的药物分为两大类，第一类为骨吸收抑制剂，包括降钙素、双磷酸盐、地舒单抗、雌激素以及雌激素受体调节剂等；第二类为骨形成促进剂，包括甲状旁腺激素类似物、Sclerostin 抑制剂等。

 案例资料 11-1D

补充资料：

鉴于病人目前的腰椎压缩性骨折程度轻，属稳定性骨折，治疗依从性良好，整体状况尚可，经治疗小组讨论，采纳病人要求，暂时行保守治疗。给予一级护理，卧硬板床，平卧休息为主，可适当床上四肢运动，短时间室内站立行走（须佩戴胸背支具）。药物治疗包括：特耐（帕瑞昔布），用于止痛（20mg Ⅳ），必要时；密盖息（鲑鱼降钙素鼻喷剂，用于抑制骨吸收）100IU 喷鼻，1/d；鹿瓜多肽（松梅乐），用于促进骨形成（8ml+0.9% 氯化钠注射液 250ml VD，1/d）；罗盖全（活性维生素 D），用于促进骨形成（0.25μg 口服，2/d）；钙尔奇 D（用于补钙）口服，每次 1 粒，2/d。密切观察病情，监测骨密度变化情况、压缩性骨折进展情况，观察保守治疗效果。

病人在医院经过一周的保守治疗，包括严格卧床休息，床上适当运动四肢，加强营养，药物治疗包括止痛药、钙剂、活性维生素 D、降钙素等，多种药物联合应用以抑制骨吸收，增加骨密度。经评估，病人腰痛症状明显好转，可以配合床上定时翻身，佩戴胸背支具短时下床走动无不适反应，疼痛未加重。体格检查背部压痛、叩击痛减轻。再次拍片显示，椎体高度没有明显改变。遵医嘱予以出院，嘱继续卧床休息，继续原有治疗方案。出院带药为：钙尔奇 D 口服，每次 1 粒，2/d；福美加（阿仑膦酸钠维 D₃ 片，用于增加骨密度）70mg 口服，1 周 1 次。

请思考：

8. 根据上述资料病人新增护理诊断 / 护理问题有哪些？

9. 病人出院评估有哪些内容？

问题解析：

8. 该病人新增护理诊断 / 护理问题 结果显示，病人的空腹血糖为 6.7mmol/L，按照《中国成人糖尿病前期干预的专家共识（2023 版）》可诊断为糖尿病前期。病人自述近年来体检发现血糖有增高的趋势，但未给予重视。上述信息均提示病人没有对自己的健康状况及行为进行有效的管理，可能与其对上述健康管理行为的必要性缺乏足够的认识所致，需要护理人员进一步的沟通和指导。因此，新增护理诊断"健康自我管理无效（ineffective health self-management）与病人对健康管理的认识不足有关"。

9. 该病人出院评估的主要内容

（1）出院前存在的护理问题：经过治疗与护理，病人的慢性疼痛、躯体移动障碍、失眠的问题得到有效缓解。现存护理问题包括：知识缺乏、体像紊乱、潜在并发症：骨折、健康自我管理无效。护士在出院前对病人进行健康教育，嘱咐病人及其家属重视骨质疏松的问题，建议对居家环境进行适老化改造，为老年人打造安全、便利的生活环境，预防跌倒、骨折等危险发生。回家后子女需要继续鼓励老年人积极进行身体功能锻炼，及时疏导病人的负性情绪，为老年人提供情感支持，提高老年人的心理健康水平。

（2）出院后用药管理：应评估病人对用药知识的了解程度，治疗骨质疏松的药物常有消化道不良反应，包括腹痛、腹泻、恶心、便秘等，有些病人不能长期坚持，因此还要评估病人的用药依从性。病人此次第一次因骨质疏松住院，在住院期间认真听取护理人员的健康宣教，学习疾病相关知识和用药知识，服药依从性良好。此次出院医嘱增加了一种口服药物"福美加"，该药兼有磷酸盐类补钙药和维生素 D_3 的成分，具有减少骨流失和增加骨密度的作用。此药对食管刺激较大，每周一次，每次一粒。服用此药时要注意以下几点：①必须在每周固定的一天晨起空腹时服用。固定时间服用，能维持有效的血药浓度。②站立姿势，用一满杯（约 200ml）放凉的白开水送服。目的是尽快将药物送至胃部，降低对食管的刺激。指导病人不要咀嚼或吮吸药片，以防口咽部溃疡。③服药后 30min 之内和当天第一次进食前，采取坐、立或活动位，避免躺卧。防止药物反流而增加发生食管不良反应的危险。还要特别指导病人在就寝前或清早起床前不要服用。④服药后 30min 之内不能进食和服用其他药物，以免降低药物的吸收率。

（3）居家安全能力：骨质疏松症是一个需要长期健康管理的慢性疾病，病人依然存在有跌倒的危险、有成人压力性损伤的危险、潜在并发症：骨折。因此，居家安全对骨质疏松病人尤其重要。黄某属严重骨质疏松程度，极易发生骨折，在出院时应详细了解病人居家情况，有无家人陪住，楼层高度，小区步道等，提醒病人上下楼梯注意事项，穿衣、外出、如厕、洗澡等居家日常生活活动中避免骨折发生的注意事项。使病人有安全意识，教会病人如何防跌倒，如发生跌倒时如何保护等，最大限度的预防病人发生跌倒引起骨折。

骨质疏松症是老年人，尤其是绝经后老年女性的易发疾病，主要严重后果是发生骨质疏松性骨折。骨质疏松性骨折是可防、可治的，尽量预防可避免骨折，即使发生过骨折，只要采用适当合理的防治措施仍可有效降低病人发生再次骨折的风险。经过护理人员的精心指导和健康教育，黄某出院后坚持治疗和定期检测，至今未再发生骨折。

（张立力）

第二节　老年白内障病人的评估

老年性白内障（senile cataract）即年龄相关性白内障，是晶状体逐渐变硬、混浊导致视力下降的疾病，也是一种常见的白内障类型，约占所有白内障的 60%，同样也是老年人失明的主要原因。临床症状包括视力下降、单眼复视或多视、色觉改变等。如果白内障引起的视力下降影响日常生活，引起严重眩光或达到一定严重程度，通常表明应进行手术摘除和人工晶体植入。

> ### 📄 案例资料 11-2A
>
> 病人邵女士，71 岁，退休职工，因"双眼渐进性视物模糊 3 年余"入院。
> 病人于 3 年前出现双眼视物模糊，渐进性加重，经常自觉眼前有固定不动的黑点，无眼红、眼痛、畏光、流泪，无视物变形，无头痛、头晕。病人自认为白内障"尚未成熟"，因而至今未行治疗，此次门诊以"双眼白内障"收入院，拟先行左眼白内障手术。自发

病以来，病人饮食、睡眠及二便无明显变化，因视力下降，部分日常活动需要他人协助，Barthel 指数评估为轻度依赖。

8 年前诊断为 2 型糖尿病，口服 2 种降糖药物控制。其跌倒 / 坠床危险因素评估为 6 分，医院内获得性肺炎风险因素评估 2 分。否认伤寒、肝炎、结核等传染病史，否认外伤史，否认输血及血液制品史，否认食物、药物过敏史，预防接种史不详。

请思考：

1. 该病人的健康史资料是否完备，有无其他需要补充的信息？

问题解析：

1. 该病人的健康史资料还有待补充完善

（1）白内障对病人日常生活的可能影响：对于白内障病人，不仅要考虑白内障的发生发展过程，还应考虑白内障对其视觉功能和行为能力的影响，日常生活活动中是否存在可能损害视力的潜在因素。

（2）既往病史的追问：该病人有糖尿病病史 8 年，而糖尿病病人术后易发生前房出血、感染、切口愈合延迟、持续性虹膜炎、切口裂开等并发症。良好的血糖控制能够降低感染风险，促进伤口愈合，减少术中和术后并发症的发生，如眼内炎或延缓愈合等。上述资料中仅描述了口服 2 种降糖药控制，未描述所服用的具体药物、血糖控制情况，有无糖尿病可能引起的视网膜病变、肾病变和神经病变等并发症的情况。除应补充上述资料外，还了解病人的用药知识、血糖监测、饮食与运动控制等情况，以判断其是否存在相关知识缺乏及不依从等。

该病人的体格检查显示血压比较高，但在既往史中并未呈现高血压病史的情况。长时间的血压升高也可能会导致眼压增高，增加房水外流的阻力，使房水滞留在眼球内部，对晶状体造成压力，使其逐渐变厚、变形，时间久了就可能出现混浊的现象。此外，高血压病人在进行白内障手术时，由于血压水平过高，可能会引起眼底出血等并发症。因此在问诊时，需进一步确定病人是否存在高血压病史，确诊时间、血压控制情况、用药史及相关并发症等情况。

（3）心理社会状况：应注意评估其对所患疾病的态度、治疗的依从性以及社会支持情况，在视力下降时是否出现紧张、焦虑等情绪改变。评估病人的应对能力状况，生活中是否有重大应激事件发生，评估家庭关系及社会支持、有无经济压力等。

📄 案例资料 11-2B

补充资料：

邵大妈目前已退休，未再从事任何社会工作。喜食油腻、辛辣食物，爱看电视、跳广场舞，不爱看报纸杂志。育有一女，不与其同住。平时爱人与其感情融洽，偶尔也可以做些家务以减轻邵大妈的负担。因此并不需特别担心手术后生活照料问题。对于白内障及手术有一定的了解，但担心手术效果，焦虑自量表得分为 48 分，抑郁自评得分 39 分。

体格检查：T 36.2℃；P 74 次 /min；R 18 次 /min；BP 148/98mmHg；H 163cm，W 70.7kg。神清语利，查体合作。皮肤黏膜无苍白、黄染及发绀。粗测听力正常，口腔黏膜无溃疡，牙齿排列整齐，无义齿，牙龈无红肿。心肺腹（－）。脊柱及四肢活动无受限，关节无畸形。肌力 5 级，生理反射存在，病理反射（－）。

专科检查：vod（右眼）0.1，矫正 0.4；vos（左眼）0.05，矫正 0.4。眼压：右眼 13.5mmHg，左眼 17.0mmHg（正常范围 10～21mmHg）。双眼睑无红肿、内翻、倒睫。双眼

笔记栏

结膜无充血、水肿。裂隙灯检查结果：角膜后沉积物（－）、角膜色素沉着（－）；前房深度3.1mm，前房 Tyndall 征（－）；虹膜纹理、色泽无异常，无新生血管，无粘连，虹膜震颤，虹膜新月影投照试验（－）。

医生准备为邵大妈行"左眼白内障超声乳化＋人工晶体植入术"。术前相关检验结果如下：乙型肝炎表面抗原（HBsAg）为 0.010IU/ml，丙型肝炎病毒抗体（抗－HCV）阴性，梅毒螺旋体特异性抗体（抗–TP）为阴性，人类免疫缺陷病毒抗体为阴性，尿白蛋白（ALBU）＜0.5mg/L，尿肌酐（UCR）为 5.4mmol/L，尿微量白蛋白/尿肌酐（ALBU/UCR）＜0.9mg/mmol，糖化血红蛋白（HbA1c）为 10.8%，C 肽测定［2H］（CPEPTID）为 2.65ng/ml，甘油三酯（TG）为 1.75mmol/L，总胆固醇（CHOL）为 6.64mmol/L，高密度脂蛋白胆固醇（HDL-C）为 1.25mmol/L，低密度脂蛋白胆固醇（LDL-C）为 4.26mmol/L，极低密度脂蛋白胆固醇（VLDL-C）为 1.13mmol/L，非高密度脂蛋白胆固醇（nHDLC）为 5.39mmol/L。

请思考：

2. 该病人专科检查结果的临床意义是什么？

3. 根据现有资料，该病人目前存在哪些护理诊断/护理问题？

问题解析：

2. 该病人专科检查结果的临床意义

（1）国际标准视力检查（international standard visual acuity）：白内障的主要症状是视力减退和视物模糊，视力障碍程度与晶状体混浊的程度和混浊所在位置有关。因此，视力检查是白内障检测和监控的常用主观检查方法。临床上常规使用国际标准视力表进行检查。评估时既要检查裸眼视力，也要检查矫正视力。邵大妈的右眼视力为 0.1，左眼视力为 0.05，表明裸眼视力接近丧失，但幸运的是矫正视力均达到 0.4，对日常生活有一定影响，部分丧失自理能力。

（2）角膜后沉着物（keratic precipitate，KP）：是指在角膜内表面的点状沉着物，可以通过裂隙灯看到。当房水中进入大量炎性渗出物时，随着房水的不断对流及温差的影响，渗出物逐渐沉着在角膜内皮上，多在角膜下部排成基底向下的三角形角膜后沉着物。KP（＋）意味着眼内有炎症发生或曾有炎症发生。邵大妈的报告中 KP（－）说明眼内未发生炎症，不属于手术禁忌情况。

（3）前房深度：角膜后方与虹膜、晶状体之间的空腔称为前房。前房内充满无色的液体，即房水。不包括角膜厚度在内的前房深度为 2.5~3.0mm。前房加深使屈光能力下降。邵大妈的检查结果为前房加深，同时伴有虹膜震颤，提示其已处于老年性白内障的过熟期。

（4）前房 Tyndall 征：亦称前房闪辉征。房水中 98% 是水分，当有炎性渗出物进入房水时，房水中蛋白质含量增加，房水明显混浊，在裂隙灯窄光带斜照下，可见闪光及渗出颗粒在浮动，这种现象称为房水闪辉。Tyndall 征（＋）最常见于急性前葡萄膜炎（虹膜睫状体炎），严重者可出现纤维素性及脓性渗出物沉积在前房下部，即为前房积脓。邵大妈房水 Tyndall 征（－）说明房水中未发生炎症，不属于手术禁忌情况。

（5）虹膜新月影投照试验：这是检查白内障成熟程度最简单易行的方法。采用集中光源自侧面照射于瞳孔区，如白内障已形成，由于光反射面使瞳孔区呈白色反光。如果混浊已扩展到前囊下（成熟期白内障），则白色反光区与瞳孔应相一致，视为虹膜新月影投照试验阴性。反之，如混浊处于晶状体某一定深度（未成熟白内障），由于混浊层次与瞳孔平面尚有一定厚度的透明皮质，因此，当自侧方投照时，与光照方向同侧瞳孔缘内形成的阴影，以典型的新月姿态，投影在晶状体混浊背景上，即为虹膜新月影投照试验阳性。新月程度与白内障成熟程度成反比。虹膜新月影投照试验阳性代表进展期白内障，阴性代表成熟期白内障。这种检查方法已沿用多年，在当今裂隙灯检查相当普及的情况下，其临床意义已不明显。邵大妈虹膜新月影投照试验（-）说明已经达到成熟期白内障。

（6）眼底检查：轻度白内障病人散瞳后仍可检查眼底，但邵大妈的晶状体已严重混浊，此时已无法窥清眼底。

（7）眼压检查：邵大妈的眼压测定结果为右眼13.5mmHg，左眼17.0mmHg，均在正常范围（10~21mmHg）。排除了高眼压引起的视功能损害。

 知识链接

白内障病人常进行的视力检查

白内障病人进行各项眼科检查的主要目的是了解玻璃体、视网膜、视乳头黄斑区和视神经是否正常及脉络膜有无病变，以及正确评估白内障术后视力恢复的水平。目前临床最常用的白内障专科检查包括视力检查和裂隙灯检查。视力是指眼分辨最小目标的能力，常进行的视力检查有：

（1）国际标准视力检查：应分别检查双眼远视力和近视力，临床诊断一般以矫正视力为标准。世界卫生组织（WHO）规定两眼中较好眼的矫正视力低于0.3为低视力，低于0.05为盲。白内障严重时病人仅余光感。对视力低下者，应例行光感、光定位、色觉检查。

（2）光感检查：在暗室中用烛光或手电照射被检眼，另眼须严密遮盖不让透光，测试被检者眼前能否感觉光亮，并记录看到光亮的距离，一般到5m为止。

（3）光定位检查：被检者向前方注视不动，检查者在被检眼1m处，从上、下、左、右、左上、左下、右上、右下9个方向变换光源位置，用"+""-"表示光源定位的"阳性""阴性"。

（4）色觉检查：测定光感和光定位后，置红、绿玻片于眼前，确定辨色能力是否正常。

（5）双光源分辨试验：即辨别眼前相距很近的两个光源的能力，对于判定视网膜功能也有重要意义。

一旦发现视力结果无法用白内障程度解释时，应做进一步特殊检查。

3. 病人目前存在的主要护理诊断/护理问题

（1）有受伤的危险　与视力下降有关。病人因白内障导致双眼视力下降，会影响病人的视物及感知能力，增加了跌倒和其他意外伤害的风险。

（2）沐浴自理缺陷　与视力下降无法看清物体有关。病人视力下降无法看清沐浴物品，在沐浴时需要他人协助，无法独立完成。

（3）穿着自理缺陷　与视力下降无法看清物体有关。病人视力下降无法看清衣物，在穿衣系扣时需要他人协助，无法独立完成。

（4）进食自理缺陷　与视力下降无法看清物体有关。病人视力下降无法看清食物种类，在进食时需要他人协助，无法独立完成。

（5）有超重的危险　与进食热量过高有关。病人偏好油腻食物，饮食控制不佳，胆固醇相关检验指标偏高，提示摄入的热量高于其日常活动和身体状况所需的量。

（6）焦虑　与病人担心手术及预后有关。病人听信他人错误言论自行拖延了手术时机，术前担心手术效果不好，表现出紧张、焦虑的情绪。

（7）知识缺乏：缺乏白内障手术相关知识。病人错失了最佳手术时机，并且想一次性完成两只眼睛的手术，表明病人并缺乏白内障手术相关过程、护理、可能的并发症等知识。

笔记栏

案例资料 11-2C

补充资料：

医生准备为邵大妈行"左眼白内障超声乳化＋人工晶体植入术"。术前继续服用盐酸吡格列酮和格列美脲控制血糖，服用替米沙坦降压，同时给予眼部准备：术前 3 天左眼抗生素（左氧氟沙星滴眼液）滴眼，4/d，以清洁结膜囊；术前 1 天剪睫毛；加替沙星眼用凝胶（迪友），1 次／晚，以预防感染；手术当天以左氧氟沙星滴眼液冲洗结膜囊和泪道。邵大妈术前情绪稍有焦虑，担心手术效果。她紧张地向护士询问："我听别人说白内障一定要等它'全熟'了才可以做手术，所以拖到现在才来看病，但我又听医生说我的这个已经'过熟'了。这是怎么回事呢？""既然是已经过熟了，我很想把两个眼睛的白内障手术同时做掉，为什么这次只能做一只眼睛呢？"

请思考：

4. 如何正确评估白内障的发展时期？"过熟"的白内障是否属于手术的最佳时机？

5. 如何将邵大妈的老年性白内障与其他类型的白内障症状相鉴别？

6. 邵大妈是双眼白内障，此次入院后为何只做左眼白内障手术？

问题解析：

4. 对该病人白内障发展时期的理解　邵大妈的白内障目前已经处于"过熟期"，属于皮质型白内障的最后一个发展阶段。皮质型白内障（cortical cataract）是老年白内障中最常见的一种类型，可分为初发期、进展期、成熟期、过熟期共 4 个发展阶段。以往的观点认为，白内障必须等到"成熟期"才是手术的最佳时机，但随着超声乳化技术应用于白内障手术中，其具有手术切口小，手术时间短，术后反应小，视力恢复迅速等各种优点。更重要的是此手术能使未成熟的白内障也获得良好的治疗效果，可以提高病人的生活质量，明显减少了视力障碍对正常工作或生活的影响。就超声乳化白内障手术而言，成熟期和过熟期的白内障在手术撕囊时容易发生囊膜向周边部撕裂或后囊膜破裂的情况，因此并不提倡病人等到白内障到了成熟期和过熟期才做手术。

5. 老年性白内障的鉴别　目前判断邵大妈属于老年性白内障，皮质型，过熟期。不同类型老年白内障症状特点见表 11-1。

表 11-1　不同类型老年白内障症状特点

老年白内障名称	症状特点
真性糖尿病性白内障（diabetic cataract）	多发生于 30 岁以下，病情严重的幼年型糖尿病病人，常为双眼发病，进展迅速，晶状体可在数天、数月内全混浊，主要表现为晶状体前后囊下的皮质区出现无数分散的灰色雪花状或点状混浊。
并发性白内障（complicated cataract）	常由于眼部炎症或退行性病变引起，病人有高度近视、葡萄膜炎、青光眼等原发眼病史的表现。
先天性白内障（congenital cataract）	常在出生时或出生后第一年内就发生晶状体混浊，在形态上可表现为前极、冠状、绕核等部位混浊。

6. 双眼白内障的手术间隔　老年性白内障以双眼发病为主，且多数双眼白内障成熟时间相近。许多老年人希望能同时将左右两眼白内障通过手术解决。但由于手术中植入的人工晶体属高分子有机化合物，在一定程度上有可能成为一种抗原，同时也作为一种异物的形式存在于眼内，由于机体免疫防御功能的存在，将会识别这些抗原物质，导致眼内的免疫反应。而这种免疫反应

往往是机体的免疫状态与多种因素共同作用的结果，会存在或出现数周，需要观察随访治疗。因此，一般是先做视力较差的一侧眼，按照邵大妈的实际情况则选择左眼先行手术，即便手术中出现意外，手术后视力提高不多，那么仍然还有另一眼手术复明的机会。待术后稳定，再根据情况决定另一眼何时手术。如果第一只眼术后恢复顺利、效果良好，最短间隔时间是一至两周。邵大妈有糖尿病多年，血糖控制良好，没有明显的糖尿病并发症，但术前眼底检查窥不清，不排除存在眼底病变的可能性，而且目前已处于过熟期阶段，手术难度和发生术后并发症的危险增加，术后视力有可能无提高或提高不理想，这些都需要做好思想准备。护士将这些疾病知识向邵大妈进行宣教，可减轻她的焦虑，同时又降低其对手术效果过高的期望，积极配合治疗计划。

案例资料 11-2D

补充资料：

邵大妈顺利完成了术前眼科准备，家人给予充分的精神支持，护士给予详细的健康宣教，较好缓解了她的焦虑情绪。在手术当日行双眼泪道冲洗显示通畅，无明显手术禁忌。术前口服地西泮片 2.5mg 镇静；复方托吡卡胺滴眼液滴左眼快速散瞳，每 5min 一次，共 3 次；普拉洛芬滴眼液滴左眼预防感染，每 5min 一次，共 3 次，无不良反应。置外周静脉留置针，固定在位通畅。备抗生素头孢拉定 2g+0.9% 氯化钠输液 100ml 用于术中滴注。随后送入手术室在局麻下行"左眼白内障超声乳化 + 人工晶体植入术"，术中平卧位，静脉输液通畅，无输血，手术全程顺利，术后安返病房。术后给予一级护理，测生命体征、测血糖 4/ 日。糖尿病用药及饮食同术前。返回病房时术眼纱布包扎良好，外观干燥无渗血，未诉不适。病人急切询问护士："何时可以摘掉纱布？"

请思考：

7. 该病人术后返回病房时的评估重点有哪些？

8. 该病人目前可能存在的护理诊断 / 护理问题有哪些？

问题解析：

7. 该病人白内障手术后的评估重点

（1）意识状态及生命体征：白内障手术的麻醉方式为局部麻醉，因此邵大妈术后返回病房时神志清楚，能够正常沟通，理解和表达能力无异常。各项生命体征平稳。T 36.7℃，P 84 次 /min，R 18 次 /min，BP 130/80mmHg。

（2）疼痛：白内障手术过程中由于有局部麻醉，因此手术中间一般不会感觉到疼痛。手术结束返回病房以后，手术的左眼有纱布包扎，邵大妈诉左眼有隐痛，按照 0～10 分的痛尺评分结果为 1 分，属可控范围内。护士做好耐心的解释说明，嘱平卧位或右侧卧位，避免左侧术眼受压。嘱病人如果感觉到明显的刺痛、刀割样痛、剧烈疼痛，并且程度不断增加，以及其他不适的情况，必须及时告知医护人员，以便及时发现可能发生的感染、继发性青光眼、视网膜脱离、暴发性脉络膜出血等各种并发症。

（3）血糖：病人原有 2 型糖尿病多年，但依从性较好，口服格列美脲和吡格列酮，血糖控制良好。但手术应激和焦虑情绪可暂时明显升高血糖，因此需要密切监测血糖水平。

邵大妈入院第 2 天空腹血糖 8.2mmol/L，餐后 2 小时血糖 11.4mmol/L，餐前血糖 10.5mmol/L，睡前血糖 9.9mmol/L。入院第 3 天（手术日）空腹血糖 7.5mmol/L，餐后 2 小时血糖 9.2mmol/L。手术结束返回病房后的餐前血糖 9.7mmol/L，睡前血糖 9.1mmol/L。分析上述血糖变化，符合手术应激和焦虑情绪因素，血糖变化值在安全可控范围，无加重趋势。

（4）手术伤口敷料：邵大妈的左眼敷料包扎固定在位，外观干燥无渗血。护理人员需加强巡视，观察敷料渗血渗液和包扎固定情况。叮嘱病人如有任何不适，须及时告知医护人员。

（5）外周静脉留置针通畅情况：邵大妈在术前行外周静脉留置针，术中静脉输液通畅，输注药液为预防性广谱抗生素头孢拉定，不存在高危药物静脉输液风险。但术后返回病房后护理人员仍需加强观察，提醒邵大妈在每次翻身的时候注意避免输液导管扭曲受压。

（6）自理能力：邵大妈的白内障手术时间不到半小时，麻醉方式为局麻，术后返回病房时神志清楚，手上有静脉留置针，无留置导尿、胃管等其他导管，左眼有手术伤口和敷料，能在床上正常翻身，但下床走动、如厕和床椅转换等活动均需要有人协助。

（7）相关风险评估：跌倒/坠床风险与入院时相比，增加了2分危险因素，即左眼有敷料纱布包扎，单侧视力障碍无法正常视物，影响活动能力，需要他人协助。深静脉血栓形成风险在入院时评估仅为3分，术后增加了1分危险因素，即小手术（手术时间＜45分钟），仍属中危。压力性损伤风险同术前，无明显危险因素。

（8）心理状态：手术是目前治疗白内障的唯一有效手段。但邵大妈术前有焦虑情绪，对手术效果存在较大期望，同时又担心手术失败。手术返回病房后反复向医护人员打探自己的手术过程，询问什么时候能够将纱布拿掉，很想早点看到手术的效果。护士首先应理解其迫切想看到手术效果的心情，但要耐心向她解释，纱布敷料对左侧术眼具有保护作用，目的是使眼球减少转动，让眼部得到充分休息。术后除吃饭、上厕所外，要卧床静养，特别要注意避免磕碰术眼，以免造成前房积血、眼压升高等并发症。左眼上的纱布敷料将在第2天由医生打开并做眼科检查，之前不可擅自打开。

8. 该病人目前存在的护理诊断/护理问题

（1）急性疼痛　与眼压升高有关。白内障手术中将人工晶状体植入囊袋内后需注入平衡液以维持眼压。术后可能有暂时轻度眼压升高，可引起疼痛。病人的疼痛评分为1分，自诉为隐痛，存在疼痛的问题。如果发生感染、前房积血等并发症时，疼痛将明显加重，疼痛性质也会有所改变。

（2）自理缺陷　与病人左眼手术后包扎无法正常视物有关。白内障手术有眼部手术切口，左眼术后纱布敷料包扎，病人只能用右眼视物，单侧视力障碍易导致丧失立体感和平衡能力。为避免病人发生跌倒事件，在下床走动和如厕时必须有人搀扶，自理能力评分为85分，属部分丧失自理能力。

（3）焦虑　与担心术后视力恢复效果不佳有关。病人神志清醒，但非常迫切想看到手术效果，担心术后视力恢复不佳，表现出明显的焦虑情绪。

（4）潜在并发症：感染。白内障手术应为Ⅰ类手术切口（清洁手术）。病人为老年人，肥胖，又有多年糖尿病，免疫力较差，如果术中术后不注意无菌原则，极易造成眼部感染，需要引起注意。

（5）知识缺乏：缺乏白内障相关的疾病知识。病人因为听说要等到白内障完全成熟才可手术，因此将病情耽误到白内障过熟期，增加了手术难度。病人术后询问护士何时可以摘掉纱布等，提示其对手术的相关知识存在不足。

案例资料 11-2E

补充资料：

术后第二天，病人未诉明显不适，术眼敷料已更换，敷料外观干燥，无渗血渗液现象，提示术区无明显炎症或感染迹象。生命体征监测显示病人心率、血压、呼吸频率及体温均在正常范围内。术眼视力检查结果为1.0，角膜透明度良好，轻度水肿相较术前有所减轻，前房深度保持正常，人工晶体位置居中，眼底检查未见明显异常。眼压测量结果为

笔记栏

17.5mmHg，处于正常参考值范围内，未观察到青光眼相关症状。病人未报告药物不良反应，改为二级护理，拟于今日出院。出院医嘱：普南扑灵（普拉洛芬）滴眼液滴左眼，4/d；可乐必妥（左氧氟沙星）滴眼液滴左眼，6/d；百力特（醋酸泼尼松龙）滴眼液滴左眼，6/d；典必殊（妥布霉素/地塞米松眼膏）涂左眼1/晚。

请思考：

9. 如何向邵大妈介绍4种滴眼液的正确使用方法？

10. 为邵大妈制订出院计划时，健康教育指导的重点是什么？

问题解析：

9. 白内障手术后4种滴眼液眼部用药的正确使用方法　老年白内障手术后要坚持按时滴眼药。病人的出院医嘱中4种滴眼液/膏含有激素和抗生素，主要用于预防感染和消除充血水肿。2周后须停用激素类滴眼液，换用保湿为主的滴眼液。需在病人出院前教会她正确的眼科用药方法。可先在病房由护士帮助病人滴药，然后耐心指导病人或者家属自行滴药，争取做到正确的自行滴药方法。

滴眼液正确使用应注意以下几点：①先用肥皂及清水洗净双手、擦干，并最好采取卧姿（坐着也可以）。②头部稍往后仰，用一只手的示指往下拉下眼睑（手术切口在上部，勿拉上眼皮），这时眼睛要往上看，另一只手点下眼药水，每次1~2滴即可。③注意眼药瓶口不要接触眼睛和手，以防污染。必要时可以选用一次性滴眼液管。眼药水启封后1周内未用完的应及时更换。④最后放开下眼睑，轻轻闭眼，休息3min即可。

10. 老年白内障术后健康教育指导重点

（1）定期复诊：白内障手术一般预后较好，病人经1~2周抗炎消肿治疗可恢复正常的视觉功能。建议术后1周、2周、1个月、2个月、3个月应定期复诊。

（2）避免术眼受伤和疲劳：术后1个月内外出尽量选择坐车，避免颠簸。术眼部位可戴眼罩，严禁外力碰撞、按压、低头、揉眼，尤其注意避免眼部及眼周围头部的碰撞伤。午睡和夜间睡眠要平卧或右侧卧位。外出时要防风沙，可配戴眼镜、墨镜，避免异物进入眼内。平时洗脸时勿用力擦洗以免引起前房积血或伤口裂开。恢复期避免长时间看电视读书报，以防术眼疲劳。

（3）避免升高眼压的各项活动：术后3个月内避免剧烈运动，避免过快转动头部，避免用力咳嗽、憋气或打喷嚏，避免提拉重物，防止眼压波动。但一般生活不受限制。

（4）不吃辛辣有刺激性的食物，多吃蔬菜水果，保持大便畅通。

（5）患有高血压、糖尿病的人要坚持服药。

（6）手术切口2~3周左右愈合，而邵大妈是糖尿病病人还应适当延长愈合时间。此期间内洗脸、洗头注意不要让水进入手术眼内，防止感染。剪发、染发、烫发原则上术后1个月后才可进行。

（7）病人术后近半年的时间可能有些畏光，通过佩戴浅色太阳镜，防止紫外线对眼睛的伤害。个别病人3个月后可根据需要做验光检查，如有残留的屈光不正，需要配镜矫正。

（8）如出现以下情况，需要立即到医院就诊：突发眼部不适、异物感、红肿、流泪、持续疼痛，低热，眼球极度充血、畏光，明显的视力下降，以及头痛、呕吐等各种异常症状。上述表现提示病人有较大可能发生了术后并发症，需尽快就诊检查治疗。

笔记栏

215

案例资料 11-2F

补充资料：

邵大妈出院后依从性良好，按医嘱定时滴眼药、涂眼膏，口服降糖药。一周后复诊未出现眼红、眼痛、视力下降等不适，血糖和血压监测已恢复正常水平。2 周后改换玻璃酸钠滴眼液，6 次 /d。3 周后再次随访，预约下周入院行右眼白内障手术。

在随访中邵大妈反映，"我现在又能重新看清东西了，但为什么觉得现在看到的东西都特别亮、特别蓝呢？好像与我以前没有白内障的时候看到东西的感觉有点不一样呢。"

请思考：

11. 应该如何向病人解释白内障术后视物颜色不同于患病前这一现象？

问题解析：

11. 白内障术后视觉改变　太阳光的紫外线对眼睛有损伤，而且随着年龄积累变得越来越明显。眼内的晶状体是一个自然滤光器，25 岁成年人的正常晶状体几乎可吸收 99% 的紫外线和 50%～70% 的短波谱线可见光，通过这个机制可以保护眼底黄斑部免受阳光的损伤。但是白内障手术后置换的人工晶体完全透明，虽然可以使用较为先进的能阻挡阳光中部分紫外线或者可以滤过部分短波蓝色光的人工晶体，但仍然会增加视网膜光损伤的机会。因此对于刚做完白内障手术的病人，会出现视物发亮、发蓝，这是正常现象。这一暂时现象，经过 3～6 个月大脑适应调整后可恢复正常。建议邵大妈在这段时间出门时佩戴墨镜。

（张立力）

• • • • **思考题** • • • •

1. 骨质疏松症的类型有哪些？哪些人群是重点关注的骨质疏松症高风险人群？
2. 设计一套适合老年骨质疏松病人的锻炼康复计划。
3. 在术前准备阶段，老年白内障病人需要进行哪些特别的检查与评估？

ER 12
本章数字资源

　　孕产期是女性一生中最重要的时期之一。在此期间，女性不仅需要经历特殊的生理变化，同时由于多种角色功能变化，常常需要进行心理和社会功能的调整。不仅如此，作为孕产期护理重要的组成部分，胎儿和新生儿的健康状况同样需要关注。

　　在妊娠期，胎儿循环的存在、内分泌系统的适应性变化以及胎盘分泌大量激素，使孕妇出现一系列解剖和生理改变，如妊娠期血容量显著增加使孕妇心肺负担加重，血液呈高凝状态增加血栓性疾病的风险。随着胎儿及其附属物的娩出，产褥期女性的子宫通过自身收缩减少产后出血，随着子宫的复旧，阴道排出恶露。胎盘娩出后体内孕激素下降，使孕激素抑制泌乳的作用急剧下降，乳腺泌乳增加，为新生儿的喂哺提供条件。在心理和社会应对上，妊娠和分娩过程使孕妇从独立个体转变为母亲的角色，不仅需要应对自身生理和心理的改变，还需要关注胎儿和新生儿的成长，若适应不良则容易出现围产期焦虑和抑郁。初产妇由于缺乏照顾新生儿的经验，往往更需要医护人员提供帮助。因而，孕产期评估不仅需要关注孕产妇生理状况，同样需要关注其心理和社会情况，以及胎儿和新生儿健康状况。

　　孕期评估要充分结合各孕期的不同特点进行。早孕期首次评估时要全面评估孕妇的健康史，包括不良妊娠史和家族遗传病史等。注意评估早孕反应的严重程度，有无接触放射线和致畸物等。妊娠12周后，子宫从盆腔进入腹腔，可以在腹部触及子宫底，每次产前检查除了评估孕妇的生命体征及一般情况外，还需关注孕期增重，以及胎心、子宫底高度和腹围，以判断胎儿的发育情况。此外，需要根据孕周筛查母儿合并症，如进行非整倍体检测和产前诊断等。正常情况下，孕期至少进行2次腹部超声，分别为妊娠18~22周进行胎儿结构筛查，妊娠32~34周全面评估胎儿及附属物有无异常。妊娠36周开始每周进行胎心曲线监护，了解有无胎儿窘迫。产后需要重点评估阴道流血及子宫复旧等母体情况，同时评估乳汁分泌和新生儿喂养情况。妊娠至产褥期全程均需要关注孕产妇心理反应及角色调整过程。

　　本章选择4个案例，分别对不同情况下的孕妇及产妇的评估要点进行分析和讨论。

　　案例1主要探讨妊娠期妇女的评估。以一位并发妊娠期糖尿病孕妇为例，分析和探讨了不同孕期需要评估的主要内容，包括孕期常见的症状与不适的评估和观察要点、产前筛查和产前诊断的结果判读和产前诊断手术前后评估要点，以及孕期胎心监护的识别要点，使学生了解孕期专科评估要点。

　　案例2选择了一位妊娠期高血压孕妇。妊娠高血压是妊娠期所特发的疾病，发病率高，且容易造成母体和胎儿多器官严重并发症，如子痫、胎盘早剥、胎死宫内等。本节结合具体案例对妊娠高血压孕妇的评估要点进行了分析和探讨，包括妊娠期高血压的主要临床特点、药物治疗观察要点等。

　　案例3是一位正常产后的孕妇。通过该案例阐述了阴道分娩后各时间段容易出现的护理问题和评估要点，包括产妇的评估，也包括新生儿住院期间母乳喂养及健康状况的评估。

　　案例4是一位产后出血（post-partum hemorrhage）病例。产后出血是孕产妇死亡的最主要原因，本节结合一位阴道分娩产后出血的病例，阐述了阴道分娩失血性休克进展过程、临床特点及评估要点，从而提高学生及时识别产后出血和救治的能力。

笔记栏

第一节　妊娠期妇女的评估

 案例资料 12-1A

2022 年 12 月 21 日门诊

一名女性前来就诊，诉其由于不孕症于 2022 年 11 月 18 日在该院进行了胚胎移植，此次希望来医院检查是否怀孕。如果确认怀孕，希望在该院进行规律产前检查。

请思考：

1. 如何评估该女性是否怀孕？

2. 如果该女性确已怀孕，如何评估其预产期？

3. 如该女性 B 超证明该孕妇确为宫内早孕，此时还需要评估什么内容？

问题解析：

1. 评估女性怀孕的方法　临床上评估女性是否怀孕的常用方法包括尿妊娠反应试验、血 HCG 检查、腹部超声检查。对于育龄女性在家庭中可以采用基础体温测定的方法协助其尽早识别是否怀孕。该女性为进行辅助生育技术的病人，宫外孕的发生率相对增加，可以通过尿妊娠反应试验或血 HCG 值测定来评估其是否怀孕，同时进行腹部超声检查确认是否为宫内妊娠。

2. 评估预产期　如果该女性确认已怀孕，需要根据其胚胎移植的方法来推断其预产期。临床上目前常用的胚胎移植包括卵裂期的胚胎移植和囊胚移植，前者是选择受精后第 2 ~ 3 天的卵裂期胚胎，而后者则在受精后人工孵化至第 5 ~ 6 天再移植入宫腔。对于该女性，如接受了常规胚胎移植，则从移植时间往前推 17 天开始记作末次月经第一天，即月经周期第一天为 11 月 1 日，推算其预产期为 2023 年 8 月 8 日。如该女性接受了囊胚移植，则从移植时间往前推 20 天开始记作末次月经第一天，即月经周期第一天为 10 月 29 日，推算其预产期为 2023 年 8 月 5 日。

3. 确认宫内早孕后，需进一步评估的内容　如果确诊为宫内早孕，需要全面评估该孕妇的情况，包括人口学特征、孕期情况、既往史、过敏史、月经婚育史、家族史、心理社会状况等。对于人口学特征，临床上需要评估孕妇在预产期时的年龄，预产期时大于 35 岁者为高龄孕妇。早孕期应注意询问孕妇有无腹痛、阴道流血、早孕反应等表现，是否使用保胎药物及保胎药物的种类，是否接触致畸物或放射线以及辅助检查结果。体外受精（IVF）助孕成功妊娠的早孕妇女，存在较高的流产、异位妊娠和卵巢扭转的风险，部分孕妇会出现宫内妊娠合并异位妊娠。因此，应注意做好相关疾病的评估与观察。在既往史方面，除常规需要评估的疾病外，还需评估不孕的原因以及辅助生育治疗的过程。在评估婚育史时，应注意其配偶的健康状况，若有过妊娠和分娩经历，需要评估其既往妊娠和分娩情况，包括妊娠和分娩过程是否顺利、有无合并症和并发症以及孩子的健康状况等。在家族史方面，还应注意评估孕妇及其配偶有无家族遗传病史。由于不孕症孕妇多经历过坎坷的治疗过程，且长期背负不孕症所带来的家庭和社会压力，很多女性孕期存在比较严重的心理问题，因此应特别注意其心理社会状况的评估。

 知识链接

囊胚移植技术

早期的常用 IVF-ET 技术是卵裂期胚胎移植。囊胚移植是将受精卵在体外培养 5 ~ 6 天，发育至囊胚期后移入宫腔。正常生理情况下，胚胎在输卵管内发育至第 5 天或第 6 天，成为桑椹胚或囊胚后移行入宫腔。囊胚移植使胚胎发育与子宫内膜发育同步性更好，从而提高妊娠率。

案例资料 12-1B

　　就诊当日，评估资料补充如下：

　　该女性现年 38 岁，28 岁结婚，婚后夫妻生活正常，一直未孕。因"多囊卵巢综合征"分别于 2019 年 5 月和 2021 年 1 月进行 2 次卵裂期胚胎移植，均失败。此次于 2022 年 11 月 18 日进行囊胚移植，1 周前开始出现恶心、呕吐，进食量明显减少，每日仅能进食 3 碗左右大米粥。无腹痛及阴道流血。胚胎移植后一直口服地屈孕酮，每天 20mg。腹部 B 超提示宫内早孕 7^{+5} 周，可见胎心和胎芽。尿常规提示尿酮体"1 +"。孕妇身高 162cm，孕前体重 60kg，目前体重 59kg。既往体健，无糖尿病、心脏病及遗传病等家族史，无药物、食物和花粉等过敏史。配偶体健，无家族遗传病史。交谈中该妇女对能够成功怀孕非常高兴，但多次询问"病友们都说试管婴儿容易流产，我是不是也会流产啊？"

　　请思考：

　　4. 该孕妇可能存在的护理诊断 / 护理问题有哪些？

　　5. 该孕妇进食量明显减少，还需进一步评估什么？

　　问题解析：

　　4. 该孕妇可能存在的护理诊断 / 护理问题

　　（1）营养失调：低于机体需要量　与妊娠反应较重影响进食有关。该孕妇目前为宫内早孕，1 周前开始出现早孕反应，体重较孕前下降 1kg，且尿常规尿酮体 1 +，这些都提示孕妇早孕反应较重，出现营养不足的表现，故可以诊断为"营养失调：低于机体需要量"。

　　（2）焦虑　与担心不良妊娠结局有关。该孕妇结婚多年一直未孕，且之前有两次辅助生育失败的经历，在交谈中反复询问护士自己是否也会流产，提示她尽管对此次成功妊娠非常高兴，但由于其对妊娠结局的期望值很高同时自己又非常担心出现不良妊娠结局，故该孕妇可以诊断为"焦虑　与担心不良妊娠结局有关"。

　　5. 对于该孕妇的早孕反应还需进一步评估的内容　早孕反应一般出现在妊娠 6~8 周，严重的早孕反应会使孕妇出现饥饿性酮症。该孕妇尿常规出现酮体 1 +，说明孕妇已出现饥饿性酮症。酮体的分子量较小，可以通过胎盘并对胎儿产生不良影响。因此，对于严重早孕反应的孕妇，需要评估其每日饮食的具体情况，从而指导其进食，以预防饥饿性酮症的发生。同时动态监测尿酮体情况和孕妇体重变化。

　　当孕妇每日碳水化合物的摄入量小于 130g 时，出现饥饿性酮症的风险增加。该孕妇每日仅能进食 3 碗左右的大米粥，通常 1 碗粥大概约需要大米 25g，因而该孕妇每日进食的主食量约 75g（相当于 3 份），约含碳水化合物 60g，远低于妊娠早期要求每日碳水化合物不小于 130g 的需要。

 案例资料 12-1C

　　该孕妇妊娠 15 周时，手持医生开的"羊水穿刺"处方来到分诊台预约羊水穿刺。但同时喃喃自语："我必须做这个手术吗，会不会导致流产呢？"

　　请思考：

　　6. 根据上述资料，该孕妇是否有新增的护理诊断 / 护理问题？

　　7. 当日孕妇进行羊膜腔穿刺前还需要评估什么？

　　8. 羊膜腔穿刺术后的评估要点是什么？

笔记栏

219

问题解析：

6. 该孕妇新增的护理诊断／护理问题 从该孕妇的言行上可以看出其对羊水穿刺的意义及安全性并不了解，从而表现出对该项检查的犹豫不决，故可以诊断为"知识缺乏：缺乏羊水穿刺意义及安全性的知识"。羊水穿刺尽管有风险，但并发症的风险整体不超过 1%，故为比较安全的产科诊疗手术，孕妇不必过于紧张。

7. 羊膜腔穿刺术前评估 有感染或流产征象的孕妇不能进行羊膜腔穿刺术，故穿刺前应评估孕妇生命体征、血常规，以及有无腹痛、阴道流血或流液等情况。

8. 羊膜腔穿刺术后评估要点 羊膜腔穿刺术后可能出现的并发症有流产、羊水渗漏、宫缩和感染，其中术后早期最常见的是宫缩，因而术后当时应评估孕妇有无腹痛及宫缩表现，如有宫缩应遵医嘱给予抑制宫缩的药物。同时告知孕妇回家后需要观察有无阴道羊水渗出、发热和腹痛等症状，如有症状应该尽快返回医院就诊。

 案例资料 12-1D

　　该孕妇妊娠 20 周时行羊水穿刺，术后无腹痛及阴道排液，术后体温正常。检查结果回报：46XN，未见异常染色体核型。妊娠 25 周时，该孕妇拿着 OGTT 结果来门诊，显示空腹血糖 4.2mmol/L，服糖后 1 小时和 2 小时血糖分别为 11.2mmol/L 和 9.5mmol/L。

　　请思考：
　　9. 如何解读此 OGTT 结果？
　　10. 该孕妇还需要评估什么？

问题解析：

9. OGTT 结果的解读 正常情况下一般在妊娠 24～28 周行 75g 葡萄糖 OGTT 试验，分别测定空腹、服糖后 1 小时和 2 小时血糖，正常值分别小于 5.1mmol/L、10.0mmol/L 和 8.5mmol/L，任何一个时间点的值达到或超过正常值即可诊断为妊娠期糖尿病。该孕妇服糖后 1 小时和 2 小时血糖均超过正常值，故可以诊断为妊娠期糖尿病。

10. 孕妇需要评估的内容 对于妊娠期糖尿病孕妇，需要根据孕前体重指数以及胎儿宫内情况等制订合理的饮食和运动方案。因而，需要评估以下内容：

（1）孕前体重及孕期体重控制：根据孕前体重指数指导孕期体重控制，具体参见国家卫健委 2022 年 7 月发布的《妊娠期妇女体重增长值标准》（表 12-1）。妊娠期糖尿病孕妇孕期体重管理非常重要，过量的体重增加不利于血糖控制，同时增加巨大胎儿风险，而体重增加不良则增加胎儿宫内发育迟缓的风险，因而也要避免孕妇过分控制饮食造成营养不良。所以，妊娠期糖尿病孕妇每次产检均要评估孕期体重增加情况是否符合要求。

表 12-1 不同孕前体重指数的孕妇孕期体重增加范围

孕前 BMI/ （kg·m⁻²）	孕期体重增加范围 /kg	妊娠早期体重增长范围 /kg	妊娠中晚期平均每周体重 增加 /kg
＜ 18.5	11.0～16.0	0～2.0	0.46（0.37～0.56）
18.5 ≤ BMI ＜ 24.0	8.0～14.0	0～2.0	0.37（0.26～0.48）
24.0 ≤ BMI ＜ 28.0	7.0～11.0	0～2.0	0.30（0.22～0.37）
≥ 28	5.0～9.0	0～2.0	0.22（0.15～0.30）

笔记栏

（2）孕期孕妇情况评估：由于妊娠期糖尿病孕妇发生妊娠高血压的风险增加，因而产检时均要评估血压及蛋白尿，同时需要评估孕妇饮食和运动情况，从而给予相应指导。

（3）胎儿情况评估：评估孕妇子宫底高度和腹围，了解胎儿生长发育情况，必要时通过腹部超声评估羊水量和胎儿发育情况及大小是否符合孕周。

 案例资料 12-1E

> 　　该孕妇进行饮食和运动调整 3 周后在妊娠 28 周时返回门诊，其血压正常，尿蛋白（−），尿酮体（++），胎心、胎动好，子宫底高度 26cm（25 周时子宫底高度 24cm），腹围 92cm（25 周时腹围 91cm），体重 64kg（25 周时体重 64.5kg），空腹血糖控制在 3.0～4.7mmol/L，餐后 2 小时血糖控制在 4.5～4.8mmol/L。
>
> 　　**思考题：**
> 　　11. 根据上述资料，判断该孕妇存在什么问题？
> 　　12. 为了给孕妇更全面的指导，还需要评估什么？

问题解析：

11. 该孕妇存在的问题　　根据所提供的资料显示，该孕妇存在以下问题：

（1）空腹血糖偏低：妊娠期糖尿病孕妇的血糖控制目标是空腹血糖在 < 5.3mmol/L，餐后 1 小时 < 7.8mmol/L，餐后 2 小时 < 6.7mmol/L，避免血糖 < 3.3mmol/L。该孕妇空腹血糖有 < 3.3mmol/L 的情况，说明有空腹血糖偏低的情况。

（2）体重增加不良：妊娠糖尿病孕妇在控制饮食时仍应合理增加体重，每周应增加 0.26～0.48kg（见表 12-1），而该孕妇从孕 25～28 周，体重下降 0.5kg，说明孕妇体重增加不良。

（3）辅助检查情况：该孕妇子宫底高度和腹围在正常范围，并正常增加。血压和尿蛋白正常，但尿酮体（++）。

综上，该孕妇空腹血糖偏低、体重下降以及尿中出现酮体，均提示孕妇饮食控制过分严格。

12. 该孕妇还需要评估的内容　　由于该孕妇饮食控制过分严格，因而需要再次详细评估其饮食和运动情况，从而保证母儿双方正常的营养需求。

（1）评估饮食情况：需要详细评估每日的总热量是否合理，以及是否能够合理选择不同生糖指数的食物以及合理分餐等。

妊娠糖尿病孕妇不应过度限制总热量和碳水化合物，尤其是碳水化合物摄入不足容易出现酮症。妊娠早期总热量不低于 1 600kcal/d。妊娠中晚期以 1 800～2 200kcal/d 为宜。每日碳水化合物不低于 175g，蛋白质不低于 71g，限制饱和脂肪酸的比例。同时评估孕妇是否能够合理选择不同生糖指数的食物。妊娠糖尿病孕妇应当尽可能避免生糖指数高的食物，比如糊化度高的粥和面条等；或者将生糖指数高的食物和升糖指数低的食物搭配同时进食，如进食面包时可以同时搭配黄瓜或西红柿等生糖指数低的食物。

妊娠糖尿病孕妇在控制总热量的同时需要合理分餐，定时定量进餐，从而保持血糖水平的相对稳定。妊娠糖尿病孕妇要求每日 5～6 餐，早餐占总能量的 10%～15%，午餐和晚餐占总能量的 20%～30%，加餐占总能量的 5%～10%。

（2）评估孕妇运动情况：无运动禁忌证的妊娠糖尿病孕妇可以在三餐后运动。每周至少 5 日，每日 30 分钟中等强度的运动。不建议过分运动，否则容易出现低血糖甚至流产或早产征象。运动疗法的禁忌证包括心脏病、视网膜病变、宫颈功能不全、先兆早产或流产、宫内发育迟缓、前置胎盘、妊娠高血压等。该孕妇无运动禁忌证，餐后血糖控制良好。

笔记栏

221

经了解该孕妇每日6餐，就餐时间分别为7：00—9：30—12：00—15：30—18：00—20：30，早餐、午餐、晚餐后各运动（散步）20分钟。每日主食175～200g，其中粗粮约75g，水果每日150～200g，肉类150g，鸡蛋1个，牛奶500ml，核桃2个。分析认为该孕妇六餐时间分配合理，运动量适宜，主食量偏少，水果和鱼肉蛋类基本合理。建议其每餐适当增加主食的摄入量，以保证足够的热量摄入。

 案例资料 12-1F

该孕妇37周时进行产前检查，体重69kg，血压120/80mmHg，尿蛋白阴性，下肢水肿（+）。36周时超声显示胎儿大小2 800g，AFI（羊水指数）12.5cm。空腹血糖控制在4.0～5.0mmol/L，餐后2小时血糖在5.0～6.6mmol/L。

请思考：

13. 如何评价该孕妇以上情况？

14. 还需要评估哪些内容？

问题解析：

13. 相关资料的临床意义

（1）孕妇指标情况：孕妇体重共计增加9kg，在合理范围。空腹血糖要求的控制目标为< 5.3mmol/L，该孕妇空腹血糖控制在合理范围；餐后2小时血糖控制目标在< 6.7mmol/L，该孕妇餐后2小时血糖控制在合理范围。尽管下肢水肿（+），但血压和尿蛋白均正常，目前无妊娠高血压的表现。

（2）胎儿指标情况：该孕妇妊娠37周，超声估计胎儿体重在合理范围。妊娠晚期羊水量评估对于评估胎儿宫内情况非常重要，尤其对于妊娠糖尿病的孕妇。临床常用超声测定羊水指数（AFI）的方法判断羊水量是否正常。妊娠糖尿病孕妇如出现羊水过多，常由于血糖控制不好造成，羊水过少则多见于胎盘功能减退。≥ 25cm时可以诊断为羊水过多，≤ 8cm为羊水偏少，≤ 5cm为羊水过少，该孕妇AFI在正常范围。

14. 还需要进一步评估的内容

（1）评估胎动：胎动是母体能够感知胎儿宫内安危的重要内容，一般在妊娠18～20周出现，一直持续至分娩前。妊娠28周后要求坚持每日自数胎动。可以每天早中晚各数1小时，3个小时胎动次数的和乘以4则为12小时胎动，12小时胎动数≥ 30次为正常，或者连续数2小时胎动，10次以上为正常。孕妇需要关注自身胎动变化，出现明显增多或者明显减少，均应及时就医。

（2）评估胎心监护：妊娠36周后至少每周胎心监护一次，以评估胎儿宫内储备情况。该孕妇已经37周，应每周进行一次胎心监护。

 案例资料 12-1G

该孕妇38周产检时胎心监护如图12-1所示。

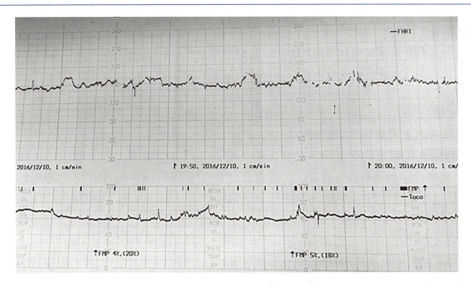

图 12-1　胎心监护曲线

请思考：

15. 评估孕妇胎心监护是否正常？

问题解析：

15. 该孕妇胎心监护曲线的评估　孕妇胎心曲线图上两条曲线，上面的曲线显示胎心变化，下面的曲线显示宫缩压力变化。从宫缩压力曲线可以看出该孕妇目前无宫缩，此胎心监护曲线应该是无应激试验（non-stress test，NST）。

（1）评估胎心基线：正常胎心基线应该在 110～160 次 /min，该孕妇的胎心基线在 140～150 次 /min，在正常范围。

（2）评估胎心基线变异：该孕妇胎心基线变异程度相当于胎心监护标尺上的一个小格左右的变异幅度，大约 10 次 /min，在正常范围。

（3）评估有无减速：该孕妇胎心监护曲线中无明显减速。

（4）评估胎心加速反应：该孕妇胎心监护显示 20 分钟内 4 次胎心加速，加速幅度在 15 次 /min 以上，反应良好。

综上所述，该孕妇胎心监护为 NST 反应型，说明目前胎儿宫内储备良好，无胎儿宫内缺氧。

该孕妇于妊娠 39 周时自然临产，阴道分娩一男性新生儿，生后 Apgar 评分为 10 分，于产后第 2 天顺利出院。

（卢　挈）

第二节　妊娠高血压病人的评估

案例资料：12-2A

孕妇张女士，30 岁，妊娠 32^{+2} 周，因下肢水肿就诊，平素月经规律，周期 28～29 天。左上臂血压 140/90mmHg，右上臂血压 145/95mmHg，脉搏 92 次 /min。查体可见双下肢压凹性水肿至小腿，未达到膝关节。自述晨起休息时不缓解。该孕妇为流动人口，有产前检查但不规律。

请思考：

1. 如何判断该孕妇的血压情况？
2. 还需要进行哪些检查与评估？

问题解析：

1. 该孕妇的血压判断　对于所有孕妇，产前检查首次测量血压时均推荐测量双上臂血压，并以高者作为血压测量的标准。一般情况右上臂血压高于左上臂，但双侧收缩压差如果大于20mmHg，需要排除是否有其他异常。如果首次发现血压大于140/90mmHg，应间隔4~6小时复测，或者根据医嘱进行24小时血压监测。如孕妇收缩压≥160mmHg，或者舒张压≥110mmHg，15分钟内重复测定。如血压低于140/90mmHg，但较基础血压升高30/15mmHg，虽不能作为诊断依据，但应密切随访。

该孕妇双侧收缩压差为5mmHg，在正常范围。右上臂血压高于左上臂，应以右上臂血压作为测量标准，目前血压应记为145/95mmHg。

2. 该孕妇需要继续评估的内容　妊娠晚期由于增大的子宫压迫下腔静脉，影响下肢静脉血液回流，很多孕妇可以出现足部或下肢水肿，但正常情况下休息后可缓解。该孕妇出现水肿，但晨起不缓解，这种在妊娠晚期出现的休息后不缓解的下肢水肿应首先考虑妊娠高血压的可能，因而需要注意评估以下内容：

（1）生命体征：尤其需要评估孕妇血压情况，包括妊娠前基础血压、此次妊娠期间血压变化以及目前的血压情况。

（2）体重和出入量情况：评估孕妇到此次检查时孕期体重累计增加情况，以及近期体重增加情况。体重变化可以反映孕妇出入量是否平衡，短时间体重明显增加常提示身体出现正平衡。正常成人每日不显性失水500~800ml，如果入量减去显性失水（如尿量、大便含水量、出血量等）大于不显性失水，则提示出现正平衡。

（3）伴随症状及胎儿情况：评估孕妇有无头痛、头晕以及视力变化。正常妊娠产检时每次均需要评估孕妇子宫底高度、腹围及胎心胎动情况，但由于孕妇出现下肢水肿，有妊娠高血压的可能，还需要了解有无宫缩及子宫松弛情况，判断有无胎儿窘迫及胎盘早剥等表现。

（4）其他健康史：包括本次妊娠及产前检查情况、既往病史及婚育史等。评估本次妊娠是否顺利，进行过哪些检查，结果是否正常，妊娠期间是否出现其他症状以及有无特殊用药等。评估孕妇既往有无高血压疾病、慢性肾病及其他风湿免疫病等。评估孕妇既往生育史，尤其注意既往妊娠过程中有无妊娠高血压。

（5）辅助检查：评估孕妇尿常规情况，尿蛋白定性异常者，需要进行24小时尿蛋白定量检查。

📄 案例资料 12-2B

补充资料：

孕妇为经产妇，既往体健，无高血压及糖尿病病史。目前妊娠32^{+2}周，血压145/95mmHg，脉搏84次/min，无头痛、头晕及视物不清等不适，孕期共计增重10kg，最近1周体重增加1.5kg。胎心胎动好，无子宫收缩，子宫松弛好，今日尿常规尿蛋白（＋），血常规和凝血均正常。此前共进行过3次产前检查，唐氏筛查低风险，未行OGTT检查。1周前曾外院产检，血压120/80mmHg。行腹部超声检查，胎儿大小符合孕周，未见明显结构异常。

笔记栏

　　5 年前于妊娠 29 周因胎膜早破，早产自然分娩一女婴，分娩过程顺利，无妊娠糖尿病和妊娠高血压等疾病。新生儿生后 2 周因肺部感染夭折。

　　请思考：

　　3. 该孕妇还需要进行哪些检查与评估？

问题解析：

　　3. 孕妇需要进一步评估的内容　从目前资料可见，较 1 周前相比，孕妇的血压升高，体重增加明显，尿蛋白（+），有子痫前期的表现，需要进一步评估是否有其他器官受损的情况，包括以下内容：

　　（1）血压监测：该孕妇既往无高血压病史，此次妊娠无规律产前检查，1 周前血压正常，此次首次发现血压升高达到 145/95mmHg，需要进行血压监测。可以使用血压计，或者进行 24 小时动态血压监测，以了解孕妇血压昼夜波动情况。

　　（2）其他辅助检查：由于孕妇有血压升高和尿蛋白异常，高度可疑患有子痫前期，但由于该孕妇无规律产前检查，其血压升高和尿蛋白异常是否有其他原因，如肾脏疾病、甲状腺疾病及风湿免疫病等还需要进一步明确。该孕妇自诉既往体健，但由于孕妇本人为流动人口，平素医疗保健常常不足，且由于很多疾病病情隐匿，不能单纯依靠孕妇的自诉来判断其是否有其他病因。而妊娠高血压可致多个靶器官，尤其是颅内血管、肝、肾、心脏、胎盘多器官受累，且受累情况存在个体差异，即不同病人可有不同靶器官的不同程度受累，因此，应根据医嘱进一步检查 24 小时尿蛋白定量、OGTT、甲状腺功能、肝功能、肾功能、心肌酶、心电图等，必要时进行风湿免疫病相关实验室检查和超声心动检查等。

 案例资料 12-2C

　　医生为孕妇开出以下检查：24 小时尿蛋白定量、OGTT、甲状腺功能、肝功能、肾功能、心肌酶、超声心动、心电图、24 小时动态血压监测。3 天后（32^{+5} 周）孕妇携以上检查结果返回门诊，肝肾功能、甲状腺功能、心肌酶、超声心动、心电图检查均正常，OGTT 分别为 4.9mmol/L、9.5mmol/L、7.5mmol/L。24 小时动态血压最高值为 170/110mmHg，出现在夜间 10 点左右。24 小时尿蛋白定量为 3.5g。因病人病情较重，且病情发展迅速，急诊收入院治疗。

　　请思考：

　　4. 该孕妇目前的医疗诊断及诊断依据是什么？

　　5. 该孕妇入院后需要注意哪些方面的评估？

问题解析：

　　4. 孕妇目前的医疗诊断　该孕妇血压大于 160/110mmHg，24 小时尿蛋白大于 2.0g，目前诊断为重度子痫前期（早发型）。

　　子痫前期的诊断标准如下：妊娠 20 周后出现收缩压 ≥ 140mmHg 和 / 或舒张压 ≥ 90mmHg，且伴有下列任一项：尿蛋白 ≥ 0.3g/24h，或尿蛋白 / 肌酐比值 ≥ 0.3，或随机尿蛋白（++）（无法进行尿蛋白定量时的检查方法）；无蛋白尿但伴有以下任何一种器官或系统受累：血小板减少（< 100 × 10^9/L）；肝功能损害（血清转氨酶为正常 2 倍以上）；肾功能损害（血肌酐水平大于 1.1mg/dl，或正常值 2 倍以上）；肺水肿；新发头痛（药物治疗不能缓解且不能用其他疾病解释）；视觉障碍。

子痫前期孕妇出现下述任一表现可诊断为重度子痫前期：①血压持续升高：收缩压 ≥ 160mmHg 和 / 或舒张压 ≥ 110mmHg；②血小板减少（< 100 × 10⁹/L）；③肝功能损害（血清转氨酶为正常 2 倍以上），严重持续性右上腹或上腹疼痛，不能用其他疾病解释，或两者并存；④肾功能损害（血肌酐水平大于 1.1mg/dl，或无其他肾脏疾病时肌酐浓度为正常值 2 倍以上）；⑤肺水肿；⑥新发头痛；⑦视觉障碍。

因大量蛋白尿既不作为评判子痫前期严重程度的标准，也不作为终止妊娠的指征，故最新诊断中重度子痫前期的诊断标准取消了 24 小时尿蛋白定量。

5. 入院后需要注意评估的内容 重度子痫前期容易发生多器官功能受损，且该孕妇目前妊娠 32⁺⁵ 周，医源性早产的可能性大，因而需要全面评估有无器官受累的表现和心理社会状况：

（1）颅内血管严重受累的表现：颅内血管受累可以出现高血压脑病、子痫甚至颅内出血等，因而应该评估病人有无意识改变、剧烈头痛、恶心、视物模糊等症状。颅内血管严重受累时可以出现颈抵抗或者病理征阳性，同时应注意血压变化以及眼底血管情况，必要时需要进行颅内 MRI 检查。

重度子痫前期的颅内病变可有不同表现：可因血管痉挛血供减少而表现为颅内低灌注状态，或因血压升高而造成灌注增加颅内呈高灌注状态，但两种情况均可表现为剧烈头痛，且有研究表明病人的头痛程度和颅内血管病变严重程度相关，因此需要高度关注病人有无明显的头痛表现。脑血管意外是重度子痫前期造成孕产妇死亡的常见原因之一，且与血压有直接关系，因而临床上需严格控制血压。

若病人出现视力改变、意识变化、病理征阳性等表现，提示颅内病变较严重，应给予紧急处理，并尽快终止妊娠。

（2）心脏和肺受累的表现：重度子痫前期病人外周血管阻力增加，容易出现急性左心衰竭，而由于妊娠高血压病人血液呈浓缩状态，因而其心力衰竭特点为低排高阻。应注意病人有无心力衰竭的表现，如夜间阵发性呼吸困难、胸闷憋气、咳嗽、咳痰、出入量正平衡、体重明显增加、不能平卧等症状。进行生命体征、心电和血氧饱和度监护，注意病人有无心率增加、呼吸加快以及血氧饱和度下降等表现。必要时，可进行血气分析、超声心动以及血脑钠尿肽（BNP）等检查。

（3）肝受累的表现：注意有无溶血、转氨酶升高、血小板减少（HELLP 综合征）等。病人可出现恶心、食欲下降、厌油腻、肝区叩痛、皮下出血、黄疸等表现。严重时，可出现肝被膜下破裂，表现为剑突下疼痛，可伴有肩背部疼痛。必要时，应进行血小板计数、肝功能检查等。

（4）肾受累表现：可以出现尿量减少，血肌酐升高等。

（5）下肢血栓表现：妊娠高血压病人血液呈高凝状态，容易出现下肢深静脉血栓形成，表现为双下肢不对称性水肿和腓肠肌压痛等，因而需要评估病人双下肢水肿程度以及颜色是否对称、双侧大腿和小腿腿围是否一致、腓肠肌有无压痛。

（6）子宫、胎盘受累的表现：子宫胎盘受累表现为宫内发育迟缓、胎动减少或消失，严重者出现胎盘早剥甚至胎死宫内。应注意评估病人有无腹痛、阴道流血以及胎动情况，并进行胎心监护，必要时评估腹部超声。子痫前期是胎盘早剥最常见的高危因素之一，而后壁胎盘的病人在发生胎盘早剥时常常无明显的剧烈腹痛，临床评估时需要仔细评估其他体征和辅助检查。

（7）心理社会状况：孕妇为早发型重度子痫前期，由于发病孕周较早，容易出现母儿双方并发症，且该病临床上缺乏对因治疗手段，在期待治疗的过程中如出现严重并发症常常需要通过终止妊娠来缓解病情，因而医源性早产的发生率高，救治过程中往往医疗花费也较大，故很多孕妇和家庭都面临较为突出的心理问题。护理上需要评估病人的心理状况、家庭经济情况以及对于胎儿预后的期望等。

妊娠高血压常见并发症的评估要点见表 12-2。

表12-2　妊娠高血压常见并发症的评估要点

并发症	症状	体征	辅助检查
颅内血管病变、子痫	头痛、视力模糊、意识改变、抽搐等	病理征等	MRI 或颅脑 CT 异常 眼底渗出和出血等
急性左心衰、肺水肿	胸闷、心悸、不能平卧、出入量不平衡等	心率增加、呼吸加快、血氧饱和度下降	超声心动图示左室射血分数下降、血气异常、BNP（B 型钠尿肽）升高等
HELLP 综合征	剑突下不适、上腹疼痛、恶心等	肝区叩痛、轻度皮肤和巩膜黄染等	血小板降低、转氨酶升高、LDH 升高
肾功能损伤	尿量减少	水肿加重	血肌酐升高
下肢静脉血栓	腿疼	双下肢水肿不对称、腓肠肌压痛	下肢 B 超提示血栓
子宫胎盘灌注异常	胎动减少	可以出现胎盘早剥的体征	胎心监护异常、腹部超声示胎儿生长受限、羊水过少等

 知识链接

子痫前期的分型与临床特点

　　按照子痫前期的发病时间，临床上可以分为早发型子痫前期和晚发型子痫前期，妊娠 34 周前发病者为早发型子痫前期。

　　目前的很多研究显示早发型子痫前期与晚发型子痫前期在病因、发病机制、临床表现以及妊娠结局上都存在不同，有学者认为两者可能为两种不同的疾病，早发型子痫前期对母儿的影响更大，围生结局也更差，而且发病越早对母儿的影响越大。

 案例资料 12-2D

　　病人住院当日补充评估资料如下：

　　病人意识清楚，心电监护显示心率 90～105 次 /min，血压波动在（150～170）/（105～115）mmHg，呼吸 17～20 次 /min，血氧饱和度维持在 97%～100%，体温 36.5℃。无头痛、头晕及视物不清，无胸闷、憋气症状，可以平卧，无恶心、呕吐，胎心胎动好，无子宫收缩和阴道流血，子宫松弛好，肝区无叩痛，全身皮肤无黄染和出血点，下肢水肿Ⅱ度，双侧腿围、皮温和皮色一致，双侧腓肠肌无压痛，病理征阴性。监测胎心显示为反应型，腹部超声检查胎儿孕周相当于 31 周，羊水指数 8.5cm，S/D 比值升高。

　　在评估病人时，病人多次提问"我的病情严重吗？如果早产了孩子会不会很危险？"当医生与病人和家属交代病情，询问其如果出现病情变化需要紧急终止妊娠，是否愿意为了抢救胎儿进行剖宫产手术时，孕妇开始难过哭泣。

　　入院后当日给予硫酸镁、地塞米松促胎儿肺成熟和静脉抗高血压药乌拉地尔降压治疗。在缓慢调整乌拉地尔剂量过程中，病人血压突然从 170/115mmHg 降至 120/80mmHg。

　　请思考：

　　6. 该孕妇可能存在的护理诊断 / 护理问题是什么？

　　7. 孕妇血压下降，需要注意评估的内容有哪些？

问题解析：

6. 孕妇可能存在的护理诊断/护理问题　病人目前妊娠 32^{+2} 周，早发型重度子痫前期，血压最高 170/115mmHg，胎儿相当于 31 周，其他辅助检查尚正常，该孕妇目前没有需要紧急终止妊娠的严重器官受累表现，可以在严密监护下继续期待治疗。但由于病人容易发生多器官受累的表现，因而期待治疗过程中需要严密观察病情变化。对于病人目前情况，存在以下护理诊断：

（1）潜在并发症：子痫。该孕妇目前血压最高 170/110mmHg，且尚未控制平稳，故孕妇存在子痫的潜在并发症风险。临床上需要积极控制血压并使用硫酸镁预防子痫的发生。

（2）潜在并发症：胎儿受损。妊娠高血压由于子宫和胎盘血管受累，容易出现胎儿窘迫、宫内发育迟缓，甚至胎盘早剥。该孕妇实际孕周 32^{+2} 周，但超声评估相当于 31 周，S/D 比值升高，提示已经存在一定程度的胎儿宫内受损，但目前胎心监护为反应型且超声未显示舒张期血流消失或反向，故可以在严密监护下继续妊娠。

（3）焦虑　与担心妊娠不良结局有关。妊娠高血压容易发生母儿双方的严重并发症，而且医源性早产的发生率高，很多孕妇表现出焦虑情绪。该孕妇多次提问、难过哭泣等，均表明其非常担心妊娠不良结局，尤其胎儿的结局，说明其有明显的焦虑情绪。

7. 孕妇血压突然下降，需要评估的内容　对于妊娠高血压的孕妇，降压过程中力求血压平稳下降，不可波动过大，以保证子宫 – 胎盘血流灌注。

该孕妇对抗高血压药比较敏感，尽管缓慢调整抗高血压药，也出现了血压急剧下降，需要胎心监护评估胎心变化，评估孕妇胎动情况，以及子宫松弛情况，同时立即下调降压药。

📄 案例资料 12-2E

遵医嘱调整药物用量，血压控制在（130～140）/（80～90）mmHg，脉搏 72～100 次/min，呼吸 17～21 次/min，体温 36.5～36.8℃。孕妇自诉胎动好，行胎心监护为 NST 反应型，无子宫收缩，子宫松弛好。孕妇入院后指导其控制入量，前 3 天的出入量分别为：第 1 天入量 2 360ml，尿量 1 800ml，第 2 天入量 2 400ml，尿量 1 500ml，第 3 天入量 2 150ml，尿量 850ml，体重共计增加 1.5kg。

今日孕妇入院后第 4 天，自诉轻微头痛，视物清楚，无心慌、憋气不适，可平卧，无恶心、呕吐，无腹痛，胎心、胎动好。查体：血压 135/85mmHg，脉搏 90 次/min，呼吸 20 次/min，体温 36.6℃。肝区无叩痛，子宫松弛好，无明显宫缩，水肿程度较前加重，双侧腿围较入院时增加，双侧对称，腓肠肌无压痛，双侧膝腱反射对称引出。今日急查血常规、凝血功能、肝功能、肾功能、心肌酶，检查结果示：HGB 112g/L，WBC 9.2×10^9/L，PLT 150×10^9/L，凝血功能正常，肝肾功能、心肌酶均正常，白蛋白为 24.5g/L，LDH 为 156IU/L。入院后每日进行胎心监护，均为反应型。

遵医嘱给予白蛋白 20g 静脉滴注。孕妇及配偶均希望继续期待治疗，但孕妇父母非常担心女儿健康，希望尽快终止妊娠。

请思考：

8. 根据该孕妇的出入量情况，提示需要注意哪些问题？为什么？

9. 针对其家属的担心，请评价孕妇目前的病情状态。

10. 静脉输入白蛋白时应该评估什么？

问题解析：

8. 根据该孕妇出入量情况，提示需要注意的问题　在指导孕妇控制出入量情况下，入院后 3 天的出入量均呈正平衡状态，且出入量差距逐渐增加。此时，由于大量液体淤积体内，容易出现肺水肿、心力衰竭等临床表现。同时由于该病人在使用硫酸镁治疗，入量控制过于严格会增加硫酸镁中毒的风险。并且，病人存在低蛋白血症，白蛋白下降使血液黏滞度增加，过度控制入量还会增加下肢深静脉血栓风险。

9. 评价孕妇目前病情状态

（1）孕妇的尿蛋白情况：该孕妇目前尿蛋白持续增加。大量尿蛋白并不是早发型子痫前期终止妊娠的指征，但大量蛋白尿容易发生低蛋白血症，从而加重病情变化。

（2）孕妇的血压控制情况：积极有效控制血压对于预防母体心脑血管意外和胎盘早剥等并发症非常重要。研究显示脑出血是造成妊娠高血压孕产妇死亡的第一位原因，而高血压是造成脑出血的独立危险因素。该孕妇使用抗高血压药后，血压控制在合理状态，目前无心脑血管严重受累的表现，也无胎盘早剥的临床表现。

（3）其他指标：除血清白蛋白以外，该孕妇目前的血常规、肝功、肾功以及 LDH 等检查指标均在正常范围，无严重的颅内血管受累、心力衰竭、HELLP 综合征等表现。胎儿小于实际孕周1 周，但无舒张期血流消失，也无胎儿窘迫和胎盘早剥的临床表现。目前孕妇存在严重低蛋白血症，遵医嘱适当予白蛋白纠正低蛋白血症，以维持孕妇胶体渗透压，缓解组织水肿并改善血液浓缩状态。

综上所述，该孕妇目前病情尚可，可以在严密监测下继续期待治疗，适当延长孕周，以改善胎儿预后。但要向家属告知，由于妊娠高血压的发展瞬息万变，如果孕妇或胎儿发生严重的器官受累，需要及时终止妊娠。

10. 输入白蛋白时评估要点 白蛋白是维持机体胶体渗透压的主要物质。严重的低蛋白血症使血液中的水分向组织间隙和第 3 间隙扩散，形成胸腔积液或腹水，导致有效循环血量减少而加重组织灌注不良。该孕妇低蛋白血症，需要适当输入白蛋白。但白蛋白输入过快会造成大量液体从组织间隙进入血液循环，加重心脏负担而引起急性左心衰竭。因而，输入白蛋白时需严格控制输液速度，同时严密观察血压、脉搏、呼吸、血氧饱和度以及尿量变化。临床上为预防输入白蛋白时诱发急性左心衰竭，可在白蛋白输入后适当给予利尿药。

该孕妇于当日予以 20g 白蛋白缓慢输入，随后予以呋塞米 20mg 利尿，输入白蛋白过程中孕妇未出现心率加速、呼吸加快和氧饱和度下降情况。日间入量共计 2 000ml，尿量 2 500ml。第 2 天复查血浆白蛋白为 28g/L。向夫妻双方及孕妇父母解释病情后，均表示继续期待治疗，延长孕周。

📄 案例资料 12-2F

入院后第 10 天（目前孕周为 34 周），孕妇诉早晨进食牛奶后感剑突下疼痛，测血压为150/100mmHg，脉搏 92 次 /min，呼吸 18 次 /min，体温 36.8℃。孕妇意识清楚，无头痛、视物模糊、心慌、憋气等不适，可平卧，无腹痛及阴道流血，胎心、胎动好，子宫松弛好，无明显宫缩，水肿程度较前无明显加重，双侧腿围对称，腓肠肌无压痛，双侧膝腱反射对称引出。

请思考：

11. 此时需要进一步评估哪些内容？

问题解析：

11. 此时应该评估的内容 重度子痫前期病人出现剑突下疼痛时，一定要考虑到 HELLP 综合征的可能，而不能单纯以为是进食牛奶后的上腹不适。HELLP 综合征（hemolysis, elevated liver enzymes, and low platelets）指的是"血小板减少、转氨酶升高、细胞内溶血"综合征，可以独立发病，但常并发于妊娠高血压，该病可以严重威胁母婴安全，常须尽快终止妊娠。

笔记栏

需要补充评估的内容包括：①查体判断有无肝区叩痛，皮肤有无黄染和出血点；②尽快进行实验室检查，包括血红蛋白下降，血小板下降，LDH升高，转氨酶升高和胆红素升高（尤其以非结合胆红素升高为主）。HELLP综合征还可以影响肝脏凝血因子的合成，出现凝血功能异常。

 案例资料 12-2G

补充资料：

孕妇肝区叩痛阳性，皮肤无黄染和出血点，HGB 90g/L，血小板 85×10^9/L，LDH 1 000U/L，AST 升高，胆红素升高。

孕妇及配偶仍然表达继续延长孕周的希望。

请思考：

12. 结合补充资料，该孕妇此时的医疗诊断是什么？

13. 此时如何评价孕妇的病情状态，并给予家属正确的指导？

问题解析：

12. 该孕妇目前的医疗诊断　结合体征和实验室检查，该孕妇目前出现了 HELLP 综合征。

13. 评价孕妇目前状态　重度子痫前期病人终止妊娠的时机：妊娠不足 26 周孕妇经治疗病情危重者建议终止妊娠。孕 26 周至不满 28 周孕妇根据母胎情况及当地母儿诊治能力决定是否可以行期待治疗。孕 28~34 周，如病情不稳定，经积极治疗病情仍加重，应终止妊娠；如病情稳定，可以考虑期待治疗，并建议转至具备早产儿救治能力的医疗机构。孕 34 周以上的孕妇，可考虑终止妊娠，原因在于继续延长孕周，其风险大于获益，且此时胎儿远期生存质量已接近足月妊娠胎儿。该孕妇目前已经 34 周，同时，已经出现 HELLP 综合征，该病常危及母儿生命，须尽快终止妊娠。

作为护士，需要告知目前考虑孕妇和胎儿的需要，医生建议剖宫产终止妊娠，而且现在孕周已 34 周，新生儿孕期结局良好，希望配合治疗，并产后做好母乳喂养准备。

病人进一步评估及处理情况：当日予以剖宫产终止妊娠，娩出一男婴，重 1 980g，Apgar 评分 10 分，新生儿转儿科治疗。

 案例资料 12-2H

病人产后 48 小时内继续予硫酸镁解痉治疗，产后 24 小时内使用乌拉地尔静脉降压治疗，产后第 2 天改为拜新同（硝苯地平控释片）口服降压治疗，血压控制良好。产后 24 小时记录出血量，术中至产后 24 小时阴道流血共计 350ml。产后 48 小时内记录出入量，每日入量在 2 200~2 500ml，尿量在 2 600~2 900ml。产后 24 小时给予镇静药，并给予下肢梯度压力仪促进下肢静脉回流，指导病人和家属卧床期间下肢主动和被动运动。在医护人员的指导下，产妇有强烈母乳喂养意愿，产妇每 3 小时挤奶一次，并将乳汁送至儿科喂哺新生儿，产后未出现涨奶情况。剖宫产术后第 1 天，产妇多次询问医护人员新生儿情况，医护人员及时联系儿科医生，告知其新生儿状况，并将新生儿在儿科的照片拿给其看，之后产妇情绪明显缓解。

产后第 3 天，病人诉左下肢疼痛。

请思考：

14. 此时还应该评估什么？

问题解析：

14. 应该评估的内容 孕产妇血液处于高凝状态，重度子痫前期病人体内缩血管物质增多、舒血管物质减少，更加重了血液高凝。该产妇自诉下肢疼痛时应该评估病人有无下肢静脉血栓的表现，包括双侧下肢皮温和皮色是否一致，双侧腿围是否对称以及有无腓肠肌压痛，并动态评估 D-二聚体的变化。小腿腿围测量时应选取髌骨下缘 10cm 处，大腿腿围为髌骨上缘 10cm 处，双侧差异大于 1cm 为异常。霍曼斯征（Homans）即直腿伸踝试验，用来检查有无腓肠肌和比目鱼肌血栓，检查时嘱病人下肢伸直，将踝关节背屈，此时腓肠肌和比目鱼肌被动拉长而刺激小腿肌肉内病变的静脉，感觉小腿肌肉深部疼痛为阳性。

产后第 3 天，产妇进行双下肢血管彩色超声，显示左下肢肌间静脉血栓，给予低分子肝素抗凝治疗，并卧床 14 天后，痊愈出院。新生儿于生后 17 天随母同时出院。

（卢　契）

第三节　正常产后妇女的评估

 案例资料 12-3A

产妇陈女士，31 岁，G_2P_0，因"停经 36^{+1} 周，规律腹痛 5h"于我院就诊。平素月经欠规则，本院建卡，孕期顺利，规律产检。

产妇自觉不规则下腹痛半天，无阴道流血流液，急诊入院，查宫缩质弱，持续 20s，间隔 5min，阴指检查宫口开 2cm，先露头，居 S-2，胎膜未破。入院后，产妇宫缩疼痛剧烈，出汗较多，进食少。00：25 产妇宫口开全，1：40 阴道分娩一女婴。

分娩后，产妇满身大汗，感到疲乏和会阴伤口疼痛，迫不及待地想看新生儿，反复询问助产士新生儿是否健康。

请思考：

1. 作为责任护士，除了上述资料外，你还希望了解产妇哪些资料？为什么？

2. 新生儿娩出后需要评估哪些内容？

问题解析：

1. 需要补充的资料 产妇的孕期经过与产程进展情况对产后健康评估至关重要，而现有资料还不够充分，需要补充以下资料：

（1）孕期情况：资料中大致描述了产妇的年龄、孕次、产次、孕期情况，但缺少既往孕产史，如有无流产、早产等情况。在健康史采集过程中，护士应详细了解本次妊娠过程，孕期各项实验室检查、产科检查、胎儿评估等结果，以及有无妊娠合并症，同时完善产妇的既往史、婚育史、月经史、个人史、家族史等信息。重点了解是否存在影响母乳喂养的病理因素，如严重心脏病、子痫、艾滋病、肝炎急性期等；是否使用影响母乳喂养的药物，如可待因、巴比妥类等。此外，产妇在围产期容易产生负性情绪及其他心理健康问题，责任护士还需评估产妇情绪状态和家庭支持等情况。

（2）产程进展：包括临产开始时间、宫缩情况、胎头下降程度、产程进展情况、各产程持续时间、胎膜破裂时间、产程中药物应用、麻醉剂使用的数量和时间等，作为下一步健康评估和护理措施的依据。

（3）产后评估：在胎儿娩出后即开始评估子宫收缩、阴道流血情况，特别是存在产后出血高危因素者。胎盘一般在胎儿娩出后 30 分钟内剥离，助产士应正确评估胎盘娩出征象和宫缩情况。产后膀胱充盈影响子宫收缩，容易造成产后出血，应评估膀胱充盈情况，及时排空膀胱，预防尿潴留。胎盘娩出后重点检查胎盘胎膜是否完整，记录胎盘娩出方式，观察胎盘形状、大小及脐带附着位置。仔细检查会阴、小阴唇内侧、尿道口周围、阴道、阴道穹窿以及宫颈有无裂伤。

2. 新生儿娩出后的评估　应评估新生儿一般状况，包括身长、体重、体表有无畸形、产伤等。若有条件，可使用脐动脉血气判断有无胎儿窘迫。Apgar 评分常用于判断新生儿有无窒息及严重程度。8~10 分属于正常，只需一般处理；4~7 分为轻度窒息，需清理呼吸道、人工呼吸等处理；4 分以下为严重窒息，需紧急抢救。1 分钟评分反映胎儿在宫内的情况，5 分钟及以后的评分反映复苏效果。但 Apgar 评分诊断新生儿窒息存在一定局限性，结合脐带血血气分析能更准确评估新生儿情况。此外，新生儿的发育特点和生理状况与胎龄密切相关，应准确评估胎龄。最准确的方法是孕早期超声检查，结合孕妇月经周期进行推算。对月经不规则、缺乏早期超声结果者，应在出生后 48 小时内，根据新生儿外表特征（如胎毛、皮肤、足底纹、乳头乳房、耳郭和外生殖器等）与神经系统检查（如新生儿肌张力）确定胎龄。

 案例资料 12-3B

　　经核对孕周无误。本次妊娠规律产检，进展顺利，实验室检查未见明显异常，唐氏筛查低风险，B 超畸形筛查无异常，OGTT 正常，GBS（B 族溶血性链球菌）阴性。孕期饮食规律，营养均衡，睡眠约每日 7.5h，质量可，近期自数胎动正常。2 天前见红，自觉规律腹痛 5h，约 4min 一次，每次持续 30s。无头痛、头晕、视物模糊、皮肤瘙痒。

孕产史：2 年前早孕人流。

既往史：否认心、肝、肺、肾等重大疾病史；否认药物过敏史；否认其他手术外伤史。

婚育史：27 岁结婚，0-0-1-0。

心理社会状况：家庭关系和睦，社会支持良好。

分娩经过：临产后胎膜自破，羊水色清。第一产程：10h，第二产程：1h15min，第三产程：5min，总产程：11h20min。检查胎盘胎膜完整，大小 17cm × 17cm × 2cm，重 620g。新生儿出生体重 2 850g，身长 48cm，外观正常，出生后 1min Apgar 评分 9 分，5min 评分 10 分。胎儿娩出后，阴道持续少量渗血，鲜红色。产妇感到会阴部伤口疼痛。

请思考：

3. 结合现有信息，你认为目前产妇可能存在哪些护理诊断 / 护理问题？为什么？

4. 作为责任护士，你将如何评估阴道渗血和会阴伤口？

问题解析：

3. 该产妇可能存在的护理诊断 / 护理问题　该产妇孕期检查和分娩过程基本顺利，无特殊用药或治疗，无产后出血高危因素。胎儿娩出顺利，Apgar 评分正常，目前评估产后出血不多，子宫收缩较好。目前主要存在的护理问题如下：

（1）潜在并发症：出血。尽管目前产妇子宫收缩良好，但产后 2 小时是产后出血的高发时间段，且该产妇目前阴道持续渗血，即使少量，仍需警惕，应提出"潜在并发症：出血"的护理诊断，并对子宫收缩和阴道流血情况进行连续评估。

（2）急性疼痛　与会阴伤口有关。软产道裂伤是产时常见并发症之一，与外阴组织弹性差、产力过强、胎儿过大、助产操作不规范等因素有关。临床表现为宫腔排空后，宫缩良好，阴道仍有鲜红色血液持续流出。本案例中，胎儿娩出后，产妇诉说会阴伤口疼痛，阴道鲜红色渗血，应考虑存在软产道裂伤。故提出"疼痛　与会阴伤口有关"的护理诊断。

（3）焦虑　与担心新生儿健康有关。本案例中，产妇反复询问新生儿是否健康，提示产妇处于一种矛盾的心理状态，一方面对新生儿充满期待、喜悦，另一方面担心新生儿是否健康，迫不及待地想要了解新生儿情况。应及时将新生儿抱至母亲胸前进行早接触、早吸吮，通过观察产妇对新生儿的接纳程度，判断母亲的行为是否适应。如果新生儿有异常情况应及时处理，尽量避开产妇，以免增加其精神负担。

（4）疲乏　与分娩过程中大量能量消耗有关。产妇在分娩过程中消耗大量能量，大量排汗，且该产妇在临产后因宫缩不愿多进食。分娩后产妇满头大汗，感到疲劳，考虑到产程中巨大的体力消耗、摄入不足，故提出"疲乏　与分娩过程中大量消耗有关"的护理诊断。

4. 阴道渗血及会阴伤口的评估　胎盘娩出后常规检查会阴、小阴唇内侧、尿道口周围、阴道以及阴道穹窿有无裂伤。若外阴及阴道无明显裂伤，宫缩良好而阴道持续性鲜红色出血时，应考虑宫颈裂伤的可能性。宫颈裂伤是阴道分娩最常见的软产道损伤之一，其高危因素包括手术助产、急产等。初产妇宫颈两侧（时钟 3、9 点处）较易出现裂伤，有时可延伸至子宫下段、阴道穹窿。有时阴道流血不多，但产妇出现会阴部疼痛，要考虑阴道血肿。阴道血肿是产后出血的一种形式，其发病隐蔽，常因发现延误致出血增多。

经评估有Ⅱ度以上裂伤者，要分清各层组织、明确解剖结构关系，逐层进行修复。缝合会阴伤口后应检查缝合区域和阴道，确保阴道口没有狭窄或缝合过紧，检查直肠，确认缝线没有穿透直肠黏膜。浅的宫颈裂伤，若无活动性出血，可不做处理。当宫颈裂伤超过 1cm 且伴有出血，或裂伤超过 3cm，需要缝合。外阴伤口水肿疼痛明显者，可使用 50% 硫酸镁湿敷、亚低温冷敷或进行超短波、红外线照射等。

 案例资料 12-3C

> 　助产士检查会阴Ⅰ度裂伤，存在一动脉断面持续出血，予以缝合，会阴稍水肿，缝合后直肠指检未及血肿，因会阴水肿和疼痛予以亚低温垫冷敷。
>
> 　新生儿置于产妇胸口进行皮肤接触。给予产后营养餐，鼓励饮水，精神状态好。体格检查：体温 37.4℃，脉搏 82 次 /min，呼吸 17 次 /min，血压 117/83mmHg。产妇双侧乳头凹陷，没有乳汁分泌。产妇对母乳喂养没有信心，询问是否需要添加配方奶。
>
> **请思考：**
> 5. 结合本案例，你认为此时应重点从哪些方面对产妇进行健康评估？
> 6. 为促进母乳喂养，需要评估哪些内容？

问题解析：

5. 产后 2 小时重点评估内容　胎盘娩出后 2 小时被称为第四产程，是产后出血的高发时期，也是母婴早接触、早吸吮的黄金时间。此时主要从以下几个方面进行评估：

（1）一般情况：注意观察产妇有无面色苍白、冷汗、寒战、打哈欠、烦躁不安等表现，及时询问产妇感受，如有无口渴、头晕、心慌、乏力等，警惕产后出血。

（2）生命体征及子宫收缩情况：约 80% 的产后出血发生在产后 2 小时内，在该阶段应警惕产后出血的发生。重点观察子宫收缩、阴道流血量以及生命体征，判断子宫底高度、硬度并及时记录。诊断产后出血的关键在于对出血量有正确的测量和判断。突发、大量的产后出血容易得到重视和早期诊断，而缓慢、持续的少量出血容易被忽视。因此在评估子宫收缩情况的同时，应详细评估产后出血量。若阴道流血量多，应积极查找原因；若阴道流血量不多，但子宫收缩不良，子宫底上升，应考虑宫腔内有积血；若子宫收缩良好，但有鲜红色出血持续流出，应考虑软产道损伤的可能。若产妇自觉肛门坠胀，提示有阴道后壁血肿的可能，应进行肛查，确诊后及时处理。

产妇体温多数在正常范围内，产后 24 小时可略升高，一般不超过 38℃，可能与分娩导致的过度疲劳有关。

 笔记栏

（3）膀胱充盈情况：产后膀胱充盈影响子宫收缩，使胎盘剥离面血窦开放，引起产后出血，在健康评估时应注意膀胱是否充盈。正常膀胱空虚时隐于盆腔内，不易触及。如下腹部耻骨联合上缘触及扁圆形或圆形脏器，囊性感，按压时有尿意，应考虑膀胱充盈，并督促产妇及时排尿。此外，如检查宫底时发现子宫偏向一侧也应考虑是否有膀胱充盈。应尽量鼓励产后2小时内排尿，并评估首次尿量，如尿量较少、排尿不畅应再次评估膀胱充盈情况，及时督促排尿，预防尿潴留。如果产妇排尿困难，不能自行排尿，需及时导尿。

（4）疼痛评估：疼痛主要与会阴伤口有关，产妇常因伤口疼痛不愿排尿而发生产后尿潴留，进而影响子宫收缩。护士应详细了解产妇疼痛感受，明确疼痛的程度和部位，仔细检查伤口缝合情况。如果产妇主诉肛门坠胀感，应注意检查会阴缝合处或阴道壁有无血肿。

（5）营养与舒适：分娩是剧烈的体力活动，体力和精力消耗很大。目前国内外对正常产程中的入量管理尚无定论。一般而言，分娩产程长，进食、饮水减少，产妇可能有体液不足的危险。本案例中，产妇临产后进食少，消耗较大，分娩后产妇容易感到口渴、饥饿和疲劳，在及时给予产后营养餐后，产妇精神状态有所好转。

6. 母乳喂养的评估 通过评估母亲一般情况、分娩状况、乳房情况、喂养情况与感受，既往母乳喂养经历等，了解母乳喂养存在的困难，给予个体化的指导，以促进婴儿生长发和母婴关系良性发展。

（1）母亲整体状况评估：应了解母亲的年龄、文化程度、社会经济地位、营养状况和精神状态等一般情况。妊娠与分娩情况，如孕产次、有无妊娠并发症与合并症、分娩方式、出血量、会阴伤口情况、疼痛等，也影响泌乳及母乳喂养体验。产后初期由于子宫收缩、伤口疼痛、乳头疼痛等，母亲可能存在不适和疼痛，影响哺乳意愿。可通过交谈、量表评估等，了解其精神与心理状态、对母乳喂养的认知以及担忧的问题等。

（2）乳房评估：评估乳房形状、大小、充盈和肿胀程度；乳头和乳晕的大小与形状，有无乳头过大、外翻、扁平、内陷、皲裂；乳房皮肤有无红肿、硬块、静脉曲张等；乳汁供应量、乳汁流出是否通畅。

一般而言，各种形态和大小的乳房都能产生足够的乳汁，但乳头乳晕的形态和大小可能影响婴儿含接。产妇自我感觉乳房明显充盈、胀满是泌乳启动的有效指标之一。若产后72小时才感到泌乳启动，为泌乳启动延迟。首次有效吸吮距离分娩的时间和分娩后前两天的喂哺次数是影响泌乳延迟启动的重要因素。产后即刻启动母婴皮肤接触，尽早实现有效的早吸吮，能够减少泌乳启动延迟，并有助于增加后期的泌乳量。肥胖、剖宫产、初产妇、乳头扁平或凹陷、泌乳认知不足等，都是影响早期吸吮的因素。

本案例中，该产妇为初产妇，双侧乳头凹陷，且对母乳喂养没有信心，应进一步评估新生儿含接和喂养情况，加强早接触和早吸吮。乳头凹陷分为三型：Ⅰ型：乳头部分凹陷，能够挤出，挤出后乳头大小基本正常，能够保持突出状态，乳头颈存在；Ⅱ型：乳头完全凹陷于乳晕之中，但可以用手挤出，挤出后乳头较正常小，难以维持突出状态，多没有乳头颈；Ⅲ型：乳头完全埋于乳晕下方，无法挤出。本案例中，需首先评估产妇乳头凹陷程度，尝试乳头伸展练习、注射器抽吸法或辅助乳头法等方法纠正乳头凹陷，然后重新评估母乳喂养情况及婴儿含接情况。新生儿首次吸吮需坚持60分钟以上，以建立并强化婴儿对凹陷乳头的正确含接能力和吸吮力。

（3）婴儿整体状况评估：观察婴儿体温、面色、呼吸、反应、清醒度等。评估婴儿健康状况，包括有无畸形、单双胎、出生胎龄、分娩过程、Apgar评分、有无产伤，记录出生后大小便次数、颜色与量、出生后体重变化、有无黄疸等。出生胎龄与体重影响婴儿的吸吮、吞咽以及进食与呼吸的协调。通常胎儿发育到24周以上方具有吸吮功能，28周开始具备吸吮和吞咽能力，32~34周时才具备协调吸吮、吞咽和呼吸的能力。胎龄39周以上、出生体重正常、Apgar评分8~10分的新生儿，通常具有自主寻乳及含乳的能力。受脑功能和肌肉力量影响，<37周的早产

儿喂养往往面临较大困难，其程度与胎龄大小、是否合并其他医学问题及严重程度有关。早产儿若入住新生儿科，则因母婴分离显著影响母乳喂养。值得注意的是，满 37 足周至不满 39 周的新生儿，称为早期足月儿，其吸吮能力不及孕满 39 周以上者，可能在母亲乳汁充足的情况下发生摄入不足，严重者甚至出现低血糖。

（4）婴儿口腔情况与在乳房上的行为评估：评估婴儿口腔情况，唇、舌系带是否过短过紧，有无腭畸形、鹅口疮等。观察哺乳过程，评估新生儿吸吮的有效性，包括吸吮频率与速度、吞咽协调度，吸吮与含接乳头情况等。婴儿正确含接是指婴儿将乳头和乳晕一起牵拉成一个"长奶头"（乳头仅占长奶头的 1/3），婴儿的舌头伸长，向前伸出呈勺状裹住乳头。含接正确时可见婴儿的下颌部紧靠乳房，嘴张得很大，双唇外翻，两颊鼓起，在婴儿上唇上面可看到部分乳晕，但下唇外较少见到，婴儿吸吮动作缓慢有力，婴儿显得轻松愉快，母亲不感到乳头疼痛。如果含接姿势不正确，婴儿的嘴及下颌未能紧贴乳房，可见到较多乳晕，婴儿吸吮动作小而快，婴儿因吸不到奶而烦躁不安，母亲则容易感到乳头疼痛。

（5）喂养过程观察：中国新生儿早期基本保健技术专家共识指出，新生儿娩出后应立即擦干身体，以袋鼠式体位与母亲皮肤接触至少 90 分钟。在此期间严密观察新生儿的生命体征及觅乳征象，指导母亲开始母乳喂养。产妇取舒适体位，一般为半卧位，一手放于新生儿背部，一手托住新生儿足底，保护新生儿不会滑落。在母婴皮肤接触过程中，新生儿可自然爬向母亲乳房，完成定位和自我依附，直至开始第一次母乳喂养。相比在医护人员帮助下被动含接和吸吮乳头，新生儿乳房爬行过程使其本能的觅乳行为得到充分表达，有利于促进母乳喂养。

案例资料 12-3D

> 产后每 30min 观察产妇情况，宫底呈球形，质硬，脐下 1 指。有少量阴道流血，暗红色、血腥味。产后 2h 出血累计 200ml。检查会阴伤口无红肿、无渗出，自诉会阴疼痛减轻。
>
> 分娩 2h 后产妇与新生儿一起转入母婴同室。触诊膀胱充盈，按压后有尿意。产妇在丈夫陪同下下地小便，产妇站起后诉头晕、乏力，随后意识丧失，被丈夫扶住。
>
> **请思考：**
> 7. 该产妇发生晕厥的可能原因是什么？
> 8. 作为责任护士，你认为下一步健康评估的重点有哪些？

问题解析：

7. 该产妇发生晕厥的可能原因 晕厥引起的跌倒是常见的护理突发事件，其中产科病人是跌倒的高危人群。产后晕厥的高危因素包括：血容量不足，产程中消耗过大，产后进食不足，生理性贫血，应用镇静药物，长期卧床引起的直立性低血压，会阴伤口疼痛等。产后晕厥以及晕厥后跌倒的发生重在预防，在协助产妇起床前护士应重点评估产妇是否存在晕厥的高危因素。本案例中，该产妇在分娩后长期保持卧位，且分娩过程中消耗较大，产妇较为虚弱，自感头晕，现为产后第一次起床。护士应在充分评估其活动能力和自理能力的基础上判断产妇是否能够起床排尿。考虑到产妇有发生晕厥的可能时，需采取一定的预防措施，如指导产妇在更改体位时注意动作缓慢、加强预防跌倒的健康教育、首次下床活动时有人陪同等。

8. 产妇晕厥后的评估内容

（1）子宫复旧和产后出血风险评估：产后 2 小时、有高危因素者产后 4 小时是发生产后出血的高危时段。应评估出血量，排除产后出血引起的低血容量休克。

（2）生命体征与受伤情况评估：立即置于安全位置，评估产妇神志、血压、脉搏等各项生命体征，检查全身情况和局部受伤情况，初步判断有无危及生命的症状、骨折或肌肉、韧带损伤，

笔记栏

及时报告医生评估结果。

（3）活动能力评估：在排除产后出血后，应重新评估产妇的意识状态、生活自理能力、行动能力等，询问有无其他孕期用药，并提供相应的护理措施。

（4）产妇与家属的心理评估　发生晕厥后，产妇和家属往往较为紧张，在护理产妇的同时应做好产妇和家属的心理评估，及时做好解释说明和心理疏导。

产妇发生晕厥后，护士立即协助产妇平卧，约半分钟后，产妇意识恢复，测心率98次/min，血压100/68mmHg。子宫收缩好，阴道流血不多。全身无磕伤，四肢可以自由活动。向产妇和家属交代晕厥的原因，目前生命体征均正常，阴道流血不多，可能为产程中产力消耗，起床时出现直立性低血压等原因造成。此种原因通过休息、进食能改善，同时交代其起床时应该放慢速度，减少直立性低血压的发生。产妇和家属均表示理解，无明显焦虑情绪。

> ### 📄 案例资料 12-3E
>
> 产后第3天，体温38℃，其余生命体征无异常。伤口愈合可，恶露暗红色，量少，血腥味，宫底脐下两指，会阴伤口愈合良好，无水肿。白细胞计数、中性粒细胞比例和C反应蛋白均正常。诉小便比平时频繁，无尿频、尿急、尿痛，3天未解大便，感到腹胀。指导产后康复操以促进盆底功能恢复，但产妇因为害怕伤口疼痛，依从性较差，也不愿下床活动，以卧床休息为主。诉病房太嘈杂，夜间多次被吵醒。诉双侧乳房疼痛，喂奶时下腹部偶有疼痛。检查双侧乳房肿胀、坚硬。
>
> 新生儿脸色略黄，哭声响亮，大便为墨绿色，小便色深，今晨测量体重2 610g。
>
> 主要照顾者为丈夫。由于缺乏育儿经验，在帮助新生儿更换尿布、换衣服时经常手足无措，反复询问各项操作是否正确，并反复询问应当怎样照顾早产儿。
>
> **请思考：**
>
> 9. 根据上述信息，你认为目前产妇可能存在哪些护理诊断/护理问题？
>
> 10. 此时应重点从哪几个方面对母亲进行身体健康评估？
>
> 11. 新生儿照护要点有哪些？早产儿需要特别照顾吗？

问题解析：

9. 目前产妇可能存在的护理诊断/护理问题

（1）急性疼痛　与乳房淋巴管充盈、乳汁淤积有关；与产后子宫收缩有关。产妇双侧乳房充盈、坚硬，产妇感到胀痛，夜间不愿喂奶，新生儿吸吮不足，可能引起产后乳房淋巴管充盈、乳汁过度淤积，从而造成乳房胀痛。此外，母乳喂养时婴儿吸吮刺激缩宫素分泌，引起子宫收缩，表现为腹部阵发性疼痛，称为产后宫缩痛，于产后1~2日出现，持续2~3日自然消失，经产妇较初产妇更明显，无须特殊处理。

（2）体温过高　与乳房血管、淋巴管充盈有关。产妇测体温38℃，但辅助检查白细胞计数、中性粒细胞比例均正常，C反应蛋白未升高，提示不存在感染，体温升高可能与产后乳房血管、淋巴管极度充盈有关。泌乳热一般3~4日出现，乳房胀大，伴37.9~39℃发热，持续4~16小时体温即下降，不属于病态。

（3）健康管理无效　与知识缺乏有关。该产妇产后3天活动较少，因疼痛不愿活动，也不愿按需喂哺，缺乏产后保健及新生儿护理相关知识，且依从性较差。

（4）有便秘的危险　与产后运动量较少、液体摄入不足、饮食中纤维素量过少等因素有关。

（5）睡眠型态紊乱　与病房环境嘈杂、需要夜间哺乳、新生儿哭闹、情绪焦虑等因素有关。

10. 产后第三天的主要评估内容

（1）子宫复旧情况：发热、疼痛、异常恶露为产褥感染的三大主要症状，临床表现与感染部位、程度、扩散范围有关。胎盘娩出后，子宫底圆而硬，宫底在脐下一指，产后第一日略上升至平脐，以后每日下降1~2cm，至产后10日子宫降入骨盆腔内。若不能如期恢复应及时联系医生积极处理。

该产妇的恶露颜色鲜红，有血腥味，为正常的血性恶露，一般持续3~4日，随后出血逐渐减少，转变为淡红色的浆液恶露。如恶露增多，或血性恶露持续时间延长并有恶臭味、子宫压痛，应警惕子宫复旧不全、宫腔内残留胎盘或合并感染。

（2）会阴评估：阴道分娩者产后可有轻度会阴水肿，一般在产后2~3天自行消退，若出现疼痛加重、局部红肿、硬结及分泌物增加应考虑切口感染的可能。若产妇有肛门坠胀，应考虑阴道后壁血肿或会阴切口水肿。

（3）排泄评估：因卧床休息、食物摄入缺乏纤维素，加之肠蠕动减弱，产褥早期腹肌、盆底肌张力降低，容易出现便秘。应询问大便次数和性质以及饮食情况，评估产妇是否有便秘或肠胀气。通常产后5日内尿量明显增多。如产妇发生排尿型态改变，如尿频、尿急、尿痛，并伴有发热、膀胱压痛或肾区叩痛，应考虑泌尿系统感染，需要进一步完善相关实验室检查。产后1周内皮肤排泄功能旺盛，排出大量汗液，以夜间睡眠和初醒时更明显，不属于病态。

（4）乳房评估：该产妇为初产妇，乳房条件欠佳，在母乳喂养方面可能存在一定困难，应重点评估乳房。产妇诉说乳房疼痛，应考虑可能存在的问题，包括乳头皲裂、乳房肿胀和乳腺炎等。乳头皲裂最常见的问题是含接不良，乳头皲裂引起的疼痛常导致母亲停止喂哺。一旦出现乳头皲裂，应进一步评估母乳喂养姿势和婴儿含接情况。乳房肿胀多由于分娩后激素变化，使乳房血管充盈、乳汁过度胀满、婴儿吮吸数过少引起。乳腺炎时乳房局部皮肤红、肿、剧痛、发热，乳头顶部有皲裂。有时需与乳房肿胀相鉴别。乳腺炎通常影响乳房局部，通常是一侧乳房，乳房肿胀则累及整个乳房，通常是两侧乳房均有肿胀。但如果乳房肿胀不缓解，也可导致乳腺炎。

（5）母乳喂养评估：新生儿出生后2~4天，由于摄入少，经皮肤及肺部排出的水分相对较多，可出现体重下降，一般不超过10%，4天后逐渐回升，7~10天可恢复到出生体重。新生儿体重下降程度是反映母乳喂养是否充足的可靠指标。本案例中，新生儿体重下降约8%，没有其他疾病发生，需进一步评估喂养情况。应警惕母乳是否不足，查看母亲喂奶姿势是否正确，询问每天喂奶次数、每次吮吸情况及排便情况。

（6）活动与休息评估：睡眠型态改变是产后常见问题，主要表现为夜间睡眠减少、睡眠觉醒次数增多、连续睡眠时间减少、白天睡眠增加、睡眠规律紊乱、睡眠效率降低。助产士应分析影响产妇睡眠的主要原因，并给予有针对性的健康指导。新生儿的喂养及睡眠规律往往是直接影响产妇睡眠型态的主要原因。在产后最初48小时内，产妇夜间醒来最多的原因是喂养新生儿，初产妇需要一段时间适应母亲的角色，睡眠质量相对经产妇往往更差。此外，产妇睡眠型态改变的原因还包括激素水平改变、伤口疼痛、产后多尿、产后抑郁、病房环境等。

（7）心理社会状态评估：产褥期妇女的心理调适主要表现在两个方面，即确立家长与孩子的关系以及承担母亲角色的责任，一般分为依赖期、依赖-独立期和独立期。在产后前3天，产妇的很多需要是通过别人来满足的，满意的产后休息和家庭支持有助于产妇较快地进入下一个阶段。在产褥期心理调适阶段，护士应积极捕捉产妇心理状态及情绪变化，了解既往有无心理异常表现，及时提供相关支持和帮助。针对产褥期心理状态，主要从产妇对分娩经历的感受、产妇的自我形象、母亲的行为、对新生儿行为的看法等几个方面进行评估。此外，准父亲没有生理上的变化来帮助其学习父亲的角色，加之男性在面对生活事件时较少表达情绪，因此，准父亲的心理变化较容易被忽视。本案例中，丈夫育儿经验不足，对自己的照顾能力缺乏自信，护士应给予一定的关注和支持。

笔记栏

237

11. 新生儿照护评估　从脐带结扎至出生后 28 天为新生儿期，该阶段是完成从宫内到宫外转换的关键时期。照护水平直接关系到新生儿死亡率，后者是衡量一个国家和地区卫生保健水平的重要标准。

（1）评估新生儿发育水平：包括新生儿胎龄、出生后时间、是否存在高危因素等。影响新生儿发育的孕期高危因素包括母亲年龄过大或过小，严重的基础疾病，妊娠期严重合并症或并发症，分娩过程中的高危因素包括早产、急产、胎位不正、胎粪污染、剖宫产或产钳助产。新生儿自身的高危因素包括多胎、严重的先天畸形、新生儿窒息等。本案例中新生儿为早产儿，其发育状况可能欠佳，应给予额外关注。

（2）评估新生儿体温：应运用各种保暖手段，维持新生儿体温在 36.5~37.5℃。早产儿皮下脂肪更少，体温调节能力较差，体积相对更大，容易发生低体温。应注意评估环境温度与通风情况，避免对流风。保证产房温度在 26~28℃，戴绒帽，必要时增加包被，推迟洗澡，积极予以母乳喂养，促进母亲与新生儿皮肤接触，确保新生儿体温正常。

（3）评估新生儿皮肤状况：新生儿皮肤较薄，尤其是早产儿，皮肤屏障作用较差，容易受到损伤，应采取有效措施维持皮肤完整性。注意评估是否存在影响新生儿皮肤完整的高危因素。对于有皮损者，评估皮损的范围、程度与产生的原因。接触尿液和粪便是新生儿发生红臀的高危因素，应及时更换尿片，包裹松紧适宜，更换时动作轻柔。清洁皮肤时注意避免摩擦，必要时使用一些软膏进行涂抹保护。早产儿如果使用暖箱，应注意避免烫伤。

为保证皮肤黏膜的清洁与舒适，应及时进行沐浴。新生儿沐浴方式主要有襁褓式沐浴、盆浴和擦浴。应通过胎龄、皮肤完整性与生命体征评估，来选择合适的沐浴方式。研究显示，相比其他两种方式，襁褓式沐浴更有利于维持新生儿体温，是目前推荐用于早产儿的沐浴方式。部分早产儿因病情需要使用多种医疗器械、管道较多，可以选择擦浴。

知识链接

襁褓式沐浴法

襁褓式沐浴具体操作方法为：调节室温在 26~28℃、水温在 38~40℃。将新生儿衣物全部去除，用柔软的毯子包裹后，清洗面部及头部，然后将襁褓缓慢置于浴盆中，新生儿肩部及以下部位浸泡在水中，按顺序逐一清洗上肢、下肢、颈部、胸腹部、背部、会阴部，清洗过程中仅暴露清洗部位，清洗完成后，将襁褓巾包回，最后将新生儿包裹入干燥预热的毛巾中。新生儿沐浴时间不宜过长。

（4）评估预防接种适应证：胎龄、出生体重、临床状况与治疗可能影响疫苗接种后的免疫反应，但大多数情况下，早产儿和足月儿的免疫反应并无显著差别，因此推荐早产儿与足月儿一样，进行常规预防接种。新生儿时期接种的疫苗包括乙肝疫苗和卡介苗。所有新生儿，凡生命体征平稳者，均应及时接种第一剂乙肝疫苗。早产儿胎龄在 31 周以上者，且医学评估病情稳定后可以接种卡介苗。

（5）评估新生儿黄疸情况：黄疸是新生儿时期的常见症状，严重者可能导致脑损伤。新生儿出生后，血脑屏障的发育和胆红素水平均呈动态发展过程，因此新生儿黄疸的干预标准随着胎龄、出生时间和出生体重而变化。评估时应注意观察黄疸的色泽与分布情况，评估新生儿一般情况，重点观察是否有呼吸困难等病态表现。临床一般通过监测新生儿胆红素水平，评估发生重症高胆红素血症的风险。对于重度黄疸新生儿，应特别注意评估神经系统症状和精神状态，观察有无易激惹的表现，前囟是否张力增高，有无双目凝视，肌张力增加等现象。

（6）评估早产儿口腔运动功能：对于吸吮能力弱、吞咽与呼吸不协调的早产儿，应及时评估吞咽吸吮能力。可通过安慰奶嘴或戴手套的示指刺激，来评估新生儿是否存在觅食反射、吸吮反射、咬合反射和咽反射。方法是将戴手套的示指放入新生儿口中，进行非营养性吸吮一分钟，感受其口腔运动能力。对存在问题的患儿需及时采取干预措施。

　　责任护士根据健康评估结果，对该产妇及丈夫进行相关健康指导，产妇能够正确掌握母乳喂养方法和产后康复操，于产后第 4 天顺利出院。

（陈新霞）

第四节　产后出血病人的评估

案例资料 12-4A

　　王女士，31 岁，G_1P_0，妊娠 39^{+5} 周，于 2023 年 12 月 8 日收入院。产妇平素月经规则，孕期规律产检，产前检查提示轻度贫血（血红蛋白 105g/L），余无其他不适。孕 38 周时 B 超提示：胎儿双顶径 95mm，股骨长 74mm，估计胎儿体重 3 840g，羊水指数（AFI）28cm。12 月 8 日 16：00 出现阴道排液伴阵发性下腹痛，急诊来院。查宫缩持续 20s，间隔 5~6min，质弱，阴道检查宫口未开，宫颈半消，先露头，居 S-2，胎膜已破，羊水色清。拟"G_1P_0，孕 39^{+5} 周，妊娠合并轻度贫血，胎膜早破，先兆临产"收治入院。

　　12 月 9 日 2：30 自然临产，入产房待产。产程中产妇选择非药物镇痛，12 月 9 日 11：00 产妇宫口开全，13：53 阴道分娩一男婴，体重 3 905g，身长 51cm，新生儿因轻度窒息转儿科。胎儿前肩娩出后给予缩宫素 10IU 肌内注射。14：00 胎盘娩出，检查胎盘、胎膜全。目前产妇继续在产房观察，自述夜间因为子宫收缩难以入睡，目前感明显困倦、疲乏。

　　请思考：

　　1. 根据产妇情况，初步分析该产妇存在哪些产后出血的高危因素？

　　2. 为明确产后出血情况，你将如何作进一步评估？

　　问题解析：

　　1. 该产妇存在的产后出血高危因素　　该产妇孕期产检提示轻度贫血，羊水过多，均是产后出血的高危因素。回顾产程进展，在未使用硬膜外麻醉镇痛时初产妇第二产程一般不超过 2 小时，该产妇自宫口开全至胎儿娩出接近 2 小时，第二产程时间较长，且娩出胎儿体重偏大，都是发生产后出血的高危因素。同时，该产妇夜间临产，睡眠较差，产力消耗也较大，也是产后出血的高危因素。

　　2. 进一步评估的内容　　产后出血的病因主要有子宫收缩乏力、胎盘因素、软产道裂伤和凝血功能障碍，其中最常见的原因为子宫收缩乏力，最容易出现在产后 2 小时内。根据产妇的情况分析，其孕期除轻度贫血外，无凝血功能障碍，故该产妇目前无凝血功能障碍致产后出血的高危因素。该产妇胎盘自然娩出，且胎盘、胎膜全，无胎盘因素致产后出血的高危因素。新生儿体重较大，故不能排除产妇软产道裂伤。而孕期贫血、羊水过多、胎儿偏大、产时体力消耗等因素均增加产妇子宫收缩乏力的风险，故应该严密观察该产妇有无子宫收缩乏力。此时需要进一步评估的内容包括：

　　（1）评估出血量和出血性质：针对该产妇的特点，胎盘娩出后第一时间评估阴道流血量和性质，根据阴道流血发生时间、出血量与胎儿、胎盘娩出之间的关系，可初步判断产后出血的原因：若胎儿娩出后立即发生阴道流血，色鲜红，应考虑软产道损伤；若子宫轮廓不清，触不到宫底，按摩后子宫收缩变硬，停止按摩又变软，按摩子宫时有大量出血，应考虑子宫收缩乏力及胎盘因素所致的出血。宫缩乏力或胎盘因素所致的出血一般为暗红色，如出血速度大也可表现为鲜红色；如子宫收缩很好，仍有持续出血，需要高度怀疑有无软产道裂伤；若伴阴道疼痛，甚至出现肛门坠胀感，内诊可以触及波动感，应考虑软产道损伤致阴道血肿等。

　　判断出血量的常用方法有：①称重法：通过称血液的重量，计算出血量，出血量（ml）=［胎儿娩出后接血辅料湿重（g）－敷料干重（g）］/1.05（血液比重 g/ml）。②容器测量法：使用积血器直接计量出血量，此法适用于外出血，助产士可以根据积血盘内壁刻度较为准确地判断出血量。③根据休克指数估算：对于隐性失血，临床常用休克指数（脉搏/收缩压）来估算出血量。休克指数大于 0.9 时，需要考虑产后出血。④根据血红蛋白下降情况估算：对于隐性失血或临床难以准确记录出血量时，常根据血红蛋白下降情况估算出血量，血红蛋白每下降 10g/L，出血量 400～500ml。对于该产妇目前状况，应该采取称重法或容器测量法准确测量出血量。

　　（2）评估子宫收缩情况以及软产道裂伤：胎盘娩出后，应该第一时间评估子宫收缩情况，并检查有无软产道裂伤，必要时使用阴道窥器或阴道拉钩检查有无阴道壁、宫颈、阴道穹窿裂伤等。

知识链接

不同出血情况下如何使用称重法测量出血量

　　称重法为临床最常用的测量出血量的方法之一，但该方法需要根据隐性出血和显性出血而有区别。如为显性出血，无论出血为液态血液还是形成血块，均可以直接称重测量出血的重量，除以密度 1.05 即为出血量。而对于隐性出血如胎盘早剥时，胎盘后面常常形成大量血块，此时血清已被机体吸收，称量血块时需要乘以 2 再记录为失血的重量，再除以密度 1.05，方可记为出血量。

　　（3）评估膀胱充盈度：产后尿潴留是影响子宫收缩的危险因素，因而胎盘娩出后需要评估膀胱充盈情况，必要时给予导尿。

案例资料 12-4B

　　该产妇胎盘娩出后随即出现大量阴道流血，称重法计算出血量为 400ml。再次检查胎盘、胎膜完整。耻骨联合上缘未触及充盈的膀胱。子宫质软，轮廓不清。探查软产道未见明显损伤；外阴Ⅰ度裂伤。行阴道探查，子宫下段收缩差，宫颈呈喇叭口状，立即予双手按摩子宫，并立即开放两路静脉通道，吸氧、心电监护、留置尿管，留取血标本进行血常规、凝血功能、交叉配血等实验室检查，并通知血库备血。心电监护显示心率 88～92 次/min，血压（110～120）/（70～80）mmHg。医嘱给予卡孕栓 1mg（卡前列甲酯栓）纳肛，欣母沛（卡前列素氨丁三醇）250μg 肌内注射促进子宫收缩。

　　请思考：

　　3. 根据上述信息，你认为该案例中发生产后出血的原因是什么？

　　4. 应用宫缩剂前后需要评估哪些内容？

　　问题解析：

　　3. 产后出血的原因判断　本案例中，阴道流血发生在胎盘娩出后，检查子宫质软、轮廓不清，首先考虑子宫收缩乏力。再次检查胎盘胎膜完整，排除胎盘因素。软产道未见明显损伤，排除软产道原因。阴道探查可见子宫下段收缩差，明确产后出血原因为子宫收缩乏力。

4. 应用宫缩剂前后的评估 卡前列素氨丁三醇（欣母沛）在哮喘、心脏病、青光眼病人禁用，高血压病人慎用，给药前应明确产妇是否有相关病史。大量应用宫缩剂，尤其是多种宫缩剂联合应用时，需注意观察药物的禁忌证和不良反应。其中，缩宫素应用相对安全，但大剂量应用时可引起高血压、水中毒和心血管系统不良反应。卡前列甲酯（卡孕栓）可经直肠或阴道给药，可有一过性胃肠道反应或面部潮红，直肠给药后较易发生腹泻，应注意防止粪便污染会阴伤口。卡前列素氨丁三醇给药后常见不良反应为暂时性呕吐、腹泻等。如果产妇出现相关不良反应，应及时给予解释说明。

案例资料 12-4C

14：10 阴道流血共计 500ml，继续双手按摩子宫。14：30 宫缩仍欠佳，阴道流血累计 900ml。测血压 108/58mmHg，心率 100 次/min，氧饱和度 97%。此时产妇神志清楚，面色苍白，诉头晕、恶心。予放置宫腔水囊填塞压迫止血。联系血库，予输注红细胞悬液 400ml、血浆 200ml，补液预防电解质紊乱。

请思考：

5. 此时产妇休克指数多少？

6. 球囊、纱条填塞宫腔的作用是什么？术后应评估哪些内容？

问题解析：

5. 产妇休克指数 此时产后出血约 1 000ml，占血容量 20% 左右，休克指数 1.0（表 12-3）。考虑到孕期血容量较正常个体增加 30%~50%，即使病人血容量欠缺，仍可耐受失血。当孕产妇出血在血容量 20%，即 1 000ml 以内时，个体的生命体征往往并无明显改变，一般不会出现心率增快；当出血量达到血容量 20%~30% 时，才开始出现生命体征窘迫的表现，往往是脉搏先增快，而血压可能尚在正常范围。因此，在出血早期，可能出现血流动力学稳定的假象，但当产妇出现血容量不足的初期临床表现时，其机体可能已接近失代偿。一旦出血量超过血容量 40%，其全身情况将迅速恶化，发展为难治性产后出血。

表 12-3 休克指数与估计出血量

休克指数（SI）	估计出血量/ml	占血容量百分比/%
< 0.9	< 500	< 20
1.0	1 000	20
1.5	1 500	30
2.0	≥ 2 500	≥ 50

6. 宫腔填塞的作用和评估内容 水囊宫腔填塞可起到压迫止血的作用。宫腔填塞术后应继续密切观察出血量、子宫底高度，记录尿量、小便颜色，宫腔引流液的引流量、颜色、性状，避免宫腔内积血。如果观察到宫腔填塞术后止血效果不佳，仍有渗血，提示保守治疗失败，应提前准备动脉栓塞术或子宫全切术。

案例资料 12-4D

15：00 累计出血 1 500ml，再次急查血常规和凝血功能。15：40 检查结果示血常规：RBC 2.64×10^{12}/L，Hb 85.0g/L，PLT 222.0×10^9/L；凝血功能：APTT 35.7s，TT 15.8s，PT 12.1s，纤维蛋白原 1.8g/L。鱼精蛋白试验阳性，D-二聚体阳性，FDP 阳性。此时累计产后出血 1 500ml。助产士小声嘀咕道："出了这么多，会不会是羊水栓塞啊？"

请思考：

7. 如何判断此时产妇是否发生羊水栓塞？需要重点评估哪些内容？

问题解析：

7. 羊水栓塞的鉴别　当产后出现不易控制的子宫出血时需警惕羊水栓塞，但目前羊水栓塞仍缺乏特异性的诊断措施。可观察产妇是否出现寒战、烦躁、呛咳、呼吸困难、发绀、阴道及静脉穿刺部位是否有不凝血等临床表现，结合凝血功能检查、心电图、经食管超声心动检查、血气分析、胸片等辅助检查进行鉴别诊断。

典型的羊水栓塞是以骤然的血压下降（血压与失血量不符）、组织缺氧和消耗性凝血为特征的急性综合征，常有前驱症状，表现为分娩期及产后早期突然出现寒战、烦躁不安、呛咳、气急、发绀、呕吐等，部分病人还会出现恐惧感。产后羊水栓塞也可无明显呼吸循环衰竭，以无原因的产后出血、渗血为主要表现，出血不凝，细流不断，伴有全身出血倾向，休克症状与出血量不成比例。由于休克时肌肉松弛，失去对药物的反应性，可表现为应用宫缩剂无效。

目前，该产妇一般情况尚可，无寒战、呛咳、呼吸困难等表现，未见不凝血，急诊化验结果提示 DIC，考虑为大量失血后引起的继发性凝血功能障碍，暂不考虑羊水栓塞。

案例资料 12-4E

16：00 行双侧子宫动脉栓塞术。术后产妇生命体征平稳，神志清，对答切题。测体温 37.7℃，心率 90 次/min，呼吸 18 次/min，血压 110/78mmHg，血氧饱和度 99%。子宫收缩可，宫底平脐，质硬，阴道流血少，尿色清，尿量 75ml。宫腔引流出约 50ml 暗红色液体。17：10 转入 ICU 观察，继续输血并给予抗感染补液治疗，给予特级护理。嘱产妇保持穿刺侧肢体伸直，制动 6h。1h 后，产妇反复描述"手术的地方很痛，肚子痛，腿也痛，又不能动，疼得睡不着。不知道宝宝情况怎么样，也不知道会不会再出血，做了这个手术（子宫动脉栓塞术）会不会影响今后生育。这个病房里太吵了，到处都是仪器，昨天开始就没睡过觉，实在是太折腾了"。

请思考：

8. 你认为对于该产妇目前应如何进行进一步评估？

9. 应如何评估该产妇的疼痛？

10. 母婴分离期间应如何评估、指导母乳喂养？

问题解析：

8. 该孕妇目前需进一步评估的内容　目前，产妇各项生命体征平稳，但病情仍有反复可能，仍需密切监测生命体征、下肢循环、子宫收缩情况、出入量和精神心理情况。

（1）生命体征和一般情况评估：进入 ICU 后，认真检查病人导管固定和全身皮肤情况，做好交接工作。常规进行心电监护，定期记录生命体征，遵医嘱留取标本进行实验室检查，动态评估产妇血常规和凝血功能。子宫动脉栓塞术后，部分病人可能出现体温升高，一般不超过 38.5℃，考虑为栓塞后综合征，可能与造影剂吸收有关，一般无须处理。根据产妇生命体征，可初步评估补液量是否充足，同时还需评估补液量及速度，及时发现输血反应及补液过量。

（2）穿刺点和下肢循环评估：密切观察穿刺点有无渗血及血肿形成、敷料有无渗血渗液。股动脉穿刺点压迫止血时，若压迫过度可导致股动脉血流受阻，表现为下肢缺血疼痛。

行子宫动脉栓塞时，栓塞剂反流误栓下肢动脉可能造成动脉血栓，严重时可引起下肢坏死，是子宫动脉栓塞术后的严重并发症。动脉栓塞的典型症状为"5P 征"：疼痛、麻木、运动障碍、无脉、苍白。血栓形成多在术后 1～3 小时出现症状，术后 24 小时内应警惕动脉血栓，需定时测足背动脉搏动存在以及两侧足背动脉搏动强度是否对称，严密观察双下肢皮肤颜色、温度、感觉、肌力等。必要时可通过下肢彩超检查明确有无血栓发生。

子宫动脉栓塞术后，由于血液循环滞缓，静脉壁损伤和大量输注促凝血物质后的血液高凝状态，再加上术后需要制动，容易发生深静脉血栓形成。血液回流受阻的程度与血栓发生的部位、范围有密切关系，文献报道妇科盆腔手术后超过 1/4 患者发生下肢深静脉血栓。下肢静脉血栓的典型表现为患肢疼痛和压痛、肿胀；患肢皮色发紫、脱屑、色素沉着、湿疹样变和溃疡，严重者可呈花斑状，出现坏疽。查体可见患侧肢体周径较健侧增粗 ≥ 2cm。可通过超声检查确诊。

（3）子宫收缩情况、会阴伤口评估：密切观察子宫收缩情况，定时评估子宫底高度和质地，记录阴道流血和宫腔引流的量、颜色和质地，警惕再次出血。产后出血、子宫动脉栓塞术均为感染的高危因素，需做好会阴伤口观察，及时发现会阴血肿，保持会阴清洁，并仔细评估恶露是否有异味。

（4）出入量评估：尿量可反映血容量和造影剂降解产物排泄情况，需记录 24 小时出入量，注意补液的数量和滴速。如在足量补液的情况下有少尿、尿色深，应警惕血容量不足或肾功能受损。

（5）心理社会状况评估：由于产后出血发病突然，在经历水囊纱条填塞、输血治疗、子宫动脉栓塞术等一系列抢救措施后，产妇内心惊慌、恐惧、焦虑，担心生命安危、子宫动脉栓塞是否影响生育功能或带来其他后遗症，母婴分离后还担心新生儿现状，较为烦躁。应及时对心理状况进行评估，告知产妇，子宫动脉栓塞术多采用凝胶海绵做暂时性栓塞，血管再通后不影响生殖系统功能。此外，社会支持可有效缓冲产后出血应激，帮助产妇维持心理健康。对产妇而言，社会支持既包括医护人员提供的健康教育、评估、干预和指导等正式支持，也包括家属、朋友及社会其他群体提供的帮助等非正式支持。应注意评估产妇社会支持状况，充分发挥支持系统的作用。

9. 疼痛评估　子宫动脉栓塞术是在医学影像设备监视下，采用碘造影剂造影，确定出血点后，用子宫动脉导管插管至子宫动脉，注入凝胶海绵颗粒进行栓塞，从而达到治疗难治性产后出血的目的。术后栓塞部位因缺血、坏死组织脱落易引起疼痛。疼痛是子宫动脉栓塞术后的常见并发症之一，发生率 90% 以上。该产妇主诉下肢、臀部的疼痛，可能与动脉栓塞导致供血区组织缺血、缺氧、栓塞剂刺激有关，一般 72 小时内可逐渐缓解。

在进行疼痛评估时，护士应明确疼痛的部位、范围、疼痛程度等，并与其他病理改变引起的疼痛相鉴别。首先检查穿刺部位是否有渗血或血肿，然后检查双下肢皮肤颜色、温度、周径、肌张力、感觉、压痛和足背动脉搏动，了解下肢血液循环情况。

疼痛作为一种主观感受，只有遭受疼痛的个体才可体会到，所以病人自我报告法是最准确和最有效的疼痛评估方法，是疼痛评估的"金标准"。本案例中，产妇意识清楚，可以准确描述疼痛程度。使用单维度评估量表，如视觉模拟评分法、文字描述评分法、数字评分法，既可快速、准确地进行评估，也有利于判断实施疼痛相关治疗前后的效果。

10. 产后初期母婴分离、母乳喂养的评估和指导

（1）评估母亲身体状况：了解母亲的一般情况，包括年龄，文化程度，营养和心理状况。评

笔记栏

243

估母亲是否掌握母乳喂养的知识和技能，是否具备持续进行母乳喂养的信心，是否掌握了保持泌乳的方法。评估母亲的健康史、目前健康状况对母乳喂养的影响。本案例中，由于产后出血可能导致产妇存在不同程度的贫血，增加乳汁不足的风险。对于不能直接哺乳的母亲，鼓励在分娩后1小时内开始通过手挤奶促进乳汁分泌，白天每2~3小时一次，夜间间隔不超过5小时，每次持续20~30分钟。

（2）评估母亲的心理社会状态：由于担心新生儿的病情及自身出血的影响，产妇可能出现焦虑情绪，进而影响到乳汁分泌。此外，还应评估产妇对母乳喂养的认知，避免认知不足未能及时排空乳房，导致乳房肿胀，减少乳汁分泌。家庭系统的支持对母婴分离产妇非常重要。应鼓励父亲和其他家庭成员多陪伴产妇，提供泌乳支持，积极参与母乳的采集、保存、运送与袋鼠式护理，减轻母亲的焦虑和压力。

案例资料 12-4F

护士检查穿刺点敷料干燥，无渗血。双下肢皮肤颜色正常，足背动脉存在，两侧足背动脉搏动强度对称。疼痛视觉模拟评分8分。考虑产妇情绪较为烦躁，难以入睡，请示医生后遵医嘱予哌替啶肌内注射。

请思考：

11. 结合以上信息，你认为目前产妇可能存在哪些护理诊断/护理问题？

问题解析：

11. 目前可能存在的护理问题

（1）急性疼痛　与子宫收缩、子宫动脉栓塞术后组织缺血、缺氧有关。该产妇现为子宫动脉栓塞术后，栓塞部位因缺血、坏死组织脱落易引起疼痛，大多表现为下肢、臀部疼痛。经护士评估，产妇穿刺点干燥，无渗血、皮下血肿，双侧足背动脉搏动存在且对称，双下肢皮肤颜色、温度、周径无异常，可排除下肢循环障碍或穿刺点血肿引起的疼痛。该产妇应用大量子宫收缩药物，子宫收缩较好，也是引起下腹部疼痛的原因。在遵医嘱给予哌替啶肌内注射以缓解疼痛后，应再次评估疼痛缓解情况和药物不良反应。

（2）潜在并发症：失血性休克、感染、血栓形成。产妇分娩后大量失血，在接受宫腔填塞、子宫动脉栓塞术和输血后，病情趋于平稳，但仍有再次出血和发生失血性休克的危险。产妇出血量大，免疫力低，宫腔操作易致病原体入侵，且会阴伤口易受粪便污染，有发生感染的危险。在大量失血、输血、应用抗凝药物后，产妇的凝血、抗凝系统平衡受到破坏，加之术后卧床休息，血流滞缓，有血栓形成的危险。

（3）焦虑　与经历产后出血抢救有关；与母婴分离有关。结合以上案例资料，产妇经历了输血、宫腔填塞、双侧子宫动脉栓塞术等一系列急救措施，担心手术是否成功和手术预后，反复询问是否会发生再次出血，是否会影响生育功能。此外，产妇多次询问新生儿状况，表现出对新生儿健康状况的担忧。

（4）睡眠型态紊乱　与疼痛及焦虑有关。案例中，产妇术后诉下肢、腹部疼痛，担心再次发生出血，母婴分离后担心新生儿健康情况，难以入睡。产妇的紧张焦虑情绪、躯体疼痛以及ICU陌生的环境、仪器噪声均是造成睡眠障碍的因素。在改善上述因素影响后，产妇的睡眠情况可能得到改善。

（5）舒适度减弱　与术后制动有关。子宫动脉栓塞术后，为防止穿刺点出血，采取局部加压包扎和穿刺侧下肢制动，产妇长时间处于被迫体位，活动受限，影响了舒适度。

案例资料 12-4G

10 日上午 8：00 查房时，产妇一般情况可，神志清，精神可。血压维持在（113～132）/（64～88）mmHg，心率 88～96 次/min，氧饱和度 99%。子宫收缩可，质硬，宫底脐下 2 指。予取出宫腔水囊，生命体征平稳，阴道流血少。复查血常规：RBC 2.29×10^{12}/L，Hb 78.4g/L，PLT 109.0×10^{9}/L，HCT 21.2%；凝血功能正常。鱼精蛋白试验阴性，D-二聚体阴性，FDP 阴性。予拔除尿管，转出 ICU，进入母婴同室。次日，产妇诉双侧乳房胀痛，不知道如何进行母乳喂养，担心自己乳汁不足。

请思考：

12. 根据上述信息，你认为目前产妇存在哪些问题？还需要评估哪些内容？

13. 针对产妇双侧乳房胀痛以及母乳喂养的问题，应如何进行评估？

问题解析：

12. 目前产妇存在的主要问题 该产妇分娩后因宫缩乏力，产时产后累计出血约 1 500ml，又因失血过多引起继发性凝血功能障碍，诊断为 DIC。及时行宫腔水囊填塞和子宫动脉栓塞术，取出宫腔水囊后，产妇生命体征均处于平稳水平。子宫质硬，宫底脐下 2 指，阴道流血少，提示目前子宫收缩可。在输血治疗后，产妇体温正常，未发生输血反应。复查血常规，产妇血红蛋白偏低，与产后大量失血有关，尽管尚未恢复正常水平，但在 70g/L 以上，且产妇生命体征平稳，可以暂不考虑输血治疗，但需定时复查。复查凝血功能已基本恢复正常，DIC 已纠正。目前病情平稳，应继续监测生命体征、子宫收缩及阴道流血情况。

在大量失血后，该产妇有发生感染的风险，在评估时需仔细观察有无感染征象，如体温升高、恶露恶臭、穿刺点感染、会阴伤口感染、实验室指标异常等。必要时，根据分泌物培养结果给予抗生素治疗。此外，还需进一步评估产妇的会阴伤口愈合情况，如有水肿、疼痛及时报告医生处理。

13. 乳房和母乳喂养的评估

（1）产后乳房胀痛与乳房过度充盈评估：一般与乳房内血液、体液及乳汁聚集有关。根据肿胀程度可以分为四型：

Ⅰ型：乳房内乳腺导管通畅而出口欠通畅者，乳房无硬结，无压痛；

Ⅱ型：部分乳腺管不通畅，乳房间隔有硬结，局部皮肤轻度红润，有压痛感；

Ⅲ型：全部乳腺管不通畅，乳房紧硬如圆饼，局部皮肤红肿并向外浸润扩大，有明显触痛，腋下淋巴结肿大；

Ⅳ型：除以上症状外局部皮肤由红变紫，双侧腋下淋巴结肿大，并伴有高热，病人对触摸有恐惧感。

产后 3～4 天，尤其是对初产妇而言，是乳房生理性肿胀的高发阶段。而该产妇经历了产后出血抢救与母婴分离，未能很好地进行早吸吮、早接触，在母婴分离期间缺少婴儿吸吮刺激，未能及时将乳汁排出，这些均为产后乳房肿胀的高危因素。

（2）乳汁分泌不足的评估：评估婴儿是否存在未得到充足乳汁的可疑表现。包括喂哺之后不满足，经常哭闹，频繁吃奶，哺乳时间长，母亲挤不出乳汁，孕期母亲乳房没有增大等。下面这些表现是婴儿未得到充分乳汁的可靠标志：出生后 10～14 天未恢复至出生体重或每月体重增加少于 600g，24 小时小便次数少于六次，小便浓缩甚至存在结晶，出生 4 天后至六周内新生儿 24 小时大便少于三次。而喂养充分的婴儿尿液颜色清亮，小便次数正常，大便一般在出生后第五天颜色由绿转黄。可运用世界卫生组织制定的生长曲线图，追踪婴儿身高、体重、头围动态变化，评估婴儿生长发育水平和生长速度。

笔记栏

245

在母乳喂养无效的情况下，还应注意评估喂哺过程中母婴的行为表现。评估喂养过程中婴儿是否有寻乳的动作，含接姿势是否正确，吸吮是否有效，哺乳过程中是否存在哭闹和烦躁，哺乳结束是否感到放松和满足等。

案例资料 12-4H

　　9 天后，产妇恢复好，下肢穿刺处无压痛及反跳痛。产后恶露量少，色暗红，无不适。自诉咳嗽后有尿液流出，因此不愿见人。丈夫反映其最近几天白天没有精神，晚上睡眠浅、易醒，对声音和光亮敏感，容易发脾气。担心孩子是否健康，反复询问孩子的表现是否正常。

请思考：

14. 该产妇的情绪反应正常吗？你对产妇心理健康评估有何建议？

15. 针对该产妇咳嗽时尿液流出的问题，你有何考虑？

问题解析：

14. 产妇情绪评估　　怀孕和分娩是女性重大的应激事件，可能诱发多种心理健康问题。有调查发现，孕产妇围产期身心障碍发病率为 30% 以上。围产期心理问题不仅直接影响孕产妇自身，还增加新生儿并发症，影响母婴联结与子代的远期健康。因此，心理健康评估应该作为常规围产期保健的重要组成部分，对于存在高危因素的产妇，酌情增加评估次数。

由于产后生理和角色的改变，产妇的情绪会较其他时期更加敏感而脆弱，处于不稳定状态。由于分娩应激、哺乳疼痛、疲乏、睡眠中断，担心自身健康状况，以及新生儿健康状况不佳、性别不满意等，产后抑郁发生率较高，一般在产后 10 天左右至一年内出现。产后护理中需警惕产妇是否有极度消极的情况，如经常暗自垂泪、过度自责、悲观绝望、无助感，甚至有轻生的想法和行动。

本案例中该产妇有敏感、情绪波动大、过度担忧等表现，提示其心理状态调适和角色转换可能存在一定困难，护士应及时采取措施缓解其心理压力。产妇发生过产后出血，可能影响垂体内分泌功能导致抑郁情绪。此外，产后甲状腺功能障碍也较常见。应注意观察产妇表现，及时报告医生，必要时进行相应检查，或请心理或精神科医师给予治疗。

对孕产妇心理状况的评估可以通过多种方法进行。第一是观察法，指在自然条件下或预设的情境中观察孕产妇的言语、表情或行为。第二是访谈法，指医务人员与孕产妇或其家属进行有目的的会谈，来了解孕产妇的心理和行为特征。第三是量表法。通常借助自评量表等评定工具，来识别孕产妇的情绪变化和对母亲角色的适应情况。其中爱丁堡产后抑郁量表是国内外广泛使用的围产期抑郁评估量表。需要指出的是，对于心理健康状况的评估应当综合多渠道信息，而不能单纯依赖心理测评的结果，同时遵循动态实时的原则，评估产后不同时期在不同生活事件影响下产妇的心理健康状况。

知识链接

爱丁堡产后抑郁量表

　　爱丁堡产后抑郁量表（Edinburgh postnatal depression scale，EPDS）是 Cox 等人于 1987 年编制的用于产后抑郁初步筛查的理想自评量表。1998 年香港中文大学的 Lee 等编译成中文版 EPDS 量表。该量表包含 10 个条目，分别涉及心境、乐趣、自责、焦虑、恐惧、失眠、

笔记栏

应对能力、悲伤、哭泣和自伤等，每个条目分 4 级评分（0~3 分），总分 0~30 分，得分越高，抑郁程度越严重。EPDS 应用于产妇的传统临界值为 12.5，但自 20 世纪 90 年代起，大量研究表明，其有适合各国不同人群的相应版本及不同临界值。国内学者建议总分 9 分作为产后抑郁病人的临界值，总分 12 分作为筛查严重产后抑郁的临界值。评分 ≥ 9 分时应进行持续 3~14 个月的重复筛查，以便确诊。

15. 产科康复评估 妊娠和分娩会带来女性身体的显著变化与不适，例如孕期下肢水肿，腰背疼痛以及压力性尿失禁等，有些症状会持续至产后。产科康复对于维持女性身心健康非常重要。传统观念中，产科康复主要是指盆底康复。近年随着健康观念的提升，产科康复的内容也逐渐丰富，涉及精神心理康复、骨盆功能康复、骨关节肌肉与筋膜等多个专科。

（1）盆底功能评估：盆底支持组织以盆底肌肉群为主，还包括其周围的筋膜、韧带和神经组织。一旦盆底肌力或张力不足，或因妊娠、阴道分娩等受损，容易出现女性盆底功能障碍，表现为压力增加时出现尿失禁、盆腔器官脱垂、慢性盆腔疼痛、性功能障碍等症状，常用评估方法包括以下六种。第一是问卷调查，如使用国际尿失禁咨询委员会尿失禁问卷简表，了解与盆底受损有关的症状的全面信息。第二是记录 24 小时排尿日记，排除因液体摄入而导致的尿频。第三是进行尿垫试验，用于评估尿失禁的严重程度。第四是 B 超检查，来证实用力情况下膀胱颈的开放或过度下降状况。第五是盆底肌肌力评估，可以使用手法、盆底肌探头或压力气囊等进行检测。最后是盆底肌电评估。通过放置在阴道内的肌电探头来采集盆底肌肉运动电位。此外，还可以通过盆底肌压力功能评估、盆底肌张力功能评估、腹盆腔生物力学功能评估，来全方位评估盆底功能，为制订个性化的盆底康复方案提供依据。

（2）腹直肌分离评估：腹直肌分离是指腹直肌从腹白线的位置向两侧分离，两侧腹直肌内侧缘间的垂直距离超过 2 指宽度，一般在妊娠后三个月和产后出现。它不仅影响女性产后的腹部美观和整体外形，还导致腰部和骨盆稳定性下降，出现腰部和骨盆疼痛，体力活动受限，影响生活质量。可以通过观察法、手指触诊法、卡尺测量法或超声成像法，来评估腹直肌分离。对于腹壁严重松弛或腹壁脂肪厚的产妇，卡尺测量法存在较大误差，推荐使用作为金标准的超声成像法。

9 天后，产妇恢复好，下肢穿刺处无压痛及反跳痛。产后恶露量少，色暗红，无不适主诉。医嘱出院后门诊随访，监测体温及恶露情况，如有不适，及时就诊。产妇对医护人员的及时处理和精心护理表示感谢。

（陈新霞）

- - - - 思考题 - - - -

1. 初产妇，38 岁，孕前 BMI 为 $22.3kg/m^2$，既往身体健康。孕期诊断为妊娠糖尿病，采用饮食和运动控制血糖未使用胰岛素，空腹控制在 4.0~5.0mmol/L，餐后 2 小时血糖在 5.0~6.0mmol/L。38 周时 B 超提示胎儿大小 3 000g，AFI 15.0cm。现妊娠 39 周，孕期体重共计增加 10kg，现无临产征象。孕妇咨询你如何选择分娩方式。

问题： 该孕妇如何选择分娩方式及选择依据？

2. 初产妇 34 周，38 岁，规律产前检查，今日因剧烈头痛急诊就医，测血压 180/130mmHg，心率 110 次 /min，查体下肢水肿明显，水肿至大腿，近 1 周体重增加 3kg。此前产检均正常。

问题： 此时应如何进行紧急快速评估？

笔记栏

第十三章

儿童的评估

儿童处于不断生长发育的阶段，在不同阶段其身体的解剖生理特点、免疫功能、心理状况、疾病的病理变化、治疗、护理及预防措施等各有不同。根据儿童的年龄特点采取适当的健康评估方法和对健康评估结果作出判断是十分重要的。

儿童的健康史采集形式与成人基本相同，但由于年龄的特点，在问诊的具体内容和方法上有所差异，主要体现在以下几个方面：①对于年龄、出生及成长情况等的询问应格外详细。年龄越小，年龄的询问越要确切，如新生儿要问清天数，1天内的新生儿要问清小时，婴儿期要问清月数，幼儿期要问清几岁几个月。与分娩相关情况的询问包括孕妇的孕次、产次、流产史等，与出生相关的情况如胎龄、产程、分娩方式、Apgar评分等。喂养包括是母乳喂养、人工喂养还是混合喂养，辅食添加的时间和种类，平时的食欲及偏食的情况，有无长期呕吐、腹泻等。生长发育包括何时会抬头、坐、爬、站、行走，何时会笑、会控制大小便、语言发育等，学龄儿童应询问学习成绩，女性年长儿应询问月经初潮年龄。预防接种包括接种的项目、年龄及反应。②小儿的健康史多由家长或抚养者代述，其可靠程度差异很大，对重要的症状应注意核实。③小儿多不会诉说自觉症状，而以特殊的行为表示，应询问家长其特殊的表现，加以判断分析。儿童能诉说病史，但有时怕接受治疗而不肯说出真情，需耐心劝解和加以辨别。④一个系统的疾病常表现出几个系统的症状，如呼吸道感染时，除了有发热、流涕、咳嗽、呼吸困难等呼吸系统表现外，同时会出现呕吐、腹泻、腹痛等消化系统症状或其他系统症状。另外，应注意询问有鉴别意义的阴性症状。

学龄儿童与年长儿查体的顺序与成人相似，但婴幼儿及新生儿由于解剖生理的特点与成人差别较大，又不易合作，因此其查体的内容、顺序、方法与成人有所不同，应注意以下几个问题：①检查者要态度和蔼，可准备一些小玩具，在检查开始前与患儿逗玩，以建立信任关系，取得配合。对新生儿或小婴儿可准备奶瓶或安抚奶嘴使之保持安静。检查新生儿时应戴口罩。②检查的体位视年龄和病情而定。新生儿可在暖箱内或红外线辐射保温床上，婴幼儿可由父母抱着或坐在膝盖上，年长儿可躺在床上进行检查。③检查的顺序应灵活掌握。如果可能，应尽量减少患儿的体位变换。多从视诊开始，观察患儿的一般情况，然后检查易受哭闹影响的项目，如心、肺听诊等，有刺激性或易引起不适的项目，如五官的检查，特别是咽部检查应放在最后。新生儿应在观察一般情况后，先检查心、肺以及腹部的重要脏器。④检查时应注意保暖和遮挡，保护患儿的隐私，维护身体自尊。

在实验室及其他辅助检查中，应注意儿童与成人之间的正常参考值范围的不同，以便对检查结果作出正确的判断。此外，应注意儿童在检查过程中容易出现哭闹、不配合等，对检查结果的可能影响。

本章分别选取新生儿黄疸（neonatal jaundice）、肺炎（pneumonia）、婴儿腹泻（infantile diarrhea）、儿童肾病综合征（nephrotic syndrome，NS）4种不同临床情景的案例展开针对性地评估，对儿童常见疾病患儿健康评估的侧重点以及不同年龄阶段儿童的评估技巧等进行深入的分析和讨论，帮助学生建立系统的临床评判思维，并通过领悟儿童患儿的共性与差异，体会其中医护工作者需具备的职业精神。

　　案例 1 为一位出生 24 小时内出现皮肤黄染的新生儿，经过相关检查诊断为新生儿 ABO 血型不合溶血性黄疸（hemolytic jaundice），在治疗期间发生了胆红素脑病（bilirubin encephalopathy），通过患儿相关资料的不断完善与分析，重点分析了新生儿黄疸患儿健康评估时的重点内容、实验室检查项目与相关临床意义，进而判断出目前患儿所存在的护理问题的过程，激发学生对护理工作社会价值与社会意义的认同感，以及对医疗事业的热爱和奉献精神。

　　案例 2 以一位 3 岁的肺炎患儿为例，展现了自其入院开始的整个护理过程中病情的变化及不同时期的评估要点。希望可以帮助学生对肺炎患儿的临床特点、主要观察指标与不同时期的护理问题等有清楚的认知，同时认识到健康评估在患儿疾病 – 康复过程中的重要意义，并引导学生了解国内外最新进展和研究成果，树立学生家国情怀与国际视野。

　　案例 3 是一位 11 个月龄的女性患儿，因排便次数增多，呈蛋花汤样，伴呕吐、发热就诊，门诊以"腹泻"收住院。便常规检查明确病因，确诊为轮状病毒性腹泻。病程中患儿出现明显脱水体征和水电解质紊乱。通过该病例的临床护理评估过程分析，帮助学生建立和领悟婴儿腹泻患儿的临床护理思维。

　　案例 4 是一位 7 岁龄男性患儿，出现进行性全身性水肿，尿蛋白强阳性，门诊以"肾病综合征"收住院，积极治疗两周后，症状消失，出院后继续服药控制，约 3 个月后患儿疾病复发再次入院。该病例主要评估分析了患儿住院治疗过程中出现的护理诊断 / 问题，帮助学生学习和理解临床肾病综合征患儿的护理诊断思维。

第一节　新生儿黄疸患儿的评估

 案例资料 13-1A

　　王先生之子，生后 20 小时。

　　主诉：皮肤进行性黄染 10 小时。

　　现病史：患儿生后 10 小时出现皮肤黄染，先在面部，逐渐向躯干发展，今日皮肤黄染渐加深，且出现面色苍白。患儿人工喂养吃奶尚好，胎便已排，小便色淡黄，不染尿布。患儿无烦躁不安、嗜睡、呕吐、抽搐等。产科病房急查血清胆红素为 230μmol/L，以"新生儿高胆红素血症"转入本院的新生儿病房。

　　请思考：

　　1. 对于新生儿黄疸患儿的现病史采集，还要注意哪些问题？

　　2. 除现病史以外，还应重点询问哪些信息？

　　问题解析：

　　1. 新生儿黄疸患儿现病史采集的重点　　新生儿高胆红素血症（hyperbilirubinemia of newborn）是新生儿期的常见疾病，约 60% 的足月儿及 80% 的早产儿在生后 1 周内出现黄疸。对于出生后出现皮肤黄染的患儿现病史采集时应重点询问黄疸首次出现的时间、程度、性质，以此来区分是生理性黄疸还是病理性黄疸，生后 24 小时内出现的黄疸为病理性黄疸，大多数是新生儿溶血造成的。还要询问喂养情况、胎便排出情况、神经系统的异常症状，如胆红素通过血脑屏障进入中枢神经有可能出现胆红素脑病，就会出现神经系统的异常表现。

笔记栏

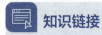 **知识链接**

新生儿高胆红素血症的危险因素

新生儿高胆红素血症的危险因素主要包括：

1. 母体危险因素　母亲血型为 O 型血、RhD 阴性或其他 Rh 抗体阴性（C/E/K 等）；既往分娩的新生儿有病理性黄疸病史；母亲患妊娠糖尿病，孕期血糖控制不佳；母亲为东亚人种或地中海人种；有遗传性溶血性疾病的家族史者。

2. 新生儿危险因素

（1）喂养：由于部分母亲母乳量偏少，新生儿入量不足，胎粪排出延迟，胆红素肠肝循环增加，最终导致新生儿高胆红素血症。

（2）胆红素来源增多：主要病因包括：①免疫性溶血，如 ABO 或 Rh 血型不合；②非免疫性溶血，如红细胞膜、酶缺陷等；③新生儿红细胞增多症；④头颅血肿。

（3）肠梗阻。

（4）其他：包括感染、早产（可导致转氨酶活性下降）等。男婴也是新生儿高胆红素血症的危险因素。

2. **护士还应重点询问的其他信息**　除现病史以外，还需重点询问：①母孕史及出生史：母亲孕期情况，如是否有感染、服药和肝炎病史等，是影响新生儿胆红素代谢的因素；患儿出生时的情况，如第几胎，第几产，胎龄，生产方式，出生 1 分钟和 5 分钟的 Apgar 评分，羊水、脐带、胎盘是否有异常，出生体重等。②有无感染病史：因感染除引起红细胞的破坏加速外，还可抑制尿苷二磷酸葡糖醛酸转移酶（UDPGT）的活性，使黄疸加重。③家族史：要排除红细胞酶缺陷病如葡萄糖 –6– 磷酸脱氢酶（G-6-PD）、丙酮酸激酶、己糖激酶缺乏等，红细胞形态异常如遗传性球形红细胞增多症、遗传性椭圆形细胞增多症等可引起黄疸的遗传性。

 案例资料 13-1B

护士在对患儿父母进行现病史采集后，补充的资料如下：

母孕史：其母孕期无异常，否认感染、服药和肝炎病史。

出生史：患儿第一胎，第一产，孕 39 周足月顺产，出生体重 3 000g，出生 1 分钟 Apgar 评分 9 分，5 分钟 Apgar 评分 10 分，羊水清，脐带、胎盘无异常。

家族史：父母均体健，非近亲结婚，否认家族成员生后早期有皮肤黄染及家族遗传病史。祖籍北京。

体格检查：T 36.4℃，P 160 次 /min，R 40 次 /min，体重 3 000g，头围 34cm，身长 49cm，新生儿貌，神志清，口唇苍白，皮肤、黏膜明显黄染，为橘黄色，皮肤无出血点及瘀斑。颈软，巩膜黄染，双侧瞳孔等大等圆，对光反射灵敏，前囟平软，大小 1.5cm × 1.5cm，双肺呼吸音清，未闻及干湿啰音，心率 160 次 /min，律齐，心前区可闻及 Ⅰ～Ⅱ / Ⅵ 收缩期杂音。腹部平软，肝肋下 3cm，脾肋下 2cm，脐带未脱，无渗血、渗液。脊柱及四肢无畸形，四肢肌张力正常。

请思考：

3. 上述体格检查中存在哪些不足之处？

4. 该患儿存在哪些异常体征及其临床意义？

5. 还需要进行哪些辅助检查？

笔记栏

问题解析：

3. 体格检查中的不足之处 体格检查中未描述皮肤黄染的范围，黄染的范围大，如已波及躯干、四肢、手足心表示黄疸较重，胆红素浓度较高。神经系统的检查也未描述，对于新生儿主要是检查原始反射，如觅食反射、吸吮反射、拥抱反射、握持反射等。新生儿期这些反射减弱或消失常提示有神经系统出现问题。新生儿期巴宾斯基征、凯尔尼格征等病理征呈阳性反应属正常现象。

4. 患儿存在的主要异常体征及其临床意义 口唇苍白提示患儿可能贫血，心率较快考虑为贫血所致的机体代偿性反应；皮肤黏膜明显黄染为橘黄色，是胆红素代谢异常的表现；肝肋下3cm，脾肋下2cm，提示存在肝脾大，考虑可能是由于出现了骨髓外造血所致。

5. 所需要进行的辅助检查 该患儿生后24小时内出现皮肤黄染、面色皮肤苍白，考虑新生儿溶血造成的病理性黄疸可能性大。故要进一步检查，包括母亲和新生儿血型、血常规及外周血涂片、肝功能、血清胆红素、直接抗人球蛋白试验、游离抗体试验及红细胞抗体释放试验，以确认黄疸是由溶血造成的。此外，还要注意排除感染造成新生儿黄疸的可能。

 案例资料 13-1C

实验室检查结果：

血常规：WBC 12×10^9/L，N 32%，L 68%，Hb 105g/L，PLT 250×10^9/L，Ret 9%。

外周血涂片：有核红细胞/白细胞为13/100。

尿、便常规：未见异常。

肝功能：ALT 10IU/L，AST 40IU/L，ALB 40g/L，血清总胆红素280μmol/L，间接胆红素260μmol/L。

母子血型：母亲血型为O型、Rh（+），子血型为A型、Rh（+）。

新生儿溶血三项：直接抗人球蛋白试验（+）、游离抗体试验（+）、抗体释放试验（+）。

TORCH：阴性。

头颅B超及胸部X线片：无异常。

请思考：

6. 上述实验室检查结果的临床意义有哪些？

7. 该患儿目前的医疗诊断及诊断依据是什么？

8. 该患儿目前可能存在哪些护理诊断/护理问题？

问题解析：

6. 该患儿实验室检查结果的临床意义

（1）血常规检查：白细胞计数及分类符合新生儿的特点；血红蛋白降低，提示患儿有贫血。

（2）肝功能：转氨酶及白蛋白正常，血清总胆红素及间接胆红素升高为溶血性黄疸引起。

（3）母子血型：母亲血型为O型，Rh（+），子血型为A型，Rh（+），提示母子ABO血型不合。

（4）新生儿溶血三项：直接抗人球蛋白试验阳性提示患儿红细胞上存在免疫性抗体IgG，红细胞致敏，是新生儿溶血的有力证据。游离抗体试验是检测新生儿血液中是否存在与其红细胞不配合的ABO以外抗体和/或IgG抗-A（B），有助于估计是否继续溶血、换血后的效果，提示病情严重程度。抗体释放试验阳性提示患儿红细胞结合了来自母亲的IgG抗体，是诊断新生儿溶血的直接证据，是最有价值的一项试验。

（5）外周血涂片：正常成人外周血中不能见到有核红细胞，成人外周血中出现有核红细胞均属病理现象。在出生1周之内的新生儿外周血中可见到少量。若镜检100个白细胞发现有核红细胞大于10个，则为异常。该患儿外周血涂片显示有核红细胞比率增高，网织红细胞升高提示骨髓造血活跃，均提示有溶血性贫血。

以上实验室检查结果提示此患儿出现了血型不合免疫性溶血。

肝功能正常、TORCH 阴性、头颅 B 超及胸部 X 线片均无异常，排除了宫内感染和中枢神经系统感染及肺部感染引起的病理性黄疸。

7. 该患儿的医疗诊断及诊断依据　该患儿的医疗诊断为新生儿 ABO 血型不合溶血。其诊断依据为：①皮肤黄染出现时间较早（在 24 小时以内）并进行性加重，同时伴有贫血（Hb 105g/L，新生儿期血红蛋白＜ 145g/L 即为贫血）和肝脾大；②血清胆红素浓度升高，母子血型不合，母血型为 O 型，子血型为 A 型；③外周血涂片有核红细胞 13/100 个白细胞；④抗改良直接抗人球蛋白试验及红细胞抗体释放试验均为阳性，因此可明确诊断为新生儿 ABO 血型不合溶血。

8. 该患儿所存在的最主要护理诊断及护理问题　根据该患儿目前的健康资料分析，其最主要的护理诊断为：

（1）潜在并发症：胆红素脑病。由于新生儿的血脑屏障系统不完善，血液中的非结合胆红素升高时易通过血脑屏障而引起中枢神经系统损伤，即胆红素脑病。

（2）潜在并发症：心力衰竭。

（3）知识缺乏：患儿家长缺乏黄疸护理的有关知识。

 案例资料 13-1D

该患儿转入新生儿病房后即遵医嘱入蓝光箱光疗，在进入蓝光箱 2 小时后，该患儿出现嗜睡、尖声哭叫、肌张力下降、拥抱反射减弱等情况，即刻查胆红素上升至 342μmol/L。

请思考：

9. 该患儿可能出现了什么问题？

10. 针对该问题，应当如何处理？

问题解析：

9. 该患儿可能发生的问题　对于新生儿 ABO 血型不合溶血患儿最主要的治疗是降低血清胆红素，防止胆红素脑病发生，采取的治疗方法包括蓝光疗法、使用酶诱导剂、丙种球蛋白、中药等。同时注意保暖，供给足够热量，保持大便通畅等。该患儿在蓝光治疗过程中，出现嗜睡、尖声哭叫、肌张力下降等神经系统症状，且胆红素明显上升，至 342μmol/L。分析认为其最可能发生的是急性胆红素脑病。

10. 急性胆红素脑病的处理措施　发现病情后立即告知主治医生 / 值班医生，医生评估后拟行换血疗法，护士准备换血的同时先给予患儿强光疗 4~6 小时，血清总胆红素水平未下降甚至持续上升，故立即遵医嘱行换血治疗。换血时应注意：

（1）血源：Rh 溶血病应选用 Rh 系统与母亲同型、ABO 系统与患儿同型的血液；紧急或找不到血源时也可选用 O 型血；母 O 型、子 A 或 B 型的 ABO 溶血病，最好用 AB 型血浆和 O 型红细胞的混合血；有明显贫血和心力衰竭者，可用血浆减半的浓缩血。

（2）换血量：一般为患儿血量的 2 倍（150~180ml/kg），大约可换出 85% 的致敏红细胞和 60% 的胆红素及抗体。

（3）途径：一般选用脐静脉或其他较大静脉进行换血，也可选用脐动、静脉进行同步换血。

患儿结局：该患儿入院后立即给予蓝光治疗，丙种球蛋白 1g/kg 以抑制溶血，在进入蓝光箱 2 小时后出现了神经系统症状，测胆红素 342μmol/L，即刻经脐静脉换血治疗，整个换血过程约 2 小时，换血后监测胆红素为 90μmol/L，继续蓝光治疗，于入院第 6 天皮肤黄染消退，血红蛋白和网织红细胞恢复正常，出院。出院后继续观察。

（秦莉花）

第二节　肺炎患儿的评估

 案例资料 13-2A

　　患儿小强，男性 3 岁。因发热 6 天，咳嗽 3 天于 2023 年 3 月 10 日以"肺炎"收治入院。该患儿入院评估记录资料如下：

　　现病史：患儿 6 天前在家中无明显诱因下突然出现发热，体温波动于 38～39℃，最高体温 39.8℃，高热时无寒战，无惊厥，热型不规则，无鼻塞、流涕，无喘息、气促，无呕吐、腹泻，无皮疹，遂至我院门诊就诊，拟诊断：急性扁桃体炎，予"阿洛西林"治疗 2 天后仍有发热。3 天前出现咳嗽，阵发性，渐加剧，无明显昼夜差别。再次至我院门诊就诊，予"注射用头孢曲松钠、吸入用布地奈德混悬液＋硫酸特布他林雾化液雾化、头孢克洛缓释片、阿莫西林克拉维酸钾"等治疗 1 天，患儿体温仍反复，仍有咳嗽，为求进一步诊治，复来我院门诊，以"肺炎"收治住院。

　　既往史：患儿既往体质一般。否认既往反复"咳嗽、发热"病史，否认"肝炎、结核、麻疹、水痘"等急慢性传染病史及接触史，否认心、肺、脑、血管、肝、肾等重大脏器患病史及内分泌系统病史，否认输血及血制品史。

　　个人史：

　　（1）**母孕史**：母孕期间体健，否认特殊感染史及不恰当服药史，否认毒物、放射性物质接触史。

　　（2）**出生史**：G_1P_1，孕 32 周早产（具体原因不详）、顺产，否认产伤、窒息史，出生体重 1.59kg。

　　（3）**喂养史**：出生后母乳喂养至 6 个月，为配方奶粉喂养，6 个月开始添加"米糊"等辅食，现普食，平素胃纳可，无明显挑食、偏食。

　　（4）**生长发育史**：2 个月会笑，3 个月会抬头，6 个月能坐，1 周岁会走、会叫爸妈，现生长发育基本同正常同龄儿。

　　（5）**预防接种史**：已按当地计划接种"乙肝疫苗、卡介苗"等。已口服"脊髓灰质炎"糖丸。

　　家族史：

　　父亲：李某某，30 岁，个体，体健。

　　母亲：孙某某，29 岁，个体，体健。

　　否认家族成员中有结核、肝炎等传染病史，否认高血压、糖尿病、心脏病等病史。

　　请思考：

　　1. 该患儿健康史所记录的项目内容是否需要补充完善？

　　2. 该患儿健康史所包含的项目是否完整？

问题解析：

1. 该患儿健康史所记录的项目内容还有待完善

　　（1）现病史：该患儿的现病史描述了患儿从起病到就诊的全过程，包括起病的时间、主要症状的特点、新出现的症状、伴随症状、病情的发展及演变、诊治情况以及目前的病情，同时，也描述了对疾病有鉴别意义的阴性症状，如在"发热"的描述后面有"高热时无寒战，无惊厥，无鼻塞、流涕，无喘息、气促，无呕吐，无腹泻，无皮疹"的描述，用以鉴别是否神经系统疾病、呼吸道疾病、胃肠道疾病引起的发热或其他原因引起的发热。对这些阴性症状描述的意义在于指引对患儿疾病及病情的判断，以及接下来病情观察的重点。主要的不足之处在于：患儿以咳

笔记栏

嗽为主要表现，但未描述患儿是否伴有咳痰，痰液的颜色、性质、量却没有交代，是否伴有呼吸困难、发绀也没有描述，因此该记录应再增加对伴随症状的描述。

（2）日常生活状态：该患儿的日常生活状态描述中缺乏患儿平素的饮食、睡眠情况、二便情况、自理与活动情况，以及患病后的变化情况等。

（3）既往史：该患儿的既往史中缺乏对手术外伤史及过敏史（包括有无湿疹、荨麻疹、哮喘以及是否对食物、药物等过敏）的记录。

（4）个人史：包括母孕史、出生史和新生儿期情况、喂养和营养、生长发育、预防接种、习惯和行为（如进食、睡眠、体格锻炼、牙齿的清洁等习惯及不良的习惯或行为）情况等。该记录预防接种史描述不完整及缺乏对习惯和行为情况的记录。此外，该患儿年龄3岁，从3个月开始应接种百白破疫苗，在8个月时应接种麻疹疫苗，该记录中缺乏对这些问题的记录，而百日咳、白喉、麻疹等疾病均是需要特别重视并鉴别的呼吸道传染病。

（5）家族史：该记录缺乏是否近亲结婚，家庭成员是否近期有类似病史，是否有哮喘病史、二系三代家族是否有遗传代谢性疾病史。

2. 该患儿健康史所记录的项目有缺失 该患儿健康史中所包含的项目基本符合儿科的特点和要求，但缺乏主诉以及心理、社会状况两大项目。

心理状况如患儿的情绪状态如何，是否哭闹不安，有无对治疗、护理措施的恐惧感，有无对医院环境及医务人员或病房其他人的恐惧感等。社会状况如父母婚姻状况、文化程度、职业和经济收入，患儿有无传染病的接触史（保姆、邻居或亲戚有传染病）、当地的流行病或地方病、健康保险或医疗费用的来源等。

> **案例资料 13-2B**
>
> 该患儿健康史补充资料如下：
>
> **主诉：** 发热6天，咳嗽3天。
>
> **现病史补充：** 3天前患儿出现咳嗽，阵发性，渐加剧，无明显昼夜差别，无犬吠样咳嗽，有少许白色黏痰咳出，伴喘息，无口周发绀，无呼吸困难。
>
> **日常生活状况补充：** 发病以来，患儿神志清，精神尚可，睡眠尚可，食欲尚可，日解稀糊状大便2~3次，无黏液、血丝，量不多，小便清长，体重无明显改变。
>
> **既往史补充：** 否认手术及外伤史，否认药物、食物过敏史。
>
> **个人史补充：** 预防接种史：已按当地计划免疫接种"乙肝疫苗、卡介苗、百白破菌苗、麻疹疫苗"等。习惯和行为：患儿无偏食，睡眠规律，经常到室外玩耍，每晚睡前由家长帮助其刷牙，无吮指等不良行为。
>
> **家族史补充：** 父母否认近亲结婚，家庭成员否认近期类似病史，否认哮喘病史，否认二系三代家族遗传代谢性疾病病史。
>
> **心理社会状况：** 患儿为首次入院，对住院环境陌生，对母亲的依赖性较强。母亲在时表现比较安静，当母亲离开时会哭闹不停；对治疗及护理措施的反应不强烈，能在母亲的哄劝下配合查体、服药、注射等。患儿父母均为高中文化程度，个体商业者，经济收入为当地中等水平；对患儿的疾病知识知之甚少。除了父母以外，患儿经常接触的亲戚、邻居未有明显的传染病。患儿家长未为其购买医疗保险。
>
> 其他资料如下：
>
> **体格检查：** T 38.2℃，R 34次/min，P 112次/min，体重：12kg。神志清，精神稍差，面色尚红润，全身皮肤未见皮疹。咽充血，双侧扁桃体Ⅱ度肿大，未见脓点。两肺呼吸音

粗，可闻及中小湿啰音，未闻及干啰音。心律齐，心音中等，未闻及病理性杂音。腹软，无压痛、反跳痛，肝、脾肋下未及，四肢活动可，神经系统（-），卡介苗瘢痕（+）。

重症监护疼痛评分（CPOT）0分；坠床/跌倒危险因子评分7分；压力性损伤危险因素评分（Braden评分）19分。

辅助检查：

2023年3月6日：血生化：C反应蛋白（CRP）200.00mg/L；血常规：白细胞计数（WBC）27.5×10⁹/L，中性粒细胞比率（N）92.7%，中性粒细胞计数25.493×10⁹/L，血红蛋白（Hb）118g/L，血小板计数（PLT）422×10⁹/L。

2023年3月7日：血生化：CRP 120.00mg/L；血常规：WBC 16.4×10⁹/L，中性粒细胞比率85.3%，中性粒细胞计数13.989×10⁹/L，Hb 116g/L，PLT 313×10⁹/L。

2023年3月9日：血生化：CRP 120.00mg/L；血常规：WBC 6.5×10⁹/L，中性粒细胞比率57.5%，中性粒细胞计数3.738×10⁹/L，Hb 115g/L，PLT 252×10⁹/L。

2023年3月9日：胸片示：两侧肺纹理增粗，斑片状阴影。

入院后医疗诊断：支气管肺炎；败血症待排除。

请思考：

3. 根据上述的资料，你认为支持支气管肺炎诊断的依据是什么？该患儿的哪些指标有助于败血症的判断与排除？

4. 根据上述入院评估资料的描述，你认为患儿可能存在哪些护理诊断/护理问题？

问题解析：

3. 该患儿医疗诊断的诊断依据 患儿3岁，以咳嗽、发热为主要临床表现；体检：两肺听诊呼吸音粗，对称，闻及中小湿啰音，胸片显示两侧肺纹理增粗，斑片状阴影，均支持支气管肺炎诊断。患儿血象及CRP高，体温反复，这些指标提示患儿可能有败血症，应进行血培养协助诊断。

4. 患儿可能存在的主要护理诊断/护理问题

（1）体温过高 与肺炎及扁桃体炎有关。患儿起病时的主要症状是发热（38～39℃），现仍有发热（体温在38℃以上）、咳嗽、少量的白色黏痰、喘息；体格检查有肺炎的体征（两肺呼吸音粗，对称，可闻及中、小湿啰音）；胸片示双肺炎症，因此患儿的体温过高应与肺部炎症有关。另外，患儿6天前即在门诊诊断为扁桃体炎，入院时体检咽部充血，双侧扁桃体Ⅱ度肿大，因此患儿的体温过高与扁桃体炎也有关。

（2）清理呼吸道无效 与患儿体弱、痰液黏稠、不易咳出有关。综合分析以上的资料，患儿有咳嗽，有白色的黏痰咳出，而且有喘息，说明患儿呼吸道内的痰液不易咳出而导致气道通气不畅。另外，体格检查显示，患儿精神稍差，可能与反复发热导致进食减少以及消耗增加有关，而以上症状可进一步导致患儿出现痰液不易咳出、清理呼吸道无效。

（3）气体交换受损 与气道及肺部炎症导致肺通气及换气障碍有关。该患儿体检结果显示听诊肺部有中细湿啰音，胸片示肺部炎症，医疗诊断患儿是支气管肺炎，因此患儿病变的肺泡内在病理上应是有液体渗出，炎症细胞浸润，肺泡的含气量减少，使气体在肺泡和血液内的交换受到影响，导致气体交换受损。3岁的小儿呼吸频率应在24次/min左右，该患儿入院体检呼吸频率为34次/min，即患儿的呼吸频率明显增快，这也是患儿机体代偿缺氧的表现。而缺氧除了与上述的肺换气障碍有关外，还与气道不通畅导致的肺通气量减少有关。

（4）有受伤的危险 与患儿年龄小、体质虚弱有关。用坠床/跌倒危险因子评估表评估患儿的坠床/跌倒情况，总分≥4分者为"高危性伤害/跌倒"，应给予相应的预防措施。该患儿坠床/跌倒危险因子评分为 7 分（年龄 < 5 岁打 4 分，体质虚弱打 3 分），因此患儿有坠床 / 跌倒的危险。

（5）潜在的并发症：高热惊厥　患儿以发热为主要临床表现，若病情持续进展，高热不退，则可能会使中枢神经系统发生异常，从而出现抽搐、呕吐、意识障碍等症状。

（6）潜在的并发症：心力衰竭　患儿感染的病原体和毒素若侵袭心肌，可引起心肌炎；患儿呼吸功能不全可致低氧血症，缺氧使肺小动脉反射性收缩，肺循环压力增高，使右心负荷增加。肺动脉高压和中毒性心肌炎是诱发心力衰竭的主要原因。

（7）潜在的并发症：中毒性脑病　若患儿病情进一步发展，出现严重缺氧和 CO_2 潴留，使血与脑脊液 pH 降低，高碳酸血症使脑血管扩张、血流减慢、血管通透性增加，致使颅内压增加，甚至引起脑细胞内水钠潴留，形成脑水肿，出现中枢神经系统功能损害。

（8）知识缺乏：家长缺乏护理患儿疾病的知识。在上述的资料中，患儿父母均为高中文化程度、个体经商者，在采集心理社会资料时发现其缺乏对患儿疾病的护理知识。

 案例资料 13-2C

2023 年 3 月 11 日 9：00（患儿入院第二天）：

患儿入院后给予头高位，鼻导管吸氧 2L/min，心电监护，遵医嘱给予抗感染、祛痰、补液及营养支持治疗。向家长进行疾病相关知识以及预防患儿跌倒 / 坠床等指导。患儿夜间睡眠可，小便 2 次，未解大便。阵发性咳嗽，有少许白色黏痰咳出。食欲欠佳。目前 2L/min 改良鼻导管吸氧下，氧饱和度维持在 88%～98%，呼吸促。查体：体温 38.8℃，神志清，精神稍差，咽充血，双侧扁桃体Ⅱ度肿大，三凹征（+），两肺呼吸音粗，对称，可闻及中小湿啰音及痰鸣音，心律齐，心音中等，未及病理性杂音，食欲减退，腹软，无压痛、反跳痛，肝、脾肋下未及，四肢活动可，神经系统（-）。给予吸入用布地奈德混悬液 + 吸入用复方异丙托溴铵溶液雾化吸入 1 次。常规抗感染、祛痰、补液及营养支持治疗。

请思考：

5. 此时应重点评估哪些项目？

问题解析：

5. 患儿目前应重点评估的项目

（1）病情变化：患儿在吸氧下血氧饱和度不稳，呼吸促，三凹征（+），提示肺的通气功能障碍；两肺可闻及中小湿啰音及痰鸣音，体温 38.8℃，提示肺部感染尚未得到控制，应注意评估生命体征及意识状态的变化；注意咳嗽咳痰的情况，包括痰量、痰的颜色及黏稠程度等，注意有无呼吸困难、发绀等；注意三凹征、呼吸音及干湿啰音等胸部检查变化；注意有无心率增快、心音遥远、心界扩大等心力衰竭的表现；注意血氧饱和度、血气分析的指标变化，这些项目的评估有利于了解患儿缺氧及二氧化碳潴留的情况是否有加重或缓解。

（2）输液情况：评估补液的速度、量是否适合患儿的病情，患儿有无输液不适的表现，患儿输液后的尿量，这些有利于防止心力衰竭等并发症的发生。

（3）家长对相关知识的了解：评估患儿家长对患儿疾病的了解程度及护理患儿的知识，以便作出切实的健康教育和指导。

 案例资料 13-2D

2023 年 3 月 11 日 14：00（患儿入院第二天）：

 笔记栏

患儿改良鼻导管给氧 3L/min 下，呼吸尚平稳，氧饱和度维持可，有咳嗽，呈阵发性，较剧，伴有喘息，有痰不易咳出。心电监护提示 HR 120 次/min，SPO₂ 维持在 89%～93%，体温 37.5℃。查体：神志清，精神萎靡，反应一般，面色欠红润，全身皮肤未见皮疹。咽充血，双侧扁桃体Ⅱ度肿大，未见脓点。三凹征（＋），两肺呼吸音粗，对称，可闻及明显中、小湿啰音及哮鸣音。胸部 CT、血气分析及电解质检查结果汇报如下：

胸部 CT：两肺感染，双侧颈部、胸廓入口处及纵隔广泛气肿。

血气分析：pH 7.44，二氧化碳分压 36mmHg，氧分压 100mmHg，碳酸氢根 24.5mmol/L，实际碱过剩 0.6mmol/L，Na^+ 138mmol/L，K^+ 4.1mmol/L，Ca^{2+} 1.18mmol/L，GLU 6.7mmol/L，Hct 39%，Lac 1.2mmol/L，THbC 12.1g/dl。

医嘱给予特级护理，全功能监护，禁食，适时约束，面罩吸氧 8L/min，常规抗感染、抗病毒治疗（哌拉西林钠他唑巴坦钠，奥司他韦），雾化吸入（吸入用布地奈德混悬液 + 吸入用复方异丙托溴铵溶液雾化）、祛痰（盐酸氨溴索针祛痰）、营养支持治疗。

请思考：

6. 请根据上述的资料，评估患儿病情的严重程度。

7. 此时重点应评估哪些项目？

问题解析：

6. 该患儿的病情严重程度 患儿鼻导管 3L/min 给氧下，氧饱和维持在 89%～93%，有阵发性、较为剧烈的咳嗽，伴有喘息，有痰不易咳出，说明患儿有清理呼吸道无效、肺通气功能障碍的护理问题存在。胸部 CT 显示两肺感染，双侧颈部、胸廓入口处及纵隔广泛气肿，说明患儿肺组织破坏，有气体逸出至纵隔，以上提示患儿病情严重。

 知识链接

儿童 CT 检查辐射剂量 DRL 使用现状

辐射剂量诊断参考水平（diagnostic reference levels，DRL）指一个国家或地区内所有病人辐射剂量分布的某一百分位数对应的辐射剂量值，如某一机构的检查辐射剂量高于此数值，提示可能存在辐射剂量的异常增高，需要复核检查方案以保证受检者安全。DRL 的应用，旨在取得图像质量和儿童 CT 辐射剂量间的最佳平衡，实现在满足临床诊断的基础上，降低全体患儿 CT 辐射剂量的目的。全球已有多个国际组织及国家发布了 DRL 的研究结果，实现了临床实践过程中量化评估辐射剂量的功能。2022 年，CHN2022 与 ACR2022 相继发表，CHN2022 是目前国内儿童 CT 相关研究中涵盖检查项目较为齐全、地域覆盖较全面，且样本量充足的 DRL，ACR2022 为国际上儿童 CT 检查项目较为齐全、资料客观完整的 DRL，结合 EU2018，三者为建立国内儿童 CT 辐射剂量标准相关研究提供了可靠的原始数据。

7. 此时患儿的评估重点 此时重点评估的项目是患儿的一般状态（如精神状态、面色等）的变化、呼吸困难的程度、心电监护的指标（生命体征及血氧饱和度）的变化、意识状态，以及心力衰竭、中毒性脑病、中毒性肠麻痹、水电解质及酸碱平衡失调等并发症的症状。评估药物的疗效及不良反应。评估器械与身体接触部分的受压情况（如鼻导管、氧气面罩与面部皮肤接触处；血氧饱和度夹夹压手指处），雾化吸入后面部的清洁情况。评估出入量及大小便的情况。评估在必须使用约束带时家长的配合程度。

笔记栏

案例资料 13-2E

2023 年 3 月 13 日 14：00（患儿入院第四天）：

患儿面罩 8L/min 吸氧下呼吸尚平稳，无发绀，阵发性咳嗽较前稍好转，无喘息，无发热，无呕吐、腹泻。昨入量 1 039ml，尿量 600ml，大便 0g。心电监护提示 HR 97 次 /min，呼吸 34 次 /min，SPO_2 99%。查体：神志清，精神软，反应一般，面色欠红润，全身皮肤未见皮疹，三凹征（±），颈部皮下未及捻发感，两肺呼吸音粗，未闻及明显干湿啰音，心律齐，心音中等，心前区未及病理性杂音，腹软，肝、脾肋下未及，四肢活动略少，神经系统（−），血气分析的各项指标基本正常。医嘱继续禁食、补液支持治疗，观察病情，改面罩吸氧为改良鼻导管吸氧 3L/min。

请思考：

8. 根据上述的资料，你认为该患儿的病情有哪些变化？

问题解析：

8. 该患儿所出现的病情变化　从出入量上看，患儿入量为 1 039ml，出量中尿量为 600ml，不显性失水约 200ml，总的入量多于出量约 200ml；从体征来看，患儿面色欠红润、咳嗽、喘息、"三凹征"症状较前好转，肺部体征较前好转，心脏听诊正常，虽然入量多于出量，但患儿无心力衰竭等表现。因此，综合以上几个方面的信息，分析认为患儿目前疾病有好转趋势，但应继续注意病情变化。

 案例资料 13-2F

2023 年 3 月 16 日 14：00（患儿出院前 1 天）：

患儿呼吸平稳，偶有轻咳，无明显痰鸣，无喘息、气促，无呕吐、腹泻，无鼻塞流涕，两肺呼吸音清，未闻及干湿性啰音。胸片示炎症较前明显好转。患儿一般状态较好，精神好，食欲正常，无发热，病情恢复，予以出院。

请思考：

9. 患儿出院前护士要对其家长进行出院指导，在出院指导前护士应评估家长的哪些情况？

问题解析：

9. 患儿出院前的家长评估　肺炎患儿的出院指导主要包括出院后预防感染、合理饮食、正确用药、定期门诊随访等内容。护士在对家长进行出院指导前，要仔细评估家长对以上内容的掌握情况，如通过询问为患儿提供怎样的生活环境、怎样为患儿保暖等了解家长对预防感染知识的掌握情况；通过询问肺炎患儿疾病恢复期如何增加营养，食物的种类、量、性质等了解家长对合理饮食知识的掌握情况；通过询问出院带药的服用方法等了解家长对用药知识的掌握情况；询问是否要定期复查，了解其对定期复查重要性的认识。

（秦莉花）

第三节　婴儿腹泻患儿的评估

 案例资料 13-3A

　　时间：2023 年 11 月 5 日 11：30
　　地点：儿科病房
　　场景：小张护士正在接诊一位门诊收住院的患儿，母亲抱入，父亲陪同。查阅门诊病历，并核实患儿基本情况及现病史，如下：
　　患儿的基本情况：患儿，女，11 月龄，入院诊断为：急性腹泻
　　现病史：3 天前无明显诱因出现大便次数明显增多，每日 15～16 次，蛋花汤样便，无腥臭味，每次大便量不等，10～100ml，无脓血。同时伴呕吐，2～3 次 / 日，2 天前出现发热，体温 38℃。患儿发病后在家自服枯草杆菌二联活菌颗粒，未见明显好转，故来院就诊。门诊以"急性腹泻"收治入院。

　　请思考：
　　1. 该患儿的现病史资料是否完整？如何询问补充？
　　2. 请根据所给出的资料总结该患儿的主诉。

　　问题解析：
　　1. 现病史资料需补充完善　需要通过与患儿父母沟通，了解其他伴发症状情况，病期饮食、睡眠情况，精神状态及采取的对症处理措施等。
　　现病史中描述了患儿在无明显诱因的情况下出现腹泻的表现，并描述了大便的次数、性状、量。同时还伴有呕吐，但仅描述了呕吐的次数，未描述呕吐的性质、呕吐物的性状和量。患儿发病第 2 天出现发热，并说明了具体的体温，但未说明体温的变化情况、降温处理措施及效果等。对于腹泻患儿还应注意询问尿量是否减少、哭时眼泪是否较前减少等，以判断患儿是否有脱水及脱水的程度。饮食的变化常常是导致患儿腹泻的原因，患儿腹泻后也常导致食欲等方面的变化，因此，应注意询问患儿出现腹泻前是否有进食过多、不洁饮食等可能引起腹泻的情况，出现腹泻后进食情况有无改变等。还应询问病程中患儿的精神状况、睡眠及活动情况、体重变化等。
　　2. 患儿的主诉　根据该患儿现病史的描述可以看出患儿最重要的表现是腹泻，同时伴有呕吐，随后又出现了发热。由于是否伴有呕吐、发热对病因及严重程度的判断具有重要意义，可以将 3 个症状均总结到主诉中。因此，该患儿的主诉可概括为：腹泻、呕吐 3 天，伴发热 2 天。

 案例资料 13-3B

　　补充问诊资料如下：
　　现病史：患儿呕吐物为食入的奶汁，有时伴有黏液，每次量不多，为非喷射性呕吐；否认腹泻前有不洁饮食史；患儿尿量明显减少，就诊时已 5～6 小时无尿，哭时无泪。患儿体温在 38～38.4℃，未予退热处理。患儿目前配方乳喂养，患病后食欲欠佳，除配方奶外只进食少量小米粥。

　　请思考：
　　3. 对于该患儿的健康史，还需要重点关注哪些信息？
　　4. 该患儿体格检查的重点是什么？

问题解析:

3. 该患儿的健康史还需要重点关注的信息 对于婴幼儿来讲其个人史往往具有重要意义。个人史的主要内容包括①出生史:第几胎,第几产,是否足月产、顺产,出生时 Apgar 评分情况,其母孕期有无异常;②喂养史:何种喂养方式,何时添加辅食及维生素 D 制剂;③生长发育史:体格、大运动及精细运动的发育情况,语言、认知、情绪、关系等方面的发育情况;④传染病接触史及预防接种史等。

此外,还需要了解既往史、家族史等,包括既往的患病情况,有无住院史及过敏史;父母是否近亲结婚,家庭成员健康状况,有无家族遗传病史。通过日常生活状况的询问,可以了解饮食与营养状况,进食习惯,休息与睡眠,日常活动习惯等,有助于对其健康状况及疾病康复能力等作出更全面准确的判断。

心理社会方面应着重了解其家庭支持及父母对患儿疾病的认知情况等。家庭是儿童最主要的生活环境,家庭环境可直接影响小儿的身心发展及健康状况。家庭评估包括家庭结构的评估和家庭功能的评估,尤其要重点评估家庭关系,父母职业,角色行为,及其对患儿疾病的认知和情绪状态。

4. 体格检查的重点 对于腹泻患儿,体格检查的重点应是脱水引起的体征。小儿由于体液占体重比例较大,其调节功能极易受疾病和外界环境的影响,体液平衡调节功能差,故容易发生水电解质紊乱和酸碱平衡失调。可以通过观察患儿的神志、精神状态、体重变化、出入液量、生命体征变化,检查前囟和眼窝凹陷程度、皮肤弹性、皮肤黏膜干燥程度和四肢循环情况等估计脱水程度。

案例资料 13-3C

继续评估,补充收集健康资料如下:

个人史:

出生史: 第 1 胎,第 1 产,足月产,顺产,出生时 Apgar 评分 10 分,其母亲孕期无异常。

喂养史: 母乳喂养至 4 个月断奶,改为配方乳,生后 2 周开始服用维生素 D 制剂,每天 400U,6 个月开始添加辅食。

生长发育史: 6 个月开始出牙,目前共出 8 颗牙。2 个月会抬头,6 个月会坐,9 个月会爬,目前会站,会叫妈妈。

预防接种史: 按时进行计划免疫接种。

既往史: 患过 2 次上呼吸道感染,无住院史,无药物、食物过敏史。

日常生活状况: 患儿日常由母亲照顾,饮食较规律,食欲佳,体重达 9kg。每日户外活动约 2 小时,睡眠时间约 12 小时,白天小睡 2 次,平时大便每日 2 次。

家族史: 父母均体健,非近亲结婚,无家族遗传病史,无兄弟姐妹。

家庭评估: 家庭经济状况及居住环境均较好。其父亲为自由职业者,其母亲为公司职员,其父母表示平时工作较忙,多由爷爷和奶奶帮助照顾孩子。对孩子生病他们很焦虑,上网了解了一些关于疾病的相关知识,但是仍感困惑和迷茫。

体格检查: T 38.2℃,P 130 次/min,R 35 次/min,BP 68/50mmHg,体重 8kg(病期减轻 1kg),精神萎靡。前囟、眼窝明显凹陷,口唇干,皮肤干,弹性差。呼吸深长,双肺呼吸音清,心率 130 次/min,节律齐,心音无异常,腹平软,肠鸣音亢进,四肢末端皮肤温度低。神经系统检查无异常。肛周皮肤潮红,臀部有散在皮疹,表皮完整,按压不褪色。

请思考:

5. 该患儿存在哪些异常体征?分析其临床意义?

6. 该患儿应重点进行哪些辅助检查?

问题解析：

5. 该患儿的异常体征及其临床意义　体温38.2℃，偏高。患儿精神萎靡，前囟、眼窝明显凹陷、口唇干、皮肤干，弹性差，这是明显的脱水体征。体重下降1kg，达10%以上，考虑为进食减少和脱水所致。呼吸深长，提示患儿可能因腹泻、脱水发生酸中毒。心率、呼吸增快，考虑与发热及可能存在的酸中毒有关。患儿肠鸣音亢进说明肠蠕动较快，符合腹泻的表现。四肢末端皮肤温度低提示周围循环较差。肛周皮肤潮红，臀部有散在皮疹表明存在Ⅰ度臀红，主要是由于腹泻频繁，大便刺激导致。

6. 该患儿需要进行的辅助检查项目

（1）血常规与便常规：细菌感染常可导致白细胞升高，且以中性粒细胞升高为主；而病毒感染则白细胞正常或稍低。便常规是腹泻患儿的常规检查，大便外观为水样便、稀便、蛋花汤样便多为肠道外、非感染因素、病毒感染所致；若外观为黏液、脓血便多为侵袭性细菌感染，镜检有较多的白细胞、红细胞。

（2）血液生化检查：一般轻度腹泻患儿只表现胃肠道症状，不伴有电解质紊乱及酸碱平衡失调。但中重度腹泻患儿易出现电解质紊乱及酸碱平衡失调，进行血液生化检查是非常必要的。血钠测定可提示脱水性质。因胃肠液中含钾量较多，故呕吐、腹泻时钾丢失较多；进食少，钾的摄入少，故应测血钾，可反映体内缺钾的程度。必要时查血钙和血镁，因腹泻时丢失钙、镁，进食少，使钙、镁吸收减少。由于腹泻丢失大量碱性液；摄入热量不足，使体内脂肪氧化增加，酮体生成增多；脱水时血容量减少，血液浓缩使血流缓慢，组织灌注不良和缺氧，可致乳酸堆积；脱水使肾血流量不足，尿量减少，使酸性代谢产物潴留，造成不同程度的酸中毒，故要测血气分析（包括二氧化碳结合力等指标）来全面了解体内酸碱平衡程度和性质。该患儿腹泻较重，就诊时已5~6小时无尿，故同时也要检测尿素氮。

（3）病原学检查：病原学检查能判断病原体是病毒感染还是细菌感染，对治疗用药很重要。本病例的患儿年龄在1岁以内，发病季节为秋冬季，发生轮状病毒感染的可能性较大，临床上简单、快速的检测方法是大便轮状病毒抗原（RV-Ag）的检测。

案例资料 13-3D

辅助检查结果：

血常规：WBC 8.2×10^9/L，N 62%，L 38%，Hb 120g/L，PLT 150×10^9/L。

便常规：外观稀黄水样便，脂肪球（++），白细胞1~2个/HP，大便隐血（-）。大便轮状病毒抗原（RV-Ag）检测（+）。

生化检查：Na^+ 139mmol/L，Cl^- 103mmol/L，K^+ 4.0mmol/L，Ca^{2+} 1.98mmol/L，pH 7.30，HCO_3^- 13mmol/L，$PaCO_2$ 25mmol/L，BE -8mmol/L。

请思考：

7. 该患儿目前的医疗诊断以及诊断依据是什么？

8. 该患儿目前可能存在哪些护理诊断/护理问题？

问题解析：

7. 该患儿的医疗诊断及诊断依据　该患儿的医疗诊断有：轮状病毒肠炎；重度等渗性脱水；代谢性酸中毒。诊断依据如下：

（1）轮状病毒肠炎：秋冬季是轮状病毒肠炎的好发季节，患儿为11个月婴儿，是腹泻的高发人群；患儿每日十余次大便，蛋花汤样便，伴有呕吐、发热；大便轮状病毒抗原阳性可以确诊。故可诊断为轮状病毒肠炎。

（2）重度等渗性脱水：患儿5~6小时无尿，哭时无泪，体重下降达10%以上。查体：血

笔记栏

压 68/50mmHg，精神萎靡，前囟、眼窝明显凹陷，口唇干，皮肤干，弹性差，四肢末端皮肤温度低，符合重度脱水的表现。血 Na^+ 139mmol/L，可判断为等渗性脱水。

（3）代谢性酸中毒：患儿呼吸深长，血气分析 pH 7.30，HCO_3^- 13mmol/L，$PaCO_2$ 25mmol/L，BE -8mmol/L。故存在中度代谢性酸中毒。

知识链接

轮状病毒肠炎

轮状病毒肠炎（rotavirus enteritis）又称秋季腹泻，多发生在秋、冬季节。我国 5 岁以下儿童约 90% 发病于 6~24 月龄婴幼儿。潜伏期 1~3 天，起病急，发病初期即出现发热、呕吐和上呼吸道感染症状，大便次数多、量大、水分多，呈黄色或淡黄色，水样或蛋花汤样便，带少量黏液，无腥臭味。常见的并发症有脱水、电解质紊乱和酸中毒、心肌炎、惊厥、肺炎等。本病为自限性疾病，自然病程 3~8 天，但病毒排出可以持续 10 天左右，该病具有一定传染性，主要通过粪－口途径传播，也可通过人－人接触传播。

问题解析：

8. 该患儿可能存在的护理诊断 / 护理问题

（1）腹泻　与轮状病毒感染有关。患儿的主要表现是大便次数明显增多，且为蛋花汤样便。临床表现符合轮状病毒感染的特点，且大便轮状病毒抗原（RV-Ag）检测（+）。

（2）体液不足　与腹泻、呕吐及发热所致的液体丢失过多有关。患儿存在尿量减少，哭时眼泪较前减少，查体前囟、眼窝明显凹陷，口唇干、皮肤弹性差等脱水表现。

（3）营养失调：低于机体需要量　与腹泻、呕吐致丢失较多及食欲不佳摄入减少有关。患儿体重较患病前下降 10% 以上。

（4）皮肤完整性受损　与大便次数增多频繁刺激肛周和臀部皮肤有关。因大便次数过多，大便呈酸性或碱性，含有大量肠液及消化酶，臀部皮肤常处于被大便浸渍的状态，目前该患儿臀部皮肤已出现了潮红和散在的皮疹。

（5）体温过高　与轮状病毒感染有关。目前患儿体温 38.2℃，故可有体温过高的护理诊断。因处于低热状态，暂时不需要特别处理，因此，排序可稍后一些。

（6）有电解质失衡的危险　与腹泻及呕吐所致的碱性液及电解质丢失有关。患儿目前的电解质尚处于正常范围，但由于患儿腹泻及呕吐会丢失大量碱性液及钾、钠、钙等电解质成分，血气分析显示 pH 7.30，HCO_3^- 13mmol/L，故提出有电解质失衡的危险。

案例资料 13-3E

护理记录：患儿入院后，护士遵医嘱即刻进行静脉补液纠酸，先给予 2：1 等张含钠液 160ml 在 60 分钟内输完，之后给予 2：3：1 液 250ml 持续输注。患儿于输液 4 小时后排尿 1 次约 30ml，但患儿仍然精神萎靡，并出现腹胀，肠鸣音减弱，膝腱反射迟钝（2：3：1 液：2 份 0.9% 氯化钠溶液 +3 份 5% 或 10% 的葡萄糖溶液 +1 份 1.4% 碳酸氢钠溶液）。

请思考：

9. 分析患儿此时出现了什么状况？应该如何处理？

10. 该患儿病情观察的内容有哪些？

笔记栏

问题解析：

9. 该患儿所出现的问题及处理措施 根据该患儿出现腹胀、肠鸣音减弱判断为肠蠕动减弱的表现；结合膝腱反射迟钝，初步判断患儿可能出现了低钾血症（hypokalemia）。分析原因，由于胃肠液中含钾量较多，故吐泻时钾丢失较多；进食少，钾的摄入少；加之肾保钾功能较差，缺钾时仍有一定量的钾继续排出。因此，腹泻患儿都有一定程度的低钾。但在发生脱水、酸中毒时，由于血浓缩，酸中毒时钾由细胞内转移到细胞外，以及尿少致排钾量减少等原因，虽然体内钾的总量减少，而血钾仍可维持正常。随着脱水和酸中毒的纠正，输入的葡萄糖合成糖原使钾由细胞外向细胞内转移，尿量增多致钾排出增加等，使血钾浓度迅速下降，即出现不同程度的缺钾症状。该患儿正是在补液和纠酸后出现了腹胀、肠鸣音减弱、膝腱反射迟钝等低钾血症的表现。

为进一步明确是否为低钾血症，最直接的方法就是检查血钾，此外还应注意低钾血症可能引起的心律失常，必要时应做心电图检查。低钾血症的心电图可见 T 波低平、双向或倒置，S-T 段下降，Q-T 间期延长，出现 U 波。该患儿经实验室检查提示血钾为 3.0mmol/L，可确诊为低钾血症。遵医嘱给予静脉补钾。

10. 该患儿病情观察的内容

（1）监测生命体征及意识状态：患儿有发热、脱水以及酸中毒等，应注意其生命体征及意识状态的变化，预防肺炎、电解质紊乱、惊厥等并发症的发生。体温过高应给予患儿多饮水、擦干汗液、及时减少衣服、头枕冰袋等物理措施，必要时遵医嘱给予降温药。

（2）注意腹泻与呕吐的变化：注意呕吐的次数、量及形状；观察记录大便次数、颜色、性状、气味及量，及时送检。为调整治疗和输液方案提供可靠依据。

（3）观察代谢性酸中毒和低血钾表现：包括呼吸的频率与幅度，腹部叩诊音、肠鸣音，肌力、肌张力、神经反射等；血气分析及电解质检查结果。

（4）观察脱水改善情况：输液后应观察患儿的神志、精神、有无口渴、皮肤弹性、前囟及眼窝有无凹陷及程度、体重和尿量变化等，动态观察补液后脱水症状是否得到改善。若补液合理，一般于补液后 3~4 小时排尿，24 小时皮肤弹性恢复，眼窝凹陷消失，说明血容量恢复，脱水已被纠正；补液后眼睑出现水肿，表示钠盐补充过多；补液后尿多而皮肤弹性仍差，眼窝凹陷等脱水症状未能纠正，可能是葡萄糖液补充过多，需调整溶液中电解质的比例。还需警惕补液过程中心力衰竭和肺水肿的发生。

（5）记录 24 小时出入水量：液体入量包括口服液体量、静脉输液量和食物中含水量。液体出量包括尿量、呕吐和大便丢失的水量、不显性失水量。婴幼儿大小便不易收集，可用"秤尿布法"计算液体排出量。

📄 案例资料 13-3F

患儿结局：该患儿入院后即予补液纠正脱水和酸中毒，并给予微生态制剂和肠黏膜保护剂蒙脱石粉及补锌治疗，24 小时后脱水基本纠正，患儿第 2 天精神状态明显好转，未再出现呕吐，尿量增多；第 3 天大便次数较前明显减少，食欲增加。生化检查：Na^+ 140mmol/L，Cl^- 103mmol/L，K^+ 3.5mmol/L，Ca^{2+} 2.38mmol/L，pH 7.36，HCO_3^- 19mmol/L。患儿入院第 5 天大便 2 次/日，为成形便，痊愈出院。

请思考：

11. 对患儿父母进行出院指导，主要有哪些内容？

问题解析：

11. 对患儿父母出院指导的主要内容

（1）合理喂养最为关键，患儿痊愈后胃肠道功能恢复，可适当增加能量的供给，有利于体重恢复和生长发育。建议给予营养丰富的饮食，每天加餐 1 次，共 2 周。按时逐步恢复添加辅食，但要防止过食、偏食及饮食结构突然变动。

（2）培养良好的卫生习惯。避免滥用抗生素，防止肠道菌群失调。

（3）建议家长第二年接种轮状病毒疫苗（尤其是 2 岁以内的儿童），可预防轮状病毒肠炎，保护率在 80% 以上。

（李　萍）

第四节　肾病综合征患儿的评估

 案例资料 13-4A

时间：2023 年 2 月 29 日 11：10

地点：北京某三甲医院儿科病房

场景：小王护士正在接诊一位新入院的患儿，准备进行入院评估。

入院基本情况：患儿，男，7 岁，河北保定人，二年级学生。

入院诊断：肾病综合征

患儿妈妈代述：23 日早晨，患儿起床后告诉她说感觉眼皮发沉，她未在意，早餐后患儿去学校上学。2 天后发现眼睑水肿，就带患儿去社区卫生站检查，血常规未见异常，尿常规提示有尿蛋白 ++，未明确诊断，只给些口服抗炎药。4 天后患儿出现双下肢水肿，于是就带孩子来院看病。

门诊医生听了患儿妈妈的描述后，进行了体格检查：眼睑、颜面水肿，下肢压凹性水肿，腹部移动性浊音阳性，尿液检查显示尿蛋白 ++++。以"肾病综合征"收入院。

请思考：

1. 该患儿的现病史问诊是否完善？
2. 该患儿还需要重点收集哪些健康资料？

问题解析：

1. 该患儿的现病史问诊需补充的资料　需要补充询问起病前有无病因或诱因，从所给资料中可以看出患儿从最初的眼睑水肿发展至下肢水肿，应注意尿量的变化以及体重的增减等；尿常规提示尿蛋白 ++，应考虑到肾源性水肿的可能，因此，应询问有无血尿等尿的性状变化。

2. 还需要重点收集的健康资料

（1）既往史：据报道儿童肾病综合征的发病率在十万分之二到十万分之四左右。有先天性、继发性和原发性三种类型，其中最常见的是原发性的肾病综合征，大概占 90% 以上。发病年龄集中在 3~5 岁，且男孩的发病率高于女孩。继发性肾病综合征可由免疫性疾病、糖尿病、感染、药物中毒等引起。因此，应注意询问患儿有无上述疾病病史。

（2）个人史：由于患儿已经 7 岁，可以简要询问其出生、喂养、生长发育、预防接种等情况，重点评估其日常生活状况，包括饮食营养、排泄、休息、睡眠、活动 / 运动、自理能力、个人习惯等情况。还需评估居住地、传染病接触史等。这些可以帮助护士更好的了解患儿，为制订适合的护理方案提供依据。

（3）家族史：评估患儿父母的健康状况，有无兄弟姐妹及其健康状况，评估家族有无遗传病、传染病及肾病综合征等病史，因为遗传性的肾病综合征源于特定基因的突变或异常，这些基因变异在家族中具有传递性，故可能导致疾病在家族中代际传递，影响下一代。

（4）心理社会状况：主要包括患儿及其父母的心理状况、家庭关系、居住环境及经济状况等。患儿7岁，正处于儿童发展的早期阶段，表现出对周遭环境及事物的高度好奇心和探索欲，并对性别概念开始形成较为敏感的认知。因此需要评估患儿的认知、情绪、自我概念，对疾病的态度等情况，同时评估其父母的角色行为以及对患儿疾病的认识和态度，有利于在治疗护理过程中获得更好的配合。

（5）体格检查：尤其需要评估患儿的生命体征、面容表情、精神状况、体重、营养、全身皮肤情况等；评估水肿的部位、程度、是否凹陷水肿，腹部有无移动性浊音，有无阴囊水肿（注意检查时需要征得患儿同意，注意保护隐私）等。

（6）辅助检查：及时配合医生采集标本进行辅助检查，如血、尿、便三大常规，血生化，肝肾功，心电图等。检验结果也是进一步明确医疗诊断的重要依据，也可为选择恰当的疾病护理措施提供依据。

案例资料 13-4B

小王护士继续收集健康资料，整理如下：

现病史（补充）：患儿无明显诱因出现眼睑水肿和双下肢水肿，尿量明显减少，每日约350ml，尿中出现泡沫，未见肉眼血尿，无尿频、尿急。病程中体重增加2kg，精神尚可，食欲减退，睡眠和排便情况基本正常。

个人史：平时饮食规律，无偏食习惯；排尿情况见现病史，排便1次/日，为成形软便；睡眠质量好，无入睡困难、易醒；平时喜欢运动，爱踢足球、玩滑板、骑车；生活自理能力良好。

家族史：患儿为家中独子，父母身体健康，否认家族有遗传病、传染病及肾病综合征等病史。

心理社会状况：患儿对疾病不了解，对住院治疗表现出不安和害怕，其母亲也看起来很焦虑。

体格检查：T 37.8℃，P 108次/min，R 30次/min，BP 90/60mmHg，身高110cm，体重24kg，神志清楚，精神可，双眼睑水肿明显，双肺呼吸音粗，未闻及干湿啰音，心率108次/min，律齐，心音有力，无杂音，腹稍胀，肝、脾肋下未触及，移动性浊音阳性，下肢压凹性水肿，阴囊中度水肿。生殖器无畸形，神经系统（-）。

辅助检查结果：尿蛋白++++，RBC（-），24小时尿蛋白定量2 436mg，血浆总蛋白40g/L，白蛋白16g/L，球蛋白25g/L，血总胆固醇7.9mmol/L，甘油三酯2.3mmol/L，血ASO正常，补体C3、C4正常。肝、肾功能正常。

请思考：

3. 该患儿诊断为肾病综合征的诊断依据有哪些？

4. 对于该患儿的心理社会状况应重点关注哪些方面？

5. 该患儿目前可能存在哪些护理诊断/护理问题？

问题解析：

3. **儿童肾病综合征的诊断依据** 主要是三高一低及其合并症，满足大量蛋白尿、明显水肿、高胆固醇血症，低蛋白血症等四条标准即可确诊。患儿有高度水肿，包括眼睑、双下肢及阴囊水肿，腹水征（+）；实验室检查提示：尿蛋白定性及24小时尿蛋白定量均明显升高，总蛋降低，白球比例倒置，总胆固醇和甘油三酯升高；患儿无血尿、高血压及补体降低，肾功能正常，故诊断为原发性单纯型肾病综合征。

4. **该患儿心理社会状况评估的重点** 对于学龄儿童来讲，其认知等心理活动已逐渐发展完善，其社会关系也有了较大的变化。因此，患儿及家长的心态及其对疾病的认识程度，会引起焦虑、恐惧等情绪；疾病和治疗对活动及饮食的限制会对患儿产生压力，长期住院中断了日常与同伴的玩耍及不能上学而担心学习成绩下降等，也会产生紧张、忧虑、抱怨等心理，表现为情绪低落、烦躁易怒等。本病激素治疗时间较长，会引起库欣面容，可能造成自我形象的紊乱，患儿可能产生自卑心理。本病为慢性病，病程较长且易复发，家长会担心患儿将来的健康，可产生抑郁、焦虑、失望等心理。

 知识链接

肾病综合征的"三高一低"表现

（1）蛋白尿（proteinuria）：是由于肾小球毛细血管通透性增高所致，是肾病综合征最根本和最重要的病理生理改变。长时间持续大量蛋白尿能促进肾小球系膜硬化和间质病变，可导致肾功能不全。

（2）水肿（edema）：水肿发生的原因主要是：①低蛋白血症使血浆胶体渗透压降低，使水由血管内往外渗到组织间隙。②有效循环血量减少，肾素-血管紧张素-醛固酮系统激活，造成水钠潴留。③低血容量使交感神经兴奋性增高，近端小管钠的重吸收增加。

（3）高胆固醇血症（hypercholesterolemia）：表现为血清总胆固醇、甘油三酯、低密度脂蛋白、极低密度脂蛋白增高。持续高脂血症可促进肾小球硬化和间质纤维化。

（4）低蛋白血症（hypoproteinemia）：是病理生理改变中的关键环节，大量血浆蛋白自尿中丢失是造成低蛋白血症的主要原因。血浆白蛋白下降影响机体内环境的稳定，低蛋白血症还会影响脂类代谢。

5. 患儿目前可能存在的护理诊断/护理问题

（1）体液过多 与大量蛋白尿导致血浆胶体渗透压降低有关。该患儿颜面、下肢水肿，腹部移动性浊音阳性提示有腹腔积液。实验室检查提示尿蛋白（+++），24小时尿蛋白定量2 436mg，血浆白蛋白16g/L，明显低于正常。大量的血浆蛋白自尿中丢失造成低蛋白血症，低蛋白血症使血浆胶体渗透压降低，水钠潴留，出现全身水肿。

（2）营养失调：低于机体需要量 与大量蛋白自尿中丢失有关。参见"体液过多"，患儿存在低蛋白血症，主要是由于大量蛋白尿所致的丢失过多，造成蛋白质营养不良。

（3）有皮肤完整性受损的危险 与皮肤水肿及营养不良有关。由于水肿部位皮肤张力增加，皮下血液循环不良，影响组织细胞与毛细血管之间的物质交换，加之营养不良等，皮肤容易受损。

（4）有感染的危险 与蛋白的丢失造成蛋白质营养不良以及患儿使用皮质激素等造成肾病患儿免疫功能低下有关。该患儿疾病复发和加重的诱因即是发生了呼吸道感染。

（5）恐惧 与对疾病不了解和需要住院治疗有关。自患儿身体出现水肿并逐渐加重，出现双下肢水肿、腹水等身体上的不舒适，以及受到来自母亲的焦虑情绪影响，患儿会担心自己的疾病，表述说害怕住院。

 案例资料 13-4C

患儿的治疗原则：糖皮质激素、预防感染、利尿、抗凝等治疗。

入院后给予泼尼松治疗及低盐饮食、利尿药，2周后尿蛋白转阴，水肿消退，出院后继续服用泼尼松，并告知激素开始减量的日期及剂量。

2023年5月26日，患儿出现发热、咳嗽，2天后出现眼睑水肿及双下肢水肿，5天后出现阴囊肿大。胃口欠佳，尿量较前减少，但无肉眼血尿，无尿急、尿频，无头昏、头痛。6月1日，患儿母亲带患儿就诊于儿科门诊，查尿蛋白++++，门诊于2023年6月2日收入院。

给予低盐低脂优质蛋白饮食，头孢曲松钠抗感染，调整泼尼松至足量，低分子右旋糖酐、利尿药，肝素钠抗凝等药物治疗，于入院第2天体温降至正常，第5天咳嗽停止。尿量逐渐增加至每天900～1000ml，水肿逐渐减轻，至1周后消退，尿蛋白转阴，好转出院。

请思考：

6. 该患儿出院后继续口服药物治疗的注意事项是什么？

7. 该患儿再住院治疗的原因是什么？

8. 该患儿再住院期间护理评估的重点是什么？

9. 简述该患儿出院指导的主要内容。

问题解析：

6. 患儿口服药物治疗的注意事项 患儿出院后继续口服泼尼松片，泼尼松片是糖皮质激素，具有抗炎、抗过敏、抗风湿和免疫抑制等功效。但长期服用泼尼松可能会刺激胃肠道黏膜，引起恶心、呕吐等；导致库欣综合征，出现肥胖、血压升高等；引发精神症状、并发感染等。因此，应严格遵医嘱服用泼尼松，如有不适立即就医，不能擅自调整药物用法用量。

7. 再次住院的原因 患儿再住院的原因可能是"肾病综合征复发"。资料显示，患儿先出现发热、咳嗽，可能出现了呼吸道感染。2天后即出现眼睑水肿及双下肢水肿，5天后出现阴囊肿大，尿量较以前减少；门诊检查尿蛋白++++；显示患儿可能因感染诱发疾病复发。肾病综合征复发的原因包括盲目减药、停药、过度劳累，发生感冒、扁桃体发炎等感染性疾病，或者出现激素依赖。复发后的治疗与护理需要明确病因和诱因。

8. 该患儿再住院期间健康评估的重点

（1）监测生命体征，测量患儿血压、心率、呼吸及体温的变化，评估是否出现高血压。

（2）监测体重、腹围，观察水肿的变化和治疗效果。

（3）详细记录24小时液体出入量，为治疗调整液体出入量、水电解质、酸碱平衡和营养供给等提供参考依据。

（4）心脏和肺的评估，评估是否发生心脏负荷过重或肺水肿的情况。

（5）监测尿蛋白的变化以及血浆蛋白的恢复情况。

（6）尿液的监测，记录尿量、尿频、尿色、气味以及尿蛋白定量和尿沉渣检查的结果。

（7）评估患儿营养状况和摄入情况，了解低蛋白血症和营养不良的情况。

（8）观察皮肤有无发红、破损、感染等情况，注意皮肤护理。

（9）其他，应用利尿药时注意监测电解质变化，观察血钾、血钠等电解质紊乱发生情况；观察感染、肾脏损伤、应激性溃疡、血栓等并发症的发生情况。

9. 该患儿出院指导的主要内容 出院后要严格遵医嘱服药，定期复查，切忌擅自停药；要注意保暖，尽量减少活动范围，避免发生感染性疾病；合理饮食，加强营养，控制盐和水的摄入，减少肾脏负担；适当体育锻炼，增强体质；注意对患儿的关心和心理指导。

（李　萍）

· · · · **思考题** · · · ·

1. 在新生儿黄疸患儿的健康史采集过程中，除了询问常规的母婴基本信息、分娩情况外，还有哪些特定因素需要特别关注与评估？

2. 在采集肺炎患儿的健康史时，除了基本的个人信息和现病史外，还应重点关注哪些方面的信息？请结合肺炎的病理生理特点，阐述这些信息的重要性。

笔记栏

中英文名词对照索引

主要参考文献

［1］安力彬，陆虹．妇产科护理学［M］．7版．北京：人民卫生出版社，2022.

［2］崔焱，张玉侠．儿科护理学［M］．7版．北京：人民卫生出版社，2021.

［3］冯岚，张雪梅，杨晓燕．脊柱外科护理学［M］．北京：科学出版社，2021.

［4］葛均波，王辰，王建安．内科学［M］．10版．北京：人民卫生出版社，2024.

［5］樊仕才，罗殿中，侯志勇．骨盆髋臼周围手术［M］．北京：人民卫生出版社，2021.

［6］高远，王洁．骨科专科护理［M］．北京：人民卫生出版社，2024.

［7］郭锦丽，高小雁，胡靖．骨科临床护理思维与实践［M］．2版．北京：人民卫生出版社，2020.

［8］刘楠，李卡．康复护理学［M］．5版．北京：人民卫生出版社，2022.

［9］丁洁，张爱华．儿童肾脏疾病诊疗规范［M］．2版．北京：人民卫生出版社，2023.

［10］王辰，王建安．内科学［M］．3版．北京：人民卫生出版社，2022.

［11］刘铁桥，杨世昌．精神疾病临床案例解析［M］．北京：人民卫生出版社，2016.

［12］陆林，李涛．精神病学［M］．9版．北京：人民卫生出版社，2024.

［13］陆林，马辛．精神病学（研究生）［M］．3版．北京：人民卫生出版社，2021.

［14］孙玉梅，张立力，张彩虹．健康评估［M］．5版．北京：人民卫生出版社，2021.

［15］孙玉梅，章雅青．高级健康评估［M］．北京：人民卫生出版社，2018.

［16］王辰，高占成．内科学－呼吸与危重症医学分册［M］．2版．北京：人民卫生出版社，2022.

［17］燕铁斌，窦祖林．实用瘫痪康复［M］．3版．北京：人民卫生出版社，2022.

［18］杨培增，范先群．眼科学［M］．9版．北京：人民卫生出版社，2018.

［19］杨世昌，王国强．精神疾病案例诊疗思路［M］．北京：人民卫生出版社，2017.

［20］尤黎明，吴瑛．内科护理学［M］．7版．北京：人民卫生出版社，2022.

［21］余学清，赵明辉．肾内科学［M］．3版．北京：人民卫生出版社，2021.

［22］岳寿伟，黄晓琳．康复医学［M］．2版．北京：人民卫生出版社，2022.

［23］王吉耀，葛均波，邹和建．实用内科学（上）［M］．16版．北京：人民卫生出版社，2022.

［24］张澍田，陈旻湖．内科学－消化内科分册［M］．2版．北京：人民卫生出版社，2023.

［25］张秀峰，马礼兵．临床技能与临床思维系列丛书（全科医学分册）［M］．北京：人民卫生出版社，2021.

［26］张玉梅，唐永利，陈小华．骨科常用护理与康复技术［M］．北京：化学工业出版社，2023.

［27］王卫平，孙锟，常立文．儿科学［M］．9版．北京：人民卫生出版社，2018.

［28］王海燕，赵明辉．肾脏病学（上）［M］．4版．北京：人民卫生出版社，2020.

［29］李小寒，尚少梅．基础护理学［M］．7版．北京：人民卫生出版社，2022.

［30］中国疾病预防控制中心慢性非传染性疾病预防控制中心，国家卫生健康委统计信息中心．中国死因监测数据集（2021）［M］．北京：中国科学技术出版社，2022.

［31］闵苏，敖虎山. 不同情况下成人体外膜肺氧合临床应用专家共识（2020版）［J］. 中国循环杂志，2020，35（11）：1052-1063.

［32］《中国老年骨质疏松症诊疗指南（2023）》工作组，中国老年学和老年医学学会骨质疏松分会，中国医疗保健国际交流促进会骨质疏松病学分会，等. 中国老年骨质疏松症诊疗指南（2023）［J］. 中华骨与关节外科杂志，2023，16（10）：865-885.

［33］彭程，侯新琳.《2018昆士兰产科与新生儿临床指南：新生儿黄疸》要点介绍［J］. 中华围产医学杂志，2020，23（4）：285-288.

［34］彭芸，李欣，邵剑波，等. 儿童CT检查辐射剂量标准中国专家共识［J］. 中华放射学杂志，2024，58（2）：158-164.

［35］国家心血管病中心，国家基本公共卫生服务项目基层高血压管理办公室，国家基层高血压管理专家委员会. 国家基层高血压防治管理指南2020版［J］. 中国医学前沿杂志（电子版），2021，13（4）：26-37.

［36］黄宏兴，史晓林，李盛华，等. 肌少-骨质疏松症专家共识［J］. 中国骨质疏松杂志，2022，28（11）：1561-1570.

［37］李飞，宁晓红，李乃适，等. 叙事医学视域下现代病历的人文反思［J］. 医学与哲学，2024，45（18）：50-54.

［38］贾俊君，殳儆，黄英男，等. 平行病历书写专家共识（2023）［J］. 中国医学伦理学，2024，37（1）：120-124.

［39］江帆，闫琦. 泌尿系统结石手术患者标准化护理效果研究［J］. 中国标准化，2024，（6）：285-288.

［40］李飞，王剑利，李乃适，等. 叙事病历可行性探讨：从概念到临床实践［J］. 中国医学伦理学，2024，37（11）：1263-1269.

［41］刘强，恩日乐图，王腾祺. 腹腔镜手术在进展期结直肠癌诊疗模式中的研究进展［J］. 实用临床医药杂志，2023，27（19）：143-148.

［42］段丹，宁宁，周宗科，等. 签约式随访管理模式在全髋关节置换术后护理中的应用［J］. 护理研究，2021，35（16）：2833-2839.

［43］《中国心血管健康与疾病报告2022》编写组.《中国心血管健康与疾病报告2022》要点解读［J］. 中国心血管杂志，2023，28（4）：297-312.

［44］王进峰，尹九湖. 老年前列腺增生患者经尿道前列腺等离子剜除术治疗后发生尿路感染的危险因素分析［J］. 现代医学与健康研究电子杂志，2024，8（4）：126-128.

［45］闫俊卿，祖红梅，王晶，等. 数字连接试验-B联合轨迹描绘试验对轻微肝性脑病诊断价值的前瞻性、多中心、真实世界研究［J］. 中华消化杂志，2022，42（10）：659-666.

［46］夏丽霞，顾则娟，王荣，等. 脊髓损伤自主神经反射异常预防与管理证据总结［J］. 护理研究，2021.35（5）：771-781.

［47］张慧霞，姬素芳，崔莉，等. 以时机理论为基准的延续性护理在慢性肾衰竭血液透析治疗患者中的应用［J］. 国际护理学杂志，2024，43（3）：556-561.

［48］张允旭，陈璇魏，俊伶，等. 脊髓损伤后自主神经反射异常的研究进展［J］. 中华物理医学与康复杂志，2023，45（7）：651-655.

［49］中华医学会眼科学分会眼视光学组，中国医师协会眼科医师分会眼视光专业委员会. 中国低视力康复临床指南（2021）［J］. 中华眼视光学与视觉科学杂志，2021，23（3）：161-170.

［50］中国康复医学会吞咽障碍康复专业委员会. 中国吞咽障碍康复管理指南（2023版）. 中华物理医学与康复杂志，2023，45（12）：1057-1072.

［51］中国医师协会神经修复专业委员会意识障碍与促醒学组，慢性意识障碍诊断与治疗中国专家共识. 中华神经医学杂志，2020，19（10）：977-982.

［52］中国医师协会心血管内科医师分会，中国康复医学会心脏介入治疗和康复专业委员会，中国医院协会

心脏康复管理专业委员会. 经导管二尖瓣缘对缘修复术患者心脏康复中国专家共识［J］. 中国介入心脏病学杂志，2023，31（4）：252-265.

［53］中华医学会眼科学分会白内障及屈光手术学组. 中国成人白内障摘除手术指南（2023年）［J］. 中华眼科杂志，2023，59（12）：977-987.

［54］中华医学会妇产科学分会产科学组. 妊娠期高血糖诊治指南（第二部分）［J］. 中华妇产科杂志，2022，57（2）：81-90.

［55］中华医学会妇产科学分会妊娠期高血压疾病学组. 妊娠期高血压疾病诊治指南［J］. 中华妇产科杂志，2020，55（4）：277-238.

［56］中华医学会妇产科学分会妊娠期高血压疾病学组. 妊娠期血压管理专家共识［J］. 中华妇产科杂志，2021，56（11）：737-745.

［57］中华医学会妇产学分会产科学组. 妊娠期高血糖诊治指南（第一部分）［J］. 中华妇产科杂志，2022，57（1）：3-12.

［58］中华医学会肝病学分会. 肝硬化肝性脑病诊疗指南（2024年版）［J］. 中华肝脏病杂志，2024，32（9）：799-812.

［59］中华医学会心血管病学分会动脉粥样硬化与冠心病学组，中华心血管病杂志编辑委员会. 超高危动脉粥样硬化性心血管疾病患者血脂管理中国专家共识［J］. 中华心血管病杂志，2020，48（4）：280-286.

［60］中华医学会心血管病学分会，中国生物医学工程学会心律分会. 心房颤动诊断和治疗中国指南［J］. 中华心血管病杂志，2023，51（6）：572-576.

［61］中华医学会心血管病学分会，中国医师协会心血管内科医师分会，中国医师协会心力衰竭专业委员会，等. 中国心力衰竭诊断和治疗指南2024［J］. 中华心血管病杂志，2024，52（3）：235-275.

10

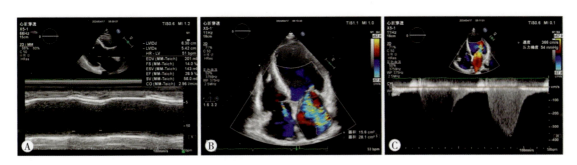

彩图 3-2　经胸超声心动图